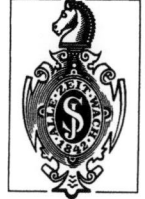

D. Weitzel   E. Dinkel   M. Dittrich
H. Peters

Pädiatrische Ultraschalldiagnostik

Mit Beiträgen von
R. Graf, C. Kupferschmid und D. Lang

Mit 310 Abbildungen

Springer-Verlag
Berlin Heidelberg New York Tokyo 1984

Prof. Dr. DIETER WEITZEL
Diakoniegemeinschaft Paulinenstift, Pädiatrische Abteilung,
Schiersteiner Straße 43, 6200 Wiesbaden

Dr. MATTHIAS DITTRICH
Dr. HELMUT PETERS
Universitäts-Kinderklinik, Langenbeckstraße 1, 6500 Mainz

Dr. ERNST DINKEL
Zentrum Radiologie, Universitätskliniken,
Hugstetter Straße 55, 7800 Freiburg

Univ.-Doz. Dr. R. GRAF
Landessonderkrankenhaus
A-8852 Stolzalpe

Dr. CH. KUPFERSCHMID
Priv.-Doz. Dr. D. LANG
Universitäts-Kinderklinik
Prittwitzstraße 43, 7900 Ulm

ISBN-13:978-3-642-69337-3   e-ISBN-13:978-3-642-69336-6
DOI: 10.1007/978-3-642-69336-6

CIP-Kurztitelaufnahme der Deutschen Bibliothek
Pädiatrische Ultraschalldiagnostik/D. Weitzel...
Unter Mitarb. von C. Kupferschmid u. D. Lang. –
Berlin; Heidelberg: New York; Tokyo:
Springer, 1984.
  ISBN-13:978-3-642-69337-3

NE: Weitzel, Dieter [Mitverf.]

Das Werk ist urheberrechtlich geschützt. Die dadurch begründeten Rechte, insbesondere die der Übersetzung, des Nachdrucks, der Entnahme von Abbildungen, der Funksendung, der Wiedergabe auf photomechanischem oder ähnlichem Wege und der Speicherung in Datenverarbeitungsanlagen bleiben, auch bei nur auszugsweiser Verwertung, vorbehalten. Die Vergütungsansprüche des § 54, Abs. 2 UrhG werden durch die „Verwertungsgesellschaft Wort", München, wahrgenommen.
© Springer-Verlag Berlin Heidelberg 1984
Softcover reprint of the hardcover 1st edition 1984

Die Wiedergabe von Gebrauchsnamen, Warenbezeichnungen usw. in diesem Werk berechtigt auch ohne besondere Kennzeichnung nicht zu der Annahme, daß solche Namen im Sinne der Warenzeichen- und Markenschutz-Gesetzgebung als frei zu betrachten wären und daher von jedermann benutzt werden dürften.
Produkthaftung: Für Angaben über Dosierungsanweisungen und Applikationsformen kann vom Verlag keine Gewähr übernommen werden. Derartige Angaben müssen vom jeweiligen Anwender im Einzelfall anhand anderer Literaturstellen auf ihre Richtigkeit überprüft werden.

2121/3130-543210

Unseren Familien

Vorwort

Ein diagnostische Methode wie die Sonographie, die den Patienten so gut wie nicht belastet und keine Risiken in sich birgt, bietet sich zur Untersuchung von Kindern geradezu an. Daher überrascht es, daß die Pädiatrie dieses Verfahren trotz hervorragender Erfahrungen in der Erwachsenenmedizin nur zögernd aufgriff und zunächst eine Indikation nur nach eingehender radiologischer und nuklearmedizinischer Diagnostik sah. Als Ergebnis intensiver wissenschaftlicher Beschäftigung mit der Methode und sicherlich auch gefördert durch die technische Verfeinerung der Geräte hat sich die Einschätzung gewandelt. Die Sonographie steht mittlerweile am Beginn der morphologischen Diagnostik und hat damit die Funktion der Weichenstellung. Sie kann eine weiterführende Diagnostik überflüssig machen oder aber den Weg für deren gezielten und damit schonenden und rationellen Einsatz weisen. Das heißt, sie ergänzt nicht mehr den Röntgen-, sondern den klinischen Befund und beeinflußt damit die Indikation und Durchführung von Röntgenuntersuchungen.

Die veränderte Untersuchungsstrategie hat ihrerseits auch Rückwirkungen auf die Klinik gehabt. Das fehlende Untersuchungsrisiko beim Einsatz der Sonographie verpflichtet uns, auch aus unspezifischen Hinweisen auf einen pathologischen Prozeß diagnostische Konsequenzen zu ziehen. Nur durch dieses Vorgehen kann letztlich die Frühdiagnostik vieler Erkrankungen (z. B. Harnwegsfehlbildungen, Herzfehler, Hirnblutungen, Invaginationen etc.) entscheidend verbessert werden. Daraus läßt sich leicht ableiten, daß die Sonographie zu einer neuen Bewertung mancher Symptome geführt hat und daß die verbesserte Früh- und Verlaufsdiagnostik teilweise auch Einfluß auf das therapeutische Vorgehen genommen hat.

Es versteht sich, daß angesichts der Anwendungsbreite der Sonographie und der Tragweite der durch sie induzierten Entscheidungen ein optimaler Ausbildungsstand des Untersuchers unabdingbar ist. Dies gilt für die Vertrautheit mit den Krankheitsbildern ebenso wie für das Beherrschen der Methode. Zweifellos gibt es hervorragende internistische Ultraschallehrbücher, aus denen auch der Pädiater viel lernen kann. Die Spezifität pädiatrischer Krankheitsbilder freilich erfordert ein eigenständiges Lehrbuch.

Das vorliegende Buch will eine umfassende Darstellung der pädiatrischen Sonographie in all ihren Anwendungsbereichen geben. Es basiert auf mehr als 20000 Untersuchungen, die im Zeitraum von 10 Jahren von den Mitgliedern der Mainzer Ultraschallgruppe durchgeführt wurden. Das kardiologische Kapitel verdanken wir den Ulmer Kinderkardiologen, Herrn Dr.

KUPFERSCHMID und Herrn Priv.-Doz. Dr. LANG. Wir haben sie angesichts ihrer großen Erfahrung auf diesem Gebiet um diesen Beitrag gebeten. Wir freuen uns, daß wir Herrn Univ.-Doz. Dr. R. GRAF für das sehr aktuelle Hüftgelenkskapitel gewinnen konnten.

Zu danken ist an dieser Stelle Mitarbeitern, die wesentlich bei der Einführung und Etablierung der Sonographie in der Mainzer Kinderklinik mitgewirkt haben: Frau Dr. Ś. BLAGOJEWIC†, Herrn Dr. G. ALZEN und Schwester WALTRAUD SARI-EICHMANN. Die Fotodokumentation zu diesem Buch wäre ohne die Unterstützung von Frau H. KRETSCHMAR und Frau T. LEYDECKER nicht möglich gewesen. Bei der Anfertigung der Graphiken waren Frau K. LIECKE und Herr W. MEYER hilfreiche Partner. Nicht vergessen sei der Dank an unsere Radiologen, Frau Dr. I. GREINACHER, Herrn Prof. Dr. J. TRÖGER und Herrn Dr. G. SCHREIBER, die uns Röntgenbilder zur Verfügung stellten und unsere Arbeit durch mancherlei Anregungen förderten.

Frühjahr 1984   Die Autoren

Inhaltsverzeichnis

1	**Einleitung**	1
1.1	Physik des Ultraschalls	1
1.2	Biologische Effekte von Ultraschallwellen	3
1.3	Technik der Ultraschallabbildungssysteme	4
1.4	Geräteeinstellung	5
1.5	Artefakte	7
1.6	Bilddokumentation	8
1.7	Befundbeschreibung	10
Literatur		11
2	**Schädel**	12
2.1	Normale sonographische Anatomie	12
2.2	Untersuchungsvorbereitung	15
2.3	Untersuchungsdurchführung	15
2.4	Beurteilungskriterien	16
2.5	Krankheitsbilder	18
2.5.1	Fehlbildungen	18
2.5.2	Hirnblutungen	21
2.5.3	Hydrozephalus	25
2.5.4	Subdurale Hygrome	25
2.5.5	Intrakranielle Infektionen	27
2.5.6	Hirnödem	29
2.5.7	Hirntumoren	30
2.6	Verlaufsuntersuchungen	30
2.7	Indikationen	31
2.8	Stellenwert	32
Literatur		32
3	**Hals**	34
3.1	Untersuchungstechnik	34
3.2	Schilddrüse	35
3.2.1	Normalbefund	35
3.2.2	Struma diffusa	36
3.2.3	Struma nodosa	36

3.2.4	Thyreoiditis	36
3.2.5	Raumforderungen der Schilddrüse	36
3.3	Nebenschilddrüsen	37
3.4	Glandula parotis	38
3.5	Raumforderungen der Halsregion	39
3.6	Stellenwert	41
Literatur		42

4	**Thorax**	**43**
4.1	Normale sonographische Anatomie	43
4.2	Untersuchungsvorbereitung und -durchführung	43
4.3	Erkrankungen der Pleura	44
4.4	Pulmonale Erkrankungen	47
4.5	Intrathorakale Raumforderungen	47
4.6	Punktionen	51
4.7	Indikationen	51
4.8	Stellenwert	51
Literatur		52

5	**Herz.** C. KUPFERSCHMID und D. LANG	**53**
5.1	Besonderheiten der Sonographie des Herzens	53
5.2	Sonographische Anatomie des normalen Herzens	54
5.2.1	Parasternale Schnittebenen	55
5.2.2	Juguläre Blickrichtungen	59
5.2.3	Apikale Blickrichtungen	59
5.2.4	Subkostale Blickrichtungen	61
5.3	Untersuchungsverlauf	62
5.4	Kontrastechokardiographie	62
5.5	Meßwerterhebung und Funktionsanalyse	64
5.6	Krankheitsbilder	65
5.6.1	Das kritisch herzkranke Neugeborene	65
5.6.2	Echokardiographische Diagnostik jenseits des Neugeborenenalters	73
5.6.3	Perikarderguß	78
5.6.4	Intrakardiale Thromben und Tumoren	78
5.6.5	Kawasaki-Syndrom mit Koronaraneurysmen	79
5.7	Lokalisationsbestimmung von zentralen Venenkathetern	80
5.8	Indikationen	80
5.9	Stellenwert	81
Literatur		82

6	**Leber**	**84**
6.1	Normale sonographische Anatomie	84
6.2	Untersuchungsvorbereitung	85

6.3	Untersuchungsdurchführung	85
6.4	Morphometrie	86
6.5	Krankheitsbilder	87
6.5.1	Diffuse Leberparenchymerkrankungen	87
6.5.2	Umschriebene Lebererkrankungen	90
6.5.3	Erkrankungen mit Veränderungen der intrahepatischen Gefäße	96
6.6	Verlaufsuntersuchungen	97
6.7	Indikationen	98
6.8	Stellenwert	98
Literatur		99

7 Gallenblase und Gallenwege ... 100

7.1	Normale sonographische Anatomie	100
7.1.1	Gallenblase	100
7.1.2	Gallenwege	101
7.2	Untersuchungstechnik	104
7.3	Krankheitsbilder	104
7.3.1	Erkrankungen der Gallenblase	104
7.3.2	Erkrankungen der Gallenwege	107
7.4	Indikationen	109
7.5	Stellenwert	109
Literatur		112

8 Milz ... 114

8.1	Normale sonographische Anatomie	114
8.2	Untersuchungsvorbereitung	114
8.3	Untersuchungsdurchführung	114
8.4	Krankheitsbilder	116
8.4.1	Formvarianten und Fehlbildungen	116
8.4.2	Splenomegalie	116
8.4.3	Umschriebene Milzerkrankungen	117
8.5	Verlaufsuntersuchungen	118
8.6	Indikationen	120
8.7	Stellenwert	120
Literatur		120

9 Pankreas ... 122

9.1	Normale sonographische Anatomie	122
9.2	Untersuchungstechnik	123
9.3	Krankheitsbilder	125
9.3.1	Pankreatitis	125
9.3.2	Pankreaspseudozysten	127
9.3.3	Pankreastumoren	128

9.4 Indikationen 129
9.5 Stellenwert 129
Literatur 130

10 Magen-Darm-Trakt 131

10.1 Normale sonographische Anatomie 131
10.2 Untersuchungsvorbereitung 132
10.3 Untersuchungsdurchführung 133
10.4 Sonographische Kriterien der Darmdiagnostik 134
10.5 Krankheitsbilder 136
10.5.1 Darmwandverdickungen 136
10.5.2 Darmatresien 141
10.5.3 Intestinale Raumforderungen 142
10.5.4 Megakolon, Obstipation, Enteritis, Ileus 143
10.5.5 Nachweis freier Luft im Abdomen 146
10.5.6 Aszites 146
10.6 Grenzen der sonographischen Darmdiagnostik 147
10.7 Indikationen 147
10.8 Stellenwert 148
Literatur 148

11 Harntrakt 150

11.1 Normale sonographische Anatomie 150
11.2 Untersuchungsvorbereitung 153
11.3 Untersuchungsdurchführung 153
11.4 Standardisierte Diuresesonographie 155
11.5 Sonographische Kriterien der Harnwegsdiagnostik 156
11.6 Krankheitsbilder 160
11.6.1 Fehlbildungen des oberen Harntrakts 160
11.6.2 Harntransportstörungen am oberen Harntrakt 173
11.6.3 Entzündliche Erkrankungen der Niere 183
11.6.4 Urolithiasis 186
11.6.5 Nierengefäßveränderungen 187
11.6.6 Nierenversagen 190
11.6.7 Nierentumoren 193
11.6.8 Fehlbildungen der Harnblase 197
11.6.9 Entzündliche Harnblasenerkrankungen 200
11.6.10 Blasensteine 201
11.6.11 Harnblasentumoren 201
11.6.12 Infravesikale Obstruktion 202
11.7 Ultraschallgesteuerte Punktion 204
11.8 Indikationen 205
11.9 Stellenwert 205
Literatur 207

12	**Nebenniere**	210
12.1	Nebennierenblutung	211
12.2	Nebennierentumoren	211
Literatur		212

13	**Weibliches Genitale**	213
13.1	Normale sonographische Anatomie	213
13.2	Untersuchungsvorbereitung	213
13.3	Untersuchungsdurchführung	213
13.4	Krankheitsbilder	214
13.4.1	Genitalfehlbildungen	214
13.4.2	Adnexitis	217
13.4.3	Ovarialtorsion	217
13.4.4	Vaginitis und Hämatokolpos	217
13.4.5	Ovarialzysten	217
13.4.6	Ovarialtumoren	218
13.5	Schwangerschaft	219
13.6	Indikationen	220
13.7	Stellenwert	220
Literatur		220

14	**Männliches Genitale**	221
14.1	Normale sonographische Anatomie	221
14.2	Untersuchungstechnik	221
14.3	Krankheitsbilder	221
14.4	Indikationen	225
14.5	Stellenwert	225
Literatur		225

15	**Bewegungsapparat**	226
15.1	Normale sonographische Anatomie	226
15.2	Untersuchungsdurchführung	226
15.3	Krankheitsbilder	226
15.3.1	Muskulatur, Subkutis	226
15.3.2	Gelenke	227
15.3.3	Knochen	227
15.4	Stellenwert	230
Literatur		230

16	**Hüftgelenk.** R. GRAF	231
16.1	Normale Anatomie	231
16.2	Untersuchungstechnik	231
16.3	Morphometrie	232

16.4	Klassifikation sonographischer Hüftgelenkbefunde	233
16.5	Stellenwert und therapeutische Konsequenzen	240
Literatur		241

17 Stumpfes Bauchtrauma . . . 242

17.1	Einleitung	242
17.2	Leber	243
17.3	Milz	246
17.4	Pankreas	248
17.5	Mesenterialhämatom	250
17.6	Darmwandhämatom	250
17.7	Bauchwandhämatom	251
17.8	Niere	251
17.9	Hämoperitoneum	254
17.10	Stellenwert	255
Literatur		255

18 Tumordiagnostik . . . 257

18.1	Einleitung	257
18.2	Weichteildifferenzierung	257
18.3	Topographische Anatomie	264
18.4	Ausdehnung einer Raumforderung	271
18.5	Differentialdiagnostik abdomineller Raumforderungen	272
18.6	Indikationen	277
18.7	Stellenwert	278
Literatur		279

19 Diagnostische Flußschemata bei abdominellen Leitsymptomen . 281

Literatur	286

20 Normwerte . . . 287

Literatur	297

Sachverzeichnis . . . 298

Abbildungshinweise

I Abdomen und Thorax

● Sonographische Längsschnitte werden so dargestellt, als ob sie bei liegendem Patienten von einem an seiner rechten Seite sitzenden Untersucher gesehen werden, d.h. links im Bild ist kranial.
● Sonographische Querschnitte sind so wiedergegeben, als würden sie bei liegendem Patienten von kaudal her gesehen. In Rückenlage entspricht die linke Bildseite der rechten Patientenseite, in Bauchlage stimmen Bildseite und Patientenseite überein.

II Herz

● Herz und Gefäße werden immer so dargestellt, als ob sie bei einem liegenden Patienten von einem auf der linken Seite sitzenden Untersucher gesehen werden, d.h. links im Bild ist kaudal.
● Die Querschnitte in der sog. kurzen Achse werden so dargestellt, als ob man das Herz von der Spitze aus betrachtet.
● Strukturen, die anatomisch auf der linken Körperseite, hinten und kopfwärts liegen, werden auf der rechten Bildseite dargestellt.

III Schädel

● Im Sagittalschnitt entspricht die linke Bildseite den frontalen Gehirnabschnitten.
● Querschnitte, d.h. insbesondere die koronaren Schnittebenen werden aus frontaler Sicht betrachtet, d.h. linke Bildseite entspricht der rechten Hirnseite.

Abbildung des Körperlängsschnittes
linke Bildseite = kranial
(Ausnahme: Herz: linke Bildseite = kaudal)

Abbildung des Körperquerschnittes
a) Rückenlage
   linke Bildseite = rechte Körperseite
b) Bauchlage
   linke Bildseite = linke Körperseite

Abbildung des Gehirns
a) Sagittalschnitt
   linke Bildeseite = frontal
b) Coronarschnitt = Axialschnitt
   linke Bildseite = rechte Hirnseite

1 Einleitung

1.1 Physik des Ultraschalls

Ultraschallwellen sind mechanische Schwingungen mit einer Frequenz oberhalb des menschlichen Hörvermögens (16 000 Hz). Ihre Ausbreitung ist an Materie gebunden. Die in der sonographischen Diagnostik verwendeten Frequenzen liegen zwischen 1 und 10 MHz. Sie verhalten sich aufgrund dieser Kurzwelligkeit physikalisch ähnlich wie elektromagnetische Wellen.

Erzeugt werden die Schallwellen mit Hilfe von Schallköpfen aus synthetischer Keramik, z.B. Bariumtitanat, die nach dem Prinzip des piezoelektrischen Quarzes arbeiten. Die Kristallform dieser Quarze ändert sich durch Anlegen einer elektrischen Spannung. Umgekehrt erzeugen mechanische Verformungen am Kristall meßbare elektrische Spannungen. Bei Wechselstrom schwingen die Quarze in der vorgegebenen Frequenz. Die Schallköpfe werden gedämpft, um ein trägheitsbedingtes Nachschwingen zu verhindern.

Schallköpfe haben also zwei Funktionsmöglichkeiten: Senden und Empfangen. Dieser Eigenschaften bedient man sich beim Echoimpulsverfahren. Nach Aussenden eines kurzen Schallimpulses (1 µs) wird die Rückkehr der Schallreflexe aus dem Gewebe abgewartet (1 ms), bevor der nächste Impuls erzeugt und abgestrahlt wird. Das Zeitverhältnis (Tastverhältnis) zwischen Senden und Empfangen beträgt somit 1:1 000.

Der ausgesendete Schallimpuls wird im Körper an Grenzflächen von Geweben mit unterschiedlichen akustischen Eigenschaften reflektiert. Die Intensität der Reflexion ist abhängig vom Grad des akustischen Gewebeunterschiedes und vom Einfallswinkel. Die beiden wichtigsten akustischen Eigenschaften von Gewebe sind Dichte (ϱ) und Elastizitätsmodul (E). Aus ihnen errechnet sich die Schallgeschwindigkeit (c) und der Schallwellenwiderstand (Z), die akustische Impedanz.

$$c = \sqrt{\frac{E}{\varrho}}$$

$$Z = \varrho \cdot c.$$

An Grenzflächen zwischen Geweben mit gleichen Impedanzwerten findet keine Schallreflexion statt, wohingegen bei hohen Impedanzunterschieden (z.B. Bindegewebe – Luft, Muskulatur – Knochen) fast die gesamte Schallenergie reflektiert wird. Da mit Ausnahme von Luft und Knochen die akustischen Impedanzwerte der einzelnen Körpergewebe dicht beieinander liegen, werden nur Energiemengen von weniger als 1% des Schallimpulses reflektiert.

Je steiler der Schallstrahl auf die Grenzflächen trifft, um so größer ist einerseits das Eindringvermögen und andererseits der zum Schallkopf zurückkehrende Anteil der reflektierten Schallwellen. Für die Abbildungsqualität ist es daher vorteilhaft, wenn der Schallstrahl die Grenzflächen möglichst senkrecht trifft.

Die meisten Grenzflächen im Gewebe liegen größenmäßig unterhalb des Auflösungsvermögens und führen zu einer Streustrahlung von insgesamt niedriger Intensität. Diese für die einzelnen Gewebe unterschiedliche Streustrahlung wird von empfindlichen Verstärkersystemen erfaßt und liefert wichtige Informationen über die Gewebebeschaffenheit.

Aus der Zeitdauer, bis die reflektierte Schallwelle nach Aussenden des Schallimpulses zurückgekehrt ist, kann bei bekannter Schallgeschwindigkeit auf die Entfernung der reflektierenden Grenzschicht vom Sender geschlossen werden (Weg–Zeit–Relation). Wie Tabelle 1.1 verdeutlicht, liegen, wiederum mit Ausnahme von Luft und Knochen, die Schalleitungsgeschwindigkeiten der einzelnen Gewebe dicht beieinander, so daß bei der Entfernungsbestimmung rechnerisch eine „mittlere Gewebegeschwindigkeit" von 1 540 m/s zugrunde gelegt werden kann.

Tabelle 1.1. Schalleitungsgeschwindigkeit einzelner Gewebe (m/s). (Aus Medizinische Technik, Daten-Formeln-Fakten, 1982, Siemens AG)

Luft	331
Fett	1475
Leber	1570
Muskel	1568
Knochen	3360

Die Schallimpulse werden im Gewebe teilweise in Wärme umgewandelt. Je höher die Schallfrequenz, desto stärker ist dieser Energieverlust und desto geringer ist die Eindringtiefe in das Gewebe. Im Mittel beträgt diese Energieabsorption 1 dB/cm Gewebetiefe.

Die daraus resultierende Abschwächung der zurückkehrenden Schallwellen ist so erheblich, daß dieses Phänomen durch Tiefenausgleich mit Hilfe elektronischer Regeltechnik kompensiert werden muß (DGC: "depth gain compensation").

Die optische Auflösung ist eng gekoppelt an die physikalischen Eigenschaften der erzeugten Schallimpulse. Es wird unterschieden zwischen

- *axialer* Auflösung in Schallstrahlrichtung und
- *lateraler* Auflösung senkrecht zum Schallstrahl.

Die axiale Auflösung hängt von der Schallimpulsdauer ab. Je kürzer der Impuls, desto höher ist das Auflösungsvermögen. Je höher die Schallfrequenz, um so kürzer kann der Impuls gehalten werden, wobei dann die Eindringtiefe niedriger ist. Die axiale Auflösung ist für alle Gewebetiefen gleich groß. Mit den in der Pädiatrie verwendeten Ultraschallfrequenzen von 3,5–7,5 MHz beträgt sie weniger als 1 mm.

Die laterale Auflösung wird bestimmt durch die Breite des Schallimpulses (Schallkeule), die in Abhängigkeit von der Tiefe unterschiedlich ist. Mittels parabol geformter Schallköpfe kann der Schallstrahl im Nahbereich fokussiert (Abb. 1.1) und seine laterale Auflösung dadurch erhöht werden. Jedoch divergiert der Schallstrahl dann im Fernbereich und führt dort zu einer entsprechenden Verschlechterung des lateralen Auflösungsvermögens. Durch weitere technische und rechnerische Verfahren kann das Auflösungsvermögen noch weiter erhöht werden (dynamischer Fokus).

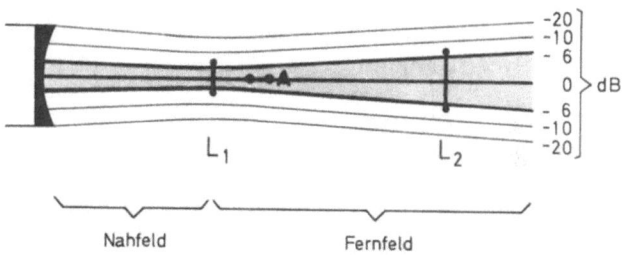

Abb. 1.1. Laterales (L) und axiales (A) Auflösungsvermögen eines Schallkopfes. Das axiale Auflösungsvermögen ist abhängig von der Ultraschallfrequenz und in allen Tiefen gleich gut. Das laterale Auflösungsvermögen wird bestimmt durch die Schallimpulsbreite und ist somit in den einzelnen Gewebetiefen unterschiedlich. Bei fokussierten Schallköpfen ist sie im Fokus am niedrigsten (L_1), dafür ist die laterale Auflösung im Fernfeld ungünstiger (L_2)

1.2 Biologische Effekte von Ultraschallwellen

Theoretisch sind Gewebsschädigungen durch Ultraschallwellen über drei verschiedene physikalische Mechanismen denkbar:

1. Direkte Traumatisierung durch Ultraschallschwingungen, die Gewebsverbände auflösen oder Flüssigkeiten zerstäuben (Kavitation).
2. Wärmeschädigung durch übermäßige Energieabsorption insbesondere bei hohen Schallimpulsfrequenzen.
3. Erzeugung von Chromosomenbrüchen.

Vornehmlich dem letzten Aspekt wurde große Aufmerksamkeit gewidmet. So wurden zu abortierende Feten (ABDULLAH et al. 1971) oder Gewebe- und Lymphozytenkulturen (WEGENER et al. 1980) nach vorheriger Beschallung zytogenetisch untersucht. Bis jetzt wurden jedoch mit den in der Ultraschalldiagnostik üblichen Schallintensitäten und -frequenzen auch bei exzessivem Einsatz keine der oben geschilderten Schädigungen erzeugt. Damit ist die Ultraschalldiagnostik nach heutigem Wissen als risikofrei anzusehen.

1.3 Technik der Ultraschallabbildungssysteme

Basierend auf der beschriebenen Physik des Ultraschalls wurden unterschiedliche Verfahren entwickelt, um die gewonnenen Informationen so umzuwandeln, daß sie zu diagnostischen Zwecken genutzt werden können.

A-Mode. Beim Amplitudenmode werden die Echos des eindimensionalen Schallstrahls zweidimensional auf dem Oszillographen abgebildet. Die X-Achse entspricht hierbei der Laufzeit der Reflexionen und damit der Entfernung der Grenzflächen. Auf der Y-Achse werden die unterschiedlichen Echointensitäten in Form von Auslenkungen unterschiedlicher Amplitude dargestellt (Amplitudenmodulation). Wegen der fehlenden anatomischen Orientierungsmöglichkeit wurde diese Art der Signalverarbeitung abgelöst durch den B-Mode.

B-Mode. Beim Brightnessmode werden die Echos entsprechend ihrer Amplitude als Lichtpunkte unterschiedlicher Helligkeit auf einer eindimensionalen Zeile wiedergegeben (Helligkeits- = Grauwertmodulation). Die hiermit freigewordene zweite Dimension (meist X) des Bildschirms steht nun für 2 verfahrenstechnische Erweiterungen zur Verfügung:

TM-Mode. Beim Time-motion-Verfahren wird die Bildzeile mit konstanter Geschwindigkeit auf dem Bildschirm abgelenkt, so daß Bewegungen von Grenzflächen in der zweiten Achse zeitlich aufgelöst werden. Die meist pulsations- oder atmungsbedingten Bewegungen zeigen sich dann in Form von Wellen oder Zacken, die gut vermessen werden können. Dieses Verfahren wird deshalb vorwiegend in der Kardiologie zur Funktionsdiagnostik von Herzklappen und Myokardkontraktionen verwendet.

B-Bild. Aus den einzelnen im B-Mode gewonnenen Bildzeilen wird ein zweidimensionales Schnittbild erstellt, das die anatomischen Verhältnisse besser erfaßbar darstellt als die bislang beschriebenen Verfahren. Der Bildaufbau kann mit verschiedenen Systemen erfolgen:

1. Compound-Verfahren (langsames B-Bild),
2. Real-time-Verfahren (schnelles B-Bild).

Beim *Compound-scan-Verfahren* bewegt der Untersucher von Hand den Schallkopf, der über einen Hebelarm mit dem Ultraschallgerät verbunden ist. In diesem registriert ein elektrisches Koordinatenabtastsystem die Position des Schallkopfes.

Aus den beiden Signalen – Schallkopfstellung und Echoreflexen – wird ein zweidimensionales Bild aufgebaut (Compoundtechnik). Die Bilder zeichnen sich durch hohe optische Auflösung und feine Grauabstufungen aus. Nachteile dieses Verfahrens sind der hohe technische Aufwand, die lange Untersuchungszeit und die Störanfälligkeit durch Bewegungsartefakte. Aus diesem Grund wird es im Gegensatz zu den USA in Europa zur sonographischen Routinediagnostik in der Pädiatrie kaum eingesetzt.

Beim *Real-time-Verfahren* werden die Schallbilder in schneller Folge vom Ultraschallgerät selbst aufgebaut. Je nach Anordnung der Bildzeilen und Art des Bildaufbaus können unterschieden werden:

Parallelscanner   – mechanisch
                  – elektronisch („linear array")
Sektorscanner   – mechanisch
                  – elektronisch („phased array").

Beide Bildtypen können demnach mechanisch und elektronisch aufgebaut werden. Bei den *mechanischen Scannern* werden um eine gemeinsame Achse rotierende Schallkopfelemente (3–5 Stück) nacheinander aktiviert. Der Echoimpuls wird bei Sektorscannern direkt, bei Parallelscannern über einen Spiegel ins Gewebe gesendet. Die rückkehrenden Echos werden abgewartet, bevor das nächste Element aktiviert wird. Die *elektronischen Parallelscanner* haben Schallköpfe mit zumeist 64 Schallelementen in starrer Anordnung. Beim Linear-array-Verfahren werden kleine Gruppen von Schallelementen nacheinander aktiviert. Jedes Schallelement wird dabei in unterschiedlicher Gruppierung mehrfach eingesetzt. Diese Elementgruppen bauen dann linear ein Ultraschallbild aus parallelen Bildzeilen auf. Im Phased-array-Verfahren werden die Schallelemente alle gleichzeitig, aber zueinander phasenverschoben aktiviert. Die Art der Phasenverschiebung bestimmt die Richtung des Schallimpulses. Dieser pendelt fächerförmig durch das Gewebe und baut somit ein sektorförmiges Bild auf.

Da die Schallgeschwindigkeit (durch die Laufzeit des Impulses) als feste, unbeeinflußbare Größe in den Bildaufbau mit eingeht, sind den Verbesserungen des Bildaufbaus Grenzen gesetzt: Das Produkt aus Anzahl der Bildzeilen, Eindringtiefe und Bildfolgesequenz ist konstant, so daß jeweils nur eine Komponente zu Lasten der anderen verbessert werden kann. Je größer die Zeilenzahl pro Zentimeter Bildbreite, desto feiner und aussagekräftiger ist das Bild. Eine schnelle Bildfolge vermindert das Flimmern auf dem Bildschirm.

Die neueren Geräteentwicklungen ermöglichen mit 15–50 Bildern/s flimmerfreie Schallbilder mit gutem Auflösungsvermögen und feinen Grauwertabstufungen.

Weitere Vorzüge des Real-time-Verfahren sind:

– Bewegungen können direkt beobachtet werden, beispielsweise Gefäßpulsationen, Darmperistaltik.
– Der schnelle Bildaufbau erlaubt es, Organe durch kontinuierliches Verschieben des Schallkopfes systematisch durchzumustern.
– Die Entwicklung mobiler, handlicher Geräte bringt die Diagnostik zum Patienten (beatmete Patienten, Frühgeborene im Inkubator).

Diese Eigenschaften des Real-time-Verfahrens haben dazu geführt, daß in der pädiatrischen Ultraschalldiagnostik nur noch selten ein anderes Verfahren eingesetzt wird.

1.4 Geräteeinstellung

Wie im schallphysikalischen Teil ausgeführt, müssen die vom Schallkopf empfangenen Echos im Sinne einer Signalverarbeitung verstärkt und moduliert werden, bevor sie für den Bildaufbau verwendet werden können. Dieser Prozeß kann vom Untersucher über Regler beeinflußt werden. Dadurch läßt sich

- das Schallbild patientengerecht einstellen,
- das Schallgerät entsprechend speziellen Fragestellungen regulieren.

Optimal eingestellt ist ein Bild, wenn es in allen Bereichen gleiche Helligkeit aufweist, möglichst viele Grauabstufungen zeigt und einen flüssigkeitsgefüllten Hohlraum echofrei darstellt. Zu Anfang der Untersuchung sollte man sich davon überzeugen, daß diese Bildkriterien erfüllt sind, und ggf. das Bild nachregeln. Dazu hat sich die Einstellung der Leber im Subkostalschnitt bewährt. Das Leberparenchym, das fast den gesamten Bildschirm einnimmt, sollte in allen Tiefen gleichmäßig hell sein und eine feine Echotextur aufweisen. Zusätzlich kann anhand der gleichzeitig abgebildeten Gallenblase überprüft werden, ob sie echofrei dargestellt ist. Ist sie nicht sichtbar, kann dieses Kriterium an der Harnblase überprüft werden.

Die häufigsten Einstellungsfehler sind:

- das Bild zu überstrahlen, so daß feine Reflexe nicht mehr abgegrenzt werden können;
- das Bild zu kontrastreich einzustellen, so daß feine Reflexe herausgefiltert und die Grauabstufungen vergröbert werden, im Extremfall bis zur Schwarz-Weiß-Kontrastierung (bistabiles Bild);
- eine unausgewogene Helligkeitsverteilung des Bildes, wobei meist der Anfangs- oder Mittelbereich zu sehr verstärkt ist.

Die wichtigsten Regelgrößen zur Bildeinstellung sind:

- der Tiefenausgleich (DGC= depth gain compensation"),
- der Kontrastregler oder Filter („threshold");
- der Schallintensitätsregler („output").

Der *Tiefenausgleich* ist dabei der wichtigste Regler für den Bildaufbau. Er kompensiert das physikalische Phänomen, daß mit zunehmender Gewebetiefe die Schallreflexe an Intensität abnehmen. Damit ermöglicht er erst ein in allen Tiefen gleich helles Bild. Manche Hersteller blenden deshalb die Einstellung des Tiefenausgleichs als graphische Funktionskurve (Abb. 1.2) zur Orientierung in den Bildschirm ein. Am Tiefenausgleich können folgende Komponenten reguliert werden:

a) die Anfangsverstärkung („near gain"),
b) die Verzögerung („delay"),
c) die Anstiegssteilheit („slope"),
d) die Endverstärkung („far gain").

Dies erlaubt viele Einstellungskombinationen, die insbesondere dem Anfänger Schwierigkeiten bereiten. Manche Geräte bieten darüber hinausgehende Einstellungsmöglichkeiten: die Grundverstärkung selbst kann geregelt, die Verstärkung kann für verschiedene Tiefen gesondert eingestellt werden.

Die *Kontrastregelung* geschieht durch Herausfiltern schwacher Echos. Je höher die Intensitätsschwelle liegt, bis zu der Echos unberücksichtigt bleiben, desto kon-

Artefakte

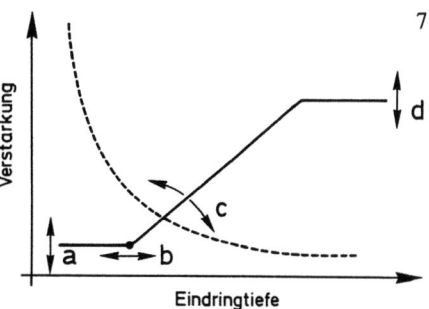

Abb. 1.2. Graphische Darstellung des Tiefenausgleichs mit seinen Regulationsmöglichkeiten. *a* Regelung einer gleichbleibenden Anfangsverstärkung ("near gain"); *b* Bestimmung der Gewebetiefe, bis zu der die Gewebeechos gleichbleibend verstärkt werden sollen ("delay"); *c* die Steilheit des "slope" zeigt das Ausmaß der kompensatorischen Schallverstärkung in Abhängigkeit von der jeweiligen Tiefe; *d* Regelung einer ebenfalls gleichbleibenden Endverstärkung ("far gain"). *Gestrichelt:* Intensitätsabnahme der Gewebeechos in Abhängigkeit von der Eindringtiefe

trastreicher ist das Bild. Dadurch lassen sich Organkonturen besser abgrenzen. Der *Schallintensitätsregler* bestimmt die Energie, mit der das Gewebe zur Untersuchung beschallt wird. Bei der Untersuchung von tiefergelegenen Strukturen wird mehr Schallenergie benötigt. Auch wenn keine Gewebeschäden zu befürchten sind, sollte die Schallintensität zur Schonung des Patienten möglichst niedrig gehalten werden.

Preprocessing – Postprocessing

Alle oben beschriebenen Funktionen gehören zum Preprocessing, da sie die Signalverarbeitung *vor* dem Bildaufbau regeln. Ultraschallgeräte mit digitalem Bildspeicher können das Schallbild auch *nach* abgeschlossenem Bildaufbau in Helligkeit und Kontrast verändern. Dadurch können jedoch keine zusätzlichen Informationen gewonnen werden. Vor allem kann das Postprocessing ein schlechtes Preprocessing nicht mehr kompensieren.

1.5 Artefakte

Als Artefakt wird die Abbildung von Echos auf dem Bildschirm bezeichnet, die keiner reflektierenden Grenzschicht entsprechen, außerdem das Fehlen von Echoabbildungen, obwohl reflexionsfähige Grenzschichten vorliegen. Die für die Routineuntersuchung wichtigsten Artefakte sind:

- Wiederholungsechos (Reverberationen),
- Schallschatten,
- die dorsale Schallverstärkung,
- das Verstärkerrauschen.

Ferner kann eine verunreinigte Wasservorlaufstrecke die Bildqualität insgesamt verschlechtern. Die Schmutzpartikel können als feine schwebende Echos im Vorlaufbereich oder aber als Wiederholungsechos im Gewebe gesehen werden.

Artefakte beeinträchtigen meist die Untersuchungsqualität. In manchen Fällen sind sie aber zur Diagnosestellung hilfreich.

Wiederholungsechos entstehen durch Mehrfachreflexionen eines Schallimpulses, der zwischen zwei stark reflektierenden Grenzflächen hin und her pendelt. Dadurch werden auf dem Bildschirm parallel liegende Reflexstreifen erzeugt, die keinen realen, sondern virtuellen Grenzflächen entsprechen. Häufig werden sie bei Wasservorlaufstrecken beobachtet. Der Schallimpuls oszilliert zwischen dem Schallkopfkristall und der Gummimembran der Wasservorlaufstrecke. Die Wiederholungsechos tauchen dann ohne Zusammenhang mit anatomischen Strukturen immer wieder im gleichen Abstand auf. Bei intraabdomineller Luft können die luftbedingten Wiederholungsechos die Diagnose stützen, v. a. dann, wenn sie lageabhängig ihre Lokalisation wechseln.

Schallschatten sind echofreie Streifen im Anschluß an Grenzschichten mit hohen Impedanzunterschieden, die den Schallimpuls völlig reflektieren und/oder absorbieren. Dadurch entzieht sich das dahinter liegende Gewebe dem sonographischen Nachweis und muß aus einer anderen Schallrichtung dargestellt werden. Diagnostisch läßt sich das Phänomen des Schallschattens zur Steindiagnostik nutzen.

Die dorsale Schallverstärkung entsteht hinter flüssigkeitsgefüllten Hohlräumen. Diese schwächen die durchstrahlenden Schallimpulse nicht ab. Dadurch stellt sich das hinter der Flüssigkeit gelegene Gewebe mit wesentlich höherer Echogenität als das schallkopfnahe bzw. das, welches von Impulsen erreicht wird, die durch davorliegende Gewebsschichten geschwächt sind. Dadurch kann das Bild überstrahlt wirken. Wird dies durch Gegenregulation ausgeglichen, so erscheint das übrige Gewebe zu dunkel, so daß eine ausgewogene Bildregulation in diesen Fällen unmöglich ist.

Das Verstärkerrauschen ist ein gerätebedingter Artefakt. Mit zunehmender Tiefe werden die zu verstärkenden Echos immer schwächer und erreichen allmählich die Rauschschwelle des Verstärkers. Dies führt in größeren Gewebetiefen zur Abbildung feiner Echos, so daß keine echofreien Areale mehr dargestellt werden können, wenn nicht das Rauschen herausgefiltert wird. Die Geräteeinstellung kann dann als optimal angesehen werden, wenn in den tiefer gelegenen, großen Gefäßen das Verstärkerrauschen nur noch als eine sehr feine, homogene Echotextur niedriger Echogenität gesehen wird.

1.6 Bilddokumentation

Die Dokumentation ist in der sonographischen Diagnostik äußerst problematisch. Die sonographischen Schnittbilder erfassen Gewebeschichten von nur wenigen Millimetern Breite. Es ist somit leicht möglich, an pathologischen Befunden vorbeizudokumentieren. Ein Normalbefund ist also nicht beweisend dokumentierbar, wenn der Aufwand dafür in vertretbarem Rahmen liegen soll.

Generell anzustreben ist:

- die Dokumentation in standardisierten Schnittebenen,

- die gleichzeitige Abbildung möglichst vieler bekannter und klar erkennbarer topographischer Bezugspunkte.

Die Standardebenen werden in den jeweiligen Kapiteln gesondert besprochen. Bei pathologischen Befunden sollten diese Ebenen ebenfalls eingehalten werden. Es können jedoch noch zusätzliche Abbildungen bei freier Wahl der Schnittebene erfolgen, um den Befund in seiner größten Ausprägung zu erfassen. Die jeweiligen Ebenen sollten genau beschrieben werden, um anderen Untersuchern das Nachvollziehen des Befundes zu erleichtern.

Dokumentationssysteme. An der Vielfalt vorhandener Dokumentationssysteme ist erkennbar, daß es kein ideales Abbildungsverfahren gibt. Es stehen derzeit folgende Dokumentationsweisen zur Verfügung:

- Sofortbildkamera (Polaroid),
- Kleinbildkamera,
- Multiformatkamera mit Röntgenfilmplatten,
- Hardcopysysteme,
- Videobandaufzeichnung,
- Magnetaufzeichnung (Floppy Disk, Magnetkarten ...).

Die Wahl des Systems richtet sich nach den Gegebenheiten und dem Bedarf der jeweiligen Institution. Dabei sollten folgende Gesichtspunkte erwogen werden:

- Investitionskosten der Dokumentationseinheit,
- Betriebs- und Materialkosten,
- Archivierungsaufwand,
- Bildqualität,
- Integration in den Untersuchungsgang,
- Möglichkeit der Qualitätskontrolle,
- Demonstrierbarkeit,
- Erfassung dynamischer Vorgänge,
- Vergleichsmöglichkeit mit Vorbefunden zur Verlaufsbeurteilung.

Anhand von Tabelle 1.2 werden die Vorzüge und Nachteile der wichtigsten Systeme verglichen. Auf eine ausführliche Darstellung muß hier aus Platzgründen verzichtet werden.

Tabelle 1.2. Unterschiedliche Eigenschaften der wichtigsten Dokumentationssysteme

	Kleinbild	Sofortbild	Multiformat	Video
Bildqualität	+ +	+	+	+
Qualitätskontrolle	− −	+ +	−	+
Demonstration	− −	+	+ +	+ +
Archivierung	+ +	+	−	− −
Verlaufsbeurteilung	− −	+ +	+ +	−
Integration in die Untersuchung	+ +	−	+ +	+
Investitionskosten	+ +	+ +	− −	+
Betriebskosten	+ +	− −	− −	+
„Dynamik"	∅	∅	∅	+ +

1.7 Befundbeschreibung

Angesichts der problematischen bildmäßigen Befunddokumentation besitzt die schriftliche Fixierung des Befundes in der sonographischen Diagnostik eine überragende Bedeutung. Leider ist die Beschreibung des Ultraschallbildes ebenfalls schwierig, da die Interpretation des Befundes stark von der Subjektivität und dem verbalen Ausdrucksvermögen des jeweiligen Untersuchers abhängt. Aus diesem Grunde sollte die Befundbeschreibung so gestaltet werden, daß

a) verschiedene Untersucher denselben Befund ähnlich beschreiben,
b) der Befund für andere Personen nachvollziehbar wird und zum Vergleich bei Verlaufskontrollen herangezogen werden kann.

Dazu sollten in jeder Befundbeschreibung folgende Kriterien enthalten sein:

- Lokalisation,
- Größenangabe (metrisch),
- Form/Kontur,
- Echomuster.

Jeder pathologische Befund muß genau lokalisiert werden. Dies kann bedingt mit Hilfe externer Bezugspunkte wie Rippenbogen, Sternallinie, Symphyse o. ä. erfolgen. Besser ist es, den Befund in Beziehung zu bekannten inneren anatomischen Strukturen zu setzen. Wichtig ist auch das Kriterium der Atemverschieblichkeit gegenüber benachbarten Organen. Die Befundausdehnung wird am besten als metrische Größenangabe dokumentiert, weil dadurch die Progredienz oder Regression von pathologischen Prozessen einfach festgestellt werden kann. Hierzu können auch rechnerische Verfahren wie Volumen- oder planimetrische Flächenbestimmung zu Hilfe genommen werden. Die Art der Vermessung wird in den jeweiligen Organkapiteln ausführlich beschrieben. Form- und Konturbeschreibung richten sich nach den jeweiligen pathologischen Befunden.

Am schwierigsten ist die Beschreibung des jeweiligen Echomusters. Sie sollte nach Verteilung, Textur und Intensität, d. h. Echogenität der Reflexe, untergliedert werden (Tabelle 1.3). Zur besseren Orientierung kann ein Vergleich zur Textur an-

Tabelle 1.3. Echomustercharakteristika

Grundtextur	Homogen ↔ Inhomogen
	Fein ↔ Grob
Echogenität	Niedrig ↔ Hoch
Zusätzliche Strukturen	Tubuläre Strukturen (Gefäße)
	Linien (Septen)
	Bänder (Mittelecho)
	Areale
	Echofrei (Zysten)
	Echogen (Verkalkungen etc.)

derer Organe gezogen werden. Zusätzliche Strukturen, sofern sie zur Befunderhebung wichtig sind, sollten anschließend getrennt erwähnt werden. Dabei sind die oben genannten Beschreibungskriterien wieder vollständig anzuwenden.

Abschließend sei darauf hingewiesen, daß die Ultraschallbefunderhebung die deskriptive Ebene möglichst wenig verlassen sollte. Eine diagnostische Zuordnung wird erst in einer abschließenden Beurteilung des Befundes vorgenommen. Wenn sich in bezug auf die Beurteilung ein Irrtum herausstellen sollte, darf dadurch die Befundbeschreibung selbst nicht berührt werden.

Literatur

Abdulla U, Campbell S, Dewhurst CJ, Talbert D, Lukas M, Mullarkey M (1971) Effect of diagnostic ultrasound on maternal and fetal chromosomes. Lancet I/II:829

Krestel E (1980) Bildgebende Systeme für die medizinische Diagnostik: Grundlagen, Technik, Bildgüte. Siemens, Berlin München

Wegner RD, Obe G, Meyenburg M (1980) Has diagnostic ultrasound mutagenic effects? Hum Genet 56:95–98

2 Schädel

2.1 Normale sonographische Anatomie

Das Hirnparenchym wird im B-Mode mit annähernd gleichmäßiger Echotextur dargestellt. Zunehmender Reifegrad führt zu einem dichteren Echomuster. Bei extrem unreifen Neugeborenen weisen nur die rindennahen und periventrikulären Hirnstrukturen Zonen höherer Echogenität auf und treten dadurch besonders hervor.

Der Thalamus hebt sich durch noch geringere Echogenität vom Hirnparenchym meist scharfrandig ab (Abb. 2.1 b). Gleichfalls echoarm erscheinen die Pedunculi cerebri. Seitenventrikel, 3. und 4. Ventrikel imponieren als echofreie Areale, die sicher vom umgebenden Gewebe unterschieden werden können (Abb. 2.1). Gelegentlich lassen sich bei Frühgeborenen vor der 35. Schwangerschaftswoche breitere Echokomplexe um die Seitenventrikel nachweisen. In der mittleren koronaren Schnittebene werden die Seitenventrikel in ihrem Pars centralis und im Bereich des Cornu inferius abgebildet. Im kalottennahen Ventrikelanteil werden neben einer spitzwinkelig (Abb. 2.2) ausgezogenen Form auch rundliche, am häufigsten jedoch keilartige Formationen beobachtet (Abb. 2.1 b). Das Ventrikellumen der Temporalhörner der Seitenventrikel ist eng und zeigt eine ovale Konfiguration. Die Echostrukturen der Falx cerebri dienen als Orientierung für eine orthograde Einstellung. Je nach Schnittebene kann der 3. Ventrikel längsoval, rundlich und gelegentlich auch keilartig geformt sein.

Der Plexus chorioideus ist als schmales echoreiches Band am Ventrikelboden bis in Höhe des Hinterhorns besonders gut in der axialen (Abb. 2.1a und 2.3) und parasagittalen (Abb. 2.1c) Schnittebene zu verfolgen. Die Ausläufer der Falx cerebri ermöglichen eine Beurteilung der Gyrierung in der sagittalen Schnittebene. Wird der Schallkopf in der hinteren koronaren Schnittebene nach okzipital gekippt, stellt sich der Übergang der Falx cerebri in das Tentorium als offener Winkel dar. Dahinter können die Kleinhirnhemisphären und die Pons cerebri unterschieden werden (s. Abb. 2.11 b und 2.13 b). Die Echostruktur des Cerebellums ist homogen und bei Neugeborenen besonders echoreich.

Zwischen den Strukturen des Cerebellums und den hellen Reflexionen der okzipitalen Kalottenstruktur läßt sich die echofreie, im Neugeborenenalter breiter ausgebildete Zone der Cisterna cerebello-medullaris abgrenzen. Gefäße imponieren als helle pulsierende Echokomplexe im Parenchym.

Als Variation muß ein Cavum septi pellucidi abgegrenzt werden. Derartige Hohlräume, die sich besonders bei Frühgeborenen in mehr als 50% der Fälle finden, sind über dem 3. und zwischen den Seitenventrikeln anzutreffen (vgl. Abb. 2.14).

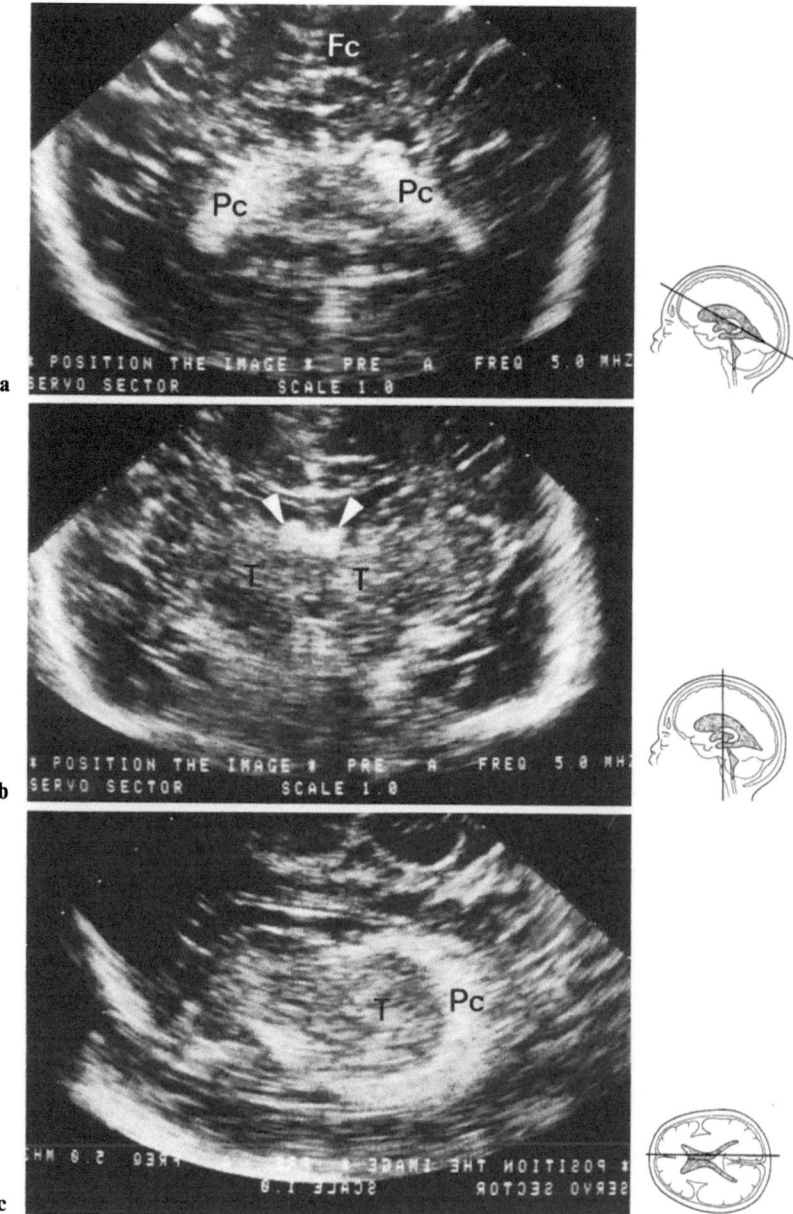

Abb. 2.1 a–c. (5 Wochen, m.) Normales Schädelsonogramm in der axialen (**a**), koronaren (**b**) und parasagittalen (**c**) Schnittführung. In der koronaren Schnittebene rundliche, echoreiche Konfigurationen der Plexus (*Pc*) in den Seitenventrikeln (*Pfeil*). (*Fc* Falx cerebri, *T* Thalamus)

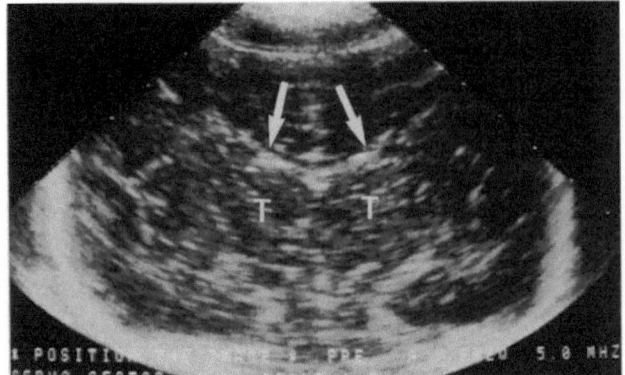

Abb. 2.2. (1 Woche, m.) Reifes Neugeborenes mit schlitzförmiger Ventrikelkonfiguration (*Pfeile*). (*T* Thalamus)

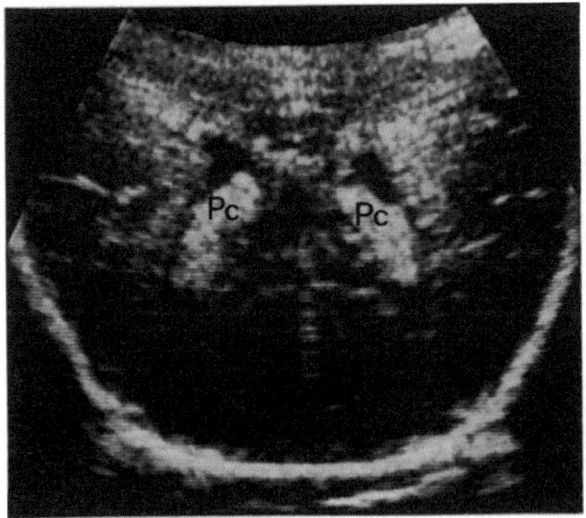

Abb. 2.3. (Reifes Neugeborenes, w.) Normale Ventrikelweite mit Darstellung der Plexus chorioidei (*Pc*) als echoreiche umschriebene Areale. In Richtung auf das Hinterhorn bilden die Ventrikel einen nach okzipital offenen Winkel

2.2 Untersuchungsvorbereitung

Eine Vorbereitung zur Durchführung der Untersuchung ist nicht erforderlich. Die Größe des Schallkopfes sollte die Untersuchung im Inkubator erlauben. Gelingt die Untersuchung im Inkubator nicht, so können Frühgeborene auf einem Wärmebett sonographiert werden.

2.3 Untersuchungsdurchführung

Für die Schädelsonographie werden überwiegend Sektorscanner verwendet. Im Gegensatz zum Parallelscanner können damit auch weiter lateral gelegene Hirnstrukturen gleichzeitig erfaßt werden. Vorteilhaft ist eine integrierte Wasservorlaufstrecke, durch deren Anwendung einerseits Hygrome und Erweiterungen des Interhemisphärenspalts sicher zu erfassen sind und andererseits der Schallkopf besser an den Neugeborenenschädel adaptiert werden kann.

Die morphologische Beurteilung wie auch die Morphometrie erfolgen an standardisierten Schnittebenen (BABCOCK et al. 1980; BEJAR et al. 1980; SHUMAN et al. 1981; SLOVIS und KUHNS 1981; DITTRICH und DINKEL 1982). Durch kontinuierliche Applikatorkippung wird eine Panoramaübersicht ermöglicht. Die gebräuchlichen Abbildungsebenen sind in Abb. 2.4 aufgezeichnet:

1. *Axiale und horizontale Schnittebene:* Sie liefert ein dem Computertomogramm ähnliches Bild. Hierbei wird der Applikator entweder von frontal oder von lateral über dem Ohr aufgesetzt. Die Darstellung dieser Schnittebene ist nur bei Früh- und Neugeborenen möglich, da mit zunehmender Ossifikation des Schädels Hirnstrukturen und Ventrikel nicht mehr sicher abgegrenzt werden können (s. Abb. 2.1 a).
2. *Vordere, mittlere und hintere koronare Schnittebene:* Hier wird der Applikator quer zur Schädellängsachse senkrecht aufgesetzt. Die mittlere koronare Schnittebene hat sich als am leichtesten standardisierbar erwiesen, da in dieser Schnittebene neben den Seitenventrikeln der 3. Ventrikel und die Temporalhörner der Seitenventrikel zusätzliche Bezugspunkte liefern. In der mittleren koronaren Schnittebene ist aus diesem Grund die Morphometrie auch am leichtesten reproduzierbar (Abb. 2.1 b).
3. *Parasagittale und sagittale Ebene:* Hier wird der Applikator in der Schädellängsachse in die Mittellinie geführt und wiederum senkrecht sowie leicht gekippt angesetzt. Neben der Gyrierung werden Form und Verlauf des 3. und 4. Ventrikels in der Mittelstellung erkennbar. Durch leichtes Kippen des Applikators nach lateral links und rechts wird die Beurteilung des Verlaufs der Seitenventrikel ermöglicht (Abb. 2.1 c). Aufgrund der geschwungenen Form läßt sich der Verlauf nicht in einer Ebene abbilden, sondern erfordert eine Verschiebung der Schnittebene.

Die Darstellung des 4. Ventrikels kann auch von okzipital in einer queren Schnittführung vorgenommen werden. Die Größe des 4. Ventrikels schwankt stark. Normwerte für seine Ausdehnung wurden bisher von VALKEAKARI (1981) mit A-Scan und B-Scan erarbeitet.

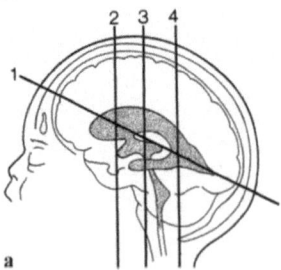
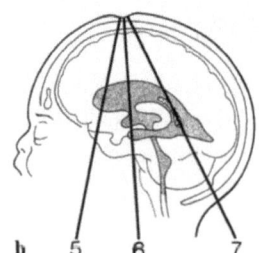
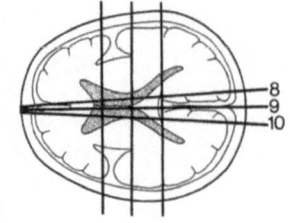

Abb. 2.4. a–c. Schematische Darstellung der Schnittebenen für die sonographische Zerebraldiagnostik. **a** *1* axiale, *2* vordere koronare, *3* mittlere koronare, *4* hintere koronare Schnittebene. **b** *5* vordere, *6* mittlere, *7* nach okzipital gekippte, koronare Schnittebene. **c** *8* rechtsseitig parasagittale, *9* sagittale, *10* linksseitig parasagittale Schnittebene

In Abhängigkeit von der Ausdehnung des Schallfensters Fontanelle muß die Untersuchungstechnik modifiziert werden. Während bei Früh- und Neugeborenen aufgrund der erst beginnenden Ossifikation der Schädelknochen und der offenen Satura sagittalis die Schnittebenen freier gewählt werden können, ist im späten Säuglingsalter nur noch eine kleine Öffnung der Fontanelle für die Untersuchung vorhanden. Zu diesem Zeitpunkt werden neben der koronaren die nach frontal und okzipital gekippten Schnittebenen angewandt (Abb. 2.4 b). Möglichkeiten der morphometrischen Erfassung intrazerebraler Strukturen, insbesondere der Ventrikelweite, bestehen einerseits über die Ermittlung von Umfang und Fläche, andererseits über Distanzmessungen und Winkelbestimmungen (FISKE et al. 1981; GARRETT et al. 1980; JEANTY et al. 1981; LONDON et al. 1980; DITTRICH und DINKEL 1982). Mit Streckenmessungen haben AANTAA und FORSS (1980) und JEANTY et al. (1981) Normwerte der Ventrikelweite für die pränatale Diagnostik erarbeitet. Wegen ihrer variablen Form läßt sich die Ventrikelgröße jedoch am genauesten durch Umfangsbestimmung oder Planimetrie erfassen (DITTRICH und DINKEL 1982).

2.4 Beurteilungskriterien

Die sonographische Erfassung der möglichen intrazerebralen Veränderungen erfordert die Untersuchung in allen 3 Schnittebenen. Die wichtigsten Kriterien sind:

1. Falx cerebri und Tentorium nach Struktur und Breite,
2. Ventrikelkonfiguration,
3. Ventrikelverlauf,
4. Ventrikelweite,
5. periventrikuläre Echogenität,
6. Plexuskonfiguration,
7. Echogenität des Hirnparenchyms,
8. Gyrierung,
9. Raumforderungen.

Die wichtigsten Befunde in der coronaren Schnittebene sind schematisch in Abb. 2.5 wiedergegeben.

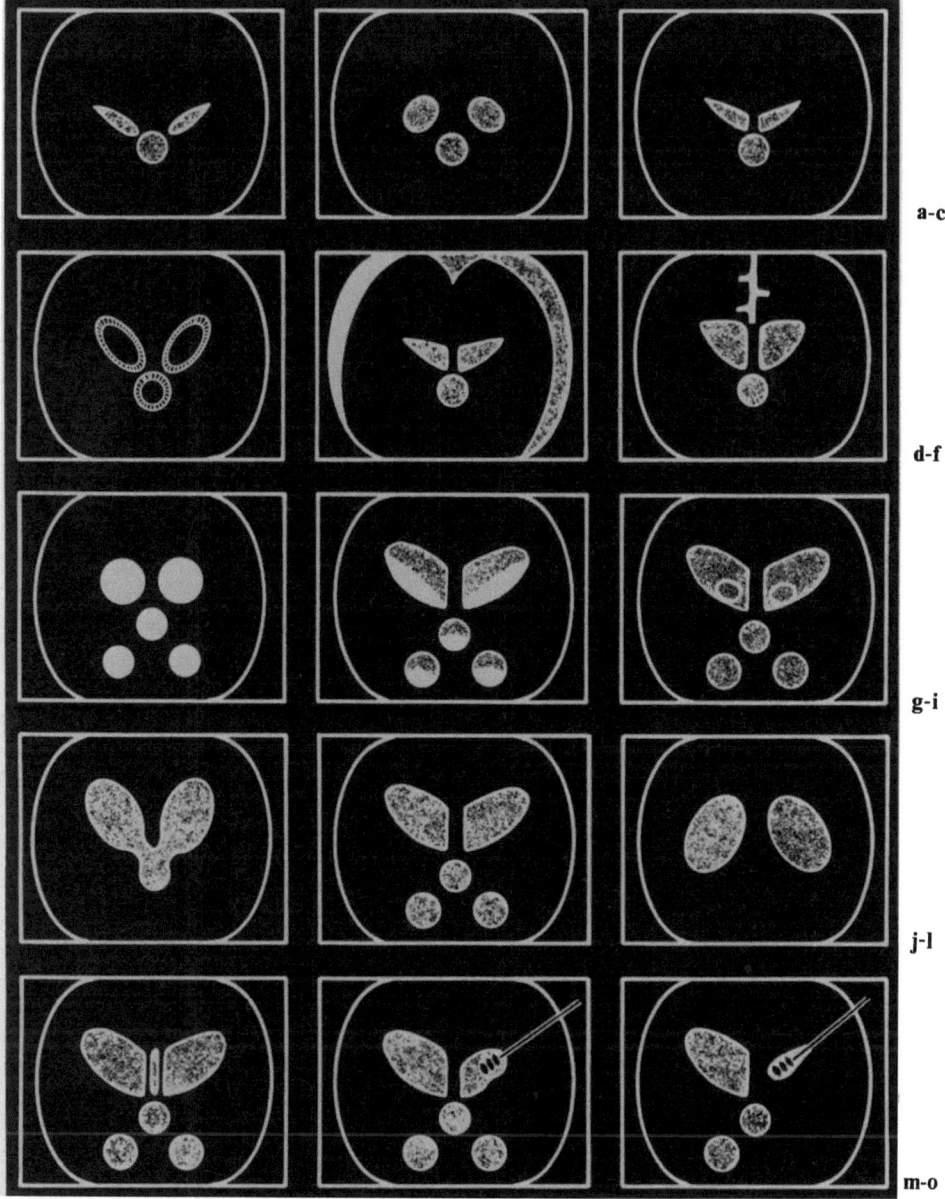

Abb. 2.5 a–o. Schematische Darstellung wichtiger sonographischer Befunde in der koronaren Schnittebene. **a** Spitzwinkelige, schmale Konfiguration der Seitenventrikel, **b** rundliche Konfiguration der Seitenventrikel, **c** keilartige Seitenventrikelform, **d** leichte Ventrikelerweiterung, echoreiche Ventrikelbegrenzung (besonders bei unreifen Frühgeborenen), **e** subdurale Hygrome und Einblutungen, **f** echoreiche Darstellung der Falx cerebri und leichte Ventrikelerweiterung bei Meningitis, **g** akutes Stadium einer Ventrikeleinbruchblutung, **h** Verlauf nach wenigen Tagen, Sedimentierung, Liquoraufstau, **i** Restzustand nach Einblutung, **j** Hydrozephalus, koronare Schnittebene (frontal), **k** Hydrozephalus, koronare Schnittebene (Mitte), **l** Hydrozephalus, koronare Schnittebene (okzipital), **m** Hydrozephalus und Carum septi pellucidi, **n** Zustand nach Ventilimplantation im linken Seitenventrikel, **o** Ventrikelkollaps im linken Seitenventrikel

2.5 Krankheitsbilder

2.5.1 Fehlbildungen

Eine Reihe von Fehlbildungssyndromen kann mit einem Hydrozephalus internus einhergehen. Malformationen wie eine basale Ventrikelzyste im Bereich des 3. oder 4. Ventrikels können ursächlich für die Entwicklung eines Hydrocephalus occlusus verantwortlich sein (Abb. 2.6). Die Dandy-Walker-Zyste ist gekennzeichnet durch eine erhebliche zystische Erweiterung des 4. Ventrikels, der die gesamte hintere Schädelgrube einnehmen und zusätzlich zu einer Größenzunahme der Seitenventrikel führen kann (Abb. 2.7). Bei Vorliegen eines Balkenmangels resultieren je nach Ausdehnung unterschiedliche sonographische Bilder. Die partielle Agenesie des Corpus callosum bedingt ein Fehlen des Septum interventriculare, so daß im frontalen Koronarschnitt gleichsam das Bild eines einzelnen, mäßig vergrößerten Ventrikels entsteht (Abb. 2.8). Ist das Corpus callosum nicht angelegt, wird eine stierkopfartige Konfiguration des Ventrikelsystems beobachtet (Abb. 2.9). Das Septum interventriculare erscheint verkürzt, fehlt oder hängt frei im meist vergrößerten internen Liquorraum. Der geringere Abstand zwischen Schädelkalotte und Dach der Seitenventrikel kann auf einen Balkenmangel hinweisen. Zusätzlich besteht eine atypische, bis zum Ventrikeldach reichende Gyrierung. Meningomyelozelen mit Hydrozephalus zeigen häufig besonders stark erweiterte Seitenventrikel als Ausdruck einer seit längerer Zeit bestehenden Liquorzirkulationsstörung (Abb. 2.10) (BABCOCK und HAN 1981). Überwiegend sind die Hinterhörner von der Erweiterung betroffen. Ebenso können Begleitfehlbildungen wie ein Arnold-Chiari-Syndrom sonographisch erfaßt werden. In diesen Fällen werden die Strukturen des Cerebellums nach kaudal verschoben lokalisiert. Eine Hypoplasie des Kleinhirns wird an der Erweiterung des Subarachnoidalraumes in der hinteren Schädelgrube erkannt (Abb. 2.11). Eindeutig können Meningozelen von Enzephalomeningozelen differenziert werden. Hier kann zudem geprüft werden, in welcher Ausdehnung Verbindungen zu den intrakraniellen Strukturen bestehen (Abb. 2.12).

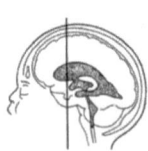
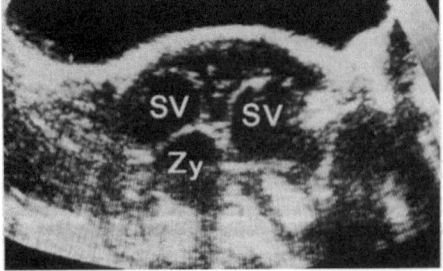

Abb. 2.6. (Frühgeborenes, 35. SSW, w.) Dysontogenetische Zyste (*Zy*) im Bereich des 3. Ventrikels. Verlegung der abführenden Liquorwege durch die Zyste mit nachfolgendem Hydrocephalus internus. Verschiebung der Mittelstrukturen. (*SV* Seitenventrikel)

Fehlbildungen

Abb. 2.7. (8 Wochen, m.) Balkenaplasie und Dandy-Walker-Cyste (*Pfeil*). Erweiterter Seitenventrikel (*SV*)

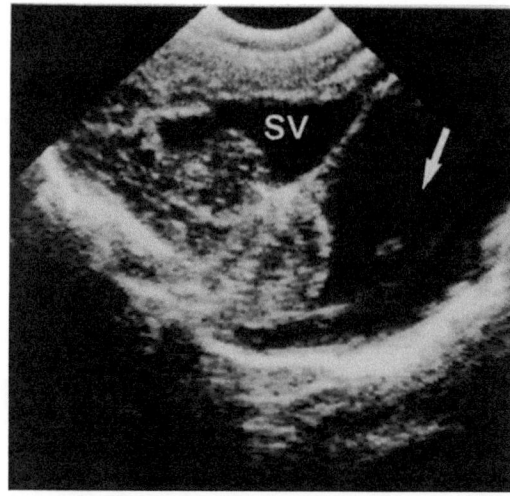
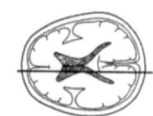

Abb. 2.8. (2 Monate, m.) Partielle Agenesie des Corpus callosum. Im frontalen Anteil der Seitenventrikel (*SV*) ist das Septum pellucidum nicht angelegt, wodurch der Eindruck eines einzelnen Ventrikels resultiert. Zusätzlich Erweiterung der internen Liquorräume. (*Fc* Falx cerebri, *V3* 3. Ventrikel)

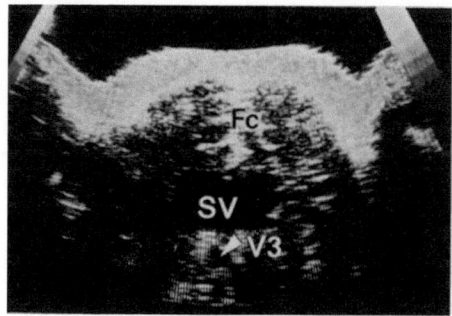
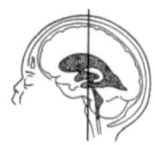

Abb. 2.9. (8 Wochen, m.) Agenesie des Corpus callosum. Charakteristische stierkopfartige Konfiguration der Seitenventrikel mit breiter Verbindung zum 3. Ventrikel. Angedeutetes weit hochgezogenes Septum interventriculare (*T* Thalamus)

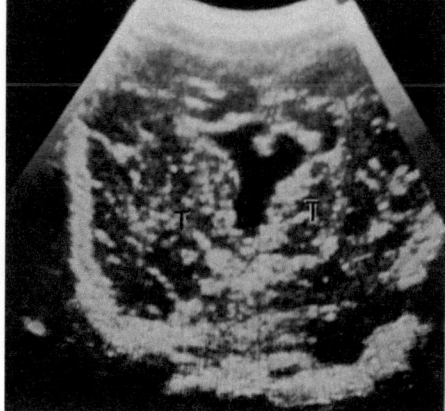
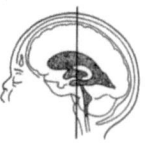

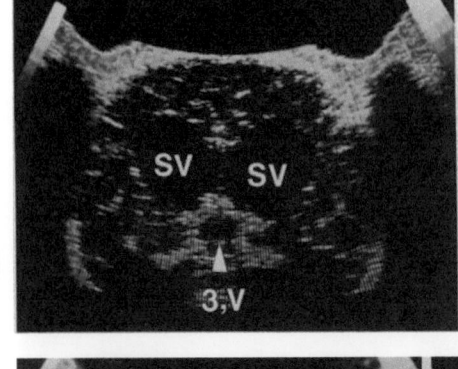

Abb. 2.10. (2 Tage, m.) Meningomyelocele mit Hydrocephalus internus. Massive Erweiterung der Seitenventrikel (*SV*) und des 3. Ventrikels (*Pfeil*). Geringe Echogenität des Hirnparenchyms und der Ventrikelgrenzen

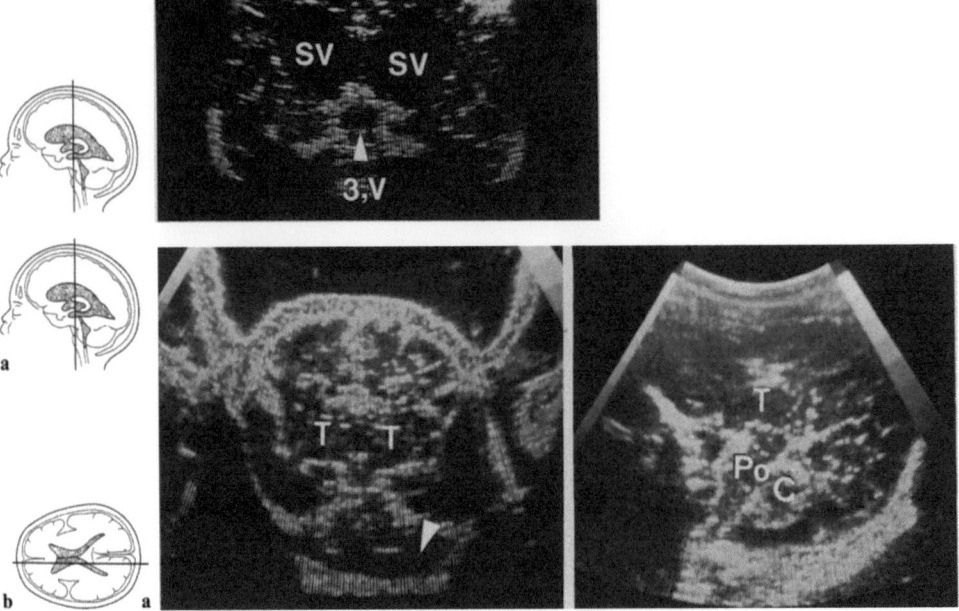

Abb. 2.11 a, b. (2 Wochen, w.) Trisomie 18. Kleinhirnhypoplasie. **a** Echofreie Anteile im Bereich der hinteren Schädelgrube (*Pfeil*). **b** Darstellung des Thalamus (*T*), der Pons cerebri (*Po*) und des hypoplastischen Kleinhirns (*C*)

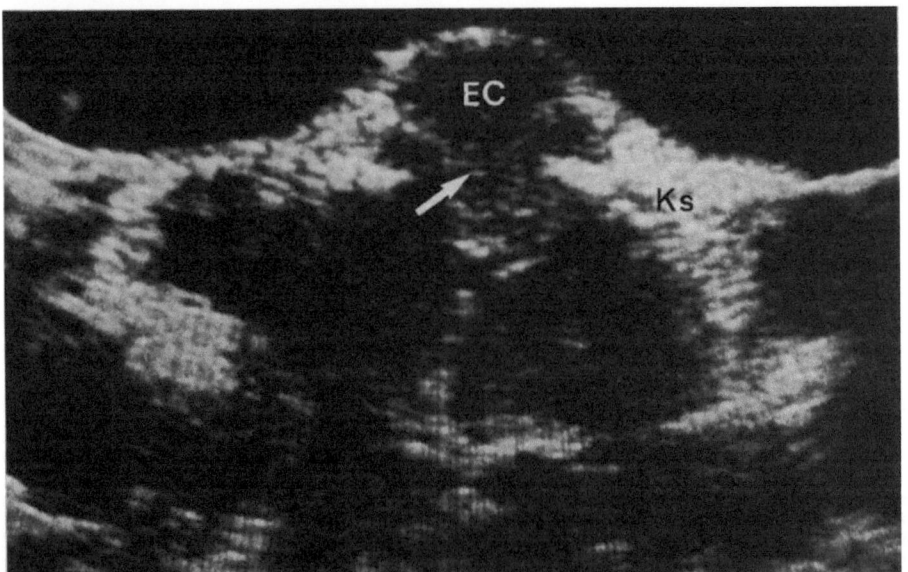

Abb. 2.12. (2 Monate, w.) Frontale Enzephalozele. Unterbrechung der Kalottenstruktur (*Ks*) und Vorwölbung des Enzephalozelenanteils (*Ec*), der Verbindung zu den intrazerebralen Strukturen hat (*Pfeil*).

2.5.2 Hirnblutungen

Je unreifer Frühgeborene entbunden werden, um so höher ist das Risiko für das Auftreten einer intrakraniellen Blutung. Der Zeitpunkt des Auftretens und das Ausmaß einer solchen Blutung können sonographisch sicher erfaßt werden. Lokalisation und Ausdehnung sind von entscheidener Bedeutung für die Prognose. Aus diesem Grunde ist die Unterscheidung verschiedener Blutungsformen, v. a. in Hinsicht auf die Verlaufsbeobachtung, notwendig. Im einzelnen können 5 verschiedene Blutungstypen unterschieden werden (BEJAR et al. 1980; LEVENE et al. 1981; MACK et al. 1981; VOLPE et al. 1977, 1980).

Subependymale Einblutung. Die häufigste Blutungsform – die subependymale Blutung im Keimlager (Stratum germinativum) – wird als glatt begrenzte schmale, nicht-pulsierende, homogen echoreiche Zone am Ventrikelboden in der koronaren Schnittebene nachgewiesen. Eine Einblutung in das Ventrikelsystem liegt nicht vor. Im weiteren Verlauf ist diese Blutungsform gelegentlich als kleines zystisches Areal am Ventrikelboden nachweisbar. Derartige subependymale Blutungen können jedoch auch ein größeres Ausmaß annehmen und in breiteren Bereichen Thalamusanteile betreffen (Abb. 2.13).

Ventrikeleinbruchblutung. Von dem vorgenannten Blutungstyp abgrenzbar ist die Ventrikeleinbruchblutung, die unterschiedliches Ausmaß annehmen kann. Neben Formen mit geringer Einblutung, wobei feine Echokomplexe in Abhängigkeit von der Kopfhaltung an unterschiedlicher Stelle nachgewiesen werden können, sind massive Einblutungen mit starker Erweiterung der Liquorräume bis zur Ventrikeltamponade zu beobachten. Im Akutstadium sind die Ventrikelgrenzen nicht immer scharf darstellbar. Die Blutungszone imponiert als homogen echoreiches Areal

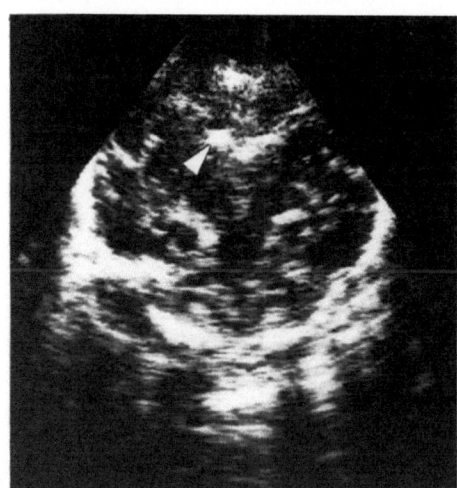
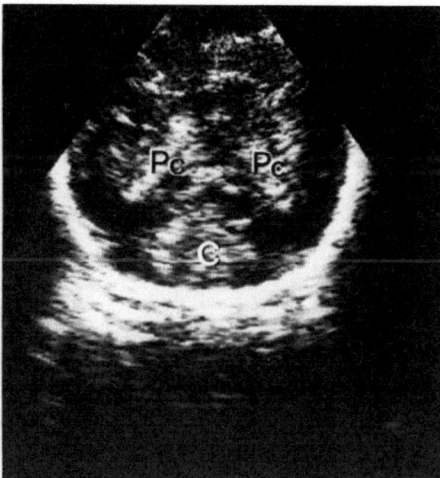
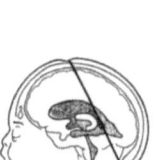

Abb. 2.13 a, b. (Frühgeborenes, 36. SSW, m.) Geringe Hirnblutung. **a** Ventrikel normaler Weite. Im Bereich des rechten Seitenventrikels vermehrte Echokomplexe mit unregelmäßiger Struktur am Ventrikelboden (*Pfeil*). **b** Schmales Ventrikelsystem und unauffällige Plexuskonfiguration (*Pc*). Darstellung des Cerebellums (*C*) in der hinteren Schädelgrube

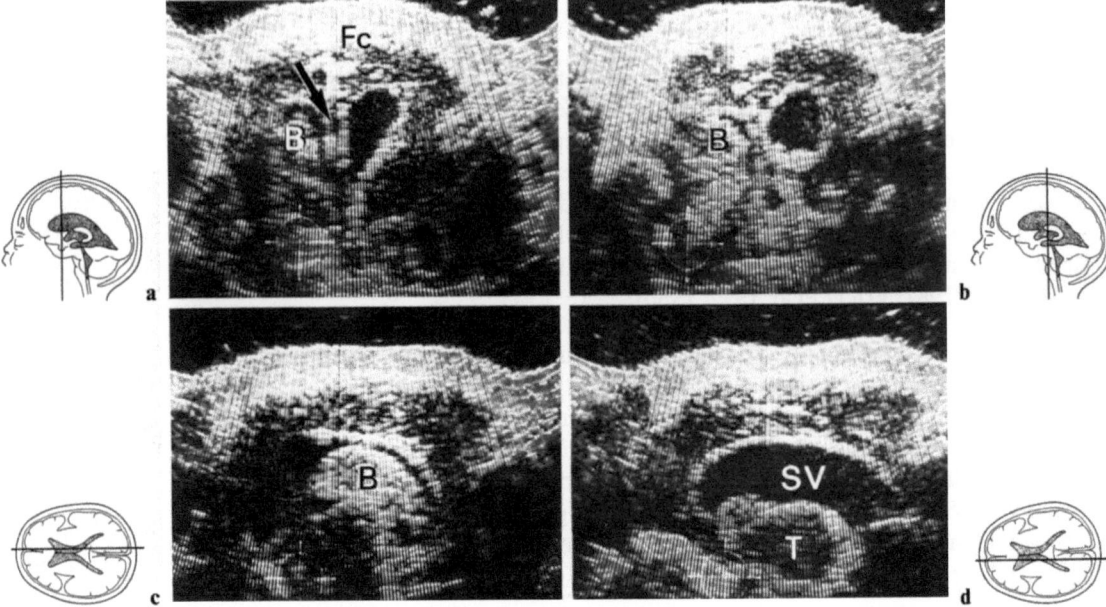

Abb. 2.14 a–d. (Zwillingsfrühgeborenes, 32. SSW, w.) Hirnblutung und Hydrocephalus internus. Der Einblutung entspricht die echoreiche, rundliche Zone im Bereich des rechten Seitenventrikels (*SV*). In der Parasagittalschnittführung pilzförmige Konfiguration der Blutung (*B*). Erweitertes Cavum septi pellucidi (*Pfeil*). (*Fc* Falx cerebri, *T* Thalamus)

(Abb. 2.14). Im weiteren Verlauf nach massiver Ventrikeleinblutung wird in der Regel ein progredienter Hydrocephalus internus nach Resorption beobachtet. Die Zunahme der Ventrikelweite ist bereits wenige Tage nach dem Ereignis nachweisbar (Abb. 2.15).

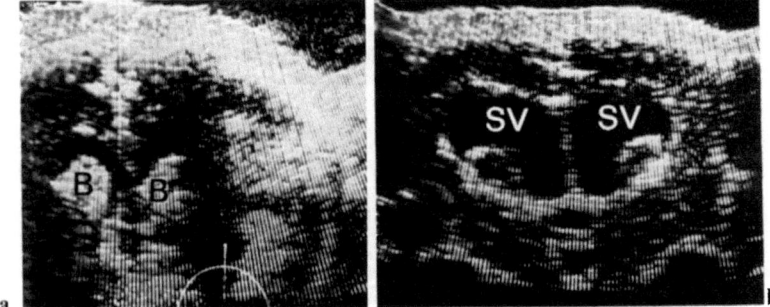

Abb. 2.15 a, b. (Frühgeborenes, 32. SSW, m.) Ventrikeleinblutung beidseits. **a** Akutstadium 1 Tag nach Einblutung. Sichelförmige Darstellung des Ventrikellumens über der Blutung (*B*). **b** Verlaufsbeobachtung 9 Tage nach Einblutung. Erweiterte und abgerundete Ventrikelkonfiguration. Beidseits am Ventrikelboden ringförmige Struktur als Zeichen der Organisation und Resorption nach Einblutung (*SV* Seitenventrikel)

Abb. 2.16. (Frühgeborenes, 35. SSW, m.) Parenchymeinblutung. Paraventrikuläre echoreiche Zone, der Einblutung (*B*) entsprechend. Abrundung und geringe Erweiterung der Seitenventrikel (*SV*)

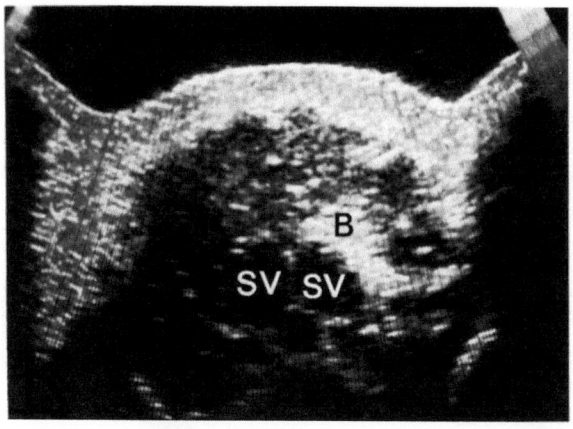
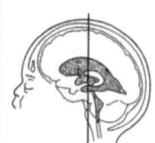

Intraparenchymatöse Blutung. Blutungen in das Hirnparenchym können isoliert auftreten oder sich nach massiver Ventrikeleinbruchblutung in das Parenchym ausdehnen. Im Akutstadium zeigen sich homogene Reflexverdichtungen, die eine unregelmäßige Begrenzung im Parenchym aufweisen (Abb. 2.16 und 2.17). Im Verlauf muß nach Resorption mit dem Auftreten echofreier zystischer Areale gerechnet werden. In ausgedehnten Fällen kann das Bild einer Porenzephalie resultieren.

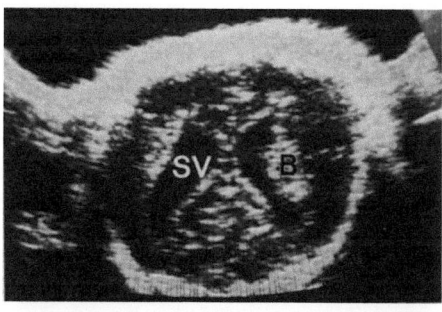
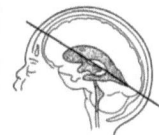

Abb. 2.17. (Frühgeborenes, 30. SSW) Restzustand nach Blutung (*B*) im Bereich des linken Seitenventrikels (*SV*) als echoreiche, umschriebene Zone

Plexusblutung. Einblutungen in den Plexus chorioideus sind sonographisch bei starker Ausprägung im akuten Stadium nicht sicher von einer intraventrikulären Einblutung zu unterscheiden. Im weiteren Verlauf bleiben die echoreichen rundlichen Einblutungen isoliert ohne einen progredienten Hydrozephalus bestehen und können so abgegrenzt werden (Abb. 2.18). Gelegentlich befinden sich am Ventrikelboden gleichzeitig zusätzliche kleine echoreiche Zonen, die kleinen Einblutungen entsprechen. Im weiteren Verlauf ist jedoch nicht in gleicher Häufigkeit mit einem Verschluß des abführenden Liquorsystems zu rechnen, wie bei der primären Ausdehnung des Prozesses erwartet werden müßte. Derartige Blutungen werden auch bei Säuglingen unter ACTH-Behandlung beschrieben.

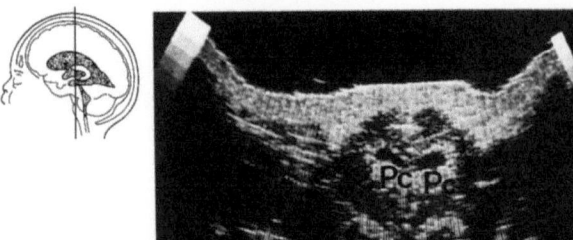
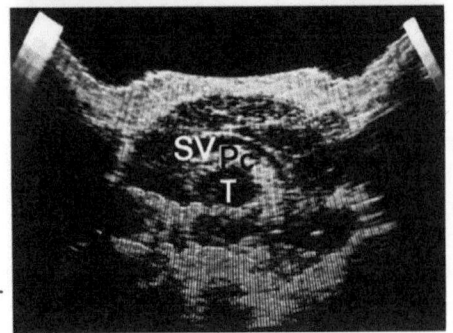

Abb. 2.18 a, b. (Frühgeborenes, 34. SSW, w.) Hirnblutung und mäßige Ventrikelerweiterung. **a** Einblutung in die Plexus chorioidei (*Pc*), die als echoreiche Raumforderung am Ventrikelboden imponieren. **b** Im Parasagittalschnitt Verbreiterung des Plexus chorioideus (*SV* Seitenventrikel, *T* Thalamus)

Blutung in äußere Liquorräume. Subarachnoidale, subdurale und epidurale Blutungen sind sonographisch nach unserer Erfahrung nicht immer sicher zu erfassen. Die Abhebung des Hirnparenchyms von der Kalotte wird erst bei einer Distanz von mehr als 1 cm gut erkennbar. Subarachnoidale Einblutungen werden häufiger bei reifen Neugeborenen nachgewiesen (Abb. 2.19). Ein Zusammenhang mit den vorgenannten intraventrikulären und intraparenchymatösen Blutungen besteht nicht. Die einzelnen vorgenannten Blutungstypen können einseitig oder beidseitig auftreten.

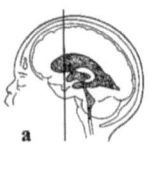
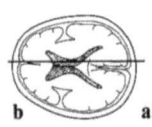
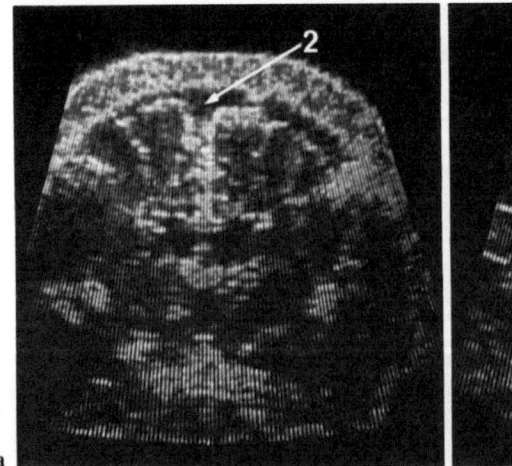
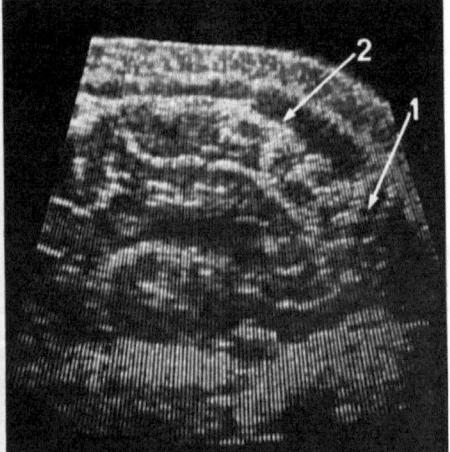

Abb. 2.19 a, b. (3 Monate) Subarachnoidalblutung (*1*) und Hygrome (*2*) nach Sturz vom Wickeltisch

Abb. 2.20. (3 Wochen, m.) Posthämorrhagischer Hydrocephalus internus, abgerundete Ventrikelformation. Als Hinweis auf Zustand nach Einblutung unregelmäßig konfigurierter Ventrikelboden des rechten Seitenventrikels (*Pfeil*). (*V3* 3. Ventrikel, *SV* Seitenventrikel)

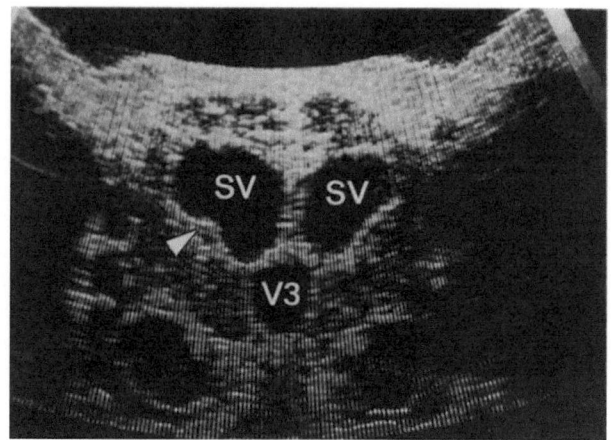
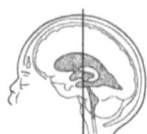

2.5.3 Hydrozephalus

Eine massive Erweiterung des Ventrikelsystems kann vorliegen, ohne daß klinische Hinweise wie Zunahme des Kopfumfangs, gespannte Fontanelle oder weite Schädelnähte bestehen. Beweisend für die Diagnose eines Hydrozephalus ist eine Ventrikelgröße oberhalb der Norm. In der Regel sind alle Ventrikelabschnitte gleichmäßig erweitert (Abb. 2.20), wenn auch asymmetrische Ventrikelgrößen vorkommen (Abb. 2.21). Zwar kann die Diagnose eines Hydrozephalus sonographisch gesichert werden, jedoch sind die Möglichkeiten der ätiologischen Abklärung begrenzt. Residuen einer Hirnblutung oder einer Meningitis lassen sich sonographisch darstellen. Fehlbildungen wie das Arnold-Chiari-Syndrom, die Dandy-Walker-Zyste (vgl. Abb. 2.7), die basale Ventrikelzyste (s. Abb. 2.6) oder aber Tumoren können sonographisch erkannt werden.

Nach Ventilimplantation kann die Lage der Drainage und ihre Funktion sonographisch kontrolliert werden (Abb. 2.22). Erfolgt eine frühzeitige Ventilimplantation, so ist mit einer Rückbildung der Ventrikelerweiterung zu rechnen. Es kann sich jedoch ein Ventrikelkollaps entwickeln, der sonographisch sicher verifiziert werden kann.

2.5.4 Subdurale Hygrome

Erweiterte äußere Liquorräume können sonographisch im Bereich des Interhemisphärenspalts, in der Region der basalen Zisternen sowie auch parietal über den Großhirnhemisphären und um das Cerebellum (Abb. 2.20) nachgewiesen werden. Die Bestimmung der Ausdehnung über den parietalen und temporalen Hirnanteilen wird erst bei nennenswerten Flüssigkeitsansammlungen möglich, wenn eine Distanz von mehr als 0,5 cm zwischen Hirnparenchym und Schädelkalotte besteht. In diesen Fällen zeigt sich eine echoarme bis echofreie Zone, die bei Frühgeborenen besonders in der axialen Schnittebene dargestellt werden kann. Bei Hygromen infolge von Verklebungen nach Hirnblutungen oder Entzündungen findet sich eine

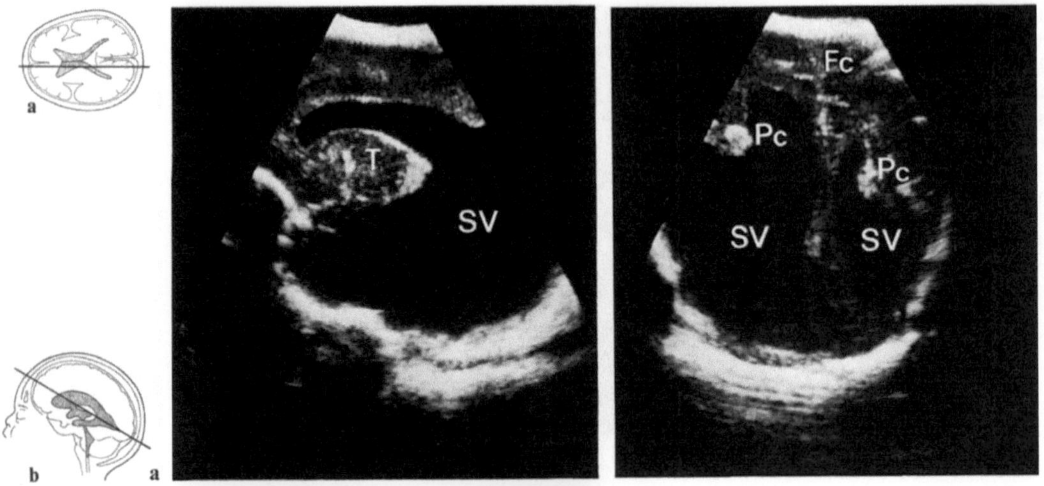

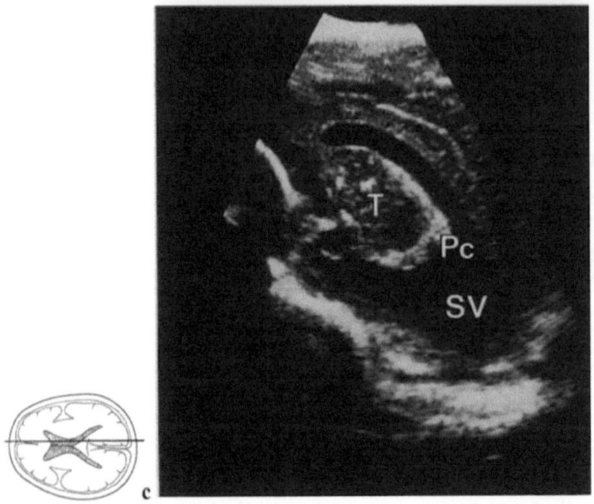

Abb. 2.21 a–c. Männliches Neugeborenes mit konnataler Toxoplasmose. **a** asymmetrischer Hydrocephalus internus, **b. c** mit Darstellung der Seitenventrikel. (*FC* Falx cerebri, *Pc* Plexus chorioideus, *SV* Seitenventrikel, *T* Thalamus

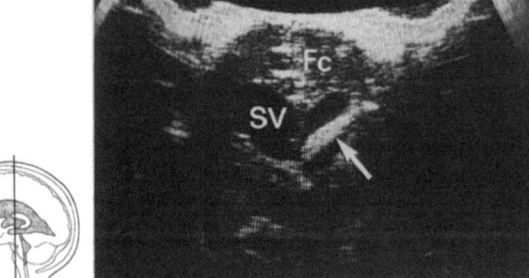

Abb. 2.22. (Frühgeborenes, 32. SSW, m.) Zustand nach Hirnblutung und Ventilimplantation. Darstellung des zentralen Ventilschenkels als echoreiche Zone im Bereich des linken Seitenventrikels (*Pfeil*). Ventilspitze am Boden des linken Seitenventrikels (*SV*). (*Fc* Falx cerebri)

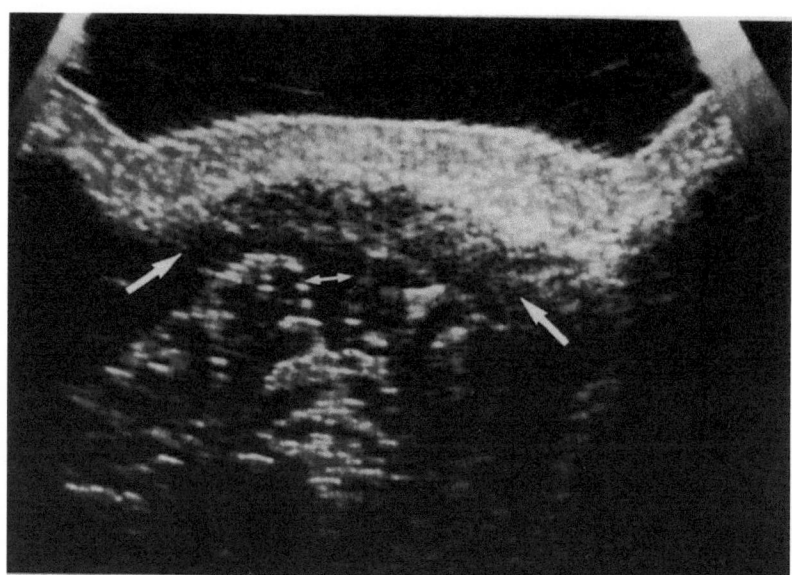
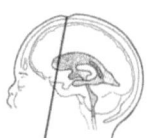

Abb. 2.23. (4 Monate, w.) Zustand nach Kindesmißhandlung. Subdurale Hygrome beidseits (*Pfeil*). Darstellung der echofreien bis echoarmen Zonen über den Großhirnhemisphären. Erweiterter Interhemisphärenspalt (*Doppelpfeil*)

Erweiterung des Interhemisphärenspalts, der dann in der koronaren Schnittebene eine keilartige Konfiguration aufweist (Abb. 2.23). Häufig wird gleichzeitig ein unterschiedlich stark ausgebildeter Hydrocephalus internus beobachtet.

2.5.5 Intrakranielle Infektionen

Bei bakteriellen Meningitiden können sonographisch charakteristische Befunde erhoben werden. Liegt eine Ventrikulitis vor, so heben sich die Ventrikelgrenzen durch ihre höhere Echogenität besonders deutlich vom umgebenden Hirngewebe ab. Gelegentlich bilden feine Reflexe niedriger Echogenität einen Niederschlag im Ventrikel. Intraventrikuläre Membranen zeigen sich als linienartig angeordnete Echokomplexe im Ventrikel. Als Ausdruck der Leptomeningitis und der begleitenden Enzephalitis kommt es zu einer Verbreiterung der Falx cerebri, die dann meist ebenfalls eine höhere Echogenität aufweist (Abb. 2.24).

Häufig wird im Verlauf einer Meningitis mit begleitender Ventrikulitis eine progrediente Erweiterung der internen Liquorräume beobachtet. Bei der Darstellung in der sagittalen Schnittebene gelingt gelegentlich der Nachweis des stenosierenden Prozesses (Abb. 2.25).

Ein Hirnabszeß stellt sich als umschriebener, homogener Echokomplex dar, der sich durch seine höhere Echogenität eindeutig vom übrigen Hirngewebe abgrenzen läßt (Abb. 2.26). Das begleitende perifokale Ödem ist hingegen weniger echogen als das Hirnparenchym.

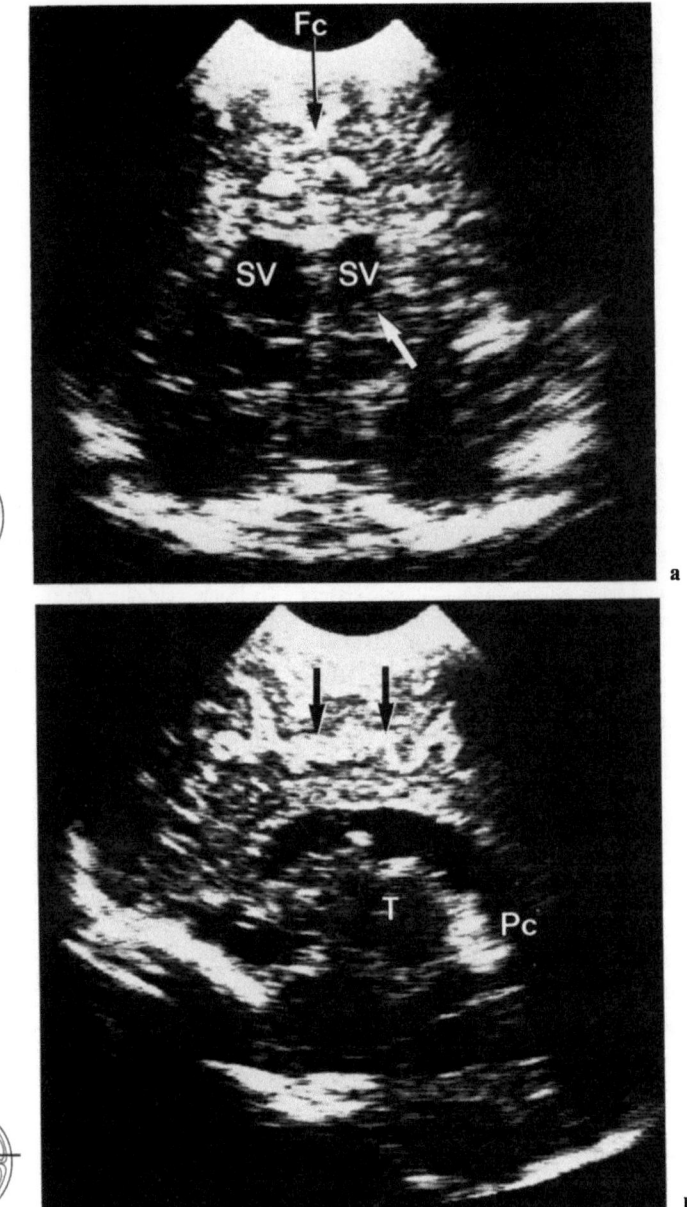

Abb. 2.24 a, b. (2 Monate, m.) Meningoenzephalitis mit hämorrhagischer Komponente. **a** Geringe Erweiterung und Verplumpung der Seitenventrikel (*SV*), linksseitig mit Impression des lateralen Ventrikelanteils (*Pfeil*). Erhebliche Verbreiterung der Falx cerebri (*Fc*). **b** Verbreiterung der Sulci (*Pfeile*). (*Pc* Plexus choreoideus, *T* Thalamus)

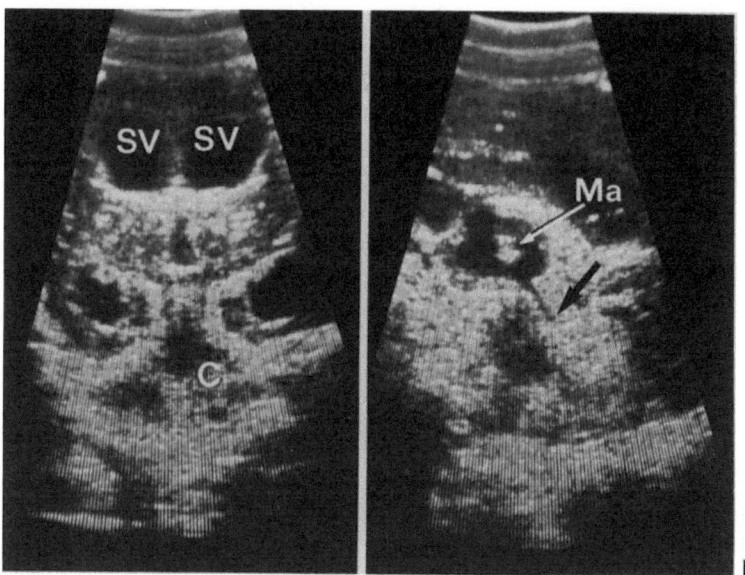

Abb. 2.25 a, b. (Frühgeborenes, 35. SSW, m.) Aquäduktstenose nach abgelaufener Meningitis mit intraventrikulärer Einblutung. Progredienter Hydrocephalus internus. Sonographische Darstellung des Aquädukts bis zur Stenose (*Pfeile*) (*C* Cerebellum, *Ma* Massa intermedia, *SV* Seitenventrikel)

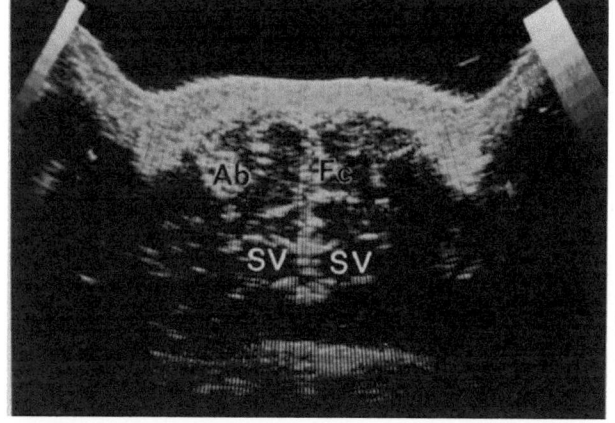

Abb. 2.26. (2 Monate, m.) Bakterielle Meningitis. Hirnabszeß (*Ab*). Echoreiche, umschriebene Raumforderung in der rechten Großhirnhemisphäre. Echoreiche Darstellung der Falx cerebri (*Fc*). (*SV* Seitenventrikel)

2.5.6 Hirnödem

Der sonographische Befund beim Hirnödem zeigt häufig an Stelle der Ventrikellumina nur schmale Echokomplexe, den Ventrikelgrenzen entsprechend. Die Echogenität des Hirnparenchyms kann zunehmen, gleichzeitig wird eine Verminderung der intrakraniellen Gefäßpulsationen beobachtet (STRASSBURG et al. 1982). Im Versorgungsgebiet der betroffenen Arterien kann gleichsam eine keilförmige Echogenitätsvermehrung entstehen, beispielsweise zwischen dem Versorgungsgebiet der Arteria cerebri anterior und der Arteria cerebri media (Abb. 2.27).

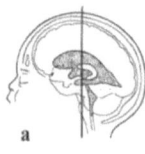
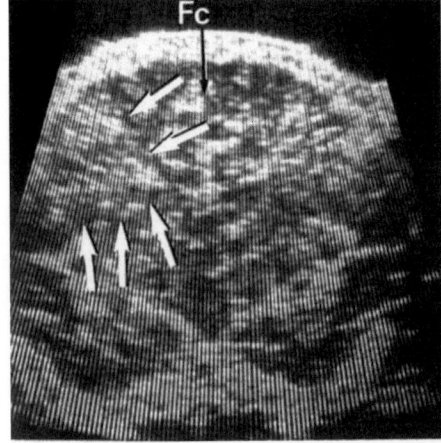
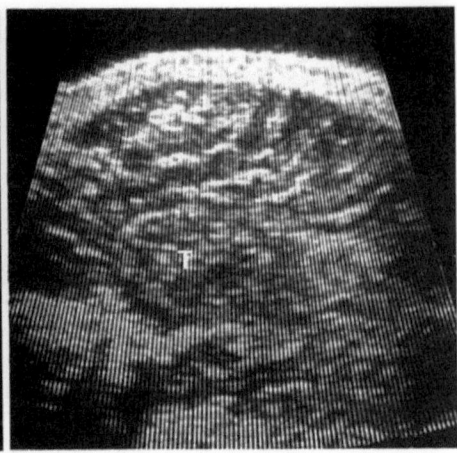

Abb. 2.27 a, b. Hirnödem mit homogenem Parenchymmuster. Ventrikellumen nicht mehr abgrenzbar. (*Fc* Falx cerebri, *T* Thalamus, Pfeile = keilförmige Echogenitätsvermehrung des Parenchyms)

2.5.7 Hirntumoren

Hirntumoren bei Neugeborenen und Säuglingen stellen eine Seltenheit dar. Als raumfordernde Prozesse können sie die Falx cerebri aus ihrer Mittellage im Schädel verdrängen. Je nach Lage und Ausdehnung des Tumors ist das Ventrikelsystem komprimiert oder durch Abklemmung der abführenden Liquorwege dilatiert (Abb. 2.28a). Das Echomuster der Tumoren ist ungeordnet. Teratome weisen eine höhere Echogenität auf als das Hirnparenchym. Beim Astrozytom lassen sich neben soliden Anteilen zudem zystische Raumforderungen unabhängig vom Ventrikelsystem darstellen (Abb. 2.28b).

2.6 Verlaufsuntersuchungen

Die Möglichkeit bereits intrauterin erfolgter Ventrikeleinbruchblutungen (KIM und ELYADERANI 1982) und das hohe Risiko für eine Hirnblutung bei intensivmedizinisch behandelten Früh- und Neugeborenen erfordern kurzfristige sonographische Kontrollen. Bei gefährdeten Kindern ist daher die tägliche Verlaufsuntersuchung sinnvoll, insbesondere dann, wenn Hirnblutungen nachgewiesen sind. Hier kann es nämlich relativ rasch zur Entwicklung eines therapiebedürftigen Hydrozephalus kommen.

Bei Hydrozephali jeder Genese, Zustand nach Ventilimplantation und Neugeborenenmeningitis geben wöchentliche sonographische Kontrollen im Frühstadium ausreichende Hinweise über die Entwicklung der Ventrikelgröße und damit auch über die Funktionsfähigkeit eines implantierten Ventils. Gelegentlich kann man beobachten, daß eine anfänglich progrediente Ventrikelerweiterung auch ohne Ventilversorgung stationär bleibt. Eine progrediente Ventrikelvergrößerung bei

Abb. 2.28 a, b. Reifes Neugeborenes mit einem Hirntumor (zystisches Astrozytom). **a** Aufgehobene Symmetrie der intrazerebralen Struktur mit Verdrängung des Seitenventrikels (*SV*). Tumoranteile (*Tu*) mit echoreichen und echoarmen Anteilen sowie mehreren zystischen Raumforderungen. **b** In der sagittalen Schnittführung sind Thalamusanteile (*T*) abgrenzbar. Tumorgrenzen s. *Pfeile*

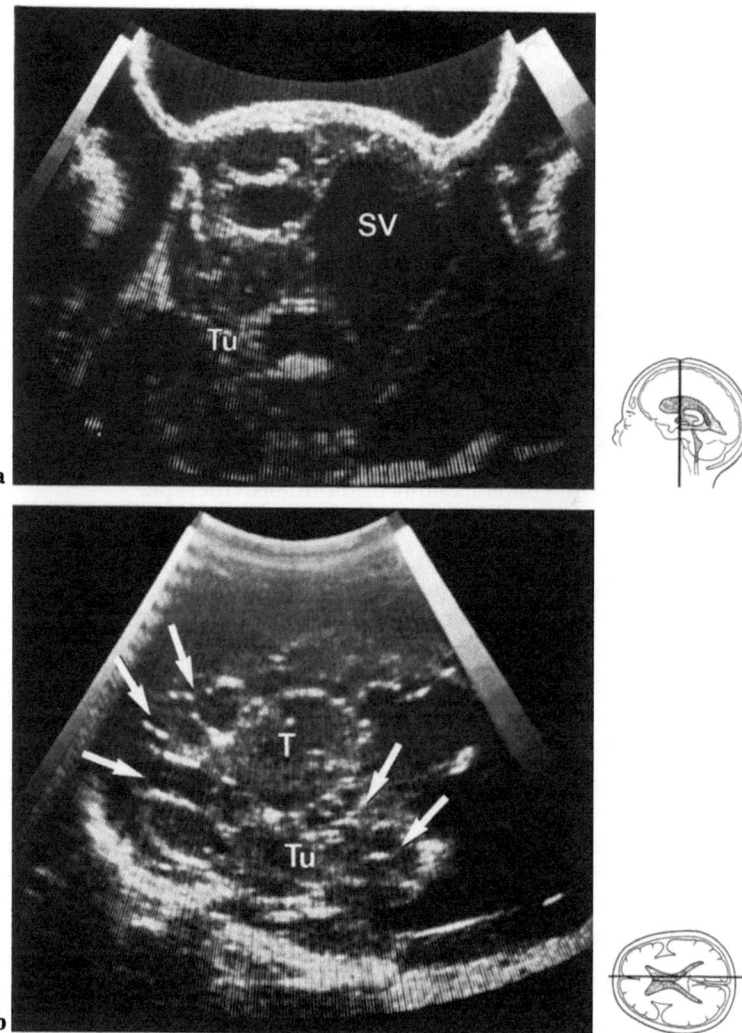

einem ventilversorgten Hydrozephalus ist Beweis für eine Ventilinsuffizienz. Die zeitlichen Abstände der Kontrolluntersuchungen sollten nicht schematisch, sondern nach klinischen Gesichtspunkten festgelegt werden.

Eine wichtige Basis für die Verlaufsuntersuchungen ist die Meßwerterhebung in standardisierten Schnittebenen sowie die Kenntnis der Normalwerte.

2.7 Indikationen

Indikationen zur zerebralen Sonographie bestehen für die Primärdiagnostik und für Verlaufsuntersuchungen nach klinischen und morphologischen Befunden. Der Einsatz als Screeninguntersuchung nicht nur unter Intensivtherapie erscheint wegen der Häufigkeit pathologischer intrakranieller Veränderungen auch bei klinisch unauffälligen Neugeborenen und Säuglingen empfehlenswert (BLIESENER 1980).

1. Primärdiagnostik:
   - Hämoglobinabfall
   - Neurologische Auffälligkeiten
   - Respiratorische Probleme unklarer Genese
   - Schwieriger Entbindungsmodus
   - Weite Schädelnähte
   - Gespannte Fontanelle
   - Kopfumfangszunahme über der Norm.
2. Verlaufsuntersuchungen:
   - Nach Hirnblutung
   - Bei Hydrozephalus
   - Nach Ventilimplantation.
3. Screeninguntersuchung unter Intensivtherapie.

2.8 Stellenwert

Einen besonderen Stellenwert hat die zerebrale Sonographie in der Diagnostik intensivmedizinisch behandelter Neugeborener. Aufgrund der möglichen Untersuchung im Inkubator kann der Ausschluß oder die Frühdiagnose einer Ventrikeleinbruchblutung und eines Hydrozephalus unabhängig von einer computertomographischen Untersuchung erfolgen. Ferner ist die sonographische Verlaufsuntersuchung des Hydrozephalus von Bedeutung, da Veränderungen der Ventrikelweite und des Kopfumfangs zunächst nicht parallel verlaufen. Bei allen anderen klinischen Fragestellungen im Säuglingsalter stellt die Schädelsonographie eine wesentliche Bereicherung der Zerebraldiagnostik dar, ohne jedoch in jedem Fall eine Alternative zur kranialen Computertomographie zu sein.

Literatur

Aantaa K, Forss M (1980) Growth of the fetal biparietal diameter in different types of pregnancies. Radiology 137:167–169

Allan WC, Roveto CA, Sawyer LR, Courtney SE (1980) Sector scan ultrasound imaging through the anterior fontanelle. Am J Dis Child 134:1028–1031

Babcock DS, Han BK (1981) Cranial sonographic findings in meningomyelocele. AJR 136:563–569

Babcock DS, Han BK, LeQuesne GW (1980) B-Mode gray scale ultrasound of the head in the newborn and young infant. AJR 134:457–468

Bejar R, Curbelo V, Coen RW, Leopold G, James H, Gluck L (1980) Diagnosis and follow-up of intraventricular and intracerebral hemorrhages by ultrasound studies of infant's brain through the fontanelles and sutures. Pediatrics 66:661–673

Ben-Ora A, Eddy L, Hatch G, Solida B (1980) The anterior fontanelle as an acoustic window to the neonatal ventricular system. JCU 8:65–67

Bliesener JA (1980) Ultrasonographische Screeninguntersuchung des Schädels bei Risikoneugeborenen. Röntgenblätter 33:626–631

Dewbury KC, Aluwihare APR (1980) The anterior fontanelle as an ultrasound window for study of the brain: A preliminary report. Br J Radiol 53:81–84

Literatur

Dittrich M, Dinkel E (1982) Standardization of cerebral sonography – Morphological and morphometric criteria. J Ultrasound Med [Suppl] 1:38

Dittrich M, Dinkel E, Peters H (1983) Sonographische Klassifikation und Verlaufsbeobachtung der Hirnblutung bei Risikoneugeborenen. In: Haller U, Wille L (Hrsg.) Diagnostik intrakranieller Blutungen beim Neugeborenen. Springer, Berlin Heidelberg New York Tokyo 995:104

Dubowitz LMS, Levene MI, Morante A, Palmer P, Dubowitz V (1981) Neurologic signs in neonatal intraventricular hemorrhage: A correlation with real-time ultrasound. J Pediatr 99:127–133

Edwards MK, Brown DL, Grossmann CB, Chua GT (1981) Cribside neurosonography: Real-time sonography for intracranial investigation of the neonate. AJR 136:271–276

Fiske CE, Filly RA, Callen PW (1981) Sonographic measurement of lateral ventricular width in early ventricular dilation. JCU 9:303–307

Foy P, Dubbins PA, Waldroup L, Graziani L, Goldberg BB, Berry R (1982) Ultrasound demonstration of cerebellar hemorrhage in a neonate. JCU 10:196–198

Garrett WJ, Kossoff G, Warren PS (1980) Cerebral ventricular size in children. Radiology 136:711–715

Grant EG, Schellinger D, Borts FT, McCullough DC, Friedman GR, Sivasubramanian KN, Smith Y (1981) Real-time sonography of the neonatal and infant head. AJR 136:265–270

Haber K, Wachter RD, Christenson PC, Vaucher Y, Sahn DJ, Smith JR (1980) Ultrasonic evaluation of intracranial pathology in infants: A new technique. Radiology 134:173–178

Jeanty P, Dramaix-Wilmet M, Delbeke D, Rodesch F, Struyven J (1981) Ultrasonic evaluation of fetal ventricular growth. Neuroradiology 21:127–131

Johnson ML, Mack LA, Rumack CM, Frost M, Rashbaum C (1979) B-Mode echoencephalography in the normal and high risk infant. AJR 133:375–381

Kim MS, Elyaderani MK (1982) Sonographic diagnosis of cerebroventricular hemorrhage in utero. Radiology 142:479–480

Lemburg P, Bretschneider A, Storm W (1981) Ultraschall zur Diagnostik morphologischer Hirnveränderungen bei Neugeborenen. Monatsschr Kinderheilkd 129:190–199

Levene M, Wigglesworth JS, Dubowitz V (1981) Cerebral structure and intraventricular haemorrhage in the neonate: A real-time ultrasound study. Arch Dis Child 56:416–424

London DA, Carroll BA, Enzmann DR (1980) Sonography of ventricular size and germinal matrix hemorrhage in premature infants. AJR 135:559–564

Mack LA, Wright K, Hirsch JH et al. (1981) Intracranial hemorrhage in premature infants: Accuracy of sonographic evaluation. AJR 137:245–250

Papile LA, Burstein J, Burstein R, Koffler H (1978) Incidence and evolution of subependymal and intraventricular hemorrhage: A study of infants with birth weights less than 1,500 gm. J Pediatr 92:529–534

Pigadas A, Thompson JR, Grube GL (1981) Normal infant brain anatomy: Correlated real-time sonograms and brain specimens. AJR 137:815–820

Sauerbrei EE, Harrison PB, Ling E, Cooperberg PL (1981) Neonatal intracranial pathology demonstrated by high-frequency linear array ultrasound. JCU 9:33–36

Shankaran S, Slovis TL, Bedard MP, Poland RL (1982) Sonographic classification of intracranial hemorrhage. A prognostic indicator of mortality, morbidity, and short-term neurologic outcome. J Pediatr 100:469–475

Shuman WP, Rogers JV, Mack LA, Alvord EC, Christie DP (1981) Real-time sonographic sector scanning of the neonatal cranium: Technique and normal anatomy. AJR 137:821–828

Slovis TL, Kuhns LR (1981) Real-time sonography of the brain through the anterior fontanelle. AJR 136:277–286

Straßburg HM, Sauer M (1981) Ultraschalldiagnostik durch die offene Fontanelle des Säuglings. Ultraschall 2:43–49

Straßburg HM, Bohlayer R, Niederhoff H, Pringsheim W, Künzer W (1982) Zur Diagnostik von Hirnblutungen beim Säugling mit der zweidimensionalen Sektor-Echo-Enzephalographie. Pädiatr Pädol 17:259–270

Valkeakari T (1981) Visualization of the fourth ventricle in A-scan and B-scan echoencephalography. Ultrasound Med Biol 7:239–243

Volpe JJ (1980) Evaluation of neonatal periventricular-intraventricular hemorrhage. Am J Dis Child 134:1023–1025

Volpe JJ, Pasternak JF, Allan WC (1977) Ventricular dilation preceding rapid head growth following neonatal intracranial hemorrhage. Am J Dis Child 131:1212–1215

3 Hals

3.1 Untersuchungstechnik

Zur Untersuchung wird der Hals durch Lagerung auf einem Kissen oder einer Halsrolle überstreckt, eine weitere Vorbereitung ist nicht erforderlich. Sich wehrende kleine Kinder können ggf. von der Mutter auf den Arm genommen werden, womit sich die Gabe von Sedativa vermeiden läßt. Die Überstreckung des Halses wird erreicht, indem die Mutter mit der Hand den Kopf des Kindes auf der eigenen Schulter fixiert.

Da die Halsorgane ausschließlich im Nahbereich liegen, kommen zur Untersuchung nur Ultraschallgeräte mit Wasservorlaufstrecke und/oder hoher Untersuchungsfrequenz in Frage.

Bei jeder Untersuchung sollten auf beiden Halsseiten im Längs- und Querschnitt die wichtigsten anatomischen Strukturen aufgesucht werden (Abb. 3.1). Die Trachea wird dabei nur mit ihrem dem Schallkopf zugewandten Teil als sehr echodichte Grenzschicht (wegen des hohen Schallimpedanzsprunges zur Luft) mit anschließendem Schallschatten dargestellt (Abb. 3.3a).

Die A. carotis liegt lateral der Schilddrüsenlappen und ist an ihren kräftigen Gefäßpulsationen gut zu erkennen. Im Längsschnitt läßt sich meistens die Carotisgabel, die Aufzweigung in A. carotis externa und interna darstellen (Abb. 3.6b). Die V. jugularis liegt der A. carotis lateral an. Sie weist keine Eigenpulsationen auf. Beim Valsalva-Preßversuch kann sie erheblich an Lumendurchmesser zunehmen, ein hilfreiches Mittel bei den Kindern, deren V. jugularis sichelförmig kollabiert ist. Die bei beiden Gefäßen leicht mögliche Dopplerdiagnostik zur Klärung der Blut-

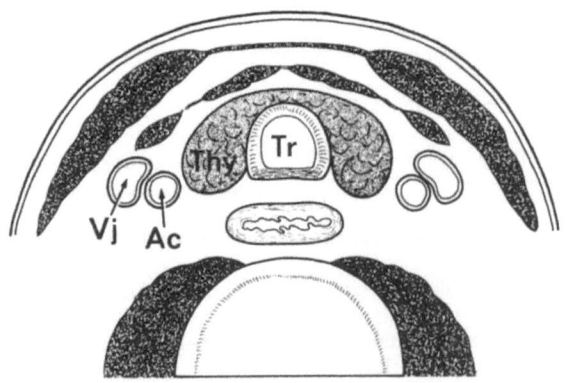

Abb. 3.1. Anatomische Strukturen am Hals. (*Ac* A. carotis communis, *Thy* Thyreoidea, *Tr* Trachea, *Vj* V. jugularis)

strömungsverhältnisse ist in der Pädiatrie fast nie nötig, da die wichtigste Indikation – arteriosklerosebedingte Stenosen – bei Kindern nicht vorkommt.

3.2 Schilddrüse

3.2.1 Normalbefund

Die beiden Schilddrüsenlappen zeigen im Organlängsschnitt eine ellipsoide oder keilförmige Konfiguration. Sie weisen eine homogene, feine Echotextur mittlerer Echogenität auf, die sich leicht vom umgebenden Gewebe abgrenzen läßt, so daß die Schilddrüse zu Dokumentationszwecken und zur Verlaufsdiagnostik standardisierbar vermessen werden kann. Die Photodokumentation erfolgt im Längs- und Querschnitt (Abb. 3.2 und 3.3). Dabei sollten die Halsgefäße mit abgebildet werden. Die wichtigsten Befunde der Schilddrüsensonographie sind Struma, Thyreoiditis sowie die Abklärung und Erfassung von Zysten und soliden Raumforderungen.

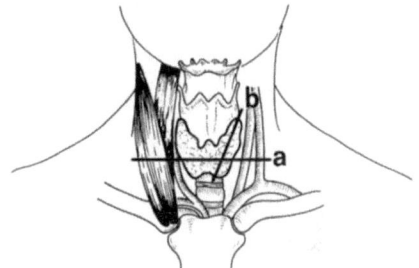

Abb. 3.2. Anatomische Lage der sonographischen Quer- (*a*) und Längsschnitte (*b*) der Schilddrüse

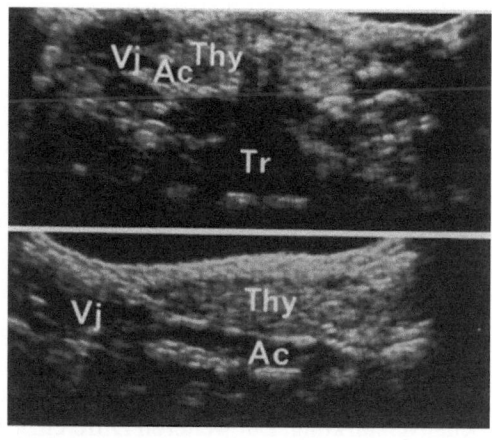

Abb. 3.3 a, b. Schilddrüsennormalbefund im Halsquer- (**a**) und Halslängsschnitt (**b**). (Abkürzungen s. Abb. 3.1)

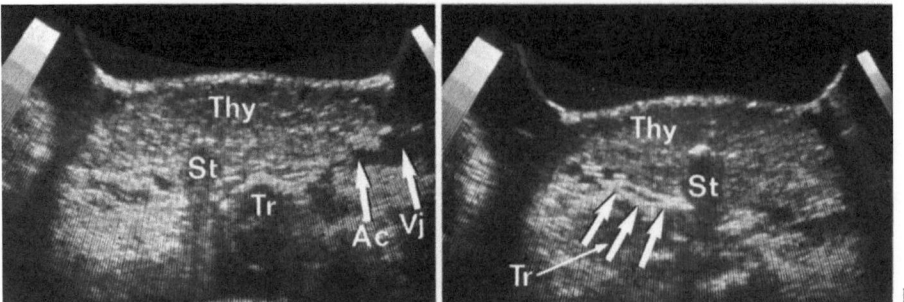

Abb. 3.4 a, b. Struma diffusa mit intraparenchymatösen Verkalkungen – im Quer- (**a**) und Längsschnitt (**b**). Die Schilddrüse (*Thy*) stellt sich vergrößert dar. Gleichzeitig ist im rechten Schilddrüsenlappen eine Verkalkung (*St*) mit sich anschließendem Schallschatten sichtbar. Die Trachea (*Tr*) ist ebenfalls an ihrem stark echogenen Vorderwandreflex und dem luftbedingten Schallschatten deutlich erkennbar. (*Ac* A. carotis communis)

3.2.2 Struma diffusa (Abb. 3.4)

Die Struma diffusa unterscheidet sich vom Normalbefund nur durch die Organvergrößerung. Das Ausmaß der Vergrößerung kann nach der Ellipsoidformel berechnet werden, so daß die Normalisierung der Organgröße unter einer hormonellen Substitutionsbehandlung quantitativ verfolgt werden kann (BRUNN et al. 1981).

3.2.3 Struma nodosa

Von der Struma diffusa mit ihrer homogenen Schalltextur ist die solitäre und die multinoduläre Form der Struma nodosa leicht abgrenzbar (SCHEIBLE et al. 1979). Die Echodichte der Knoten liegt höher als die des umgebenden Gewebes. Ferner sind weitere anatomische Besonderheiten wie Kolloidzysten und Verkalkungen sicher erfaßbar. Kolloidzysten imponieren als echofreie Areale, während Verkalkungen durch intensive Reflexe und bei ausgedehnteren Befunden zusätzlich durch den sich anschließenden Schallschatten auffallen.

3.2.4 Thyreoiditis

Bei der Thyreoiditis ist die Schilddrüse wie bei der Struma vergrößert, weist aber eine aufgelockerte Schalltextur verminderter Echogenität auf (MÜLLER et al. 1981).

3.2.5 Raumforderungen der Schilddrüse

Schilddrüsenzysten (Abb. 3.5). Raumforderungen lassen sich sonographisch sicher erfassen und nach zystischen und soliden Befunden trennen. Oft zeigen die runden und echofreien Zysten aufgrund der fehlenden Schallabsorption eine dorsale Schallverstärkung. Zur weiteren Differenzierung einer Zyste und ihres Inhalts kön-

Nebenschilddrüsen

Abb. 3.5 a, b. Schilddrüsenzyste im Quer- (**a**) und Längsschnitt (**b**). Die Zyste (*Zy*) läßt sich als eine echofreie Raumforderung deutlich vom umgebenden Schilddrüsenparenchym abgrenzen. (Abkürzungen s. Abb. 3.1)

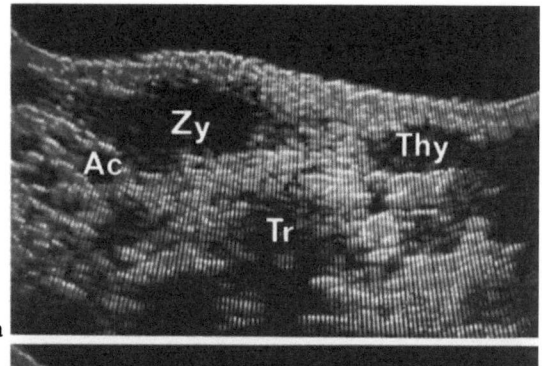

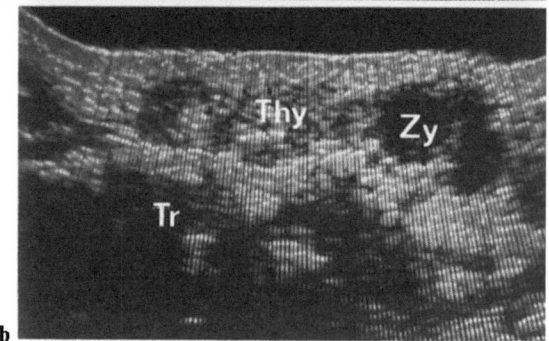

nen ultraschallgezielte Feinnadelpunktionen vorgenommen werden. Nach erfolgter Aspiration läßt sich das Verschwinden der Zyste in Verlaufsuntersuchungen verfolgen.

Schilddrüsenmalignome. Schilddrüsenmalignome zeichnen sich gegenüber dem übrigen Schilddrüsengewebe durch echoärmere und inhomogenere Echotextur aus. Ferner sind sie im Vergleich zu den Knoten der Struma nodosa unschärfer begrenzt. Da sich aber auch benigne Adenome im Sonogramm ähnlich verhalten können, kann nicht ausreichend sicher zwischen malignen und benignen Befunden unterschieden werden (MAIER et al. 1981; PROPPER et al. 1980). In diesen Fällen muß unter Berücksichtigung der Szintigraphiebefunde und in Abhängigkeit von der jeweiligen Befundkonstellation das weitere Procedere festgelegt werden. Auch hier besteht die Möglichkeit der Nadelbiopsie.

3.3 Nebenschilddrüsen

Normale Nebenschilddrüsen sind sonographisch z. Z. nicht erkennbar. Auch wenn die axiale Auflösungsschwelle der meisten Geräte theoretisch unter 1 mm liegt, können die 3–4 mm langen und 2–3 mm tiefen Nebenschilddrüsen wegen ihrer der Schilddrüse gleichenden Schalltextur nicht von der Hinterseite der Schilddrüse abgegrenzt werden. Erst Adenome ab einer Größe von 8 mm lassen sich wegen ihres echoärmeren Charakters verläßlich erkennen. Allerdings bestehen differentialdiagnostisch Abgrenzungsschwierigkeiten zu dorsal gelegenen Schilddrüsenadenomen mit ebenfalls echoarmer Schalltextur (LORENZ 1981). Beim laborchemisch nachgewiesenen Hyperparathyreoidismus liegt die Bedeutung der sonographischen Diagnostik in der präoperativen Lokalisation. Dabei sind solitäre Adenome leichter zu erkennen als hyperplastische Epithelkörperchen (KUHN et al. 1983).

Bei Kindern ist der Hyperparathyreoidismus sehr selten. Die präoperative sonographische Lokalisationsdiagnostik sollte deshalb diesbezüglich erfahrenen Untersuchern überlassen werden.

3.4 Glandula parotis

Die Glandula parotis zeigt sich sonographisch als ein flaches ovales Organ mit einer der Schilddrüse vergleichbaren, gleichmäßigen Schalltextur. Bei entzündlichen Prozessen ist die Parotis (Abb. 3.6) vergrößert und kann ein vergröbertes Echomuster mit erniedrigter Echogenität aufweisen. Abszesse können dabei als echofreie Zysten sicher erkannt und ultraschallgezielt transoral punktiert werden, bevor sie sich entsprechend den Faszienverhältnissen zu einer Mundbodenphlegmone ausbreiten.

Parotistumoren zeigen unterschiedliche Schallmuster. Sie sind aber in der Regel sicher vom umliegenden Gewebe abgegrenzt und werden zu 85% sonographisch erkannt. Im Falle des pleomorphen Adenoms besitzt der Tumor eine überwiegend glatt begrenzte Kontur und eine homogene Echotextur. Es wurden aber auch schon gelappte Formen beobachtet. Wegen der Möglichkeit eines bilateralen Befalls ist bei Parotistumoren die sorgfältige Mituntersuchung der Gegenseite wichtig (GOODING 1980). Differentialdiagnostisch sind fokale Sialadenitis, Lymphome, Lipome, Neurinome, Hämatome und Speichelgangzysten in Erwägung zu ziehen. Die endgültige Diagnose bleibt der histologischen Abklärung vorbehalten.

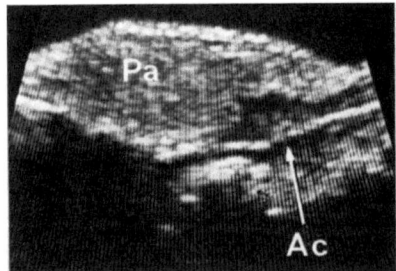 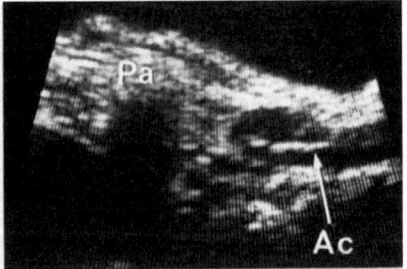

Abb. 3.6 a, b. Parotitis epidemica links. Die linke Glandula parotis (a) (*Pa*) ist gegenüber der rechten (b) deutlich vergrößert. Sie besitzt jedoch die gleiche Echotextur. Beide Abbildungen an der Halsseite im Längsschnitt mit gleichzeitiger Abbildung der Carotisgabel (*Ac*)

3.5 Raumforderungen der Halsregion

Raumfordernde Prozesse im Hals- und Kopfbereich haben ein weites differentialdiagnostisches Spektrum:

Halszysten	Abszesse
Lymphangiome (Abb. 3.7)	Lymphadenitis (Abb. 3.8)
Hämangiome	Infektiöse Mononukleose (Abb. 3.9)
Neurofibrome	Maligne Lymphome (Abb. 3.10)
Neurinome	Hämatome (Abb. 3.11)
Leiomyome	Versprengtes Schilddrüsengewebe
Zylindrome	Versprengtes Thymusgewebe
Glomus caroticum	
Carotisaneurysmen	

Die bei der Ultraschalluntersuchung zu findenden Echomuster sind jedoch zu uncharakteristisch, um eine ausreichend sichere Abklärung zu ermöglichen. Die Sonographie wird deshalb im Sinne eines Tumorstagings eingesetzt. Sie erlaubt die Beurteilung

- des Tumorvolumens,
- der Ausbreitungsrichtung,
- des topographischen Bezuges zu benachbarten Strukturen (V. jugularis, A. carotis, Halsmuskulatur etc.),
- der Konsistenz (zystisch – solide),
- der Schluckverschieblichkeit.

Anhand dieser Kriterien ist eine bessere Operationsplanung möglich. Ferner dient das Staging als Ausgangsbefund zur Therapiekontrolle.

Bei zystischen Befunden kann die diagnostische Abklärung über eine ultraschallgezielte Punktion vorgenommen werden.

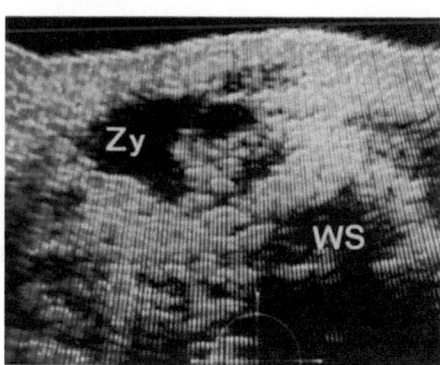

Abb. 3.7. (4 Monate, m.) Lymphangioma colli. Die tastbare Raumforderung (*Zy*) ist auch bei hoher Schallintensität echofrei. (*WS* Wirbelsäule)

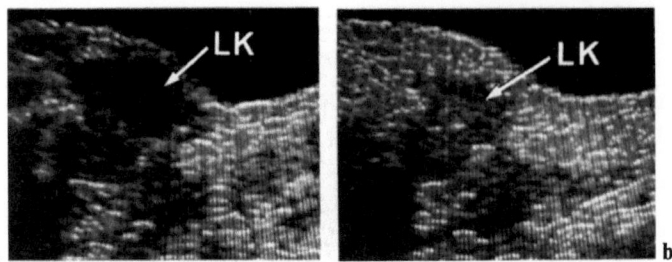

Abb. 3.8 a, b. (10 Jahre, w.) Lymphadenitis colli. Der Lymphknoten (*LK*) weist eine aufgelockerte Textur niedriger Echogenität auf (**a**). Bei der Verlaufskontrolle nach konservativer Behandlung ist der Lymphknoten deutlich kleiner geworden und besitzt wieder normale Echogenität (**b**)

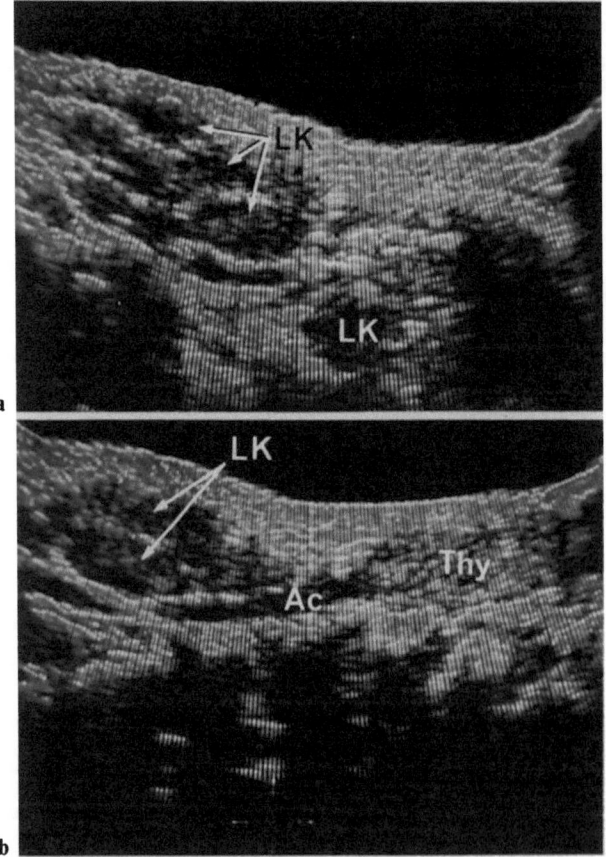

Abb. 3.9 a, b. Infektiöse Mononukleose. Im Quer- (**a**) und im Längsschnitt (**b**) sind mehrere vergrößerte Lymphknoten (*LK*) mit ungleichmäßiger Echotextur und unterschiedlicher Echogenität sichtbar. (*Ac* A. carotis communis, *Thy* Thyreoidea)

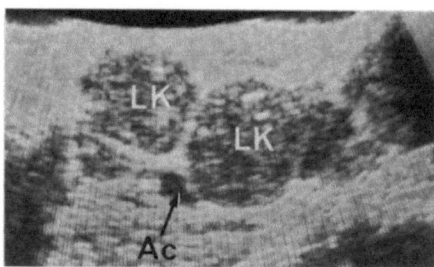
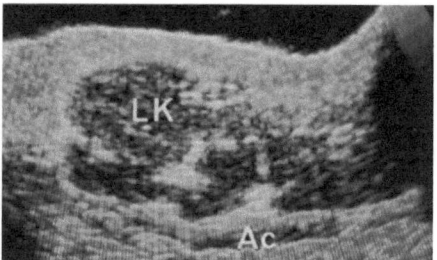

Abb. 3.10 a, b. (6 Jahre, m.) Morbus Hodgkin am Hals. Die derb tastbaren Geschwülste haben sonographisch eine mittelfeine, leicht inhomogene Echotextur mittlerer Echogenität. **a** Halsquerschnitt, **b** Halslängsschnitt. (*Lk* Lymphknoten, *Ac* A. carotis communis)

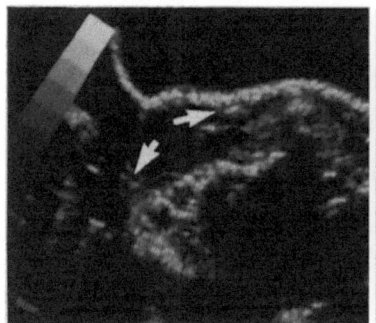
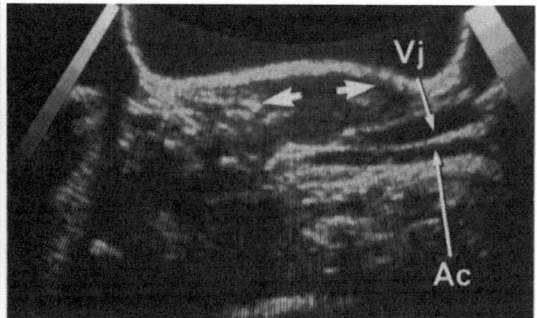

Abb. 3.11 a, b. (10 Jahre, w.) Hämatom des m. sternocleidomastoideus. Das Hämatom (↔) stellt sich als eine dem Muskelbauch anliegende echofreie Raumforderung dar. **a** Halsquerschnitt, **b** Halslängsschnitt. (*Ac* A. carotis communis, *Vj* V. jugularis)

3.6 Stellenwert

Die Ultraschalluntersuchung der Halsweichteile erlangt in letzter Zeit zunehmende Bedeutung. Dies läßt sich an der Schilddrüsensonographie eindrucksvoll dokumentieren. Wurde früher die Indikation dazu aufgrund pathologischer szintigraphischer Befunde gestellt, hat sich heute der diagnostische Weg umgekehrt. Zusammen mit den Befunden funktioneller Schilddrüsenhormonuntersuchungen aus dem Blut kann die Schilddrüsensonographie mit ihrer überlegenen morphologischen Abbildungsqualität die Diagnostik bereits beenden. Dem Patienten bleibt in diesen Fällen jegliche Strahlenbelastung erspart. Der Einsatz der Schilddrüsenszintigraphie beschränkt sich auf solide Raumforderungen und anatomische Varianten wie eine Zungengrundstruma.

Beim Vorliegen von raumfordernden Prozessen im Halsbereich ist die Sonographie ebenfalls die Untersuchungsmethode der Wahl. Die konventionelle Röntgendiagnostik und die Computertomographie haben ein schlechteres Auflösungsvermögen. Bei allen nicht sicher abklärbaren Befunden sollte die ultraschallgezielte Feinnadelpunktion oder die Probebiopsie vorgenommen werden.

Literatur

Brunn J, Block U, Ruf G, Bos I, Kunze WP, Scriba PC (1981) Volumetrie der Schilddrüsenlappen mittels Real-time-Sonographie. Dtsch Med Wochenschr 106:1338–1340

Gooding GAW (1980) Gray scale ultrasound of the parotid gland. AJR 134:469–472

Kuhn PF, Günther R, Thelen M Sonographische Lokalisationsdiagnostik endokrin aktiver Tumoren von Nebenschilddrüse und Pankreas. Röntgen Praxis 36:93–98

Lorenz D, Lorenz WJ, van Kaick G, Ziegler R, Meybier H (1982) Präoperative Lokalisationsdiagnostik von Adenomen und Hyperplasien der Nebenschilddrüse beim Hyperparathyreoidismus mit Hilfe der Echographie. In: Kratochwil A, Reinold E (Hrsg.) Ultraschalldiagnostik 81, Dreiländertreffen Graz, 5. gemeinsame Tagung der deutschsprachigen Gesellschaften für Ultraschalldiagnostik. Thieme, Stuttgart New York

Magaram D, Gooding GAW (1981) Ultrasonic guided aspiration of parotid abscess. Arch Otolaryngol 107:549

Maier R, Hirsch H, Pfannenstiel P, Stein K (1981) Schlußfolgerungen aus 3000 Ultraschalluntersuchungen der Schilddrüse. In: Kratochwil A, Reinold E (Hrsg.) Ultraschalldiagnostik 81, Dreiländertreffen Graz, 5. gemeinsame Tagung der deutschsprachigen Gesellschaften für Ultraschalldiagnostik. Thieme, Stuttgart New York, S. 458–459

Müller S, Schober O, Hundeshagen H (1981) Zur Indikation der Sonographie innerhalb der Schilddrüsendiagnostik. ROEFO 134:148–152

Propper RA, Skolnick ML, Weinstein BJ, Dekker A (1980) The nonspecifity of the thyroid halo sign. JCU 8:129–132

Scheible W, Leopold GR, Woo VL, Gosink BB (1979) High-resolution real-time ultrasonography of thyroid nodules. Radiology 133:413–417

Scheible W, Deutsch AL, Leopold GR (1981) Parathyroid adenoma: Accuracy of preoperative localization by high resolution real-time sonography. JCU 9:325–330

4 Thorax

4.1 Normale sonographische Anatomie

Die Rippen werden in Thoraxlängsschnitten als regelmäßig angeordnete 0,5–1,5 cm breite, kräftige Reflexe mit nachfolgender keilförmiger Schallauslöschung abgebildet. Die gesunde Pleura parietalis und visceralis sind sonographisch nicht darstellbar. Die physikalischen Besonderheiten des lufthaltigen Lungengewebes führen meist nicht zur vollständigen Reflexion von Ultraschallwellen, sondern zu sog. Reverberationsartefakten. Sie sind bedingt durch den hohen Impedanzsprung zwischen Thoraxwand und Lunge sowie durch die mehrfache Schallreflexion zwischen Lunge und Applikator. Diese Reflexionen führen zum Bild periodisch angeordneter Bänder kräftiger Echolinien parallel zur Thoraxwand, die im Lungengewebe zu liegen scheinen. Diese Wiederholungsechos sind ein zuverlässiger Hinweis auf belüftete Lungenabschnitte. Flüssigkeit oder karnifiziertes Lungengewebe zeigen diesen Artefakt nicht.

Das Diaphragma weist eine dichtere Echotextur und höhere Echogenität als die Leber auf und läßt sich daher von der Leberkuppel abgrenzen (Abb. 4.1 und 4.2). Linksseitig ist die Abgrenzung des Zwerchfells schwieriger und gelingt nur bei guter Darstellbarkeit der Milz. Die Atemverschieblichkeit des Diaphragma liegt altersabhängig zwischen 1 und 6 cm. Bei der Real-time-Untersuchung ist die Zwerchfellbeweglichkeit gut zu verfolgen. Bei Verwendung der M-Mode-Technik kann das Ausmaß der Bewegung exakt dargestellt werden. Dabei empfiehlt es sich, die Echoverstärkung zu reduzieren, bis nur noch der kräftige Echoreflex des Diaphragma aufgezeichnet wird.

Der Thymus läßt sich bei Säuglingen retrosternal vom Jugulum bis ventral des Herzens mit homogener, feiner Echotextur niedriger Echogenität identifizieren.

4.2 Untersuchungsvorbereitung und -durchführung

Die Durchführung der Untersuchung orientiert sich an den anatomischen Gegebenheiten und der Fragestellung. Sonographische Zugänge zum Thorax bestehen suprasternal, transsternal bei Säuglingen unter 6 Monaten, interkostal und, besonders bei Verwendung eines Sektorscanners, subkostal mit nach kranial gerichteter Schnittebene unter Verwendung von Leber und Milz als akustischem Fenster. Bei interkostalem Zugang kann durch Armheben und Rumpfneigung zur Gegenseite der Interkostalraum weiter geöffnet werden. Bei vielen Fragestellungen empfiehlt sich zur besseren topographischen Orientierung trotz der dann störenden Rippenschatten zusätzlich eine Untersuchung in Thoraxlängsschnitten.

4.3 Erkrankungen der Pleura

Ein freier Pleuraerguß läßt sich besonders leicht in den abhängigen Partien des Pleuraraums nachweisen. Beim liegenden Patienten können rechtsseitig Flüssigkeitsansammlungen in einem subkostalen, nach kraniodorsal gekippten Querschnitt sichelförmig zwischen dorsaler Thoraxwand und Leber dargestellt werden (Abb. 4.1). Linksseitig gelingt dies durch die Milz als Schallfenster. Günstiger als bei liegendem Patienten ist jedoch die Untersuchung im Sitzen. Dabei kann der Erguß zwischen Thoraxwand und Lunge v. a. lateral und dorsal nachgewiesen werden. Bei kraniokaudaler Schnittebene findet sich eine längliche echofreie Zone, die nach kranial spitzwinklig ausläuft und im Recessus costodiaphragmaticus ein dreieckiges, reflexfreies Areal bildet, das von Thorax, Lunge und Zwerchfell begrenzt wird (Abb. 4.1). Auf Querschnitten zeigt sich der Erguß wie beim liegenden Patienten sichelförmig zwischen Thoraxwand und Lunge. Ausgeprägte Ergüsse können zu einer Inversion der linken Zwerchfellkuppel führen. Bei malignen Pleuraergüssen ist sogar eine Inversion des rechtsseitigen Diaphragma mit Konvexität nach kaudal beschrieben. Septierte Pleuraergüsse stellen sich als zystische Raumforderung mit echoreichen Bändern dar.

Die Schichtdicke des Ergusses und die kraniokaudale Ausdehnung lassen Rückschlüsse auf die Ergußmenge zu. Dabei muß allerdings die altersabhängige Größe des Pleuraraums berücksichtigt werden. Die Ergußdicke ist abhängig von der Lage und von der Atemexkursion (JOYNER et al. 1967). Bei Inspiration wird die Ergußzone auf Thoraxlängsschnitten zwischen Thoraxwand und Lunge schmaler, während sie bei subkostaler Schnittführung am Rippenbogenrand zwischen Leber und Thoraxwand breiter wird (Abb. 4.2). Bei Säuglingen lassen sich rechtsseitig Ergußmengen von 5–10 ml zuverlässig nachweisen (DINKEL et al. 1983). Der linksseitige Ergußnachweis ist schwieriger und weniger sensitiv. Bei Erwachsenen entsprechen mit der A-Mode-Technik bei interkostaler Untersuchung Ergußmengen von 65 ml einer echofreien Zone von 0,5 cm, 85–100 ml entsprechen einem 0,7–1,1 cm breiten echofreien Segment (CHANG WU et al. 1977). Mit der B-Mode-Technik gelang bei Erwachsenen der Nachweis kleiner Mengen von 7–40 ml (CUNNINGHAM 1978). Die freie Verschieblichkeit bei Lagewechsel des Patienten kennzeichnet den freien gegenüber dem abgekapselten Erguß. Abgekapselte Ergüsse können bereits ab einer Größe von 5 ml nachgewiesen werden. Sie sind von einer Pleurazyste nicht zu unterscheiden.

Beim Pleuraempyem gelten hinsichtlich seiner Form und Lage die gleichen Charakteristika wie beim Pleuraerguß. In Abhängigkeit vom Eiweißgehalt und/ oder Zellgehalt kommt es jedoch zu einem unterschiedlich ausgeprägten Echobesatz (Abb. 4.3). Neben lockerer bis dichter Echotextur finden sich bisweilen Raumforderungen mit teils reflexfreien, teils reflexreichen Arealen (HIRSCH et al. 1981).

Erkrankungen der Pleura

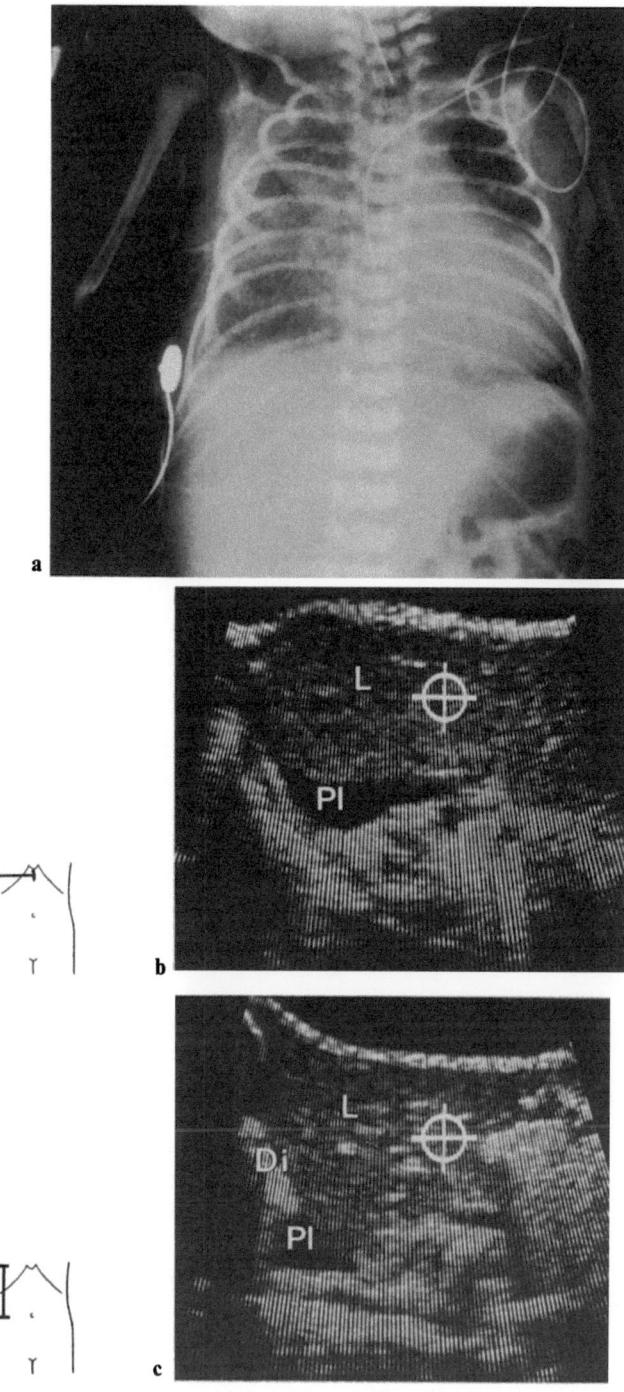

Abb. 4.1 a–c. (4 Wochen, m.) Rechtsseitiger Pleuraerguß (*Pl*) bei Pleuropneumonie. **a** Röntgenbild, **b** subkostaler Querschnitt, **c** Längsschnitt in der vorderen Axillarlinie. (*Di* Zwerchfell, *L* Leber)

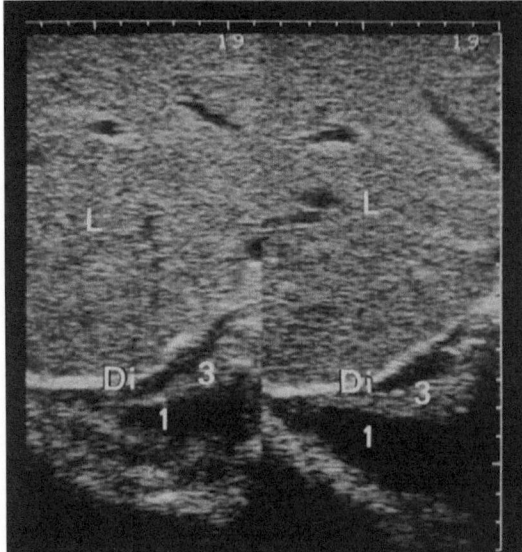

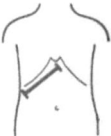
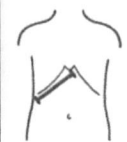

Abb. 4.2. (14 Jahre, w.) Subkostale rechtsseitige Querschnitte, *links* in Exspiration, *rechts* in Inspiration. Während der Inspiration nimmt die Ergußzone (*1*) zu. (*3* Lungenspitze, *L* Leber, *Di* Zwerchfell)

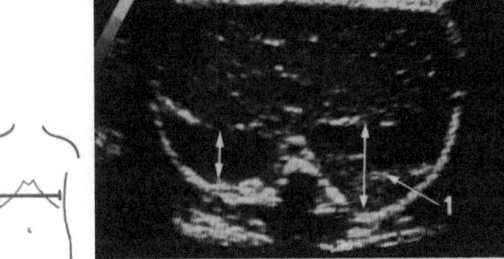

Abb. 4.3. (3 Wochen, w.) Rechtsseitiger Pleuraerguß (Pfeil), linksseitiges Pleuraempyem (Pfeil). Linksseitig hat die Sedimentation von Zellpartikeln zu einer Spiegelbildung der Reflexe geführt (*1*)

Eine Pleuraschwarte kann ein zwiebelschalenförmiges Echomuster oder eine unruhige, kräftige Echotextur aufweisen. Die Echogenität nimmt mit zunehmender Fibrosierung zu.

Differentialdiagnose pleuraler Erkrankungen. In der Regel läßt sich ein Pleuraerguß sonographisch sicher erkennen und in seiner Menge abschätzen. Frisches Blut oder Eiter mit niedrigem Eiweißgehalt lassen sich von einem reinen Erguß sonographisch nicht unterscheiden (DOUST et al. 1975). Ein abgekapselter Erguß kann von einer Pleurazyste nicht differenziert werden. Die Lokalisation des Diaphragma erlaubt die Unterscheidung zwischen subpulmonalem Erguß und einer subphrenischen Flüssigkeitsansammlung. Bei einem subphrenischen Abszeß läßt sich das kräftige diaphragmale Reflexband an der kranialen Leber- und Milzoberfläche nicht darstellen (LANDAY and HARLESS 1977). Der Nachweis einer aufgehobenen oder verminderten Zwerchfellbeweglichkeit läßt am ehesten an einen juxtadiaphragmalen entzündlichen Prozeß denken.

4.4 Pulmonale Erkrankungen

Während belüftetes Lungengewebe Schallwellen schlecht leitet und fast vollständig reflektiert, ändert sich das Schallverhalten, wenn die Luft durch Flüssigkeit ersetzt ist (HENDIN 1975). Bei einer Pneumonie ist die Echogenität hoch mit zunehmender Schalldurchlässigkeit. Mit stärkerer Karnifizierung zeigt sie eine unregelmäßige, grobe Echotextur höherer Echogenität als die Leber. Eine ausgedehnte Pleurafibrose und eine karnifizierte Lunge sind sonographisch allenfalls durch die Ausdehnung des Prozesses differenzierbar. Eine Lungensequestration oder eine Atelektase führen gleichermaßen zum Bild einer unscharf abgegrenzten Zone erhöhter Echogenität. Eine homogene Infiltration des Lungengewebes bei M. Hodgkin ergibt einen echofreien Befund, der zur Verwechslung mit einem Erguß führen kann (SHIN und GRAY 1978).

4.5 Intrathorakale Raumforderungen

Intrathorakale Raumforderungen (mediastinal, pleural oder pulmonal) können abgebildet werden, wenn sie direkt der Thoraxwand, dem Diaphragma oder Herzen anliegen oder durch einen Erguß angekoppelt sind (CUNNINGHAM 1978). Bereits eine 1 cm starke Zone lufthaltigen Lungengewebes kann dahinterliegende Raumforderungen verbergen (WIMMER 1980).

Eine wichtige Einschränkung der sonographischen Thoraxdiagnostik ist die im Vergleich zum Abdomen wenig sichere Differenzierung zwischen soliden und zystischen Raumforderungen. Dies liegt daran, daß eine dorsale Schallverstärkung im Unterschied zu den Bedingungen im Abdomen sowohl durch eine verminderte Schallschwächung aufgrund der Raumforderung, als auch durch die verstärkte Reflexion von Ultraschallwellen am lufthaltigen Lungengewebe bedingt sein kann. Hinzu kommt, daß der zur optimalen Apparateeinstellung notwendige Vergleich zu benachbartem Weichteilgewebe im Thorax fehlt. Daher ist ein essentielles Kriterium der Weichteildifferenzierung – nämlich die Schallschwächung – dann nicht beurteilbar, wenn hinter der Raumforderung lufthaltiges Lungengewebe liegt. Gewebliche Raumforderungen mit feiner homogener Echotextur sehr geringer Echogenität können somit leicht mit einer Zyste verwechselt werden. Dies trifft z. B. bei Ganglioneuromen zu (Abb. 4.4). Die Rate der Fehlbeurteilungen in der Konsistenzbestimmung ist daher im Vergleich zum Abdomen relativ hoch.

Bedingt durch Reverberationsechos entsteht bei intrapulmonalen Raumforderungen häufig der Eindruck einer dickeren, unscharfen Wand (Abb. 4.4 und 4.5).

Einzelne Tumoren im Thorakalbereich liefern auf die Diagnose hinweisende Befunde. So kann man beim zystischen Teratom Teratomhöcker darstellen; andere zystische Raumforderungen wie z. B. die Echinokokkuszyste, zeichnen sich durch Reflexfreiheit und glatte Wandbegrenzung aus; bei der Perikardzyste kann zudem die enge topographische Beziehung zum Herzen dargestellt werden; das Liposarkom ist gekennzeichnet durch Reflexbänder hoher Echogenität im Tumorgewebe (Abb. 4.6); mediastinale Lymphome (Abb. 4.7) zeichnen sich durch eine feine Echotextur niedriger Echogenität aus.

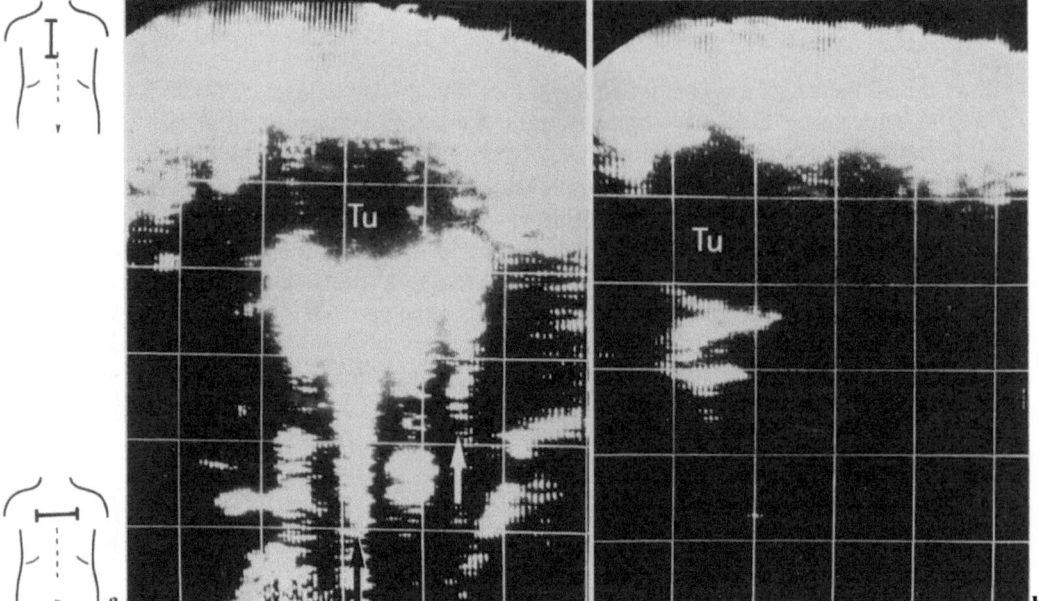

Abb. 4.4 a, b. (7 Jahre, w.) Intrathorakales, links paravertebral gelegenes Ganglioneurom im Längsschnitt bei hoher Verstärkung (**a**) und im Querschnitt bei geringer Verstärkung (**b**). Der Tumor (*Tu*) stellt sich reflexfrei dar und scheint eine geringe Schallschwächung zu besitzen. *Pfeile:* Reverberationsartefakte

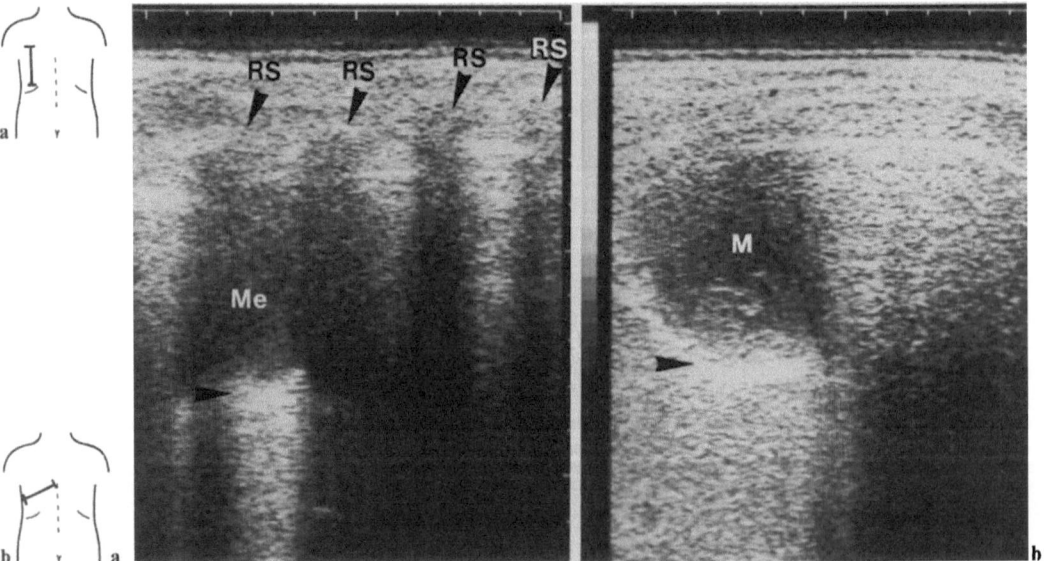

Abb. 4.5 a, b. Thoraxwandständige Metastase (*Me*) mit feiner, inhomogener Schalltextur niedriger Echogenität (*RS* Rippenschatten, *Pfeil:* unscharfe, verdickt wirkende Hinterwand)

Intrathorakale Raumforderungen

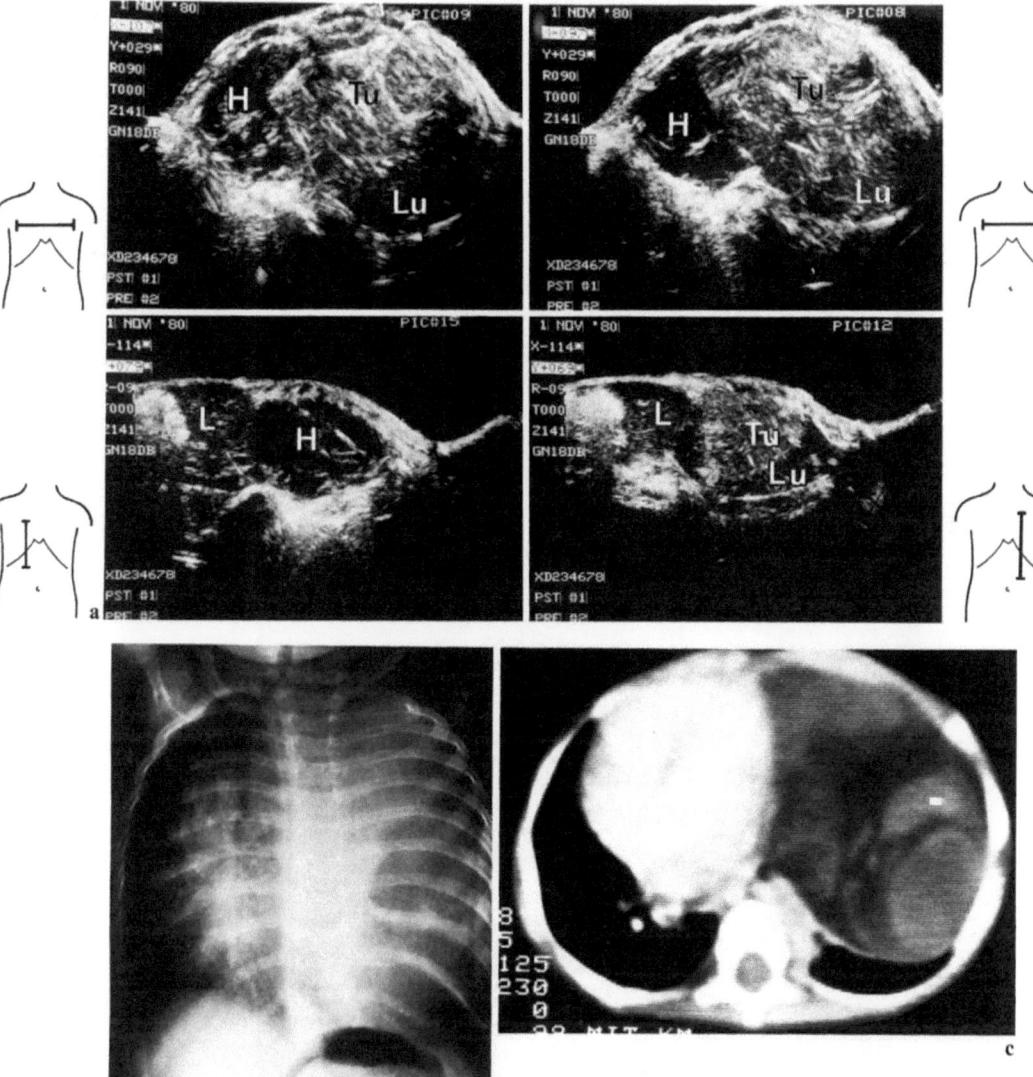

Abb. 4.6 a–c. (1 Jahr, m.) Thorakales Liposarkom. **a** Querschnitte durch den Thorax (*oben*) und Längsschnitte in der Medio-clavicular-Linie rechts und links (*unten*). Der Tumor (*Tu*) besitzt eine inhomogene Echotextur unterschiedlicher Echogenität und verdrängt das Herz (*H*) nach rechts und die Lunge (*Lu*) nach dorsal. **b** In der Thoraxaufnahme kann das Herz nicht mehr vom Tumor abgegrenzt werden. **c** Das Computertomogramm zeigt neben der Topographie des Tumors die für Fettgewebe typischen negativen Dichtewerte

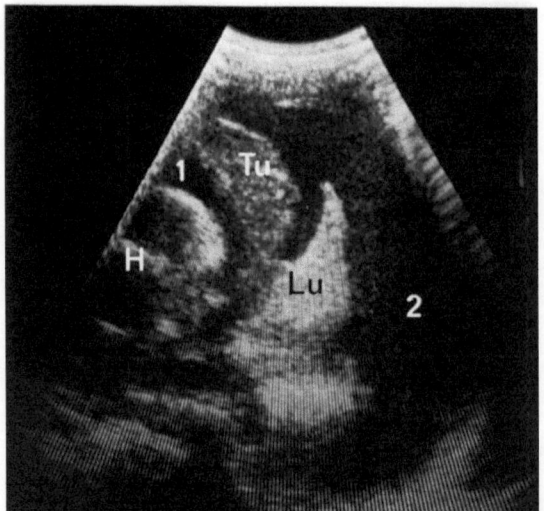

Abb. 4.7. 10 Jahre alter Junge mit Non-Hodgkin-Lymphom. Pericarderguß (*1*) und Pleuraerguß (*2*). Der Tumor (*Tu*) auf der linken Mediastinalseite hatte zur Kompressionsatelektase der linken Lunge (*Lu*) geführt. (*H* Herz)

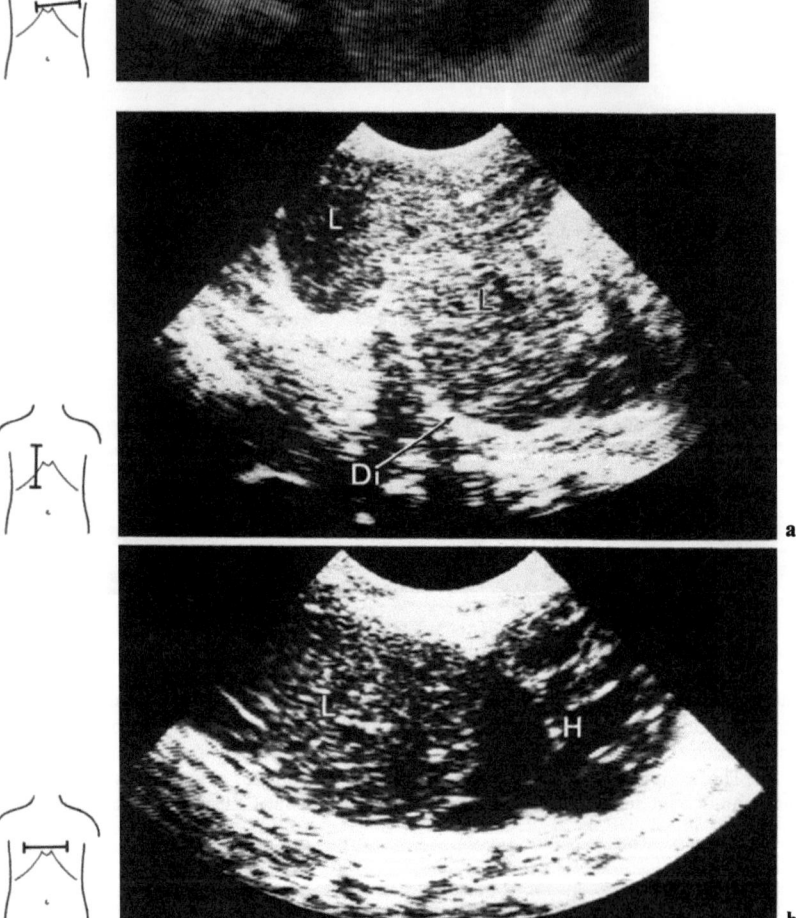

Abb. 4.8. a Ventrale Zwerchfellücke mit Hernierung von Leberanteilen in den Thoraxraum. Unterbrechung der bogigen Kontur des Diaphragmas (*Di*) in seinem ventralen Anteil und kontinuierlicher Übergang der Leberstrukturen (*L*) in den Thoraxraum. **b** Im subkostalen nach kranial gerichteten Querschnitt ist der hernierte Leberanteil parakardial gelegen. (*H* Herz)

Die Unterscheidung einer Zwerchfellhernie mit intrathorakaler Verlagerung von Darm oder Leber (Abb. 4.7) von einem Zwerchfellhochstand bei Phrenikusparese kann bisweilen schwierig oder unmöglich sein.

4.6 Punktionen

Sonographisch läßt sich der Abstand zwischen Haut und Pleura, bzw. dem zu punktierenden intrapulmonalen Prozeß bestimmen. Dies ist wichtig, da erfahrungsgemäß die notwendige Punktionstiefe unterschätzt wird. Durch gezieltes Vorgehen sind Pleurapunktionen oder Drainagen sicherer vorzunehmen. Dies gilt besonders für Punktionen im kranialen Thoraxabschnitt, da dort gesetzte Hautmarken sich durch Armbewegungen leicht verschieben. Fehlpunktionen, wie z. B. bei hochstehendem Zwerchfell, können vermieden werden. Auch bei sonographisch nachgewiesener echofreier Zone im Pleuraraum kann sich jedoch eine Punctio sicca ergeben. Nach einer Fehlpunktion muß dann an eine visköse Flüssigkeit oder an ein Blutkoagulum gedacht werden (HIRSCH et al. 1981). Die Organisation eines Pleuraergusses kann sonographisch erst nachweisbar sein, wenn eine echogene Fibrose vorliegt (DOUST et al. 1975).

Bei Raumforderungen hat sich die Feinnadelpunktion bewährt. Es ist jedoch gelegentlich sinnvoll, die Punktion unter sonographischer und radiologischer Kontrolle durchzuführen.

4.7 Indikationen

Differentialdiagnose radiologischer Verschattungen unklarer Genese:
- Einseitige Thoraxverschattung
- Thoraxwandnahe oder zwerchfellnahe Raumforderungen
- Mediastinale Raumforderungen
- Verdacht auf Enterothorax

Primär sonographisch lösbare Fragestellungen:
- Ergußnachweis
- Sonographisch gezielte Punktion
- Verlaufskontrolle bei Pleuraerguß oder Abszeß

4.8 Stellenwert

In der Diagnostik thorakaler Prozesse ist die Sonographie keine Alternative zur Röntgendiagnostik. Bei den genannten Indikationen kann der sonographische Befund den klinischen und radiologischen Befund jedoch ergänzen. Insbesondere bei röntgenologisch nachweisbaren Verschattungen erlaubt die Sonographie eine Differenzierung entsprechend der Binnenstruktur. Die Besonderheiten der Weichteildifferenzierung im Thoraxraum müssen dabei berücksichtigt werden. Hinsichtlich Nachweis, Lokalisation, Verlaufsbeurteilung und Punktion von Pleuraergüssen ist die Sonographie der Röntgendiagnostik ebenbürtig.

Literatur

Chang Wu, Yung Wei-pen, Feng Yu-chen (1977) Clinical application of ultrasound for detecting pleural fluid. Chin Med J 3:194–202

Cunningham JJ (1978) Gray scale echography of the lung and pleural space: Current applications of oncologic interest. Cancer 41:1329–1339

Dinkel E, Dittrich M, Peters H, Reis F, Tröger J (1983) Sonographic evidence of minute pleural effusions: An experimental study. Radiology 149 (P): 130

Doust BD, Baum JK, Maklad NF, Doust VL (1975) Ultrasonic evaluation of pleural opacities. Radiology 114:135–140

Hendin A (1975) Ultrasonic pulmonary densitometry. Invest Radiol 10:258–262

Hirsch JH, Rogers JV, Mack LA (1981) Real-time sonography of pleural opacities. AJR 136:297–301

Joyner CR, Herman RJ, Reid JM (1967) Reflected ultrasound in the detection and localization of pleural effusion. JAMA 200:399–402

Laing FC, Filly RA (1978) Problems in the application of ultrasonography for the evaluation of pleural opacities. Radiology 126:211–214

Landay M, Harless W (1977) Ultrasonic differentiation of right pleural effusion from subphrenic fluid on longitudinal scans of the right upper quadrant: Importance of recognizing the diaphragm. Radiology 123:155–158

Shin MS, Gray PW Jr (1978) Pitfalls in ultrasonic detection of pleural fluid. JCU 6:421–423

Wimmer B (1980) Sonographische Diagnostik von Tumoren der Thoraxwand. ROEFO 132:633–638

5 Herz

C. KUPERSCHMID und D. LANG

5.1 Besonderheiten der Sonographie des Herzens

Im Vergleich zur Sonographie anderer Organsysteme müssen bei der Ultraschalluntersuchung des Herzens drei wesentliche Besonderheiten berücksichtigt werden:

1. die sehr komplexe dreidimensionale Anatomie des Herzens mit einer großen Anzahl pathologischer Veränderungen,
2. seine rasche Bewegung mit anatomischen und funktionellen Veränderungen innerhalb des Bewegungsmusters,
3. die Lage im knöchernen Gitter des Thoraxskeletts.

Diese Besonderheiten stellen an den Untersucher und an das Gerät unverzichtbare Anforderungen.

Anforderungen an den Untersucher. Der Untersucher muß mit der normalen und pathologischen Anatomie des Herzens sowie mit der Hämodynamik angeborener Herzfehler und erworbener Herzkrankheiten vertraut sein. Klinik und Fragestellung für den einzelnen Patienten müssen ihm bekannt sein, da ein großer Teil der diagnostischen Arbeit während des Untersuchungsgangs erfolgt.

Die Auswahl der theoretisch unzähligen Schnittebenen durch das Herz wird in erster Linie von den Fragestellungen, die der Untersucher klären will, bestimmt. Spätere dynamische oder statische Aufzeichnungen von Teilen der Untersuchung sind für den diagnostischen Prozeß von untergeordneter Bedeutung. Sie dienen lediglich der Befunddokumentation und -erhärtung.

Anforderungen an das Gerät. Für die zweidimensionale Echokardiographie ist ein Sektorscanner mit kleinem Schallaustrittfenster zu bevorzugen, da kleine echokardiographische Fenster in den Interkostalräumen für die Untersuchung ausgenutzt werden müssen. Ein linearer Schallkopf erlaubt lediglich begrenzte rippenparallele Schnittebenen und eine Untersuchung des Herzens vom Epigastrium aus, wenn man störende Rippenschatten vermeiden will. Der Winkel des Sektors soll wenigstens 60–90° betragen, um eine ausreichende Übersicht über das Herz zu gewährleisten. Zur Zeit werden von uns noch mechanische Sektorscanner bevorzugt, da sie aus technischen Gründen höhere Ultraschallfrequenzen (5–7 MHz) aussenden und verarbeiten können, wie sie für die Auflösung kleiner Strukturen erforderlich sind. Die Bewegung des Herzens erfordert einen raschen Bildwechsel von über 20 Bildern/s. Dies ist notwendig, damit ein flimmerfreies Bild entsteht, auf dem in der

Einzelbildanalyse alle phasischen Details des Herzzyklus beobachtet werden können. Für die Zuordnung dynamischer Veränderungen des Herzens sowie zur Funktionsanalyse ist die Möglichkeit einer simultanen EKG-Aufzeichnung wichtig. Eine Dokumentation der Untersuchung auf Videoband ist wünschenswert, da sie spätere Funktionsanalysen ermöglicht. Für die anatomische Dokumentation sind jedoch photographische Einzelbilder ausreichend.

5.2 Sonographische Anatomie des normalen Herzens

Die zweidimensionale Echokardiographie ermöglicht theoretisch die Darstellung des Herzens in einer beliebigen Anzahl unterschiedlicher Schnittebenen. Für den praktischen Gebrauch und die Vergleichbarkeit der Befunde wurden standardisierte Schnittebenen festgelegt (TAJIK et al. 1978; HENRY et al. 1980; LANGE et al. 1981). Bezugsachse aller dieser Schnittebenen ist die individuelle Lage des Herzens innerhalb des Körpers und nicht die Körperachse. Im wesentlichen lassen sich Schnittebenen, die parallel zur Längsachse des Herzens verlaufen, und solche, die senkrecht dazu, d. h. parallel zur Querachse ausgerichtet sind, unterscheiden. Die Längsachse des Herzens ist durch eine gedachte Linie vom Ansatz des Ventrikelseptums an der Herzbasis zur Herzspitze hin definiert.

Neben der Schnittebene wird der echokardiographische Blick durch die Stelle auf der Körperoberfläche definiert, auf welcher der Ultraschalltransducer aufgesetzt ist. Die Untersuchungszonen sind:

1. parasternal (normalerweise links, in seltenen Fällen rechts parasternal),
2. über der Herzspitze (apikal),
3. im Epigastrium (subkostal),
4. in der Fossa jugularis (suprasternal).

Aus jeder dieser Zonen lassen sich Schnittbilder der langen und der kurzen (queren) Herzachse darstellen. Zur internationalen Standardisierung empfiehlt die Arbeitsgruppe der Mayo-Klinik (TAJIK et al. 1978) Einstellungen, die fortlaufend numeriert sind und durch ihre Ordnungszahl innerhalb des Systems reproduzierbar charakterisiert werden können. Diese Einteilungsempfehlungen liegen auch den Standardisierungsempfehlungen der amerikanischen Gesellschaft für Echokardiographie zugrunde (HENRY et al. 1980). Für die Seitenorientierung der Bilder gelten folgende Grundsätze (LANGE et al. 1981):

1. Das Herz und die Gefäße werden immer so dargestellt, als ob sie bei einem liegenden Patienten von einem auf der linken Seite sitzenden Untersucher gesehen würden.
2. Die Querschnitte in der sog. kurzen Achse werden so dargestellt, als ob man das Herz von der Spitze aus betrachten würde.
3. Abbildungen der sog. Vierkammerblicke dürfen zur Erleichterung der Orientierung so dargestellt werden, daß die Sektorspitze am unteren Bildrand liegt.
4. Strukturen, die anatomisch auf der linken Körperseite, hinten und kopfwärts liegen, werden auf der rechten Bildseite dargestellt.

5.2.1 Parasternale Schnittebenen

Parasternale lange Achse. Der Transducer wird möglichst dicht am linken Parasternalrand im 3.–4. Interkostalraum so aufgesetzt, daß die Schallfläche senkrecht zur Körperoberfläche entlang einer gedachten Linie vom rechten Sternoklavikulargelenk oder etwas lateral davon zur Herzspitze hin orientiert ist. Durch leichte Dreh- und Kippbewegungen wird versucht, ein Bild zu erzeugen, das dem auf Abb. 5.1 und 5.2 entspricht. Dieses Bild stellt eine lange Achse, d. h. einen sagittalen Schnitt durch den linken Ventrikel dar. Auf der rechten Seite ist die Aorta abgebildet, in deren Basis die Klappen als zarte Echostrukturen sichtbar sind. Der Hohlraum hinter der Aorta ist der linke Vorhof. Links im Bild ist der linke Ventrikel dargestellt, der nach oben durch das Ventrikelseptum und nach unten durch die linksventrikuläre Hinterwand abzugrenzen ist. Diese beiden Strukturen werden in der Regel senkrecht durchschallt. Die Spitze des linken Ventrikels wird in der parasternalen Längsachse nicht sichtbar, da die Schallebene das linksventrikuläre Myokard lateral und oberhalb der Herzspitze durchschneidet. Das vordere Mitralsegel ragt als zarte Struktur in direkter Verlängerung der hinteren Aortenwand in den linken Ventrikel hinein. Das hintere Mitralsegel, das wesentlich kürzer ist, ist ebenfalls von seinem Ansatzrand als frei in das ventrikuläre Cavum hineinragende zarte Echostruktur zu verfolgen. Gelegentlich sieht man von seiner Spitze ausgehende zarte Sehnenfäden, die zum muralen Papillarmuskel hinziehen. Vor dem Ventrikel-

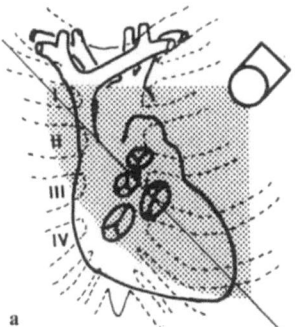
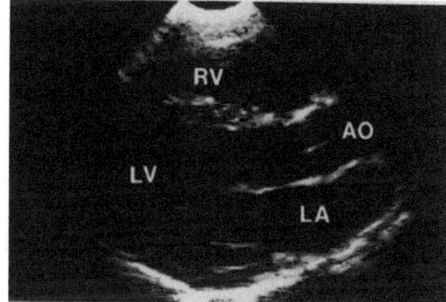

Abb. 5.1 a, b. Parasternale lange Achse in Diastole. (*RV* rechter Ventrikel, *LV* linker Ventrikel, *AO* Aorta, *LA* linker Vorhof)

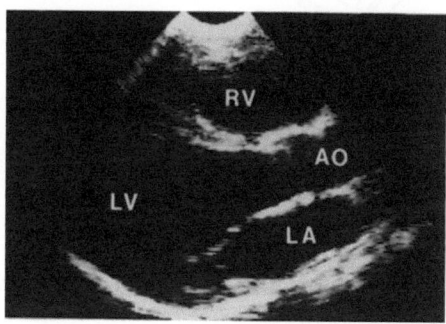

Abb. 5.2. Parasternale lange Achse in Systole. (Abkürzungen s. Abb. 5.1)

septum kommen Teile des rechten Ventrikels zur Darstellung, der nach vorn durch die rechtsventrikuläre Vorderwand begrenzt ist.

In der Bewegung des Bildes erkennt man Öffnung und Schluß von Aorta und Mitralklappe. In der Systole legen sich die Aortenklappensegel parallel an die Aortenwand an und sind meist nicht sichtbar (Abb. 5.2). Je nach Auflösungsvermögen erscheinen beim diastolischen Aortenklappenschluß lediglich die etwas verdickten Schlußränder der Klappensegel als zentrales Echo innerhalb der Aorta oder es wird der gesamte zarte Aortenklappenapparat im Längsschnitt sichtbar (Abb. 5.1). Die Miltralklappe schließt normalerweise dergestalt, daß aufgrund ihrer Sehnenfadenverankerung eine trianguläre Schlußfigur mit Spitze zum linken Ventrikel hin besteht. In der Diastole beschreibt das vordere Mitralklappensegel eine meist deutlich doppelschlägige Öffnungsbewegung weit nach links und oben, wobei der freie Rand die Hinterwand des Ventrikelseptums nahezu erreicht. Die Bewegung des hinteren Mitralklappensegels ist weniger ausgeprägt und gegensinnig.

Parasternale kurze Achse. Dreht man den Transducer um 90° im Uhrzeigersinn, erhält man aus derselben Position den parasternalen Schnitt in der kurzen Achse. Durch leichte Kippbewegung oder Verschieben des Transducers entlang der Herzachse kann dieser Schnitt in unterschiedlichen Höhen durchgeführt werden. Die kurze Achse des linken Ventrikels läßt sich in beliebig vielen Ebenen darstellen. Für den klinischen Gebrauch sind zwei Schnitthöhen wichtig, und zwar der Schnitt durch die Mitralklappe und der Schnitt in Höhe der Papillarmuskeln (Abb. 5.3 und 5.4). In diesen Schnittebenen ist der linke Ventrikel annähernd kreisförmig, rechts und unten gelegen dargestellt. Das Ventrikelseptum verläuft bogenförmig von links unten nach rechts oben, oberhalb davon kommt der rechte Ventrikel zur Darstellung, der dem Ventrikelseptum mehr haubenförmig aufsitzt. Wählt man die Schallrichtung durch die Mitralklappenebene (Abb. 5.3), erscheint das vordere Mitralklappensegel als nach oben konvexbogige Linie etwa in der Mitte des linksventrikulären Cavums, das hintere Mitralklappensegel als gegenläufige Linie dicht oberhalb der linksventrikulären Hinterwand. Die Papillarmuskeln erscheinen etwas mehr zur Herzspitze hin (Abb. 5.4) als Strukturen, die sich vom lateralen und medialen Myokard des linken Ventrikels abgrenzen lassen. In der Bewegung er-

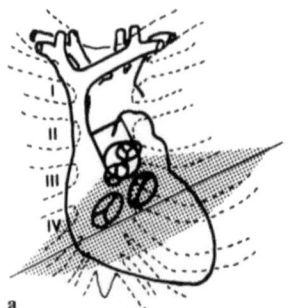
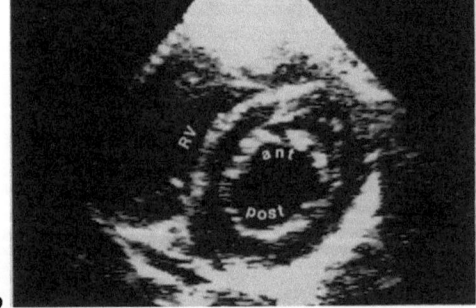

Abb. 5.3 a, b. Parasternale kurze Achse des linken Ventrikels in Mitralklappenhöhe diastolisch (*ant* vorderes Mitralklappensegel, *post* hinteres Mitralklappensegel, *RV* rechter Ventrikel)

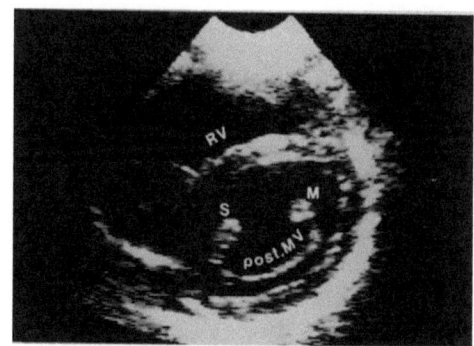

Abb. 5.4. Kurze Achse des linken Ventrikels in Papillarmuskelhöhe. (*S* septaler, *M* muraler Papillarmuskel, *post. MV* hinteres Mitralklappensegel, *RV* rechter Ventrikel)

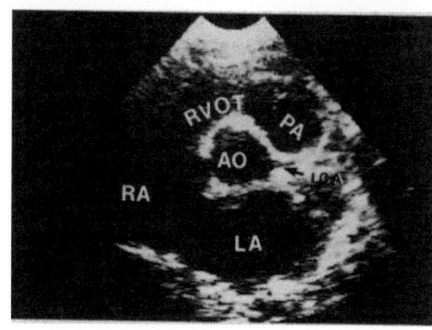

Abb. 5.5. Kurze Achse in Höhe der großen Gefäße. (*AO* Aorta, *LA* linker Vorhof, *LCA* linke Koronararterie, *PA* Pulmonalarterie, *RA* rechter Vorhof, *RVOT* rechtsventrikulärer Ausflußtrakt)

kennt man eine konzentrische Größenänderung des linksventrikulären Querschnitts sowie die Öffnung und den Schluß der Mitralklappe, die an die Bewegung eines Fischmauls erinnern.

Bewegt man den Transducer etwas nach kranial in die Höhe des 2.–3. ICR und dreht ihn gering im Uhrzeigersinn, erhält man eine kurze Achse durch die Aortenwurzel (Abb. 5.5), die in der Bildmitte als kreisförmige Struktur dargestellt ist. Abhängig vom Auflösungsvermögen des Geräts ist diastolisch eine „mercedessternartige" Schlußfigur der Aortenklappe zu erkennen. Auf diese Weise können die 3 Aortenklappensegel sowie die 3 Sinus valsalvae identifiziert werden. In dieser Schnittebene ist die linke Koronararterie häufig, die rechte Koronararterie weniger gut sichtbar. Vor der Aortenklappe ist der rechtsventrikuläre Ausflußtrakt dargestellt, der an der Pulmonalklappe rechts und oberhalb der Aortenwurzel endet und in seinem Längsverlauf nach leichter Drehung des Transducers gegen den Uhrzeigersinn dargestellt werden kann (Abb. 5.6). Hinter der Aortenwurzel findet sich der linke Vorhof. An der linken Bildseite stellt sich die Trikuspidalis dar, darunter der rechte Vorhof. Das Vorhofseptum ist in dieser Projektion häufig nicht durchgehend abgebildet, da es längs zur Ultraschallrichtung liegt und somit Echoausfälle („drop-outs") möglich sind.

Durch eine Kippbewegung des Transducers aus dieser Projektion läßt sich der weitere Verlauf der Pulmonalarterie und ihre Aufzweigung, die das charakteristische Merkmal dieses Gefäßes ist, verfolgen. Der rechte Hauptast umschlingt die aszendierende Aorta von links, der linke Hauptast ist meist nur kurzstreckig sichtbar, da es zu Lungenüberlagerungen kommt (Abb. 5.7). Durch Drehung des

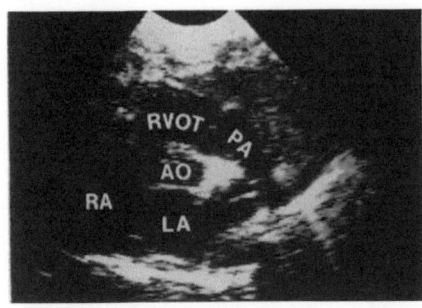

Abb. 5.6. Schnitt durch die lange Achse des rechtsventrikulären Ausflußtrakts und den Stamm der Pulmonalarterie (Abkürzungen s. Abb. 5.5)

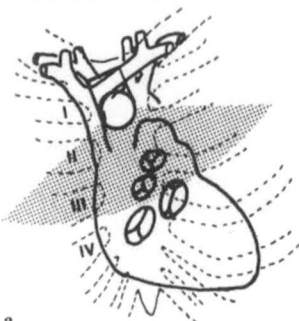
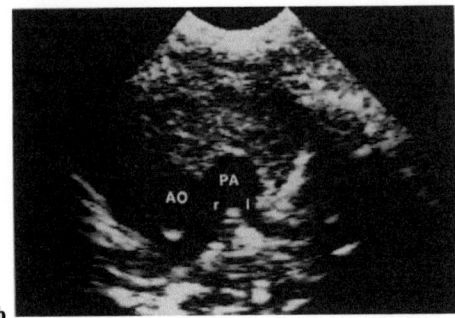

Abb. 5.7 a, b. Schnitt in kurzer Achse durch die großen Gefäße. (*AO* Aorta, *PA* Pulmonalarterie, *r* rechter, *l* linker Hauptast)

Transducers um ca. 90° gegen den Uhrzeigersinn erhält man eine Darstellung der aszendierenden Aorta in der langen Achse.

Eine Darstellung des gesamten Aortenbogens mit den Abgängen zum Kopf und zu den oberen Extremitäten ist beim Säugling durch den 2. ICR rechts parasternal möglich, wenn man die Schallebene an der Verlaufsrichtung des Aortenbogens orientiert (Abb. 5.8). Die Aortenklappe kann links im Bild sichtbar werden, etwas rechts und unterhalb davon erscheinen Teile des linken Vorhofs. In der Kon-

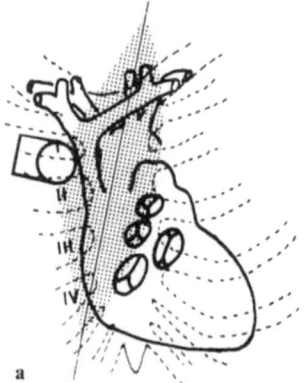
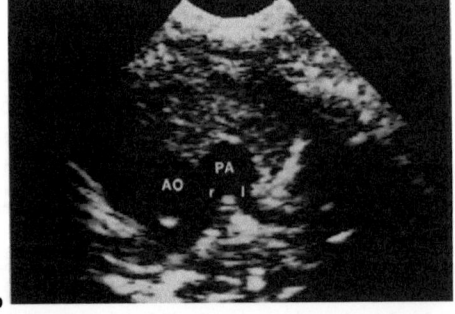

Abb. 5.8 a, b. Längsschnitt durch den Aortenbogen vom 2. ICR rechts parasternal. (*AO* Aorta, *Br* rechter Hauptbronchus, *LA* linker Vorhof, *PA* Pulmonalarterie, *I* Truncus brachiocephalicus, *II* linke A. carotis communis, *III* linke A. subclavia)

kavität des Aortenbogens kommt die rechte Pulmonalarterie zur Darstellung, etwas rechts davon liegt der rechte Hauptbronchus. Der Aortenbogen ist meist nur kurz bis nach dem Abgang der linken A. subclavia verfolgbar und wird dann von Lungenstrukturen überlagert.

5.2.2 Juguläre Blickrichtungen

Setzt man den Schallkopf im Jugulum auf und orientiert die Schallebene in Querrichtung nach dorsal und unten, erscheinen mehrere große Gefäße hintereinander im Bild (Abb. 5.9). Dem Schallkopf am nächsten zeigt sich die linksseitige V. brachiocephalica, die sich rechts oberhalb der Aorta mit der V. brachiocephalica dextra zur V. cava superior vereinigt. Diese ist auf dem Bild links als abwärtsziehende Struktur zu erkennen. Unterhalb der V. brachiocephalica sinistra ist die Aorta angeschnitten, die mehr oder weniger kreisförmig erscheint. Querverlaufend unterhalb der Aorta findet sich die rechte Pulmonalarterie und darunter der linke Vorhof. Durch Drehung des Schallkopfes gegen den Uhrzeigersinn läßt sich wie oben beschrieben der Verlauf des Aortenbogens verfolgen.

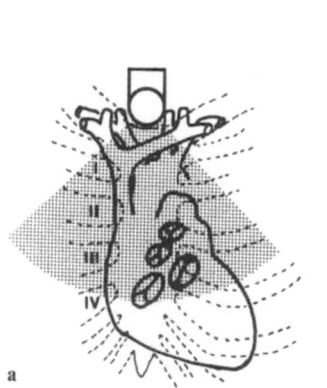
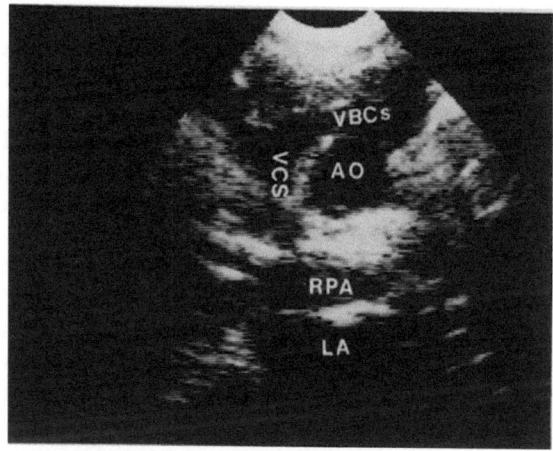

Abb. 5.9 a, b. Juguläre Blickrichtung. (*AO* Aorta, *LA* linker Vorhof, *RPA* rechte Pulmonalarterie, *VBCs* Vena brachiocephalica sinistra, *VCS* Vena cava superior)

5.2.3 Apikale Blickrichtungen

Wird der Schallkopf über der Herzspitze aufgesetzt und die Schallebene entsprechend der kurzen Achse in mehr horizontaler und zum rechten Schulterblatt hin gerichteter Ebene eingestellt, erhält man den sog. apikalen Vierkammerblick (Abb. 5.10). In dieser Blickrichtung soll der linke Ventrikel auf dem Bild rechts liegen, wobei die Sektorspitze, in der die Herzspitze liegt, wahlweise zum oberen oder zum

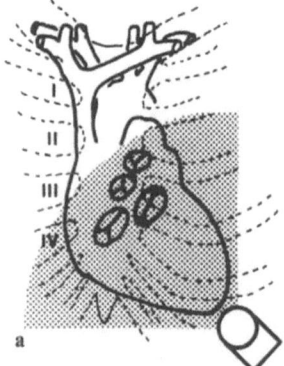 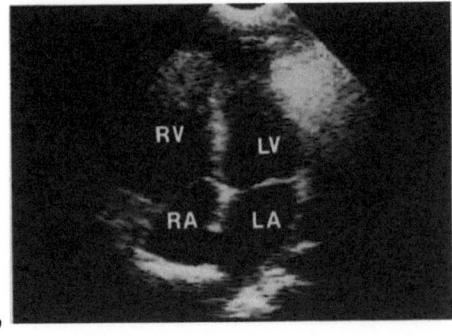

Abb. 5.10 a, b. Apikaler Vierkammerblick. (*LA* linker Vorhof, *LV* linker Ventrikel, *RA* rechter Vorhof, *RV* rechter Ventrikel)

unteren Bildrand zeigen darf. In der üblichen Darstellungsweise mit der Herzspitze am oberen Bildrand, zeigt sich ein Kreuz mit Ventrikel- und Vorhofseptum als Längsbalken und den beiden Atrioventrikularklappen als Querbalken. Im Rahmen dieses Kreuzes liegen die 4 Hohlräume der Herzhöhlen, die als rechter und linker Ventrikel bzw. rechter und linker Vorhof näher zu bestimmen sind. Bei gleichartigem Bewegungsmuster sind die anatomischen Verhältnisse im Bereich der Atrioventrikularklappen so unterschiedlich, daß eine Unterscheidung der beiden Klappen möglich ist. Wie man auf Abb. 5.10 sieht, liegen rechte und linke Atrioventrikularklappe nicht auf gleicher Höhe. Die Trikuspidalklappe setzt am Ventrikelseptum deutlich näher zur Herzspitze hin an als die Mitralklappe. Da der Typ der Atrioventrikularklappe den zugehörigen Ventrikel bestimmt, d.h. einer Trikuspidalklappe ist immer ein morphologisch rechter, einer Mitralklappe immer ein morphologisch linker Ventrikel zugeordnet, ist eine Identifikation der beiden Kammern möglich. Eine anatomisch korrekte Identifizierung der Vorhöfe ist nicht möglich; bei normaler Lungenvenenmündung in den linken Vorhof kann diese jedoch häufig dargestellt werden. Die Diagnose eines Vorhofseptumdefekts sollte im apikalen Vierkammerblick nicht gestellt werden, da das Vorhofseptum hier in seiner Längsrichtung getroffen und häufig nur unvollständig abgebildet wird. Der apikale Vierkammerblick erlaubt jedoch einen Überblick über alle 4 Herzhöhlen und gestattet eine sehr gute Dimensions- und Funktionsbestimmung

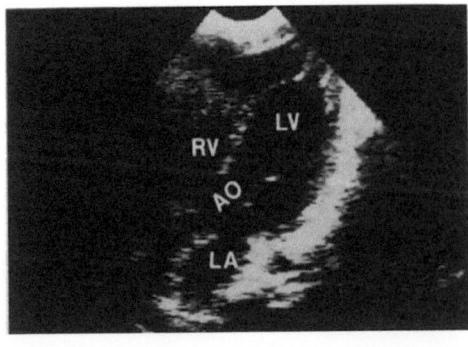

Abb. 5.11. Apikaler Zweikammerblick. (*AO* Aorta, sonstige Abkürzungen s. Abb. 5.10)

des linken Ventrikels. Nur in den apikalen Blickrichtungen wird der linke Ventrikel von der Spitze bis zu Basis hin vollständig dargestellt, so daß nur hier eine Längenmessung möglich ist. Wird die Schallrichtung vom apikalen Vierkammerblick aus flacher gewählt, so verschwindet die Struktur des Vorhofseptums und die Aorta erscheint mit ihrem Klappenapparat in der Mitte des Bildes. Dreht man den Schallkopf aus der Position des apikalen Vierkammerblickes im Uhrzeigersinn, so erscheint ebenfalls wieder die Aorta am linken unteren Bildrand, wogegen der rechte Ventrikel ganz oder zum großen Teil aus dem Bild verschwindet. Diese Abbildung wird apikaler Zweikammerblick (linker Ventrikel und linker Vorhof) genannt. Sie entspricht in etwa dem angiographischen Bild des linken Ventrikels in rechts-anteriorer Schrägposition (Abb. 5.11). Sie kann ebenfalls zur linksventrikulären Funktions- und Volumenbestimmung herangezogen werden. Diese Blickrichtung erlaubt auch eine gute Beurteilung subaortaler Obstruktionen.

5.2.4 Subkostale Blickrichtungen

Setzt man den Schallkopf im Epigastrium auf und orientiert die Schallebene in horizontaler Position nach schräg hinten, erhält man den sog. subkostalen Vierkammerblick (Abb. 5.12). Dieser wird so eingestellt, daß die Herzspitze auf dem Bild nach rechts zeigt, wobei wiederum die Sektorspitze, in der die Leber liegt, am oberen oder am unteren Bildrand erscheinen darf. Aufgrund der vorn liegenden Leber besteht eine gewisse Ultraschallvorlaufstrecke bis zum Herzen. Diese Tatsache macht die subkostale Blickrichtung in der Diagnostik herzkranker Neugeborener bedeutungsvoll, da die wichtigen Strukturen des Herzens außerhalb des Ultraschallnahfeldes abgebildet werden. Darüber hinaus erlaubt der subkostale wie der apikale Vierkammerblick eine schnelle anatomische Übersicht über das Herz. Vorhofseptum und Ventrikelseptum sind horizontal abgebildet, was insbesondere zur Diagnostik von Vorhofseptumdefekten einen Vorteil bietet, da orthogonal zur Ultraschallrichtung weniger Echoausfälle („drop-outs") auftreten und somit eine falsch-positive Diagnose eines Vorhofseptumdefekts weniger wahrscheinlich wird. In dieser Blickrichtung können auch die Lungenvenenmündungen in den linken Vorhof gesehen werden. Wird die Schallrichtung etwas flacher gewählt, so kommt

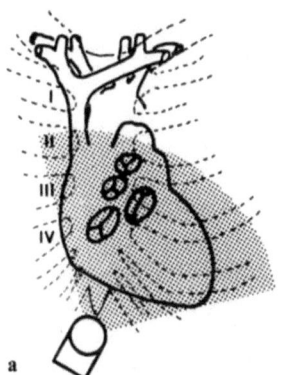 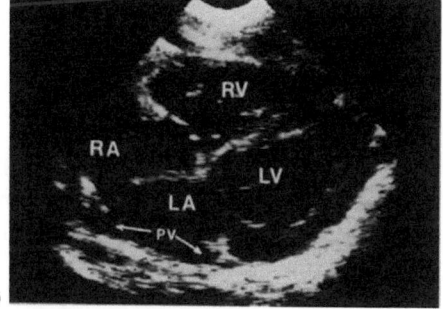

Abb. 5.12 a, b. Subkostaler Vierkammerblick. (*PV* Pulmonalvenen, übrige Abkürzungen s. Abb. 5.10)

wiederum die Aorta ins Bild, und bei fast tangentialer Schallrichtung erscheint der rechtsventrikuläre Ausflußtrakt sowie die A. pulmonalis. Durch Drehen des Schallkopfes im Uhrzeigersinn, wobei die Schallrichtung mehr zur linken Schulter hin orientiert wird, erhält man ein Bild des Herzens in der kurzen Achse von subkostaler Position her. Auf diesem erscheint der linke Ventrikel wieder kreisförmig und liegt rechts entsprechend der Abbildung in parasternaler kurzer Achse. Wird die Ebene sagittal gewählt und der Transducer etwas rechts der Körpermittellinie aufgesetzt, läßt sich die hinter der Leber gelegene untere Hohlvene mit ihrer Einmündung in den rechten Vorhof darstellen.

5.3 Untersuchungsverlauf

Die echokardiographische Untersuchung wird normalerweise in flacher Rückenlage des Patienten oder bei leichter Aufrichtung des Oberkörpers vorgenommen. Durch Drehung auf die linke Körperseite wird erreicht, daß das Herz etwas mehr nach vorn und links rückt, wodurch in der Regel die Größe des echokardiographischen Fensters über dem Brustkorb zunimmt. Eine freundliche Umgebung mit warmer Außentemperatur ist für die pädiatrische Untersuchung wichtig, da schreiende und gepreßt atmende Kinder infolge der Lungenüberblähung nicht oder nur schwer untersucht werden können. Eine Sedierung ist nur in Ausnahmefällen erforderlich. In der Regel wird die Untersuchung mit links parasternaler Transducerposition begonnen (bei Dextrokardie oder Situs inversus rechts parasternal). In der langen sowie in verschiedenen kurzen Achsen wird ein qualitativer Eindruck von der Funktion des Herzens gewonnen, morphologische Fehlbildungen werden registriert. Durch Darstellung von Aorta und Pulmonalis in der kurzen Achse kann einfach festgestellt werden, welches dieser Gefäße vorn liegt, wodurch eine Transpositionsstellung diagnostiziert werden kann. Für weitere Fragestellungen, insbesondere zur Diagnose von Vorhof- und Kammerscheidewanddefekten und zum Nachweis komplexer Herzmißbildungen wird man anschließend Blickrichtungen von apikal und von subkostal benutzen. Lediglich bei Neugeborenen und bei kleinen Säuglingen mit Verdacht auf einen komplexen Herzfehler beginnen wir die Untersuchung mit dem subkostalen Vierkammerblick. Die wesentlichen anatomischen Fehlbildungen in den einzelnen Blickrichtungen sollten photographisch dokumentiert werden, falls eine Videoaufzeichnung nicht möglich ist.

5.4 Kontrastechokardiographie

Blut erscheint im Ultraschallbild ohne Binnenstrukturen. Aus diesem Grund können intrakardiale Blutströmungsverhältnisse im Echokardiogramm normalerweise nicht gesehen werden. Durch Injektion eines geeigneten Kontrastmittels können jedoch auch echokardiographisch intrakardiale Shunts diagnostiziert werden. Kontrastgebend sind feinste Luftbläschen, die mit einer physiologischen Substanz wie Kochsalzlösung, Glukoselösung oder dem patienteneigenen Blut bei rascher Injek-

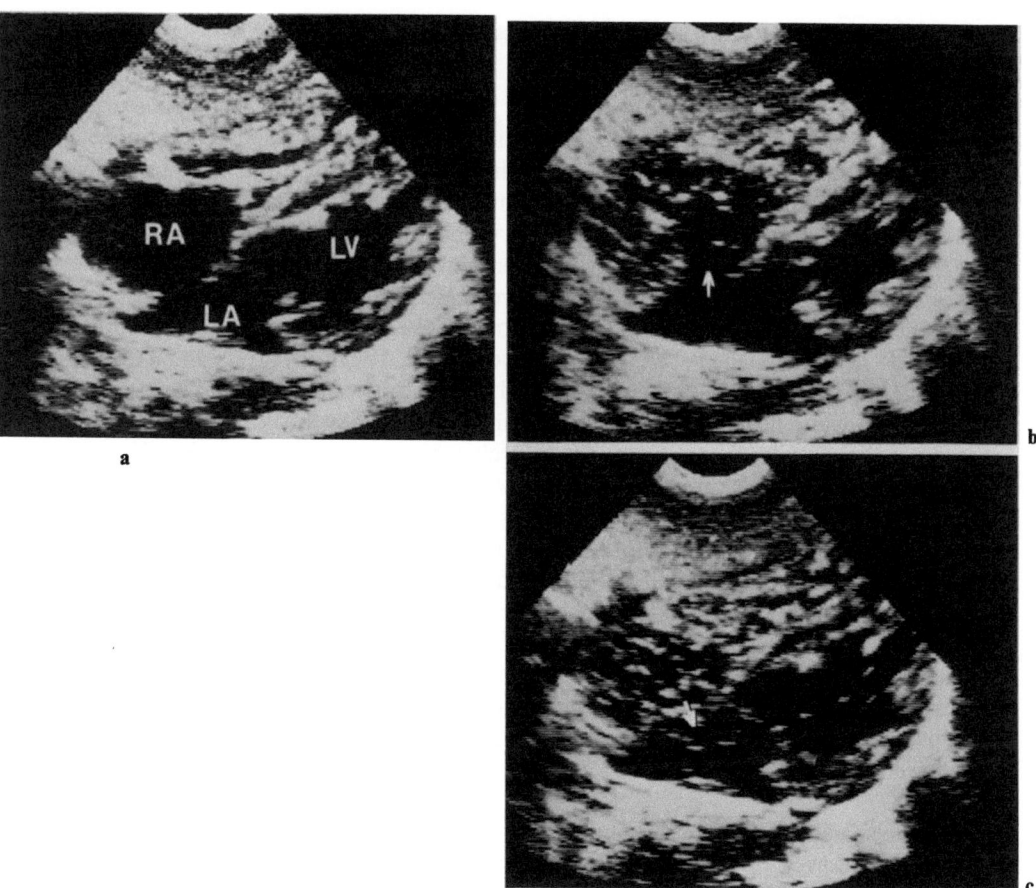

Abb. 5.13 a–c. Kontrastechokardiographie bei einem Kleinkind mit Vorhofseptumdefekt im subkostalen Vierkammerblick. **a** Unmittelbar vor Injektion von physiologischer Kochsalzlösung in eine Armvene. **b** Erscheinen des Kontrastmittels als Punktewolke im rechten Vorhof (*RA*). Vom linken Vorhof aus wird die Kontrastmittelwolke durch kontrastfreies Blut ausgewaschen (*Pfeil*). **c** Kurze Zeit später ist Kontrastmittel im linken Vorhof (*LA*), sowie im linken Ventrikel (*LV*) durch einen Rechts-links-Shunt auf Vorhofebene sichtbar (*Pfeil*)

tion durch eine dünne Kanüle oder einen Katheter in den Blutstrom eingebracht werden. In Entwicklung sind spezielle Kontrastlösungen mit stabilen Mikrobläschen. Das Kontrastmittel wird nach periphervenöser Injektion als „Kontrastwolke" im rechten Vorhof sichtbar und verteilt sich anschließend entsprechend den hämodynamischen Verhältnissen (Abb. 5.13). Rechts-links-Shunts auf der Ebene der Vorhöfe, der Ventrikel und des Ductus Botalli können somit direkt dargestellt werden. Da die Luftbläschen in der Lunge festgehalten und resorbiert werden, erfolgt keine Kontrastdarstellung der linken Herzseite nach Lungenpassage des kontrastbläschenhaltigen Blutes. Lediglich die in Entwicklung befindlichen Kontrastmittel mit stabilen Mikrobläschen sollen diese Möglichkeit eröffnen. Teilweise zeigen sich Links-rechts-Shunts jedoch als Auswascheffekte durch kontrastfreies Shuntblut (Abb. 5.13 b).

5.5 Meßwerterhebung und Funktionsanalyse

Ausreichend gesicherte Referenzdaten zur Messung von kardialen Dimensionen im zweidimensionalen Echokardiogramm liegen nicht vor. Für lineare Messungen von Durchmessern der Ventrikel, der Vorhöfe und der großen Gefäße sowie der Dicken von Ventrikelseptum und linksventrikulärer Hinterwand können jedoch die Normalwerte zugrunde gelegt werden, welche in M-Mode-echokardiographischen Untersuchungen an Normalpersonen gewonnen wurden. Eine zusammenfassende Darstellung von Referenzwerten verschiedener Untersucher findet sich in Tabelle 20.1 (FEIGENBAUM 1976; GOLDBERG et al. 1977; HAGAN et al. 1973; LUNDSTRÖM 1978; OBERHÄNSLI et al. 1981; SOLINGER et al. 1973; WILLIAMS und TUCKER 1977). Die Messungen können überwiegend in der parasternalen langen Achse vorgenommen werden (Abb. 5.14). Zur Bestimmung des linksventrikulären Volumens und der Ejektionsfraktion müssen Querdurchmesser und Länge des linken Ventrikels aus parasternaler und apikaler Blickrichtung gemessen werden. Die Messungen erfolgen am Ende von Systole und Diastole, die durch das mitregistrierte EKG zu definieren sind. Schwierig und ungenau wird diese Methode dann, wenn eine Dysrhythmie vorliegt. Allerdings besteht die Möglichkeit, mit dem Auge zu entscheiden, wann der größte und der kleinste Durchmesser des linken Ventrikels erreicht ist. Außerdem können mit Blick auf Mitral- und Aortenklappe Endsystole und Enddiastole festgelegt werden. Zur Meßwerterhebung wird die Leading-edges-Methode verwandt. Das heißt, Beginn und Ende der Meßstrecke liegen auf der transducernahen Seite der Grenzstrukturen, welche die Meßstreckenlänge bestimmen (Abb. 5.14).

Funktions- und Volumenbestimmung. Auf einfachste und sehr verläßliche Weise wird die linksventrikuläre Funktion durch die Änderung des Querdurchmessers charakterisiert. Die Differenz zwischen dem diastolischen Durchmesser (LVDd) und dem systolischen Durchmesser (LVDs) ist die relative systolische Verkürzung des Querdurchmessers. Sie kann als relative Verkürzungsfraktion (SF) durch die Formel (LVDd – LVDs) : LVDd dargestellt werden. Durch Multiplikation mit 100 erhält man einen prozentualen Wert. Linksventrikuläre Volumina können daraus mit der Teichholz-Formel $V = \dfrac{7 \cdot LVD^3}{2.4 + LVD}$ berechnet werden. Diese gilt jedoch nur näherungsweise für normale und homogen kontraktile linke Ventrikel. Zur exakten Volumenbestimmung ist auch die Längenänderung des linken Ventrikels zu berücksichtigen, die nur im apikalen Zwei- oder Vierkammerblick erfaßt werden kann. Tischrechnersysteme mit Planimetrieprogrammen erlauben eine computergestützte Volumenbestimmung, die auch Auskunft über regionale Wandbewe-

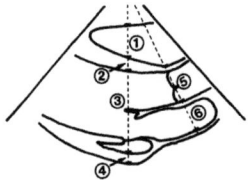

Abb. 5.14. Schema zur Meßwerterhebung in der parasternalen langen Achse. *1* Rechtsventrikulärer Durchmesser, *2* Ventrikelseptumdicke, *3* linksventrikulärer Durchmesser, *4* Dicke der linksventrikulären Hinterwand, *5* Durchmesser der Aortenwurzel, *6* Durchmesser des linken Vorhofs. Man beachte die Leading-edges-Methode (s. Text)

gungsstörungen gibt. Durch Handplanimetrie können die Querschnittsflächen des linken Ventrikels in der kurzen Achse sowie im apikalen Vierkammerblick ermittelt werden. Hieraus kann man die Volumina des linken Ventrikels als Ellipsoid nach unterschiedlichen Formeln berechnen (BRADSTAMM et al. 1982). Die Differenz aus diastolischem und systolischem Volumen (Vd-Vs) ist das Schlagvolumen, (Vd-Vs) : Vd entspricht der Ejektionsfraktion (EF).

5.6 Krankheitsbilder

Die Darstellung spezifischer Krankheitsbilder soll dem klinisch und praktisch tätigen Kinderarzt eine Orientierung geben, um durch Echokardiographie bedrohliche kardiologische Krankheitsbilder zu erkennen und die Überweisung zum Kinderkardiologen zu veranlassen. Kenntnisse über pädiatrische Kardiologie werden vorausgesetzt. Für weitere Informationen verweisen wir auf die entsprechenden Lehrbücher (KECK 1977; SCHUHMACHER und BÜHLMEYER 1980; NADAS und FYLER 1972; MOSS et al. 1977; KEITH et al. 1978).

5.6.1 Das kritisch herzkranke Neugeborene

Von allen angeborenen Herzfehlern führt nur eine kleine Anzahl zur vitalen Bedrohung des Neugeborenen. Diese erfordern jedoch häufig ein rasches und entschlossenes Handeln. Durch echokardiographische Vorklärung dieser Herzfehler auf der Neugeborenenstation kann der entsprechend ausgebildete neonatologische Pädiater dem Kinderkardiologen wichtige Vorinformationen geben, die bereits vor dem Transport zu einem Zentrum erste Therapiemaßnahmen ermöglichen. Diese können z. B. in der Behandlung einer bedrohlichen Herzinsuffizienz oder in der Gabe von Prostaglandin-E bei ductusabhängigem Lungen- oder Körperkreislauf bestehen. Klinisches Leitsymptom all dieser bedrohlichen Herzfehler ist entweder eine Zyanose oder eine Herzinsuffizienz, wobei gelegentlich beide Symptome gemeinsam zu beobachten sind.

Leitsymptom Zyanose. Bei atemgestörten Neugeborenen ist die Objektivierung einer kardialen Zyanose dringlich und meist gelingt eine Differenzierung zwischen pulmonaler und kardialer Ursache einer arteriellen Sauerstoffuntersättigung durch einen Hyperoxietest.

Transposition der großen Gefäße. Bei der kompletten Transposition der großen Gefäße entspringt die Aorta aus dem rechten und die Pulmonalarterie aus dem linken Ventrikel. Folglich liegt die Aorta vorn, die A. pulmonalis hinten. Zusätzlich findet man häufig einen persistierenden Ductus arteriosus, einen Ventrikelseptumdefekt, einen Vorhofseptumdefekt und eine Pulmonalstenose, gelegentlich eine Koarktation der Aorta.

Die Diagnose der Transposition im zweidimensionalen Echokardiogramm erfordert eine eindeutige Identifizierung der beiden großen Gefäße in transponierter Position durch den Nachweis ihrer charakteristischen Merkmale. Die hinten gelegene Pulmonalarterie läßt sich an der Aufzweigung in den rechten und linken

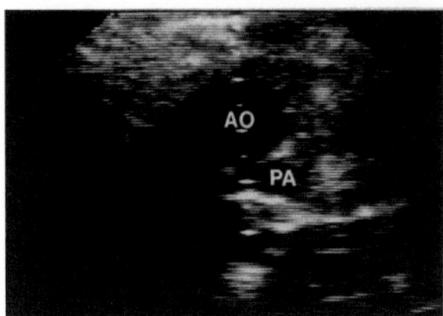

Abb. 5.15. Kurze Achse durch die großen Gefäße (2. ICR links parasternal) bei einem Neugeborenen mit Transposition der großen Gefäße. Die hinten liegende Pulmonalarterie (*PA*) ist an ihrer Aufzweigung nach links und nach rechts erkennbar. Sie ist im Vergleich zur vorne liegenden Aorta (*AO*) deutlich verkleinert, was auf eine Pulmonalstenose hindeutet

Hauptast in der kurzen Achse der großen Gefäße erkennen (Abb. 5.15). Auch von apikaler und von subkostaler Blickrichtung her kann man sehen, daß sich im Falle einer Transposition eine Aufzweigung desjenigen Gefäßes findet, das aus dem linken Ventrikel entspringt (Abb. 5.16). Einen Hinweis auf eine Transposition erhält man auch in der langen Achse des linken Ventrikels dadurch, daß die transponierte Pulmonalis nicht wie die Aorta üblicherweise zunächst gestreckt in Verlängerung des Ventrikelseptums verläuft, sondern stark nach hinten abknickt. Die Aorta läßt sich an den Abgängen der Koronararterien sowie am Abgang der Gefäße zum Kopf und zu den oberen Extremitäten identifizieren. Eine Untersuchung von jugulär erlaubt keine sichere Aussage über das Vorliegen einer Transposition der großen Gefäße, da von jugulär gesehen die Aorta in jedem Fall vorn gelegen erscheint. Ein zusätzlicher Vorhofseptumdefekt, bereits vorhanden oder durch Ballonatrioseptostomie erzeugt (Abb. 5.17), läßt sich ebenso wie ein Ventrikelseptumdefekt meist ohne große Schwierigkeiten darstellen. Stenosen im Bereich der Pulmonal-

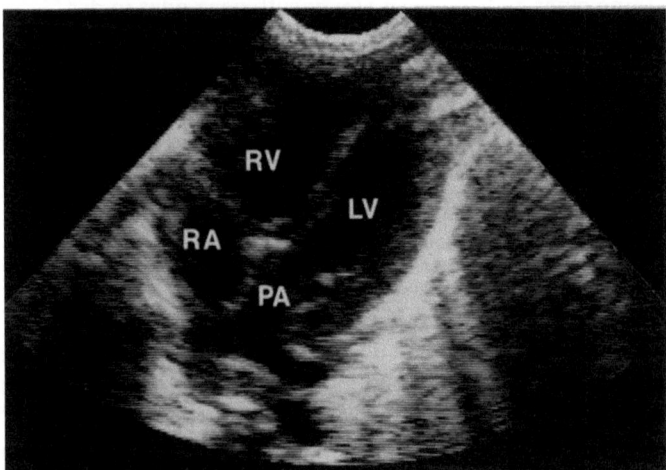

Abb. 5.16. Apikaler Blick bei einem Neugeborenen mit kompletter Transposition der großen Gefäße. Die Schallfläche wurde etwas flacher als beim subkostalen Vierkammerblick eingestellt, so daß ein großes Gefäß, das aus dem linken Ventrikel (*LV*) entspringt, dargestellt wird. Dieses läßt sich durch seine Aufzweigung nach den Seiten als Pulmonalarterie (*PA*) identifizieren. (*RV* rechter Ventrikel, *RA* rechter Vorhof)

Das kritisch herzkranke Neugeborene

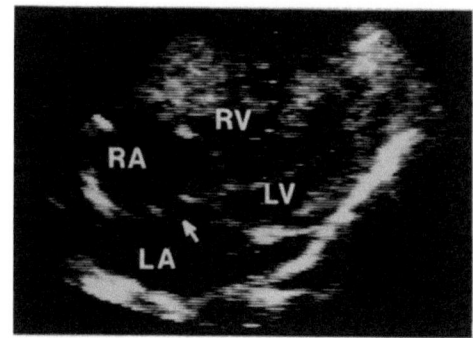

Abb. 5.17. Subkostaler Vierkammerblick bei einem Neugeborenen mit kompletter Transposition der großen Gefäße nach Rashkind-Ballonatrioseptostomie. Orientierung des Bildes und Abkürzungen entsprechen Abb. 5.12. Der *Pfeil* weist auf die künstlich geschaffene Lücke im Vorhofseptum, die echokardiographisch von der Position her einem Septum-secundum-Defekt entspricht

klappe oder unterhalb davon werden direkt nachgewiesen. Ansonsten erhält man aus dem Durchmesservergleich des jeweiligen Stammes der großen Gefäße zumindest dann einen Hinweis auf das Vorliegen einer Pulmonalstenose, wenn die Pulmonalarterie hypoplastisch erscheint (Abb. 5.15).

Fallot-Tetralogie. Pulmonalstenose und großer Ventrikelseptumdefekt mit reitender Aorta bilden die anatomische Basis der Fallot-Tetralogie. Zwei dieser Kriterien, Ventrikelseptumdefekt und reitende Aorta kann man echokardiographisch in der langen Achse gut darstellen (Abb. 5.18). Die Aortenwurzel ist deutlich dilatiert, nach vorn verlagert und reitet in unterschiedlichem Ausmaß über dem Ventrikelseptum. Die rechtsventrikuläre Obstruktion, d. h. die infundibuläre mit oder ohne valvuläre Pulmonalstenose, läßt sich entweder direkt nachweisen oder indirekt aufgrund ihrer hämodynamischen Auswirkungen erkennen, da die A. pulmonalis im Größenvergleich mit der Aorta mehr oder weniger deutlich hypoplastisch erscheint. Das vierte, als sekundär aufzufassende Merkmal der Fallot-Tetralogie, die rechtsventrikuläre Hypertrophie, zeigt sich qualitativ als Vergrößerung der Trabekelstruktur und quantitativ als Verdickung des rechtsventrikulären Vorderwand und des Ventrikelseptums.

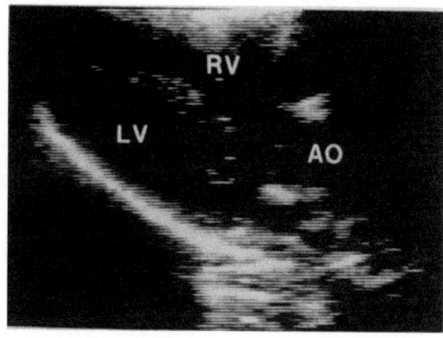

Abb. 5.18. Parasternale lange Achse bei einem Kleinkind mit Fallot-Tetralogie. Die Aorta (*AO*) reitet zu ca. 50% über dem Ventrikelseptum, das rechten (*RV*) und linken Ventrikel (*LV*) deutlich separiert

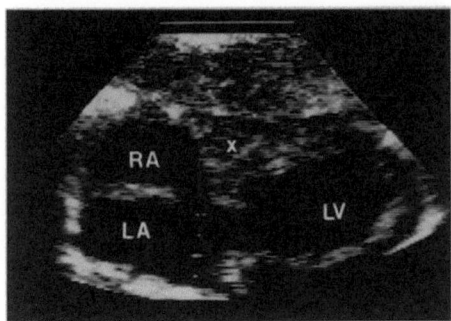

Abb. 5.19. Subkostaler Vierkammerblick eines Neugeborenen mit Trikuspidalatresie. Im Bereich des rechten Ventrikels findet sich lediglich eine verdickte Muskelmasse mit einem extrem hypoplastischen Cavum (X). (Abkürzungen s. Abb. 5.12)

Trikuspidalatresie. Das anatomische Substrat dieser Mißbildung, das Fehlen der rechtsseitigen atrioventrikulären Verbindung kann im apikalen oder subkostalen Vierkammerblick gut sichtbar gemacht werden (Abb. 5.19). Folge dieser Fehlbildung ist eine Hypoplasie des rechten Ventrikels, der mit dem linken durch einen Ventrikelseptumdefekt in Verbindung steht. Obligatorisch ist ein Vorhofseptumdefekt bzw. ein offenes Foramen ovale, welches den Blutabstrom vom rechten zum linken Vorhof ermöglicht. Trikuspidalatresien liegen in verschiedenen Variationen mit und ohne Transposition der großen Gefäße sowie mit und ohne Pulmonalstenose vor. Bei eindeutiger Identifikation der großen Gefäße und Bestimmung ihrer Lage, kann eine Transposition diagnostiziert werden. Eine hochgradige Pulmonalstenose manifestiert sich indirekt in der Hypoplasie der A. pulmonalis und zeigt sich, insbesondere bei Transpositionsstellung, auch direkt durch verdickte und wenig bewegliche Pulmonalklappensegel oder eine subvalvuläre Enge.

Pulmonalatresie mit intaktem Ventrikelseptum. Bei diesem Herzfehler erfolgt die gesamte Lungenperfusion von der Aorta aus über einen persistierenden Ductus arteriosus. Der physiologische Verschluß dieses Gefäßes, der sich normalerweise innerhalb weniger Tage nach der Geburt vollzieht, führt zum Tod des Neugeborenen in der Hypoxie. Infolge der fehlenden fetalen Durchströmung des rechten Ventrikels ist dieser mehr oder weniger hypoplastisch. Diese Hypoplasie ist das Ergebnis einer massiven Hypertrophie in der rechtsventrikulären Myokardmasse, welche die trabekuläre und/oder die infundibuläre Zone des rechtsventrikulären Cavums in beträchtlichem Maße obliterieren kann. In der kurzen Achse hoch parasternal ist wieder die Hypoplasie der Lungenarterien zu erkennen. Rechtsventrikuläres Infundibulum und Pulmonalklappe sind in der hoch parasternalen langen Achse darstellbar. Abhängig davon, ob es sich um eine Atresie des Pulmonalishauptstammes oder lediglich um eine ungeöffnete hypoplastische Pulmonalklappe handelt, wird man den Pulmonalisstamm erkennen können. Im zweiten Fall ist die Klappe als Membran sichtbar, die zwar eine Bewegung innerhalb des Herzzyklus aufweist, sich jedoch nicht öffnet. Ein ähnliches Bild findet sich auch bei der *hochgradigen valvulären Pulmonalstenose im Neugeborenen- und Säuglingsalter.*

Ebstein-Anomalie der Trikuspidalklappe. Abhängig vom Schweregrad kann eine Ebstein-Anomalie der Trikuspidalklappe bereits im Neugeborenenalter durch Herzinsuffizienz und Zyanose klinisch manifest werden. Echokardiographisches Kriterium der Ebstein-Anomalie ist in erster Linie die Beobachtung des mitunter

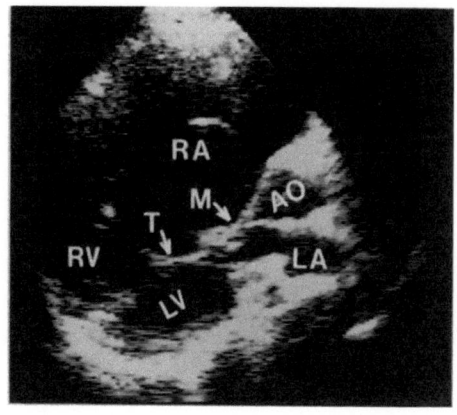

Abb. 5.20. Parasternale lange Achse bei einem Kind mit Ebstein-Anomalie der Trikuspidalklappe. Aorta (*AO*), linker Vorhof (*LA*) und linker Ventrikel (*LV*) sind klein und weit nach hinten abgedrängt. Der funktionelle rechte Ventrikel (*RV*) ist ebenfalls klein, wogegen atrialisierter rechter Ventrikel und rechter Vorhof (*RA*) stark vergrößert sind. Die septale Ansatzstelle der Trikuspidalklappe (*T*) ist gegenüber derjenigen der Mitralklappe (*M*) weit zur Herzspitze hin verlagert

weit in den rechten Ventrikel hineingerückten Ansatzes der Trikuspidalklappensegel am Septum sowie an der freien Wand des rechten Ventrikels (Abb. 5.20). Zusätzlich ist die Trikuspidalklappe dysplastisch und weist häufig multiple Klappensegelechos bis zur rechtsventrikulären Spitze hin auf. Infolge der Trikuspidalinsuffizienz kommt es zur Vergrößerung des rechten Vorhofs und des atrialisierten Teils des rechten Ventrikels. Das Vorhofseptum ist gelegentlich so weit nach links verdrängt, daß es zu einer pulmonalvenösen Obstruktion kommen kann. Der linke Ventrikel ist in der Regel klein und wird weit nach lateral und hinten abgedrängt.

Totale Lungenvenenfehlmündung. Je nach Einmündungsort der Lungenvenen unterscheidet man bei diesem Herzfehler verschiedene Typen, die in Abhängigkeit vom Ausmaß der pulmonalvenösen Obstruktion ein unterschiedliches klinisches Bild haben. Allen gemeinsam ist der obligate Rechts-links-Shunt auf der Vorhofebene, der durch Kontrastechokardiographie nachgewiesen wird. In der Regel sind der linke Vorhof und der linke Ventrikel klein. Der positive Nachweis einer totalen Lungenvenenfehlmündung im zweidimensionalen Echokardiogramm ist schwierig, da die ektope Einmündung nicht immer zu lokalisieren ist. Hat man beim zyanotischen Neugeborenen bei ansonsten strukturell normalem Herzen einen Rechts-links-Shunt auf Vorhofebene kontrastechokardiographisch nachgewiesen, erhält man einen Hinweis auf eine totale Lungenvenenfehlmündung dadurch, daß eine Einmündung der Lungenvenen in den linken Vorhof nicht zu sehen ist. Bei den suprakardialen und kardialen Typen bildet sich oft ein Lungenvenenstamm als hinter dem linken Vorhof gelegenes Gefäß ab, das nach rechts zieht und in den rechten Vorhof oder in die obere Hohlvene einmündet. Auch eine Einmündung des Lungenvenenstamms in die Lebervenen kann sonographisch dargestellt werden.

Truncus arteriosus. Dieser Herzfehler ist dadurch gekennzeichnet, daß nur ein großes arterielles Gefäß das Herz verläßt, das sich in unterschiedlicher Weise früher oder später in Aorta und Pulmonalarterie aufzweigt. Außerdem besteht ein großer, hochsitzender Ventrikelseptumdefekt, über dem das Truncusgefäß, ähnlich wie bei einer Fallot-Tetralogie, reitet (Abb. 5.21). Etwas distal der Klappenebene beginnt das Truncusseptum (Truncus Typ I), das die obenliegende Aorta mit rechtem Aortenbogen von der darunterliegenden Pulmonalarterie trennt.

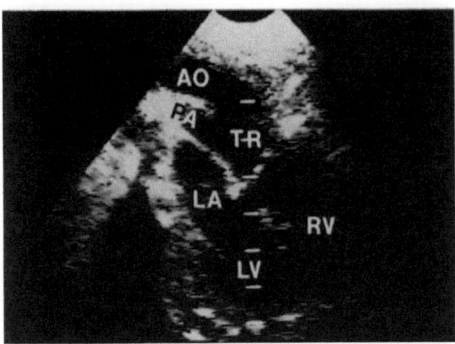

Abb. 5.21. Jugulärer Blick bei einem Neugeborenen mit Truncus arteriosus Typ I. Die Schallfläche ist wegen eines rechten Aortenbogens von links hinten nach rechts vorn ausgerichtet. Aus dem hinten gelegenen linken Ventrikel (*LV*) entspringt kein großes Gefäß. Er steht über einem hochsitzenden Ventrikelseptumdefekt mit dem rechten Ventrikel (*RV*) in Verbindung. Aus diesem entspringt der Truncus (*TR*), der oberhalb der Klappenebene durch ein horizontales Truncusseptum in Aorta (*AO*) und Pulmonalarterie (*PA*) unterteilt wird

Sonderfall: Persistierende fetale Zirkulation (PFC). Neugeborene mit primären Lungenkrankheiten (Fruchtwasseraspiration, Pneumonie, Atemnotsyndrom) und solche mit andauerndem stark erhöhtem Lungengefäßwiderstand können eine generalisierte Zyanose aufgrund einer persistierenden fetalen Zirkulation haben. Diese besteht in einem Rechts-links-Shunt durch das noch offene Foramen ovale und den noch persistierenden Ductus arteriosus. Bei diesen Kindern zeigt das zweidimensionale Echokardiogramm ein strukturell normales Herz. Durch Kontrastechokardiographie kann im subkostalen Vierkammerblick der Rechts-links-Shunt auf Vorhofebene nachgewiesen werden (Abb. 5.13c). Ist die Diagnose einer persistierenden fetalen Zirkulation so gesichert, ist bei diesen Kindern keine invasive kardiologische Untersuchung mehr nötig, sondern eine Therapie der Lungenerkrankung, die darauf gerichtet ist, den pulmonalen Gefäßwiderstand zu senken. Eine totale Lungenvenenfehlmündung muß jedoch mit absoluter Sicherheit ausgeschlossen werden, da das klinische Erscheinungsbild dieser beiden Erkrankungen identisch sein kann.

Leitsymptom Herzinsuffizienz. In diese Gruppe fallen überwiegend Herzfehler mit Links-rechts-Shunt auf der Ebene der Vorhöfe, der Ventrikel und der großen Gefäße. Zusätzlich besteht bei manchen dieser Herzfehler eine Obstruktion auf der systemischen Kreislaufseite des Herzens. Der Links-rechts-Shunt kann durch Kontrastechokardiographie nicht direkt dargestellt werden, gelegentlich findet sich jedoch ein Auswascheffekt des Kontrastmittels im Bereich des rechten Vorhofs oder rechten Ventrikels durch kontrastmittelfreies Shuntblut (Abb. 5.13b).

Atrioventrikulardefekte. Die Diagnostik und Differenzierung von Atrioventrikulardefekten ist im zweidimensionalen Echokardiogramm fast immer möglich. Partielle Atrioventrikulardefekte (Vorhofseptumdefekt vom Primumtyp) und komplette Atrioventrikulardefekte lassen sich am besten im subkostalen, aber auch im apikalen Vierkammerblick nachweisen (SMALLHORN et al. 1982). Diagnostisch typisch für den Septum-primum-Defekt ist das krückstockartige Ende des Vorhofseptums (Septum secundum) oberhalb der Atrioventrikularklappenebene, das frei in den Vorhof hineinzuhängen scheint. Beim kompletten Atrioventrikularkanal ist infolge der gemeinsamen und über den Ventrikelseptumdefekt ziehenden Atrioventrikularklappenanteile beider Herzkammern die normale Höhendifferenz zwi-

Abb. 5.22. Subkostaler Vierkammerblick eines Säuglings mit komplettem atrioventrikulärem Kanal. Orientierung und Abkürzungen entsprechen Abb. 5.12. Vom Vorhofseptum ist lediglich ein Stummel, der von links krückstockartig in das Vorhofcavum hineinragt, zu sehen. Der Ventrikelseptumdefekt ist *gestrichelt* markiert, er liegt unter dem gemeinsamen vorderen Atrioventrikularklappensegel (*Pfeil*)

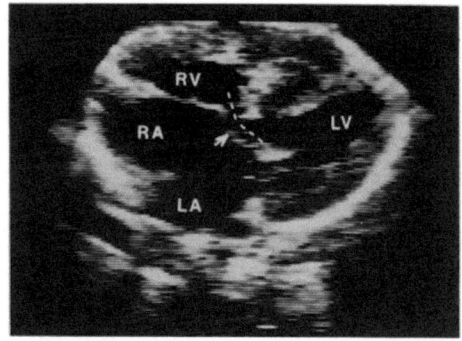

schen dem Trikuspidal- und Mitralklappenansatz aufgehoben. Die Größe des Ventrikelseptumdefekts kann echokardiographisch im apikalen oder subkostalen Vierkammerblick abgeschätzt werden (Abb. 5.22).

Aortenisthmusstenose. Die zweidimensionale Echokardiographie ist kein gutes Mittel zum Nachweis einer isolierten Aortenisthmusstenose. Der Aortenbogen ist in der langen Achse von jugulär oder vom 2. ICR rechts parasternal meist nur bis zum Abgang der linken A. subclavia sichtbar. Somit ist der Isthmus aortae, der distal davon liegt, sonographisch schlecht zugänglich und läßt sich meist nicht exakt abbilden. Nicht selten entsteht im Ultraschallbild sogar der Eindruck, daß eine Stenose vorliegt, die in Wirklichkeit nicht existiert. Nur die längerstreckigen „tubulären" Einengungen im Bereich des distalen Aortenbogens können echokardiographisch eindeutig nachgewiesen werden.

Hypoplastisches Linksherzsyndrom. Dieses Syndrom beinhaltet eine Gruppe von kardiovaskulären Fehlbildungen mit unterentwickeltem linken Ventrikel sowie Malformationen der Aorten- und Mitralklappe und hochgradiger Hypoplasie der aszendierenden Aorta. Der sichere Nachweis dieser Herzmißbildung im zweidimensionalen Echokardiogramm (Abb. 5.23) macht eine Herzkatheteruntersuchung meist entbehrlich, sofern nicht eine operative Palliation, wie sie neuerdings gelegentlich durchgeführt wird, erwogen wird.

Abb. 5.23. Parasternale lange Achse bei einem Neugeborenen mit hypoplastischem linkem Herzen. Der linke Ventrikel (*LV*) ist in einer mächtigen, von Sinusoiden durchzogenen Muskelmasse als rudimentäre Kammer verborgen. Aus ihm entspringt die hypoplastische Aorta (*AO*), deren Klappensegel verdickt erscheinen. Der linke Vorhof (*LA*) ist ebenfalls hypoplastisch, wogegen der rechte Ventrikel (*RV*) deutlich vergrößert und hypertrophiert erscheint

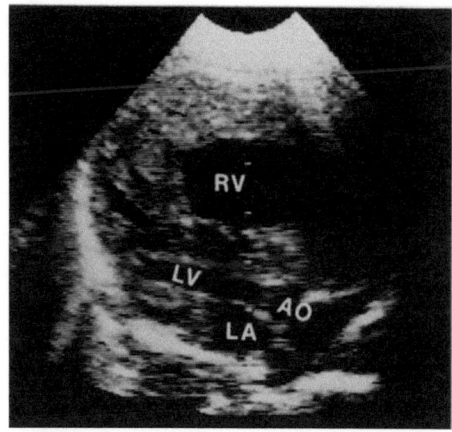

Kritische valvuläre Aortenstenose/Endokardfibroelastose. In der langen Achse der Aorta ist die schlechte Beweglichkeit der verdickten Aortenklappensegel ein diagnostisches Zeichen. Eine mögliche Hypoplasie des linken Ventrikels ist im Vierkammerblick sichtbar. Andererseits gibt es Neugeborene mit kritischer valvulärer Aortenstenose, die einen annähernd normal großen oder vergrößerten linken Ventrikel haben, der sich infolge einer Endokardfibroelastose schlecht kontrahiert. Diese zeigt sich in einer relativ dicken echodichten endokardialen Auskleidung des linken Ventrikels. Betrifft die Endokardfibroelastose auch die Mitralklappe, erscheint diese ebenfalls verdickt. Im Falle einer Endokardfibroelastose des linken Vorhofs sahen wir bei 2 Neugeborenen ein auffällig verdicktes Vorhofseptum.

Mitralstenose. Eine angeborene Mitralstenose ist selten. Sie kann durch verschiedenartige anatomische Fehlbildungen verursacht sein. Meist ist sie Teil eines komplexen Herzfehlers, des sog. Shone-Komplexes, bei dem zusätzlich eine Aortenisthmusstenose, eine subaortale Obstruktion sowie ein supravalvulärer Ring im linken Vorhof bestehen. Hier findet sich eine trichterförmige Deformierung der Mitralklappe (sog. Parachutedeformierung), wobei in etwa der Hälfte dieser Fälle alle Sehnenfäden an einem großen gemeinsamen Papillarmuskel inserieren. Kennzeichnend für die Mitralstenose ist die inkomplette diastolische Öffnung der Mitralklappe in der langen Achse oder im Vierkammerblick. Charakteristischerweise bewegt sich das hintere Mitralklappensegel in der Diastole nach vorn zum Ventrikelseptum hin.

Singulärer Ventrikel. Die Einmündung beider Atrioventrikularklappen in eine gemeinsame Kammer wird i. allg. als typisches Merkmal des singulären Ventrikels angesehen. Dies kann im apikalen oder im subkostalen Vierkammerblick dargestellt werden (Abb. 5.24). Die Existenz einer rudimentären subaortalen oder subpulmonalen Ausflußkammer kann ebenso gesichert werden wie Stenosen der großen Gefäße. Dies erlaubt eine weitgehende Zuordnung des jeweiligen Falles zu den unterschiedlichen Typen dieses Herzfehlers.

Bland-White-Garland-Syndrom. Bei dieser Anomalie entspringt die linke Koronararterie vom linken Sinus Valsalvae des Truncus pulmonalis und nimmt anschließend einen normalen Verlauf. Im Versorgungsgebiet dieser Koronararterie leidet der Herzmuskel unter Sauerstoffmangel und kontrahiert sich schlecht. Dies kann im zweidimensionalen Echokardiogramm beurteilt werden. Außerdem kann man

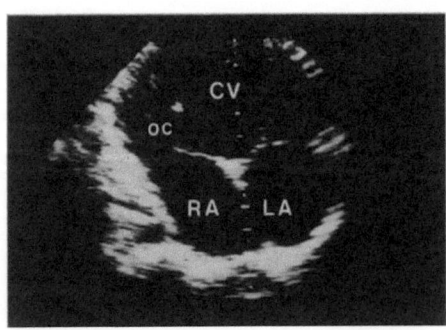

Abb. 5.24. Apikaler Vierkammerblick bei einem Kleinkind mit singulärem Ventrikel. Die Orientierung entspricht Abb. 5.10. Der gemeinsame Ventrikel (*CV*) ist durch *kein* Ventrikelseptum getrennt. Es findet sich lediglich eine rudimentäre Ausflußkammer (*OC*), die mit dem Ventrikel über ein sog. bulboventrikuläres Foramen in Verbindung steht. (*LA* linker, *RA* rechter Vorhof)

versuchen, von parasternal in der kurzen Achse die Aortenwurzel und den Hauptstamm der linken Koronararterie zu identifizieren und seinen Abgang zu lokalisieren. Eine positive Diagnostik des Fehlabgangs ist in der Neugeborenenzeit infolge der Größenverhältnisse und der begrenzten Auflösung der meisten Ultraschallgeräte schwierig. Der sichere Nachweis einer normal abgehenden linken Koronararterie schließt jedoch das Vorliegen eines Bland-White-Garland-Syndroms aus.

Sonderfall: Persistierender Ductus arteriosus des Frühgeborenen. Der positive Nachweis eines persistierenden Ductus arteriosus mit nichtinvasiven Mitteln ist ein wichtiges Anliegen in der Neonatologie. Nicht selten ist bei einem Frühgeborenen mit Ateminsuffizienz die Frage zu klären, ob ein hämodynamisch signifikanter Links-rechts-Shunt über den Ductus Botalli für das Problem verantwortlich ist. Leider bietet die Echokardiographie kein verläßliches Instrument, diese Diagnose zu sichern. Zwar kann gelegentlich der Ductus als 3. Gefäß, das zwischen linkem und rechtem Hauptast von der Pulmonalis nach unten zieht, dargestellt werden. Dies ist jedoch nur bei einer kleineren Zahl der Patienten möglich und erlaubt keinen Rückschluß auf die hämodynamische Bedeutung. Durch Kontrastechokardiographie kann ein Links-rechts-Shunt auf Ductusebene sichtbar gemacht werden, wenn die Injektion des Kontrastmittels z. B. durch einen Nabelarterienkatheter erfolgt, dessen Spitze in Höhe des 6.–8. Brustwirbelkörpers plaziert ist (ALLEN et al. 1978). Eine Vergrößerung des linken Vorhofs kann Hinweis für einen bedeutungsvollen Links-rechts-Shunt auf Ductusebene sein, wenn die Kinder nicht mit starker Flüssigkeitsrestriktion behandelt werden.

In jedem Fall können durch Echokardiographie bei Frühgeborenen mit persistierendem Ductus arteriosus andere kardiovaskuläre Fehlbildungen, die zur Herzinsuffizienz führen, ausgeschlossen werden.

5.6.2 Echokardiographische Diagnostik jenseits des Neugeborenenalters

Bei gleichem morphologischen Bild, jedoch abhängig vom Ausmaß der Veränderungen, können Herzfehler bereits in der Neugeborenenperiode oder erst zu einem späteren Zeitpunkt klinische Symptome verursachen. Die Echokardiographie wird wo immer möglich und in allen Altersgruppen dazu benutzt werden, den klinischen Verdacht auf das Vorliegen eines angeborenen Herzfehlers zu erhärten und den Schweregrad zu bestimmen. Ein hoher Stellenwert kommt der Diagnostik primärer und sekundärer myokardialer Erkrankungen sowie der Verlaufsbeobachtung bei Kindern zu, die an Krankheiten mit bekannter Herzbeteiligung leiden.

Herzfehler

Vorhofseptumdefekte. Das Vorhofseptum wird am besten im subkostalen Vierkammerblick dargestellt. Aus dieser Position beschallt, ist es senkrecht zur Schallebene ausgerichtet, und Echoausfälle sind nicht zu befürchten. Ein Vorhofseptumdefekt vom Sekundumtyp manifestiert sich durch eine Lücke des Vorhofseptums im mittleren Abschnitt, dem Bereich der Fossa ovalis (Abb. 5.13). Diese kann in ihrer Längenausdehnung vermessen werden. Einen Rückschluß auf die tatsächliche Größe ist jedoch deswegen nicht möglich, weil Querdurchmesser und Form des Defekts echokardiographisch nicht erfaßt werden können. Neben dem klinischen Befund und dem Röntgenbild zeigt die Vergrößerung des rechten Vorhofs und des rechten Ventrikels an, ob ein Defekt hämodynamisch signifikant ist. Die Lokalisation eines Vorhofseptumdefekts vom Primumtyp (partieller Atrioventrikulardefekt) wurde bereits beschrieben. Schwieriger darzustellen sind hochsitzende Vorhofseptumdefekte (Sinus-venosus-Defekt), die häufig mit einer partiellen Fehlmündung der rechtsseitigen Lungenvenen in den rechten Vorhof verbunden sind. Auch hier erhält man einen Hinweis auf einen bedeutungsvollen Links-rechts-Shunt auf Vorhofebene durch den Nachweis einer Vergrößerung des rechten Vorhofs und des rechten Ventrikels. Für den einfachen klinischen Gebrauch kann zur Größenbestimmung des rechten Vorhofs im subkostalen oder apikalen Vierkammerblick der linke Vorhof als Vergleichsgröße herangezogen werden. Normalerweise sind beide Vorhöfe annähernd gleich groß.

Ventrikelseptumdefekte. Eine Lokalisation von Ventrikelseptumdefekten ist im zweidimensionalen Echokardiogramm zumindest in der Form durchführbar, daß hochsitzende und muskuläre Ventrikelseptumdefekte unterschieden werden können. Hochsitzende Ventrikelseptumdefekte, d. h. membranös/perimembranös gelegene sowie solche vom Typ der Fallot-Tetralogie und supracristale Ventrikelseptumdefekte zeigen sich in der langen Achse und im apikalen Vierkammerblick unmittelbar unter der Aorta gelegen (Abb. 5.25). Muskuläre Ventrikelseptumdefekte hingegen können in der langen Achse meist nicht dargestellt werden. Der Nachweis erfolgt im apikalen oder subkostalen Vierkammerblick. In der kurzen Achse des linken Ventrikels erscheinen sie hinten im muskulären Ventrikelseptumanteil gelegen.

Valvuläre Aortenstenose. Die Beurteilung der Aortenklappe erfolgt vorzugsweise in der langen Achse von parasternal. Das empfindlichste Zeichen für eine Klappenstenose ist eine durchgehende Vor- und Rückwärtsbewegung der Klappensegel. Systolisch öffnet sich die Aortenklappe unvollständig und in Domstellung und diastolisch scheinen die geschlossenen Aortenklappensegel geringfügig zum linken Ventrikel „durchzuhängen" (Abb. 5.26). Zur Schweregradbestimmung einer valvulären Aortenstenose kann die Beweglichkeit der verdickten Aortenklappensegel herangezogen werden. Gut bewegliche Klappensegel sprechen für eine milde Ste-

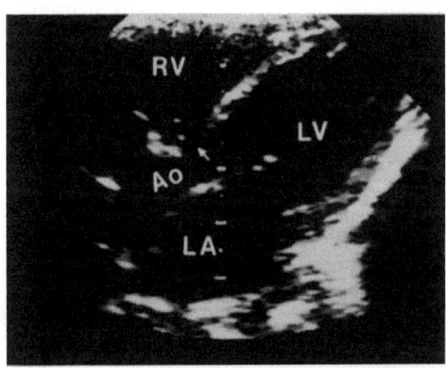

Abb. 5.25. Apikaler Zweikammerblick bei einem Kleinkind mit perimembranösem Ventrikelseptumdefekt. Orientierung und Abkürzungen entsprechen Abb. 5.11. Der *Pfeil* zeigt auf einen unterhalb der Aortenbasis gelegenen Ventrikelseptumdefekt, der von der rechten Seite durch Teile des Trikuspidalklappenapparats partiell überdeckt wird

Abb. 5.26 a, b. Parasternale lange Achse bei einem Kind mit mäßiggradiger valvulärer Aortenstenose. **a** In Systole erfolgt eine domförmige Öffnung der verdickten Aortenklappensegel (*Pfeile*). **b** In Diastole scheint die Aortenklappe zum linken Ventrikel hin durchzuhängen. (*AO* Aorta, *LA* linker Vorhof, *LV* linker Ventrikel)

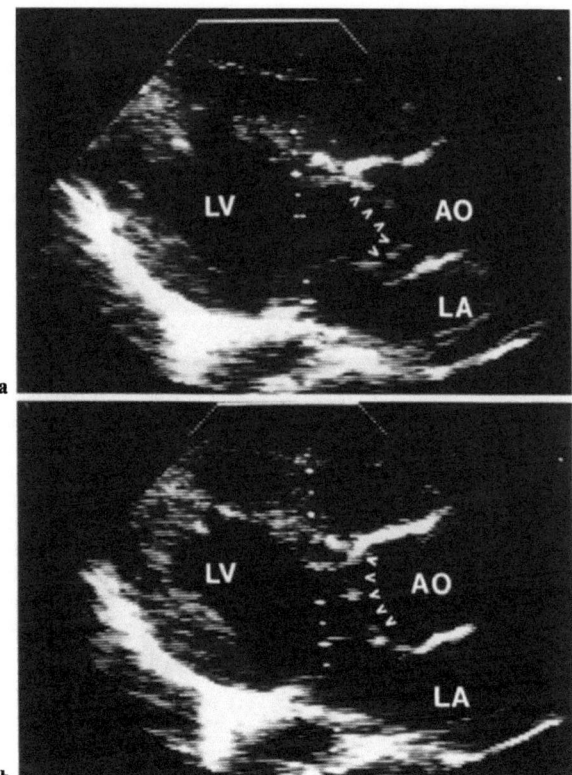

nose. Darüber hinaus erlaubt die Dickenmessung von linksventrikulärer Hinterwand und Ventrikelseptum den Nachweis einer konzentrischen Hypertrophie des linken Ventrikels, die mit zunehmendem Schweregrad der Stenose ebenfalls zunimmt.

Valvuläre Pulmonalstenose. Ihr Nachweis im zweidimensionalen Echokardiogramm ist schwierig, da die Pulmonalklappe nicht immer ausreichend gut dargestellt werden kann. Im Prinzip gelten dieselben Kriterien, wie sie für die Aortenklappenstenose beschrieben wurden. Kann man die stenotische Pulmonalklappe nicht selbst darstellen, so bleibt die Möglichkeit des Nachweises einer poststenotischen Dilatation des Pulmonalisstamms, der entweder durch den Nachweis einer Durchmesserzunahme des Gefäßes distal der Klappenebene in der langen Achse oder durch Größenvergleich des Pulmonalisstamms mit der aszendierenden Aorta in der kurzen Achse erfolgen kann.

Subaortale Stenosen. Membranöse Subaortenstenosen bilden sich in der langen Achse sowie im apikalen Zweikammerblick als unterhalb der Aortenklappenebene gelegene lineare Strukturen ab. Der Durchmesser ihrer Öffnung kann abgeschätzt werden, ohne daß dies eine direkte Aussage über die hämodynamische Auswirkung erlaubt. Ebenso können fibromuskuläre subaortale Obstruktionen als Wulstbildung am Ventrikelseptum unterhalb der Aortenklappe erkannt werden. Systolisch

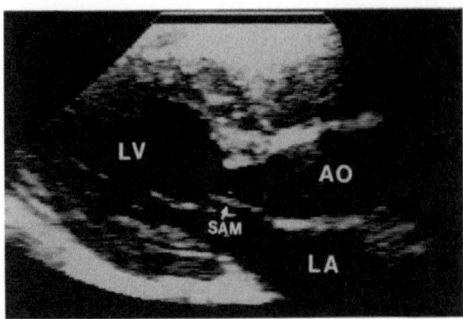

Abb. 5.27. Parasternale lange Achse bei einem Kind mit fibromuskulärer Subaortenstenose. Diese zeigt sich als echodichter Vorsprung, der unterhalb der Aortenklappenebene auf das vordere Mitralklappensegel hinzeigt. Dieses wölbt sich systolisch auf den Stenosewulst vor (*SAM*), wodurch der linksventrikuläre Ausflußtrakt auf 0,5 cm eingeengt wird. (Abkürzungen s. Abb. 5.26)

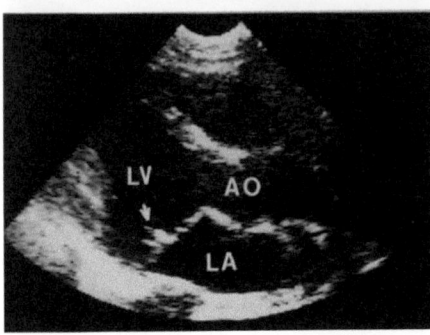

Abb. 5.28. Parasternale lange Achse bei einem 13 jährigen Mädchen mit Mitralklappenprolaps. Vorderes und hinteres Mitralklappensegel sind in der Systole zum linken Vorhof hin gewölbt, so daß der physiologische spitze Schlußwinkel der Mitralklappe verlorengegangen ist. Der funktionelle Schlußrand der Mitralis ist zum Klappenring verschoben, hierdurch krümmt sich der nunmehr freie anatomische Schlußrand entsprechend dem Sehnenfadenzug häkchenförmig nach vorn (*Pfeil*). (Abkürzungen s. Abb. 5.26)

erfolgt häufig eine Vorwärtsbewegung des vorderen Mitralsegels auf diese Struktur hin (SAM = „systolic anterior motion") (Abb. 5.27).

Mitralinsuffizienz. Eine leichte bis mäßige Mitralinsuffizienz kann echokardiographisch sicherlich nicht dargestellt werden. In schweren Fällen mit erheblicher Dilatation des linken Vorhofs kann diese Größenzunahme in verschiedenen Schnittebenen registriert werden. Die Kontraktion des linken Ventrikels ist gut, die Aorta auffallend klein. Kann eine systolische Dehiszenz zwischen vorderem und hinterem Mitralklappenschlußrand nachgewiesen werden, ist die Diagnose eindeutig.

Mitralklappenprolaps. Bei echokardiographischen Serienuntersuchungen ist der Mitralklappenprolaps sicherlich die häufigste kardiovaskuläre Fehlbildung, die durch diese Methode eindeutig und sicher nachgewiesen werden kann. Die typische trianguläre Schlußfigur der Mitralklappe mit Spitze zum linken Ventrikel hin ist weitgehend aufgehoben. Je nach Schweregrad wölben sich in der Systole Teile der Mitralklappensegel, meist des vorderen, konvexbogig zum Vorhof hin. Der Mitralklappenschlußrand ist funktionell geringfügig zur Klappenbasis hin verschoben, der anatomische Schlußrand ragt gelegentlich häkchenförmig nach oben in den linken Ventrikel hinein. Hieraus kann eine minimale Mitralinsuffizienz resultieren (Abb. 5.28).

Marfan-Syndrom. Infolge einer Texturveränderung kommt es zu einer Dilatation der Aorta und gelegentlich zu einem Aneurysma der Sinus Valsalvae, die rupturieren können. Rupturierte Sinus Valsalvae, Aneurysmen sowie dissezierende Aor-

Abb. 5.29. Parasternale lange Achse bei einem Kind mit Marfan-Syndrom. Die Aortenwurzel (*AO*) ist ektatisch erweitert, linker Ventrikel (*LV*) und linker Vorhof (*LA*) sind normal groß

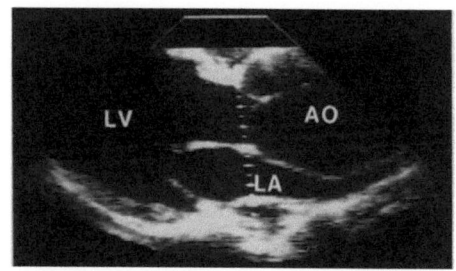

tenaneurysmen stellen eine Operationsindikation dar. Zusätzlich zur Dilatation der Aorta ist bei einem Teil der Patienten die Pulmonalarterie ebenfalls dilatiert. In der langen Achse des linken Ventrikels erkennt man eine mäßige Aufweitung des Aortenklappenrings und anschließend eine starke Erweiterung der Aortenwurzel (Abb. 5.29). Meist findet sich gleichzeitig ein Mitralklappenprolaps. In der kurzen Achse beider großen Gefäße von hoch parasternal kann deren Dilatation ausgemessen werden.

Herzmuskelerkrankungen

Myokarditis/dilatative Kardiomyopathie. Beide Erkrankungen zeigen ein identisches echokardiographisches Bild. Charakteristisch hierfür ist ein vergrößerter, hypodynamer linker Ventrikel sowie eine kleine Aorta. Die Mitralklappenöffnungsamplitude ist deutlich reduziert, d. h., der obere Umkehrpunkt des vorderen Mitralklappensegels in der Diastole ist weit vom Ventrikelseptum entfernt (Abb. 5.30). Durch Bestimmung der linksventrikulären Funktion sind Verlaufsbeobachtungen möglich.

Hypertrophe/obstruktive Kardiomyopathie. Diese myokardiale Fehlbildung ist primär und meist familiärer Natur. Sie manifestiert sich üblicherweise erst im Schulalter oder später. Dasselbe Krankheitsbild kann jedoch auch sekundär, z. B. durch endogene und exogene Katecholaminwirkung entstehen, häufig wird es bei Neugeborenen diabetischer Mütter und gelegentlich bei solchen mit Rh-Erythroblastose gefunden. Neuerdings wurde es als Nebenwirkung einer ACTH-Therapie beobachtet. Charakteristisch ist entweder eine konzentrische Hypertrophie des linksventri-

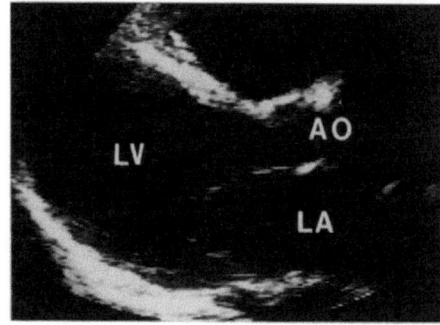

Abb. 5.30. Parasternale lange Achse bei einem Kind mit dilatativer Kardiomyopathie. Der linke Ventrikel (*LV*) ist stark vergrößert und hypokinetisch. Die Aorta (*AO*) ist infolge des kleinen Durchflußvolumens hypoplastisch, die Mitralklappenöffnung in der Diastole verringert (*LA* linker Vorhof)

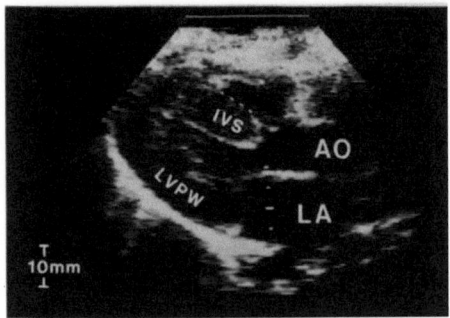

Abb. 5.31. Parasternale lange Achse bei einem Säugling mit hypertropher Kardiomyopathie nach ACTH-Therapie. Ventrikelseptum (*IVS*) und linksventrikuläre Hinterwand (*LVPW*) sind stark verdickt. Der linke Vorhof (*LA*) ist gegenüber der Aortenwurzel (*AO*) etwas erweitert

kulären Myokards oder eine überwiegende Hypertrophie des Ventrikelseptums (sog. asymmetrische Septumhypertrophie) (Abb. 5.31). Das Ausmaß der linksventrikulären Obstruktion wird überwiegend durch die subaortale Septumhypertrophie in der Systole, jedoch auch durch die verminderte Füllungsfähigkeit (Compliance) des linken Ventrikels in der Diastole bestimmt. Eine Vergrößerung des linken Vorhofs ist die Folge.

5.6.3 Perikarderguß

Ein Perikarderguß, durch Infektion, Herzinsuffizienz oder Trauma verursacht, ist als kardiologischer Notfall zu betrachten. Die diastolische Füllung des Herzens und somit der systolische Auswurf sind behindert. Die Echokardiographie ist die empfindlichste Methode zum Nachweis eines Perikardgusses, der sich als echoleere Zone zwischen Epikard und Perikard darstellt. Er kann in allen Schnittebenen durch die Ventrikel dargestellt werden (Abb. 5.32).

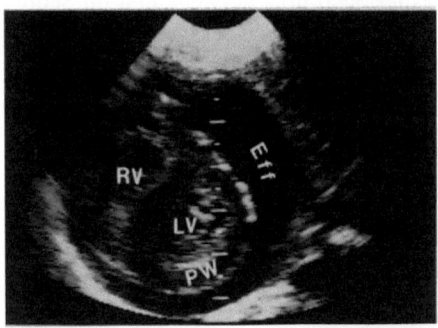

Abb. 5.32. Parasternale kurze Achse bei einem Säugling mit Perikarderguß. Die linksventrikuläre Hinterwand (*PW*) ist durch den im Ultraschallbild schwarz erscheinenden Perikarderguß (*Eff*) deutlich von der umgebenden Struktur (Epikard und Lunge) abgehoben. (*LV* linker, *RV* rechter Ventrikel)

5.6.4 Intrakardiale Thromben und Tumoren

Die zweidimensionale Echokardiographie ist die empfindlichste Methode zum Nachweis pathologischer intrakardialer Massen. Thromben können infolge eines zentralen Venenkatheters zur parenteralen Ernährung oder zur Ableitung des Li-

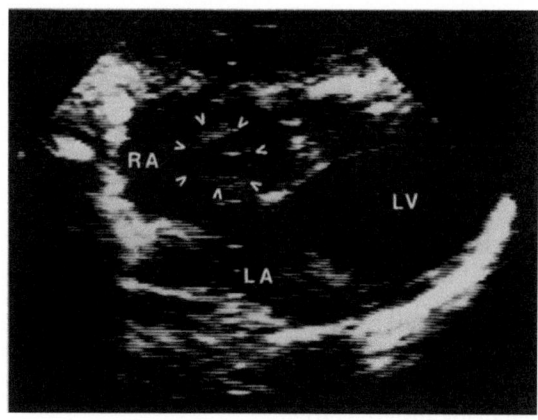

Abb. 5.33. Subkostaler Vierkammerblick bei einem Säugling mit ventrikuloatrialem Spitz-Holter-Shunt wegen Hydrozephalus. Am Ende des Regenbrechts-Katheters hat sich im rechten Vorhof (*RA*) ein Kugelthrombus gebildet (*Pfeile*), der den Durchmesser der Trikuspidalklappenöffnung hat. (*LA* linker Vorhof, *LV* linker Ventrikel)

quor cerebrospinalis am Katheterende oder an Irritationsstellen im rechten Vorhof und rechten Ventrikel entstehen. Sie werden im apikalen oder im subkostalen Vierkammerblick nachgewiesen (Abb. 5.33). Bei Patienten mit gestörter linksventrikulärer Funktion und Stase im linken Ventrikel können sich auch dort Thromben bilden. Teile dieser linksventrikulären, aber auch linksatrialen Thromben embolisieren bei einem Teil dieser Patienten in den systemischen Kreislauf. Eine pulmonale oder periphere Embolie erfordert bei einem Kind unbedingt den Anschluß intrakardialer Thromben.

Tumoren des Herzens können sowohl in die Lumina der Herzhöhlen (insbesondere der Vorhöfe) hineinwachsen als auch infiltrativ innerhalb des Myokards gelegen sein. Ein muraler Tumor unterscheidet sich wenig vom Bild eines muralen Thrombus, ein infiltrativ wachsender Tumor kann durch die unterschiedliche Echodichte zum umgebenden Myokard differenziert werden.

5.6.5 Kawasaki-Syndrom mit Koronaraneurysmen

Für die Verlaufsuntersuchung bei Kindern mit Kawasaki-Syndrom hat die zweidimensionale Echokardiographie zum Nachweis von Koronaraneurysmen einen hohen Stellenwert. Diese können gut erfaßt werden, sofern sie nicht weiter als ca.

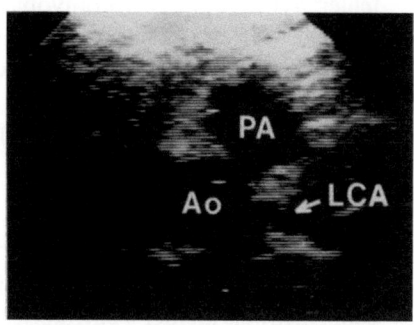

Abb. 5.34. Parasternale kurze Achse in Höhe des 2.–3. ICR bei einem einjährigen Knaben nach Kawasaki-Syndrom. Der Hauptstamm der linken Koronararterie (*LCA*), der aus der Aorta (*AO*) entspringt, ist deutlich erweitert (zum Vergleich s. Abb. 5.5). (*PA* Pulmonalarterie)

1,5 cm vom Ursprung der Koronararterien entfernt liegen. Gelegentlich können jedoch auch peripher liegende Aneurysmen als pathologisch vergrößerte Gefäßquerschnitte, z. B. des Ramus interventricularis anterior der linken Koronararterie, gesehen werden (Abb. 5.34).

5.7 Lokalisationsbestimmung von zentralen Venenkathetern

Da das Plastikmaterial zentraler Venenkatheter eine unterschiedliche Echodichte zum umgebenden Blut hat, lassen sie sich echokardiographisch nachweisen. Durch Applikation eines ultraschall-positiven Kontrastmediums kann die Katheterspitze genau lokalisiert werden.

5.8 Indikationen

Neugeborene

1. Früherkennung angeborener Herzfehler und Selektion, welche Kinder eine alsbaldige Herzkatheteruntersuchung benötigen.
2. Entscheidungshilfe zur Therapie bei angeborenem Herzfehler unabhängig von der Herzkatheteruntersuchung.
3. Vorklärung des Befundes zur besseren Planung des Verlaufs der Herzkatheteruntersuchung.

Altersunabhängig

1. Differenzierung angeborener und erworbener Herzfehler, die nach klinischer Untersuchung, EKG und ggf. Röntgenbild vermutet werden.
2. Eindeutige Diagnostik eines Mitralklappenprolaps.
3. Eindeutige Diagnostik eines Perikardergusses.
4. Nachweis linksventrikulärer Funktionsminderung: dilatative Kardiomyopathie und Myokarditis.
5. Nachweis einer linksventrikulären Hypertrophie, unabhängig von einem Herzfehler: hypertrophe Kardiomyopathie, Hypertonus.
6. Nachweis intrakardialer Tumoren und Thromben.
7. Verlaufsbeobachtung allgemeinpädiatrischer Krankheitsbilder mit Herzbeteiligung.
8. Verlaufsbeobachtungen bei Therapien mit bekannten kardialen Nebenwirkungen.
9. Lokalisation zentraler Katheter.

Eine zweidimensionale Echokardiographie ist *nicht* indiziert

1. bei Gesunden oder bei Patienten mit eindeutig akzidentellem Herzgeräusch,
2. zum Nachweis kleiner Ventrikelseptumdefekte.

5.9 Stellenwert

Die zweidimensionale Echokardiographie ist für die Diagnose und die Verlaufsbeobachtung von Herzfehlern und Herzerkrankungen von großem Wert. Den größten diagnostischen Fortschritt bringt sie in der Beurteilung kritisch kranker Neugeborener. Sie erlaubt eine schnelle Orientierung darüber, ob der kritische Zustand durch eine Herzerkrankung verursacht ist. Liegt ein Herzfehler vor, so beeinflußt sie wesentlich das weitere Vorgehen in diagnostischer und therapeutischer Hinsicht. Für das Neugeborene risikoreiche, invasive Untersuchungen können vermieden, auf einen späteren Zeitpunkt verschoben oder in ihrer Durchführung genau geplant und dadurch verkürzt werden.

Auch jenseits des Neugeborenen- und Säuglingsalters hat die zweidimensionale Echokardiographie einen wichtigen Stellenwert. Neben der Diagnostik angebore-

Tabelle 5.1. Allgemeinpädiatrische Krankheitsbilder mit Herzbeteiligung

I. Koronarerkrankungen
   Kawasaki-Syndrom

II. Herzmuskelerkrankungen
   A. Myokarditis
      Viren, Bakterien, Protozoen, Parasiten
   B. Stoffwechseldefekte
      1. Kohlehydratstoffwechsel
         M. Pompe, M. Hurler, M. Hunter, M. Sanfilippo, Fetopathia diabetica, Nesidioblastose
      2. Proteinstoffwechsel
         Aspartylglukosaminurie
      3. Pigmentstoffwechsel
         Hämochromatose
      4. Aminosäurenstoffwechsel
         Homozystinurie
      5. Fettstoffwechsel
         M. Fabry, M. Sandhoff, M. Tay/Sachs, Hyperlipoproteinämie Typ II
   C. Hämatologische Erkrankungen
      Thalassämie
   D. Idiopathischer oder renaler Hypertonus
   E. Iatrogene Herzmuskelveränderungen
      Therapie mit Zytostatika (Adriamyzin, Endoxan), Steroiden, Katecholaminen, ACTH
      Inadäquate Wasser- und Elektrolyttherapie
   F. Neuromuskuläre Erkrankungen
      Spinale Muskelatrophien
      Friedreich-Ataxie
   G. Störungen des Bindegewebsaufbaus
      Marfan-Syndrom
      Ehlers-Danlos-Syndrom
      Pseudoxanthoma elasticum
   H. Sonstige
      Phäochromozytom, Hypothyreose, Marasmus (Anorexia nervosa)

ner Herzfehler hilft sie, das Ausmaß einer Herzbeteiligung bei allgemeinpädiatrischen Erkrankungen zu erfassen und deren Verlauf besser zu beurteilen (ITHURALDE 1980) (Tabelle 5.1). Ein Beispiel hierfür ist das Kawasaki-Syndrom, das nicht selten durch eine Mitbeteiligung der Koronarien kompliziert ist. Auch die zytostatische Therapie kann zu einer Verminderung der Herzfunktion führen, die durch regelmäßige echokardiographische Untersuchung rechtzeitig zu erkennen ist und eine Änderung des therapeutischen Regimes erlaubt.

Es darf nicht verschwiegen werden, daß bei der Diagnostik zahlreicher Herzfehler, die sich jenseits des Neugeborenen- und Säuglingsalters manifestieren, eine zweidimensionale Echokardiographie zwar nützlich, jedoch nicht unerläßlich ist. Manche Herzfehler lassen sich allein durch klinische Untersuchung, EKG und Röntgenbild sicher diagnostizieren und in ihrer hämodynamischen Bedeutung ohne Zuhilfenahme der Echokardiographie abschätzen. Dies gilt auch für das typisch akzidentelle Herzgeräusch bei Kindern.

Die gute Darstellbarkeit des kindlichen Herzens in allen erdenklichen Schnittebenen, verbunden mit einem hohen Auflösungsvermögen moderner Echokardiographiegeräte, birgt die Gefahr in sich, daß minimale strukturelle Abweichungen erkannt und als pathologisch eingestuft werden. Durch den immanenten Zwang zu immer neuen echokardiographischen Kontrollen dieser unbedeutenden Veränderungen werden gesunde Kinder vom Arzt „krank gemacht". Eine kritische Einstellung zur Methode und eine strenge Auswahl der Indikationskriterien helfen uns, solche Fehler zu vermeiden.

Literatur

Allen HD, Sahn DJ, Goldberg SJ (1978) New serial contrast techniques for assessment of left-to-right shunting patent ductus arteriosus in the neonate. Am J Cardiol 41:228–294
Bradstamm R, Carabello BA, Mayers DL, Martin RP (1982) Two dimensional echocardiographic measurement of left ventricular ejection-fraction: Prospective analysis of what constitutes an adequate determination. Am Heart J 104:136–144
Feigenbaum H (1976) Echocardiography. Lea & Febiger, Philadelphia
Goldberg SJ, Allen HD, Sahn DJ (1977) Pediatric and adolescent echocardiography. Year Book Medical Publishers, Chicago
Hagan AD, Deely WJ, Sahn D, Friedman WF (1973) Echocardiographic criteria for normal newborn infants. Circulation 58:1221–1226
Henry WL, De Maria A, Gramiak R et al. (1980) Report of the American society of echocardiography committee on nomenclatture and standards in two-dimensional echocardiography. Circulation 62:212–217
Ithuralde M (1980) Cardiac involvement in general pediatric illness: Introduction. In: Goldmann M (ed) Pediatric cardiology, vol 4. Churchill Livingstone, Edinburgh, p 669
Keck EW (1977) Pädiatrische Kardiologie. Urban & Schwarzenberg, München Berlin Wien
Keith JD, Rowe RD, Vlad P (eds) (1978) Heart disease in infancy and childhood. Macmillan, New York
Lange L, Lichtenstein E, Bein G (1981) Standardisierungsempfehlungen für Abbildungen und Nomenklatur in der zweidimensionalen Echocardiographie. Z Kardiol 70:472–476
Lundström NR (ed) (1978) Echocardiography in congenital heart disease. Elsevier, Amsterdam
Moss AJ, Adams FH, Emmanouilides GC (eds) (1977) Heart disease in infants, children, and adolescents. Williams & Wilkins, Baltimore
Nadas AS, Fyler DC (1972) Pediatric cardiology. Saunders, Philadelphia

Oberhänsli I, Brandon G, Friedli B (1981) Echocardiographic growth patterns of intracardiac dimensions and determination of function indices during the first year of life. Helv Paediatr Acta 36:325–340

Schuhmacher G, Bühlmeyer K (1980) Diagnostik angeborener Herzfehler, Bd. 2. Perimed, Erlangen

Smallhorn JF, Tommasini G, Anderson RH, Macartney FJ (1982) Assessment of atrioventricular septal defects by two dimensional echocardiography. Br Heart J 47:109–121

Solinger R, Elbl F, Minhas K (1973) Echocardiography in the normal neonate. Circulation 57:108–114

Tajik A, Seward JB, Hagler DJ, Mair DD, Lie JT (1978) Two dimensional real-time ultrasonic imaging of the heart and great vessels. Mayo Clin Proc 53:271–303

Williams RG, Tucker CR (1977) Echocardiographic diagnosis of congenital heart disease. Little Brown, Boston

6 Leber

6.1 Normale sonographische Anatomie

Die Leber erscheint im Längsschnitt keilförmig mit kaudal spitzwinkligem Leberrand und kranial kuppelförmigem Dom, der vom echogenen Band des Diaphragmas begrenzt wird. Der kaudale Leberwinkel ist im Normalfall <45°. Die Kontur der Leber ist glatt begrenzt und verläuft ventral geradlinig, dorsal gewölbt. Während der Einatmung tritt die Leber beim Schulkind bis zu 4 cm tiefer. Fehlt die atemabhängige Leberbewegung oder ist sie eingeschränkt, so ist an eine Zwerchfellparese oder an einen perihepatischen Abszeß zu denken. Die Form der Leber paßt sich flexibel der Abdominalwand an. Entsprechend zeigen sich bei ihrem Tiefertreten während der Inspiration Formveränderungen. Die Leberhöhe nimmt von rechts nach links kontinuierlich ab. In der Medioklavikularlinie kann dorsal der Leber meist der kraniale Pol der rechten Niere dargestellt werden. Im Querschnitt nimmt die Leber in ihrem kranialen Anteil den gesamten rechten Oberbauch ein und zieht spitzwinklig bis etwa in Höhe der linken Medioklavikularlinie. Auch in dieser Schnittebene verläuft die ventrale Kontur geradlinig, die dorsale leicht gewölbt. Der Winkel zwischen ventraler und dorsaler Leberoberfläche beträgt <45°. Bei Verschiebung des Applikators von kranial nach kaudal wandert der linke Leberrand kontinuierlich nach rechts, so daß die kaudalen Abschnitte der Leberspitze nur noch an der rechten Flanke dargestellt werden können. Durch Kippen des Applikators nach kranial läßt sich das Zwerchfell abbilden. Es liegt als kräftiges, echoreiches Band der Leberkuppe direkt an. Die Leberkapsel läßt sich sonographisch nicht abgrenzen.

Das Lebergewebe zeichnet sich durch eine feine, homogene Echotextur mittlerer Echogenität aus. Feine Bindegewebssepten, die als Grenzflächen wirken, erzeugen dieses gleichmäßige Bild. Die Echogenität des Lebergewebes ist im Kindesalter meist höher als im Erwachsenenalter. Der Lobus caudatus läßt sich kranial der Leberpforte und links der V. cava inferior wegen seiner niedrigen Echogenität vom übrigen Lebergewebe deutlich abgrenzen. Dies kann Anlaß zur Fehldiagnose eines raumfordernden Prozesses sein. Gleiches gilt für den Riedel-Lappen, der sich ebenfalls durch verminderte Echogenität vom übrigen Lebergewebe unterscheiden kann. Es handelt sich hierbei um eine Vorwölbung der Leber ventral der V. cava inferior. Die ventrale Kontur der Leber kann durch ein kräftiges Reflexband unterbrochen sein, das bis zur Leberpforte zieht. Diese echoreiche Struktur entspricht dem Ligamentum falciforme. Sie läßt sich gelegentlich schwer von einer echoreichen Leberläsion, z. B. einer Metastase, unterscheiden (HILLMANN et al. 1979; PARULEKAR 1979).

In der Sternallinie zeigt sich dorsal der Leber die leicht konvexbogig verlaufende Aorta als ein reflexarmes Band mit harten Pulsationen. Unmittelbar paraaortal rechts verläuft als echofreies Band die V. cava inferior, deren pulssynchrone Kaliberschwankungen deutlich weicher sind und deren Weite zusätzlich atemsynchronen Schwankungen unterliegt. Beim Valsalva-Preßversuch erreicht die V. cava inferior ihren maximalen Durchmesser, so daß sie zweifelsfrei identifiziert werden kann. Gelingt ihre Darstellung nicht, so ist an eine Gefäßkompression oder -okklusion zu denken. In ihren kranialen Abschnitten ist die V. cava inferior allseits von Lebergewebe umgeben und kann bis zur Einmündung in den rechten Vorhof verfolgt werden. Durch Änderung der Untersuchungsebene gelingt es, die V. portae gleichzeitig mit der V. cava inferior darzustellen, wobei zwischen V. portae und V. cava inferior ein nach kaudal offener Winkel von 30–50° besteht. Im Querschnitt liegen V. cava inferior und Aorta dorsal der Leber und ventral der Wirbelsäule. Bei Verschiebung des Applikators nach kranial läßt sich im Querschnitt die V. portae ventral der V. cava inferior darstellen und bis zu ihrer Aufzweigung in den linken und rechten Pfortaderast verfolgen. Typisch für die Pfortaderäste ist ihre Begrenzung durch dichte Reflexbänder hoher Echogenität. Die Lebervenen bilden sich als völlig echofreie Strukturen mit fehlender Wandbegrenzung ab. Sie münden strahlenförmig, nach kranial leicht konkav, in den obersten Anteil der intraabdominellen V. cava inferior.

Vena portae, A. hepatica und Ductus choledochus liegen in der Leberpforte parallel, wobei der Ductus choledochus ventral der V. portae als feine tubuläre Struktur erscheint. Die sonographische Differenzierung der einzelnen Gefäßstrukturen in der Leberpforte ist außerordentlich schwierig, besonders bei Neugeborenen und Säuglingen. Bezüglich der intrahepatischen Differenzierung der Gangsysteme (Lebervenen, Pfortaderäste, Leberarterien und Gallengänge) s. Kap. 7.

6.2 Untersuchungsvorbereitung

Eine spezielle Vorbereitung zur Leberuntersuchung ist nicht erforderlich. Lediglich das Chilaiditi-Syndrom, eine Koloninterposition zwischen Bauchwand und Leber, kann die Untersuchung in seltenen Fällen behindern.

6.3 Untersuchungsdurchführung

Die Untersuchung erfolgt in Rückenlage des Patienten. In parallelen Längsschnitten wird die Leber von der linken Medioklavikularlinie bis zur rechten vorderen Axillarlinie durchmustert. Leberanteile, die durch Rippenschatten verdeckt sind, können während vertiefter Aus- und Einatmung untersucht werden, da sie sich dabei aus dem Rippenschatten herausbewegen. Sodann erfolgen Querschnitte durch Parallelverschieben des Schallkopfes von kranial nach kaudal sowie Rippenbogenrandschnitte mit kranialwärts gerichtetem Schallkopf. Damit sind kraniale Anteile der Leber bis zum Diaphragma darzustellen. Zudem ist eine rippenschattenfreie

Abbildung großer Leberabschnitte möglich. Zusätzlich empfiehlt sich die Untersuchung durch die Interkostalräume.

Für Fotodokumentation und Verlaufsuntersuchung besonders geeignet sind standardisierte Schnittebenen, die durch gleichzeitige Darstellung festgelegter anatomischer Strukturen topographisch eindeutig gekennzeichnet sind. Im Längsschnitt bietet sich hierzu die gleichzeitige Darstellung von Aorta, V. cava inferior, Gallenblase und rechter Niere an. Besonders geeignet sind Rippenbogenrandschnitte mit gleichzeitiger Abbildung der rechten Niere, V. cava inferior, V. portae und Aorta bzw. der Aufzweigung der Pfortaderäste oder im kranialen Leberabschnitt der Lebervenen. Beurteilt werden:

1. Lage
2. Größe
3. Form und Kontur des Organs
4. Atemverschieblichkeit
5. Binnenstruktur
   - Echotextur
   - Größe der Reflexe: fein, mittel, grob
   - Verteilung der Reflexe: homogen, inhomogen
   - Echogenität
6. Gefäße
   - Kaliber
   - Wandstruktur
   - Echomuster des Lumens
7. Topographie

Lebererkrankungen gehen häufig mit einer Milzvergrößerung einher (KOGA 1975; DITTRICH 1982). Aus diesem Grunde ist die gleichzeitige sonographische Untersuchung der Milz erforderlich.

6.4 Morphometrie

In Rückenlage wird die kraniokaudale Leberhöhe in 3 standardisierten Schnittebenen vermessen (Abb. 6.1). Die Schnittebene in der vorderen Axillarlinie wird als optisch größte Schnittfläche der Leber von der Flanke her definiert. Die Medioklavikularlinie ist durch die gleichzeitige Abbildung des oberen rechten Nierenpols in senkrechter Schallstrahlrichtung charakterisiert.

In der Sternallinie bildet sich bei gleichfalls senkrechter Schallrichtung die Aorta dorsal der Leber ab. Die 3 Meßwerte können rechnerisch zu einer Lebervergleichsgröße zusammengefaßt werden. Es zeigt sich eine kontinuierliche Zunahme der einzelnen Parameter in Abhängigkeit von der Körperlänge (WEITZEL 1979; DITTRICH et al. 1983). Die exakte Bestimmung der Lebergröße oder des Lebervolumens wird allerdings durch die große Variabilität der äußeren Form erschwert.

Abb. 6.1. Schematische Darstellung der Schnittebenen für die sonographische Morphometrie an Leber und Milz. *1* Vordere axillare Schnittebene, *2* medioklavikulare Schnittebene, *3* sternale Schnittebene; *4* longitudinale und *5* transversale Schnittebene der sonographischen Milzmorphometrie

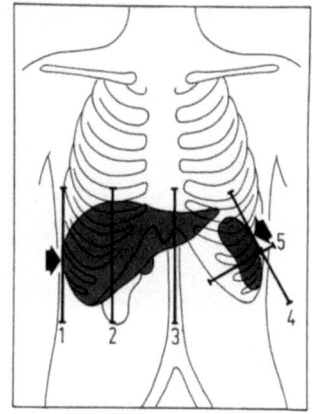

Während bei der Messung der Leberhöhe in verschiedenen Schnittebenen relativ konstante Verhältnisse gegeben sind, lassen sich Varianten der Leberform mit diesem morphometrischen Verfahren nicht erfassen. Die bei Erwachsenen entwickelte Lebervolumenbestimmung mittels Planimetrie an longitudinalen und transversalen Schnittebenen (RASMUSSEN 1972; KARDEL et al. 1971; RYLANCE et al. 1982) ist für die Pädiatrie nicht geeignet, da diese Untersuchung sehr zeitaufwendig ist und die Kooperation des Patienten erfordert.

6.5 Krankheitsbilder

Nach morphologischen Gesichtspunkten lassen sich Lebererkrankungen in diffuse Leberparenchymerkrankungen, umschriebene Lebererkrankungen und Erkrankungen mit Veränderungen der intrahepatischen Gefäße unterteilen.

6.5.1 Diffuse Leberparenchymerkrankungen

Hepatitis. Eine akute Hepatitis führt in der Regel zu einer deutlichen Vergrößerung der Leber mit einer Abrundung des sonst spitzwinklig ausgezogenen Leberrandes. Die Leber ist reflexärmer bei deutlich verminderter Schallschwächung. Die Pfortadergefäße erscheinen dilatiert. Sie sind durch kräftige Reflexbänder, sog. Uferbefestigungen, begrenzt. Bei der Hepatitis A haben wir im akuten Stadium nahezu regelmäßig eine deutliche Verdickung der Gallenblasenwand gesehen (Abb. 6.2). Im Akutstadium sind häufig auch Milz und Pankreas gleichzeitig vergrößert.

Im Unterschied zur akuten Hepatitis gibt es für die chronisch-persistierende Hepatitis keine sicheren Hinweise. Die chronisch-aggressive Hepatitis kann durch den vermehrten bindegewebigen Umbau zu einer Vergröberung der Echotextur und einer Zunahme der Echogenität des Lebergewebes führen. Die Aussagemöglichkeiten sind jedoch begrenzt (GOSINK et al. 1979; SHAWKER et al. 1981).

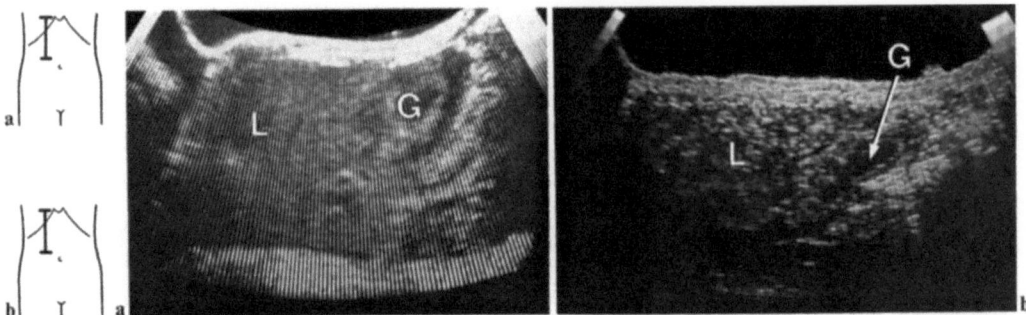

Abb. 6.2 a, b. (9 Jahre, m.) Türkischer Junge mit Hepatitis A. Lebervergrößerung, Gallenblasenwandverbreiterung. **a** Akutes Entzündungsstadium, **b** 3 Wochen nach Erkrankungsbeginn. (*G* Gallenblase, *L* Leber)

Zirrhose. Die Leber kann normal groß, vergrößert oder aber auch verkleinert sein. Eine Schrumpfung betrifft typischerweise den rechten Leberlappen. Bei der kleinknotigen Leberzirrhose lassen sich in der Regel Konturveränderungen nicht nachweisen. Dies gelingt jedoch meist bei der grobknotigen Leberzirrhose. Der Leberwinkel überschreitet in der Regel 45° und ist verplumpt. Die Echotextur ist unregelmäßig und grob bei vermehrter Echogenität. Es besteht eine deutliche Schallschwächung (DEWBURY und CLARK 1979). Neben der Pfortader sind gelegentlich auch die intrahepatischen Gallengänge deutlich erweitert. Bei der Palpation unter Ultraschallsicht zeigt sich, daß das Organ infolge seiner festen Konsistenz en bloc bewegt werden kann.

Metabolische Erkrankungen. Metabolische Erkrankungen führen nicht zu spezifischen Veränderungen des Organs. Im Vordergrund steht die Vergrößerung. Bei Glykogenosen ist die gleichzeitig nachweisbare Vergrößerung der Nieren beweisend für den Typ I. Niemann-Pick-Erkrankungen und Glykogenosen führen anscheinend zu einer erhöhten Schallschwächung durch die Leber. Bei der Tyrosinose stehen die zur Zirrhose führenden Umbauprozesse im Vordergrund (Abb. 6.3).

Leberinfiltration bei malignen Systemerkrankungen. Bei diesen Krankheitsbildern kommt es zu einer deutlichen Vergrößerung der Leber, wobei die Echogenität vermehrt oder vermindert sein kann. Spezifische Veränderungen lassen sich jedoch nicht nachweisen. Leberinfiltrationen kommen v. a. bei akuten lymphatischen Leukämien, beim M. Hodgkin (Abb. 6.4 und 6.5) und beim Neuroblastom vor.

Diffuse Leberparenchymerkrankungen

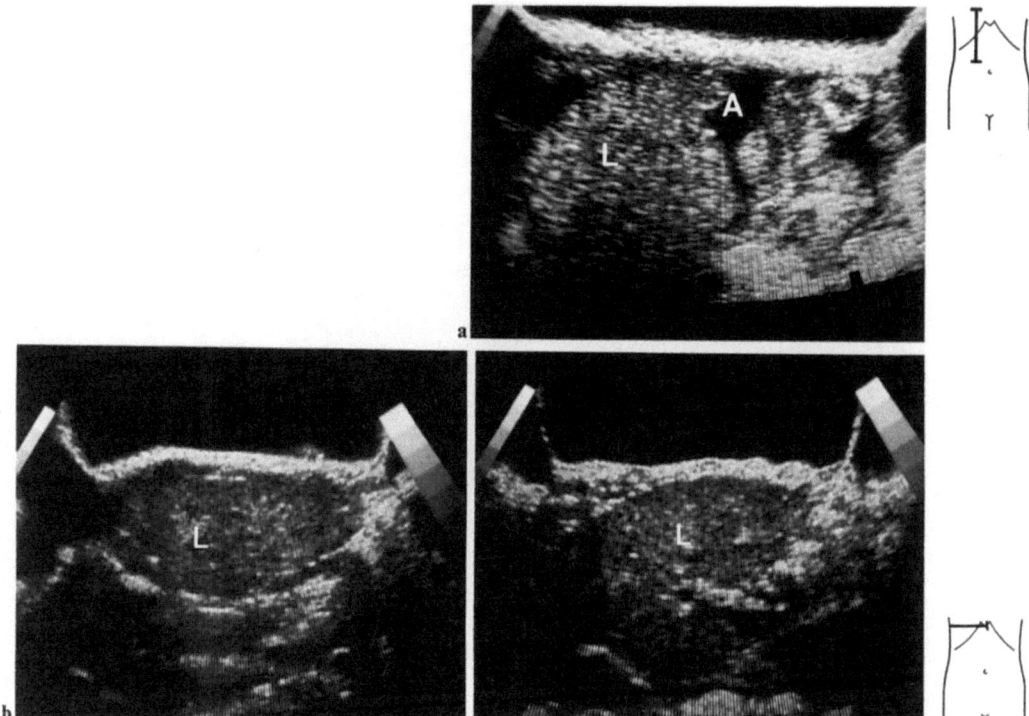

Abb. 6.3. a (5 Monate, m.) Tyrosinose, Leberzirrhose und Aszites (*A*). Flottierende Darmschlingen. Knotiger Umbau der Leber (*L*). **b + c** Zustand nach diätetischer Behandlung der Tyrosinose. Noch bestehende Lebervergrößerung und Abrundung des kaudalen Leberrandes. Aszites nicht mehr nachweisbar. Alter des Kindes jetzt 8 Monate

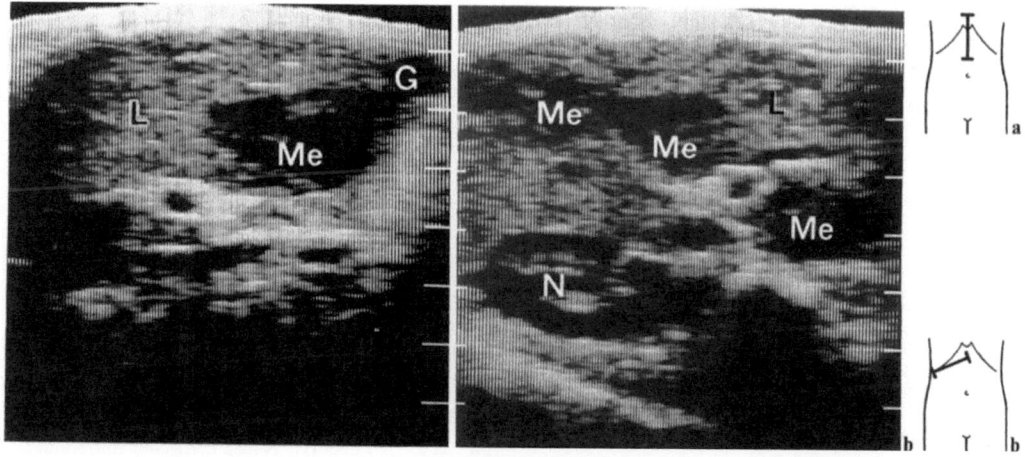

Abb. 6.4 a, b. (8 Jahre, m.) Lebermetastase beim Non-Hodgkin-Lymphom. Echoarme Form, scharf begrenzte umschriebene Raumforderung. (*L* Leber, *Me* Metastase, *G* Gallenblase, *N* rechte Niere)

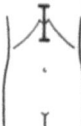
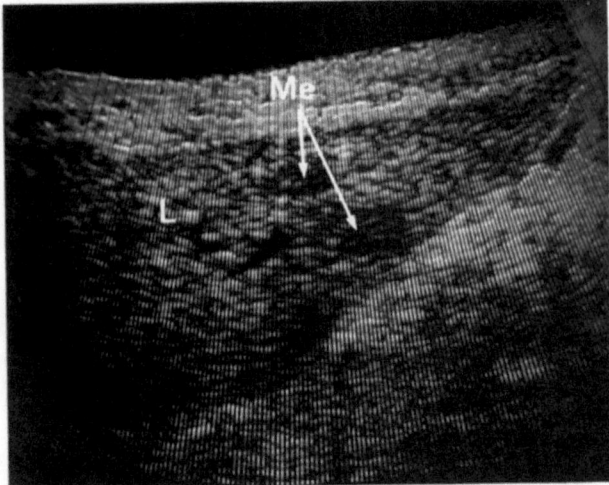

Abb. 6.5. (14 Jahre, m.) Rezidiv eines M. Hodgkin mit Leberbeteiligung. Metastasen (*Me*) vom echoarmen Typ. (*L* Leber)

6.5.2 Umschriebene Lebererkrankungen

Sonographisch lassen sich umschriebene von diffusen Lebererkrankungen differenzieren, wobei gleichzeitig zystische, solide und komplexe Raumforderungen unterschieden werden können. Umschriebene Raumforderungen im Leberparenchym sind bereits ab einer Größe von weniger als 0,5 cm nachweisbar. Die Abgrenzung derartig kleiner Prozesse ist an hochauflösende Geräte mit Schallfrequenzen von mehr als 5 MHz gebunden.

Hämangiome. Hämangiome erscheinen als rundliche Raumforderungen in der Leber. Sie können reflexfrei oder auch reflexreich mit höherer Echogenität als das umgebende Lebergewebe sein. Bei der Hämangioendotheliomatose sind häufig polymorphe Schallmuster mit zystischen und soliden Anteilen sowie Verkalkungen (Abb. 6.6) nachweisbar (Mc ARDLE 1978). Die Grenze zum Leberparenchym ist scharfrandig. Große Anteile der Leber können von diesen multiplen Raumforderungen betroffen sein (Abb. 6.7.). Die spontane oder durch Therapie indu-

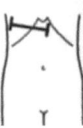
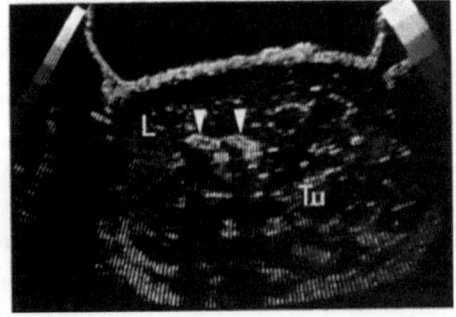

Abb. 6.6. (3 Wochen, w.) Hämangiomatose der Leber (*L*). Neben zystischen und soliden Anteilen sind zusätzlich intrahepatische Verkalkungen (Pfeile) nachweisbar. (*Tu* Tumor)

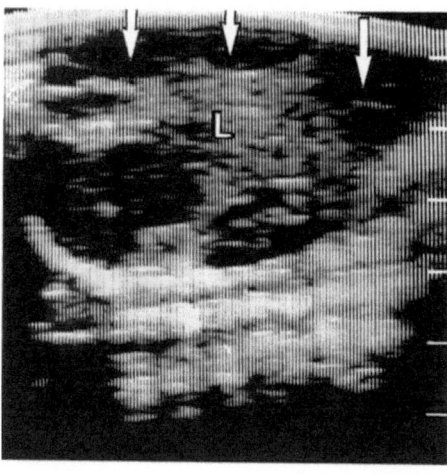
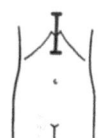

Abb. 6.7. (2 Wochen, m.) Hämangiomatose im Bereich des rechten Leberlappens. Gut abgrenzbare, teils zystische, teils solide, rundlich konfigurierte Raumforderung. Scheinbare Abrundung des kaudalen Leberrandes. (*L* Leber, *Pfeile:* Tumorbegrenzung)

zierte Rückbildung derartiger Organveränderungen ist durch engmaschige Verlaufsuntersuchungen objektivierbar.

Hamartome. Hamartome sind im Kindesalter selten. Ihre Echotextur ist unregelmäßig, die Echogenität kann geringer oder stärker als die des umgebenden Lebergewebes sein (Abb. 6.8), sie kann ihr auch völlig gleichen.

Adenome. Leberadenome unterscheiden sich z. T. nur wenig von der Echotextur des umliegenden Gewebes. Häufig ist jedoch die Echogenität deutlich geringer als die der Leber. Im Kindesalter kommen Adenome gehäuft bei Patienten mit Glykogenosen vor.

Abszesse. Ein Abszeß im Leberparenchym kann – wie auch Abszesse in anderen Körperregionen – ein sehr variables Schallbild erzeugen (vgl. Kap. 17). Er kann als Zyste imponieren, aber auch alle Kriterien eines malignen Tumors aufweisen. Bei Einschmelzung oder auch Einblutung in den Abszeß wird mitunter das Bild einer zystischen Raumforderung vorgetäuscht. Liegt bereits eine kapselartige Begrenzung vor, stellen sich echoreiche Randstrukturen dar. Der Verlauf kann sonographisch überwacht werden. Bei oberflächlicher Lokalisation ist die ultraschallgezielte Punktion mit anschließender Drainage möglich. Abszesse können solitär oder multipel auftreten. Unter Berücksichtigung von klinischer Symptomatik und La-

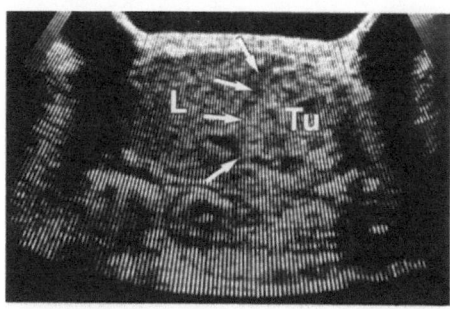
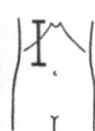

Abb. 6.8. Hamartom der Leber (*L*) in Form einer umschriebenen, überwiegend soliden, teils zystischen Raumforderung (*Tu*) am kaudalen Leberrand (*Pfeile*). Abrundung des Organs

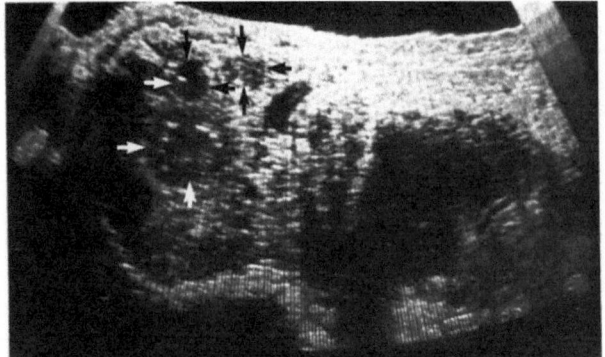

Abb. 6.9. (6 Monate, w.) Multiple Leberabszesse bei Sepsis (*Pfeile*)

boruntersuchungen kann die Diagnose Leberabszeß gesichert werden (Abb. 6.9). Subphrenische Abszesse stellen sich als sichelförmige oder elliptische Areale zwischen Leber und Diaphragma dar.

Zysten. Leberzysten sind im Kindesalter selten. Sie weisen die für Zysten typischen Schallkriterien einer reflexfreien Zone mit dorsaler Schallverstärkung auf. Da sie in Verbindung mit der polyzystischen Nierenerkrankung vorkommen können, sind stets die übrigen Abdominalorgane mitzuuntersuchen. Bemerkenswert ist, daß auch kongenitale Zysten nicht immer kugelig und glattwandig sein müssen (WEISS und WEISS 1983).

Echinokokkose. Der Echinococcus cysticus führt zu großen, zystischen, gelegentlich gekammerten Raumforderungen in der Leber, wobei die Zystenwand scharf vom Lebergewebe abgesetzt erscheint (Abb. 6.10). Gelegentlich verkalken die Zystenwände und verursachen dann im Schallbild einen typischen Schallschatten. Bei Verdacht auf Echinokokkose sind neben der Leber auch immer Milz und andere parenchymatöse Organe sonographisch zu untersuchen, da mit einer multiplen Manifestation gerechnet werden muß. Der Echinococcus alveolaris ist weit-

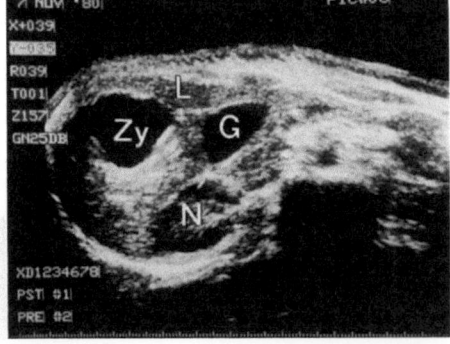

Abb. 6.10. (13 Jahre, w.) Echinokokkose der Leber Leber (Echinococcus cysticus). (*Zy* Zyste, *L* Leber, *G* Gallenblase, *N* rechte Niere)

Abb. 6.11. Hepatoblastom. Längsschnitt durch den rechten Leberlappen mit relativ scharf begrenztem, echoarmem Adenom (*Tu*) von 9 cm Durchmesser im kranialen Pol des rechten Leberlappens. (*L* Leber, *N* rechte Niere)

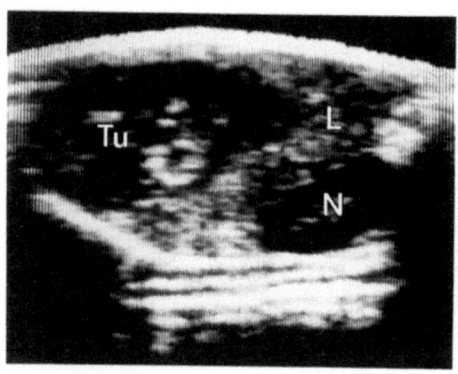

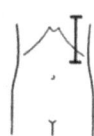

aus seltener, bevorzugt im rechten Leberlappen lokalisiert und führt zu Gewebsnekrosen mit unscharf begrenzten, zystischen Raumforderungen.

Hepatoblastom. Hepatoblastome weisen eine unregelmäßige, grobe Echotextur auf. Ihre Echogenität kann größer oder geringer als die des umgebenden Lebergewebes sein (Abb. 6.11). Die Abgrenzbarkeit gegenüber dem gesunden Leberparenchym erweckt den Eindruck einer Kapselbildung. Während maligne Hepatoblastome die intrahepatischen Gefäße infiltrieren, verdrängen benigne Hepatoblastome sie nur.

Rhabdomyosarkom. Das Rhabdomyosarkom der Leber imponiert ebenso wie das Hepatoblastom als solider, unscharf begrenzter Tumor mit sehr unregelmäßiger Echotextur und unterschiedlicher Echogenität.

Hepatozelluläres Karzinom. Hepatozelluläre Karzinome im Kindesalter sind sehr selten. Sie entwickeln sich solitär oder multilokulär auf dem Boden einer Leberzirrhose. Die einzelnen Tumorknoten zeigen eine unregelmäßige Echotextur niedriger bis mittlerer Echogenität. Das sonographische Erscheinungsbild kann dem einer Metastasenleber oder einer nodulären Hyperplasie ähneln.

Metastasenleber. Im Unterschied zur Erwachsenenmedizin ist die Metastasenleber im Kindesalter selten. Sie kommt vorwiegend beim Nephroblastom, beim Non-Hodgkin-Lymphom und beim Neuroblastom vor. In der Regel weisen die Metastasen eine feine Echotextur geringer Echogenität auf (Abb. 6.12–6.14). Die bei Erwachsenen beschriebenen Metastasen mit hoher Echogenität sind im Kindesalter wohl infolge der seltenen karzinomatösen Primärtumoren kaum anzutreffen.

Noduläre Hyperplasie. Die noduläre Hyperplasie entsteht auf dem Boden einer Leberzirrhose. Im zirrhotisch veränderten Lebergewebe treten multiple Regeneratknoten mit feiner Echotextur niedriger Echogenität auf. Da auch die Leberkontur durch diese Knoten höckrig verändert sein kann, entspricht das sonographische Bild dem einer Metastasenleber (ATKINSON et al. 1980).

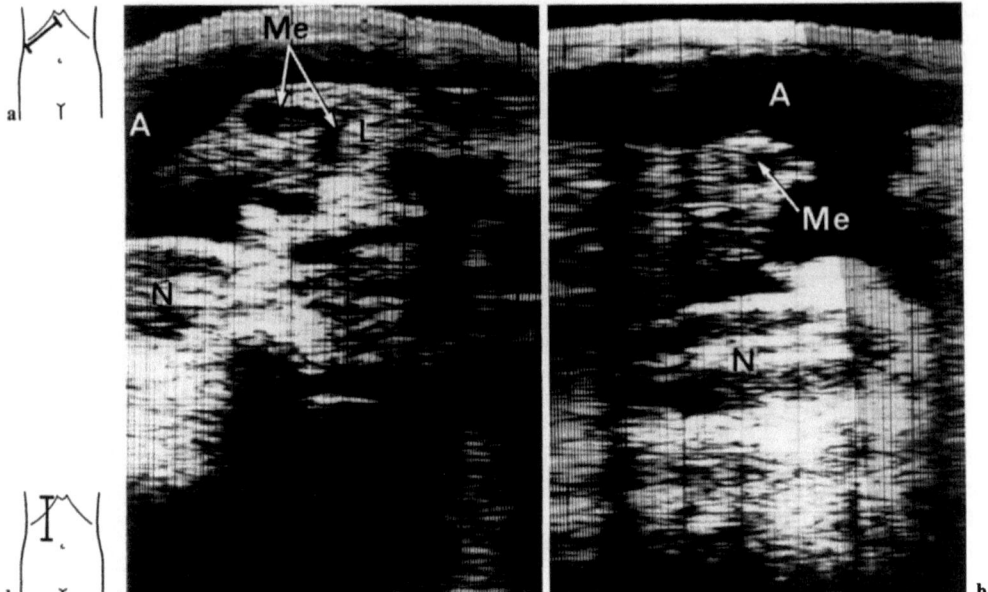

Abb. 6.12 a, b. (12 Jahre, w.) Metastase eines Lymphosarkoms. *A* Aszites, *N* Niere, *L* Leber, *Me* Metastase

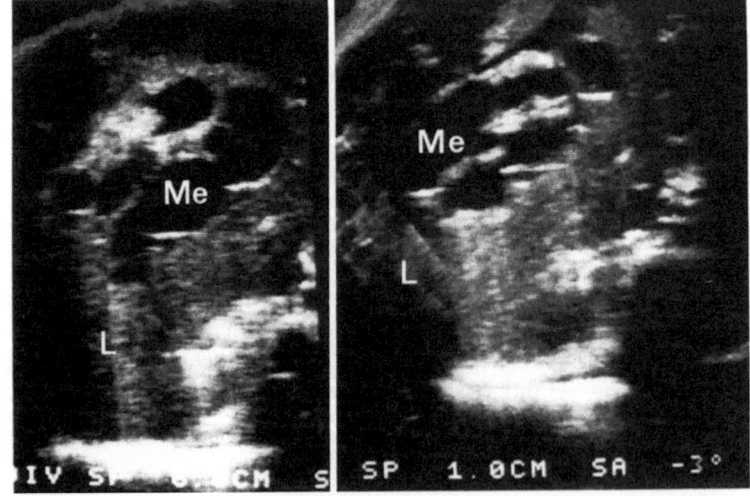

Abb. 6.13 a, b. (4 Jahre, m.) Zustand nach Wilms-Tumor. Lebermetastasen (*Me*). Nach zytostatischer Therapie Einschmelzung der metastatischen Bezirke, die als echofreie Raumforderungen im Bereich des rechten Leberlappens dargestellt sind. (*L* Leber)

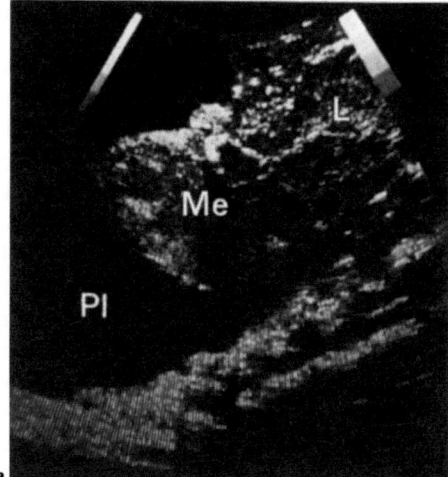
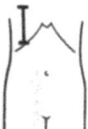
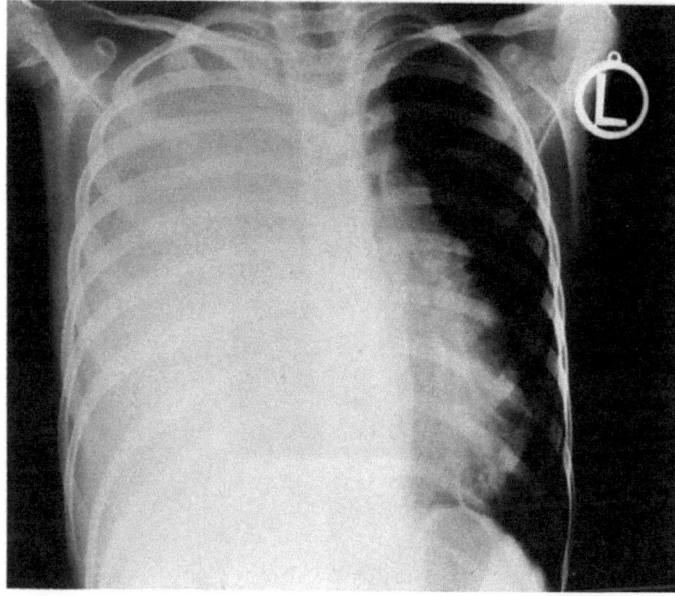

Abb. 6.14. a (7 Jahre, w.) Lebermetastase bei Wilms-Tumor. Vorwölbung der Metastase (*Me*) in den Thoraxraum, Pleuraerguß (*Pl*) rechts. **b** Korrespondierendes Röntgenbild bei Lebermetastasen mit Pleuraerguß (Wilms-Tumor). Grenzen zwischen Abdominal- und Thoraxraum nicht darstellbar

6.5.3 Erkrankungen mit Veränderungen der intrahepatischen Gefäße

Stauungsleber. Die akute Stauungsleber ist gekennzeichnet durch erniedrigte Echogenität, während bei der chronischen Stauungsleber neben einer erhöhten Echogenität auch eine vergröberte Echotextur des Lebergewebes beobachtet wird. Beide Formen der Erkrankungen sind verbunden mit einer Hepatomegalie und einer Dilatation der Lebervenen und der V. cava inferior (Abb. 6.15). Die atemabhängigen Kaliberschwankungen der V. cava inferior sind gering oder aufgehoben.

Budd-Chiari-Syndrom. Dieses Krankheitsbild ist sonographisch gekennzeichnet durch atypischen Verlauf und Erweiterung der Lebervenen, zudem durch die stenotische, bzw. nicht darstellbare Einmündungsstelle der Lebervenen in die V. cava inferior. Liegt der Block in den kleinen Lebervenen, so sind die Lebervenen nicht sichtbar oder haben ein enges Kaliber. Neben den genannten Veränderungen finden sich die Zeichen der portalen Hypertension.

Portale Hypertension. Im Falle der portalen Hypertension läßt sich das kleine Netz häufig im Längsschnitt ventral der Aorta und dorsal der Leber als eine Struktur mit dichter Echotextur hoher Echogenität verdickt darstellen. Im Querschnitt bildet es sich als eine Linie hoher Echogenität nahe der V. cava inferior ab. Hier gelingt es häufig, erweiterte gastroösophageale Venen darzustellen. BRUNELLE et al. (1981) konnten nachweisen, daß anhand dieser Kriterien die portale Hypertension sonographisch recht zuverlässig erfaßt werden kann (Abb. 6.16).

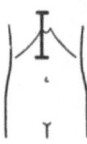
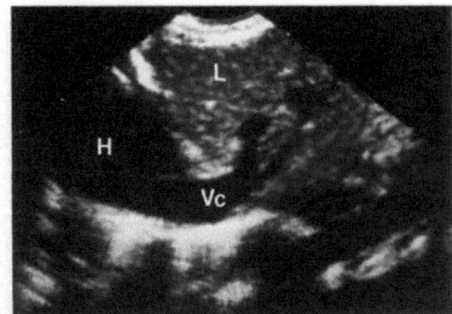

Abb. 6.15. (6 Jahre, m.) Lebervergrößerung bei kardialer Stauung. Erweiterung der V. cava inferior (*Vc*) und der Lebervenen. (*L* Leber, *H* Herz)

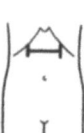
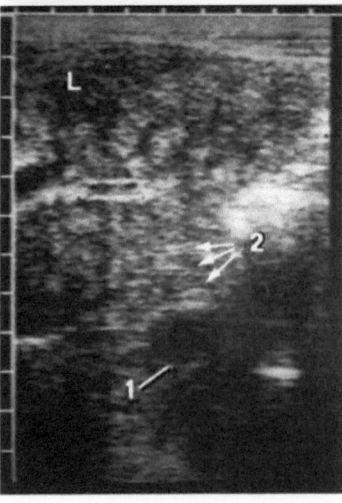

Abb. 6.16. (12 Jahre, w.) Leberzirrhose mit portaler Hypertension bei Mukoviszidose. Die Leber weist eine inhomogene, mittelgrobe Schalltextur erhöhter Echogenität auf. Das Omentum minus stellt sich mit zahlreichen Gefäßen (*2*) als Zeichen der portalen Hypertension verdickt dar. (*L* Leber, *1* Aorta)

6.6 Verlaufsuntersuchungen

Soweit eine einfache passagere Lebervergrößerung vorliegt, wie sie etwa im Gefolge viraler und bakterieller Infektionen auftreten kann, ist eine sonographische Verlaufskontrolle nicht notwendig, zumal die Lebergröße klinisch leicht zu erfassen ist. Dagegen ist die sonographische Untersuchung dann von Bedeutung, wenn die Organvergrößerung mit Struktur- oder Gefäßveränderungen verbunden ist. Dies trifft zu bei chronischen Lebererkrankungen, Stoffwechselstörungen, Stauungsleber, Gallenwegsobstruktionen, schließlich bei Tumorpatienten. Gerade bei ihnen gilt es, eine häufig durch die Radio- und Chemotherapie hervorgerufene Hepatomegalie abzugrenzen von einer möglichen Metastasierung oder einem Rezidiv der Grunderkrankung (Tabelle 6.1).

Während umschriebene Strukturveränderungen durch Verlaufskontrollen sicher zu erfassen sind, ist die Diagnose diffuser Lebertexturveränderungen, wie sie bei chronischen Umbauprozessen auftreten, schwierig. BRUNELLE et al. (1981) konnte immerhin zeigen, daß bei diesen Krankheitsbildern durch die Sonographie frühzeitig die Entwicklung einer portalen Hypertension diagnostiziert werden kann. Desgleichen läßt sich die Funktionsfähigkeit einer bei portaler Hypertension angelegten Anastomose überprüfen. Nach erfolgreicher Anastomosierung nehmen nämlich die Weite der Pfortadergefäße und die Milzgröße deutlich ab bei gleichzeitiger Kaliberzunahme der V. cava inferior. Die Anastomose zwischen V. portae und V. cava inferior oder zwischen V. lienalis und V. renalis ist nur ausnahmsweise darstellbar. Dagegen läßt sich eine Thrombosierung der V. cava inferior als Komplikation der Anastomosenoperation zuverlässig diagnostizieren.

Tabelle 6.1. Differentialdiagnose der Hepatomegalie

1. Infektionen
   - viral
   - Hepatitiden, Zytomegalie
   - infektiöse Mononukleose
   - bakteriell
   - Sepsis, Leberabszeß
   - Lues
   - parasitär
   - Lambliasis, Echinokokkose
   - septische Granulomatose
   - rheumatische Erkrankungen
   - postinfektiös
2. Stoffwechselerkrankungen
   - Speichererkrankungen
   - Glykogenosen, Lipoidosen, Polysaccharidosen, Amyloidose
   - Zirrhose unterschiedlicher Genese
   - Galaktosämie
   - Fruktoseintoleranz
   - parenterale Ernährung
   - toxisch, z.B. bei ausgedehnter Verbrennung
3. Leberstauung
   - kardial
   - Lebervenenthrombose (Budd-Chiari-Syndrom)
4. Gallenwegsobstruktion
   - Stein
   - Inspissated-bile-Syndrom bei Hämolyse
5. Hämatologische Erkrankungen
   - hämolytische Anämien
   - Lymphome
   - Histiozytose X
6. Lebertumoren
   - Hamartom
   - Leberzelladenom
   - Hämangioendotheliom
   - Metastasen, z.B. Neuroblastom
7. Differentialdiagnose
   - subphrenischer Abszeß
   - Lungenemphysem

Desgleichen gelingt die Diagnose eines als Folge von Lebererkrankungen sich entwickelnden Aszites sonographisch früher als mit klinischen Methoden.

Eine andere Indikation zur Verlaufskontrolle stellen perkutane Eingriffe an der Leber dar. So sollte vor der Punktion die Lage der Gallenblase bestimmt werden. Nach der Punktion ist durch entsprechende sonographische Überwachung eine Blutung auszuschließen. Bei perkutanen Abszeßdrainagen kann die Effizienz der Therapie überprüft werden.

6.7 Indikationen

- Bestimmung der Lebergröße
- Diagnostik der Hepatomegalie
- Cholestase
- Tumordiagnostik
- pathologisch erhöhte Leberenzymwerte
- Fieber unklarer Genese
- Leberbiopsien
- Verlaufskontrolle chronischer Lebererkrankungen
- Überwachung von Tumorpatienten.

6.8 Stellenwert

Die Sonographie ist die Basismethode der bildgebenden Diagnostik der Leber. Vor allem bewährt sie sich bei der Differenzierung umschriebener Prozesse von diffusen Lebererkrankungen. Hier hat sie die Leberszintigraphie abgelöst. Eine Erweiterung der Aussagen ist hier nur durch die Computertomographie zu erreichen. Die invasive Leberangiographie ist nur dann noch indiziert, wenn zusätzliche Informationen für ein operatives Vorgehen notwendig erscheinen.

Zur Differenzierung diffuser Parenchymerkrankungen eignet sich die Sonographie dagegen nur bedingt. Zwar sind Umbauprozesse erkennbar, jedoch haben hier klinische, biochemische und histologische Befunde größere Relevanz. Bei chronischen Lebererkrankungen ist besonders auf die Größenentwicklung der Milz zu achten, die nach Untersuchungen von KOGA und MORIKAWA (1975) Rückschlüsse auf Umbauprozesse der Leber zuläßt, desgleichen auf die Darstellung portaler Gefäße, die eine zuverlässige Beurteilung der portalen Hypertension ermöglichen.

Die Mitbeteiligung von Organen wie Leber, Pankreas, Milz und Nieren bei Speichererkrankungen kann zwar sonographisch auf Grund der Echotextur und Organgröße beurteilt werden. Allerdings ist keine Aussage über Art und Menge der gespeicherten Substanz möglich. Dies bleibt der Computertomographie vorbehalten.

Literatur

Atkinson GO, Kodroff M, Sones PJ, Gay BB (1980) Focal nodular hyperplasia of the liver in children: A report of three new cases. Radiology 137:171–174

Bernardino ME, Green B (1979) Ultrasonographic evaluation of chemotherapeutic response in hepatic metastases. Radiology 133:437–441

Brunelle F, Pariente D, Alagille D, Chaumont P (1981) Etude echotomographique de l'hypertension portale chez l'enfant. Ann Radiol (Paris) 24:121–130

Dewbury KC, Clark B (1979) The accuracy of ultrasound in the detection of cirrhosis of the liver. Br J Radiol 52:945–948

Dewbury KC, Joseph AEA, Millward Sadler GH, Birch SJ (1980) Ultrasound in the diagnosis of the early liver abscess. Br J Radiol 53:1160–1165

Dittrich M, Milde S, Dinkel E, Baumann W, Weitzel D (1983) Sonographic biometry of liver and spleen size in childhood. Pediatr Radiol 13:206–211

Gosink BB, Lemon SK, Scheible W, Leopold GR (1979) Accuracy of ultrasonography in diagnosis of hepatocellular disease. AJR 133:19–23

Hadidi A (1979) Ultrasound findings in liver hydatid cysts. JCU 7:365–368

Hillman BJ, D'Orsi CJ, Smith EH, Bartrum RJ (1979) Ultrasonic appearance of the falciform ligament. AJR 132:205–206

Kamin PD, Bernardino ME, Green B (1979) Ultrasound manifestation of hepatocellular carcinoma. Radiology 131:459–461

Kardel T, Holm HH, Rasmussen SN, Mortensen T (1971) Ultrasonic determination of liver and spleen volumes. Scand J Clin Lab Invest 27:123–128

Koga T (1979) Correlation between sectional area of the spleen by ultrasonic tomography and actual volume of the removed spleen. JCU 7:119–120

Koga T, Morikawa Y (1975) Ultrasonographic determination of the splenic size and its clinical usefulness in various liver diseases. Radiology 115:124

McArdle CR (1978) Ultrasonic appearances of a hepatic hemangioma. JCU 6:73–124

Parulekar SG (1979) Ligaments and fissures of the liver: Sonographic anatomy. Radiology 130:409–411

Prando A, Goldstein HM, Bernardino ME, Green B (1979) Ultrasonic pseudolesions of the liver. Radiology 130:403–407

Rasmussen SN (1972) Liver volume determination by ultrasonic scanning. Br J Radiol 45:579–585

Rylance GW, Moreland TA, Cowan MD, Clark DC (1982) Liver volume estimation using ultrasound scanning. Arch Dis Child 57:283–286

Shawker TH, Moran B, Linzer M, Parks SI, James SP, Stromeyer FW, Barranger JA (1981) B-scan echo-amplitude measurement in patients with diffuse infiltrative liver disease. JCU 9:293–301

Weiss H, Weiss A (1983) Ultraschall-Atlas. Internistische Ultraschalldiagnostik mit schnellen B-Bild-Geräten. Edition Medizin, Weinheim Deerfield Beech

Weitzel D (1979) Lebersonographie. In: Hahn K (ed) Pädiatrische Nuclearmedizin, Bd. 1. Kirchheim, Mainz, S. 9–12

7 Gallenblase und Gallenwege

7.1 Normale sonographische Anatomie

7.1.1 Gallenblase

Die gefüllte Gallenblase stellt sich beim nüchternen Patienten bauchdeckennah zwischen Leberunterfläche und rechter Niere echofrei dar (Abb. 7.1). Binnenechos sind meist Artefakte, etwa durch Verstärkerrauschen oder Wiederholungsechos. Im Längsschnitt zeigt die Gallenblase eine elliptische bis birnenförmige Gestalt, es bestehen jedoch zahlreiche Formvarianten (Abb. 7.2). Die normale Gallenblasenwand ist ca. 1 mm dick und kann nur mit hochauflösenden Geräten oder bei zusätzlicher, freier abdomineller Flüssigkeit abgegrenzt werden. Aufgrund eigener Untersuchungen beträgt bei nüchternen Neugeborenen und Säuglingen die Gallenblasenlänge mindestens 2 cm, meistens aber 3–4 cm und der Gallenblasendurchmesser 0,5–1 cm (PETERS et al. 1982).

Postprandial kontrahiert sich die Gallenblase (Abb. 7.1 a, b) manchmal bis zur Nichtdarstellbarkeit. In diesen Fällen ist ein freier biliärer Abfluß anzunehmen. Entleerungsstörungen sind zu erwarten bei peripheren Gallengangsatresien, schweren Hepatitiden, Mukoviszidose, Gallenwegskonkrementen und bei infektbedingter Gallenblasenektasie. Läßt sich die Gallenblase bei lege artis durchgeführter Untersuchung (s. 7.2) nicht auffinden, ist beim Vorliegen einer klinischen Symptomatik die weitere diagnostische Abklärung dringend geboten.

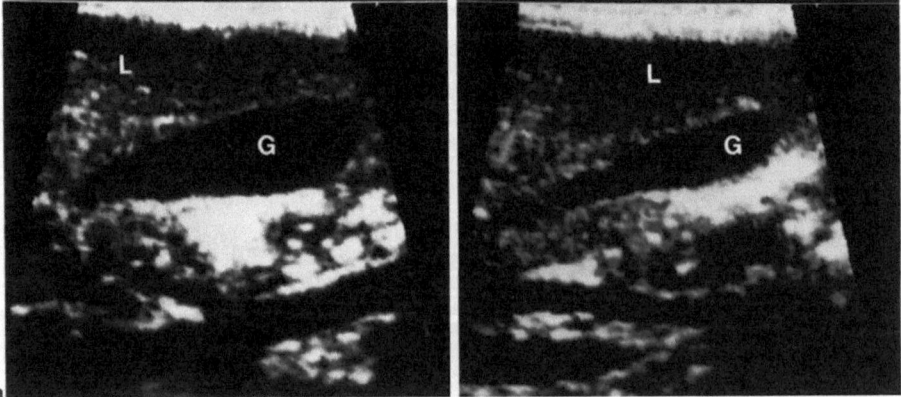

Abb. 7.1 a, b. Normale Gallenblase eines nüchternen Neugeborenen vor (**a**) und 30 min nach Verabreichung einer Milchmahlzeit (**b**). Die Gallenblase (*G*) stellt sich in typischer Konfiguration dar und ist kurze Zeit postprandial bereits deutlich kontrahiert. (*L* Leber)

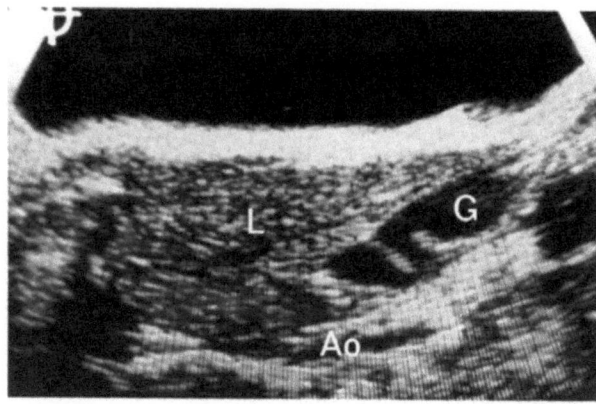
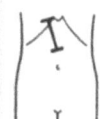

Abb. 7.2. (4 Wochen, w.) Stark geschlungene Gallenblase (*G*). Normale Formvariante ohne pathologische Bedeutung

7.1.2 Gallenwege

Die Gallenwege sind als ein feinlumiges Gefäßsystem parallel zu den Pfortaderästen sichtbar. Jenseits der Verzweigungsstelle in Ductus hepaticus dexter et sinister ist die Unterscheidung von den gleich verlaufenden Leberarterien unmöglich, so daß sich die Untersuchung auf die Darstellung des Ductus choledochus konzentriert.

Eine Unterscheidung zwischen Ductus hepaticus communis und Ductus choledochus ist sonographisch meist nicht möglich, da es nicht immer gelingt, die Einmündungsstelle des Ductus cysticus zu erfassen (Abb. 7.3). Wenn im folgenden vom Ductus choledochus gesprochen wird, ist deshalb der Ductus hepaticus communis immer mitgemeint. Bezüglich seines Kalibers gibt es bisher nur bei Erwachsenen sonographische Größenangaben (LAING et al. 1978; PERLMUTTER und GOLDBERG 1976; PAREKULAR 1979; DEWBURY 1979), die bei 6–8 mm liegen. Bei Neugeborenen und Säuglingen hat der Ductus choledochus nach eigenen Untersuchungen einen Durchmesser von 1–2 mm. Derartig feine anatomische Strukturen verlangen jedoch eine Untersuchung mit Schallköpfen von mindestens 5, besser aber

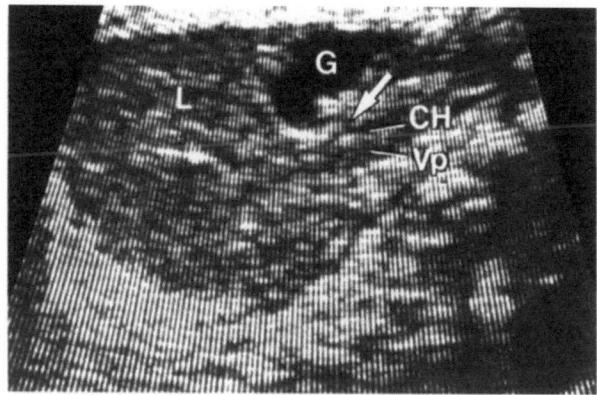
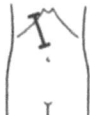

Abb. 7.3. (3 Tage, m.) Gallenwege eines Neugeborenen mit parenteraler Ernährung. Großlumige Gallenblase (*G*), nicht erweiterte Gallenwege. Die Mündung des Ductus cysticus in den Ductus hepaticus zum Ductus choledochus (*CH*) ist deutlich zu sehen (*Pfeil*). Die V. portae (*Vp*) ist dabei nur angeschnitten darstellbar

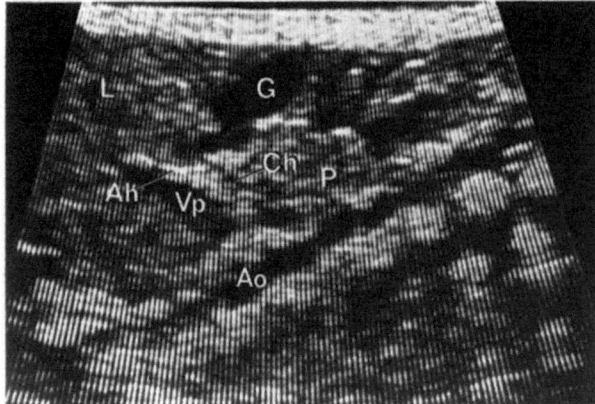
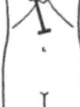

Abb. 7.4. Gallenwege eines nüchternen Neugeborenen. Mündung von Ductus cysticus in den Ductus hepaticus zum Ductus choledochus (*Ch*), der bis in das Pankreas hinein verfolgt werden kann. Gleichzeitig ist die Aorta (*Ao*) mitdokumentiert. (*Ah* A. hepatica, *G* Gallenblase, *L* Leber, *P* Pankreas, *Vp* V. portae)

7–10 MHz. Da die Leberarterien im Leberhilus gleiches Kaliber aufweisen und ein ähnliches Schallbild erzeugen, ist die Unterscheidung zwischen beiden Gefäßsystemen schwierig. Aufgrund anatomischer Verlaufsvarianten ist auch keine ausreichend verläßliche topographische Zuordnung möglich. Als sichere morphologische Unterscheidungsmerkmale gelten:

für den Ductus choledochus:

- die Einmündung der Gallenblase über den Ductus cysticus,
- der Verlauf des Ductus choledochus in das Pankreas (Abb. 7.4);

für die A. hepatica:

- Gefäßpulsationen im Sinne echter Kaliberschwankungen,
- Darstellung des Verlaufs aus dem Truncus coeliacus heraus.

Die Verbindung der A. hepatica zum Truncus coeliacus läßt sich auch im Subkostalschnitt, also im Querschnitt der V. portae zeigen. Die dann ebenfalls im Querschnitt abgebildete A. hepatica liegt der Pfortader zumeist ventral und links an, während sich der Ductus choledochus rechts ventral der Pfortader findet. Diese topographischen Beziehungen lassen sich nicht in allen Fällen nachweisen. Es genügt aber auch als Grundlage eines Normalbefundes parallel zur Pfortader 2 Gefäßsysteme darzustellen (Abb. 7.5).

Zur anatomischen Orientierung stellen V. portae, V. cava und Aorta wichtige topographische Leitstrukturen dar. Nach anfänglicher paralleler Anordnung der Gallengänge zu den Pfortaderästen nimmt der Ductus choledochus einen zum Pfortaderstamm leicht divergierenden Verlauf. Nach vorheriger Einstellung der großen Gefäße wird die Gallenblase im maximalen Längsschnitt aufgesucht. Von dieser Position wird über den Verlauf des Ductus cysticus die Abbildung des Ductus choledochus angestrebt. Dieser schwierige Untersuchungsabschnitt gelingt nur, wenn das Kind sich ruhig, zumindest nicht abwehrend verhält. Nach Darstellung des Ductus choledochus kann man versuchen, diesen durch feinste Kipp- und Schiebebewegungen des Schallkopfes zusammen mit der V. portae und/oder V. cava darzustellen (Abb. 7.6). Oft sind dabei die großen Gefäße nicht mit maximalem Querschnitt dokumentierbar.

Gallenwege

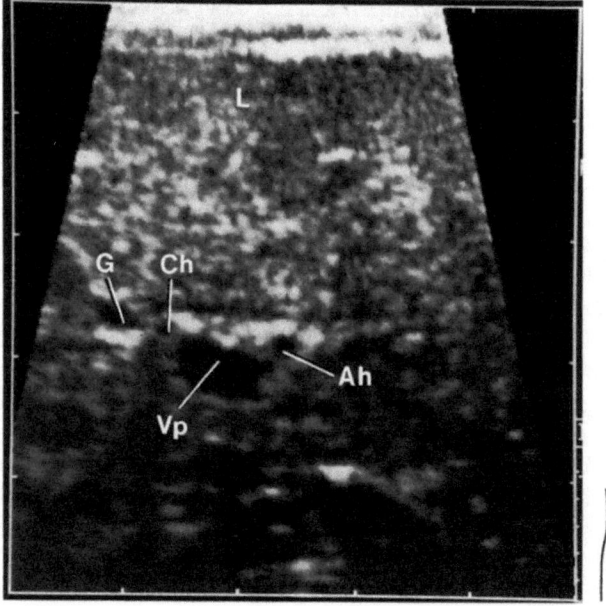

Abb. 7.5 (Neugeborenes) Gleichzeitige Darstellung von A. hepatica (*Ah*) und Ductus choledochus (*Ch*) ventral der Pfortader (*Vp*). Der Gallenblasenhals ist links vom Ductus choledochus abgebildet

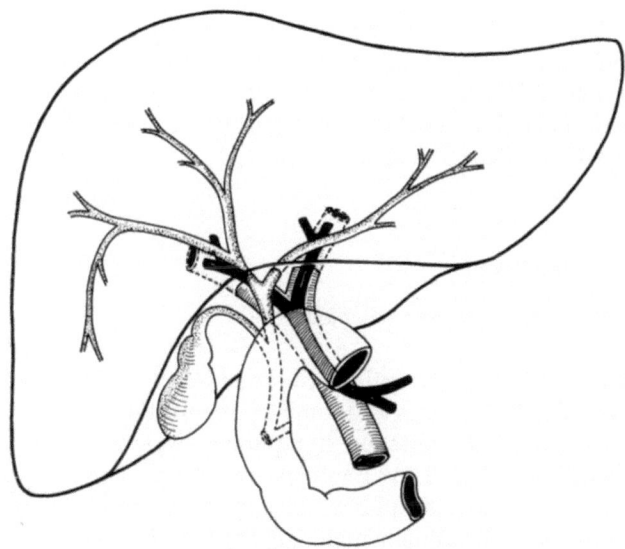

Abb. 7.6. Anatomie der Gefäße am Leberhilus (der untere Leberrand ist zur besseren Übersicht angehoben gezeichnet). Die Leberarterie ist zur Unterscheidung von den Gallenwegen schwarz abgebildet

7.2 Untersuchungstechnik

Die Gallenwegsonographie erfolgt grundsätzlich nüchtern. Bei jüngeren Kindern reicht in der Regel ein Nüchternintervall von 4 h aus. Insbesondere morgens vor der ersten Mahlzeit gelingt die Darstellung der Gallenwege in der Regel hervorragend. Da aber bei einem hungrig schreienden Kind die Aussagekraft der Untersuchung erheblich gemindert ist, kann bereits während der Untersuchung gefüttert werden. So kann die Kontraktilität der Gallenblase mitbeurteilt werden, da bereits nach einer halben Stunde regelmäßig eine deutliche Abnahme des Gallenblasenkalibers meßbar ist (Abb. 7.1).

Längere Nahrungspausen bleiben besonderen Fragestellungen vorbehalten, insbesondere wenn bei Anwendung der oben beschriebenen Technik keine Darstellung der Gallenblase möglich war. Wir konnten bisher bei jedem nüchternen Kind mit normalen Gallenwegen die Gallenblase darstellen.

Untersucht werden die Kinder in Rückenlage. Positionswechsel wie Stehen und Seitenlage können zur zusätzlichen, diagnostischen Abklärung, etwa bei Gallensteinen oder bei schlechter Darstellbarkeit infolge Meteorismus, vorgenommen werden; sie sind aber in der Regel nicht erforderlich.

Gallenblase und Gallenwege werden am besten in der Längsschnittebene ihres anatomischen Verlaufes dargestellt (Abb. 7.3). Zur Orientierung beginnt der Untersucher mit dem Subkostalschnitt und sucht durch Kipp- und Schiebebewegungen des Schallkopfes die Gallenblase. Dabei werden durch entsprechendes Nachführen des Schallkopfes die Atemverschiebungen im Leberhilus ausgeglichen. Nach Auffinden der Gallenblase wird durch Drehbewegungen die maximale Längsschnittebene aufgesucht. Zum weiteren technischen Ablauf s. 7.1.

Wegen der komplizierten Anatomie und des dreidimensionalen Verlaufs der Gefäße ist die sonographische Dokumentation der Gallenwege äußerst problematisch. Bei normalen anatomischen Verhältnissen genügt ein Längsschnitt der Gallenblase sowie ein hepatischer Subkostalschnitt, der Gallenblase, u. U. den Ductus choledochus, V. portae, V. cava, Aorta und Niere jeweils im Transversalschnitt abgebildet. Bei pathologischen Prozessen richtet sich die Dokumentation in Art und Ausmaß nach dem jeweiligen Befund.

7.3 Krankheitsbilder

7.3.1 Erkrankungen der Gallenblase

Gallenblasenektasie. Bei parenteral ernährten Kindern ist die Gallenblase oft erweitert (Abb. 7.7). Dieses Phänomen wird ebenfalls bei entzündlichen Erkrankungen, wie beim mukokutanen Lymphknotensyndrom, bei Polyarteriitis nodosa, Scharlach, Brucellosen und Leptospirosen, beobachtet. Der Befund kann so ausgeprägt sein, daß die hydropische Gallenblase bis ins kleine Becken reicht und keine topographische Zuordnung mehr zuläßt (Abb. 7.8).

Cholezystitis. Bei der Cholezystitis findet sich im akuten Stadium ebenfalls eine vergrößerte Gallenblase. Bei der sonographischen Untersuchung fällt auf, daß die

Erkrankungen der Gallenblase

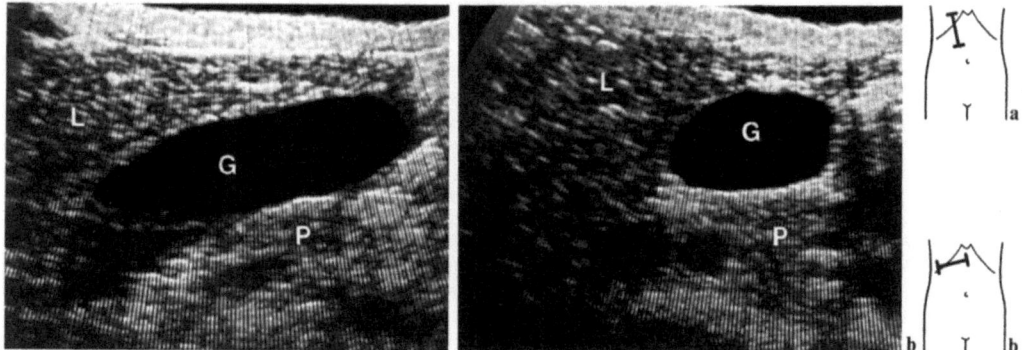

Abb. 7.7 a, b. (8 Jahre, m.) Gallenblasenektasie nach stumpfem Bauchtrauma. Dorsal der Gallenblase (*G*) ist das Pankreas (*P*) sichtbar, dessen Echogenität aufgrund der dorsalen Schallverstärkung erhöht wirkt. (*L* Leber)

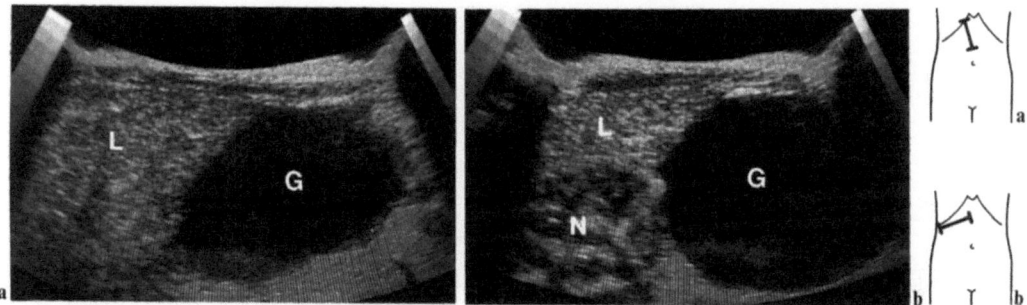

Abb. 7.8 a, b. (3 Jahre, m.) Massiver Gallenblasenhydrops bei mukokutanem Lymphknotensyndrom (Kawasaki-Syndrom). Aufgrund der Exzessivität des Befunds ist keine Organzugehörigkeit der Zyste mehr bestimmbar. (*G* Gallenblase, *L* Leber, *N* Niere)

Gallenblase druckempfindlich ist. Ferner wird die entzündungsbedingte Wandverdickung sichtbar. Die Cholezystitis ist im Kindesalter selten und wird vorwiegend bei älteren Kindern diagnostiziert. Sie kann ebenfalls bei gleichzeitig bestehenden Hepatitiden beobachtet werden (Abb. 7.9).

Cholezystolithiasis. Gallenblasenkonkremente erzeugen im Gallenblasenlumen einen Echokomplex hoher Echogenität, an den sich ein Schallschatten anschließt (Abb. 7.10). Bei kleineren Konkrementen kann der Schallschatten fehlen. Nur die Lageverschieblichkeit in der Gallenblase bei Wechsel der Untersuchungsposition (Stehen, Seitenlage) erlaubt die sichere Abgrenzung kleinerer Konkremente gegenüber Gallenblasenpolypen. Bei länger bestehender Gallenblasenektasie kann man gelegentlich das Sludgephänomen beobachten (Abb. 7.11). Am Gallenblasenboden läßt sich in diesem Fall eine reflexreiche Zone abgrenzen, die keinen Schallschatten verursacht. Durch Lagewechsel oder Palpation kann sie aufgeschüttelt werden.

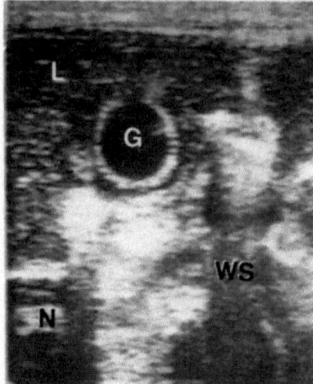
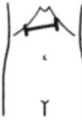

Abb. 7.9. (6 Jahre, w.) Gallenblasenwandverdickung im Rahmen einer akuten Hepatitis A. Die Wand ist auf 9 mm verdickt. Die innere Wandschicht besitzt eine vermehrte, die äußere eine erniedrigte Echogenität im Vergleich zum Leberparenchym. (*G* Gallenblase, *L* Leber, *N* Niere, *WS* Wirbelsäule)

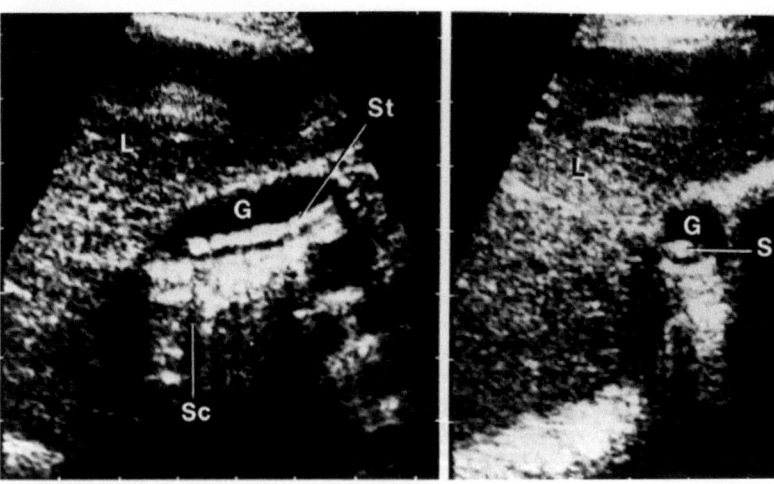
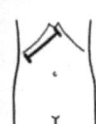

Abb. 7.10. (4 Jahre, w.) Perlschnurartig angeordnete Gallenblasenkonkremente bei Thalassämie. (*L* Leber, *G* Gallenblase, *St* Stein, *Sc* Schallschatten)

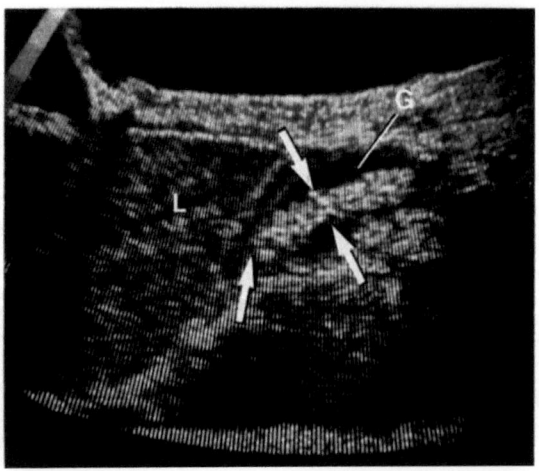
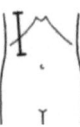

Abb. 7.11. (12 Jahre, m.) Typisches Sludgephänomen in der Gallenblase (*G, Pfeile*) bei ikterischem Patienten mit chronisch-aggressiver Hepatitis

Eine Sonderstellung nimmt die Steingallenblase ein: Die Gallenblase ist ausgefüllt mit Konkrementen, so daß es bereits an ihrer ventralen Wand zur totalen Schallreflexion kommt. Daher ist eine Darstellung der Gallenblase nicht mehr möglich. Gallenblasenkonkremente sind in der Pädiatrie außerordentlich selten. Neben ätiologisch nicht abklärbaren Erkrankungen werden sie häufig bei chronischen hämolytischen Prozessen, wie Thalassämie, Kugelzellanämie etc., beobachtet (HOLT et al. 1978; HARNED und BABBITT 1975). Beim Vorliegen dieser Erkrankungen sollte deshalb stets das Gallenwegsystem auf Konkremente untersucht werden.

Gallenblasenempyem, Porzellangallenblase, Gallenblasentumor. Diese Erkrankungen kommen im Kindesalter extrem selten vor. Ihr sonographisches Erscheinungsbild ist aus der internistischen Literatur bekannt. Beim Gallenblasenempyem lassen sich im Gallenblasenlumen multiple Reflexe nachweisen. Die Porzellangallenblase ist gekennzeichnet durch die erhebliche Verdickung der Gallenblasenwand. Bei Gallenblasentumoren findet man eine unregelmäßig verdickte Gallenblasenwand meist mit Infiltration in das Lebergewebe.

7.3.2 Erkrankungen der Gallenwege

Choledochuszyste. Eine Choledochuszyste stellt sich als reflexfreie Raumforderung mit dorsaler Schallverstärkung unter der Leber im Hilusbereich dar. Eine sichere Abgrenzung zur Gallenblase ist dann möglich, wenn die Untersuchung sowohl prä- als auch postprandial erfolgt. Im Einzelnen lassen sich folgende Typen unterscheiden:

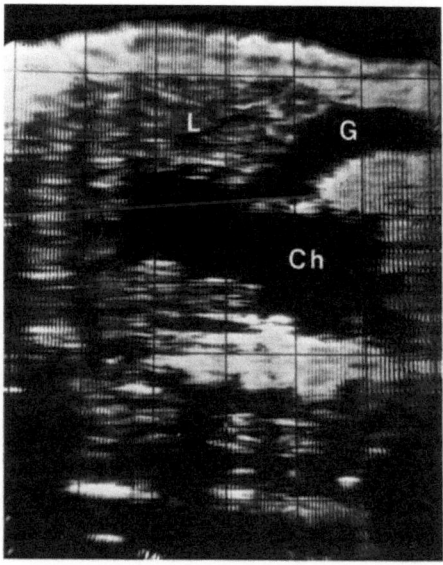
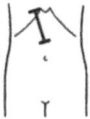

Abb. 7.12. Choledochuszyste. Die Gallenblase (*G*) mündet in einen auf 3 cm Durchmesser erweiterten Ductus choledochus (*Ch*)

Typ 1: Zystische Erweiterung des Ductus choledochus (Abb. 12)
Typ 2: Divertikel des Ductus choledochus
Typ 3: Choledochocele
Typ 4: Multiple, segmentale Erweiterungen oder Divertikel der intra- oder extrahepatischen Gallenwege

Bemerkenswert ist, daß die klassische Trias: Ikterus, palpabler Tumor im rechten Oberbauch und abdomineller Schmerz nur bei einem Fünftel der Patienten beobachtet wird (MEDRANO-HEREDIA J. et al. 1979). Nur bei gleichzeitig bestehender Obstruktion kommt es zu einer Erweiterung der intrahepatischen Gallenwege. Aufgrund eines wahrscheinlich gemeinsamen Pathomechanismus liegt häufig gleichzeitig eine Carolische Erkrankung vor.

Choledochuszysten können zu einer Cholestase und/oder zu einer Pankreatitis führen.

Extrahepatische Gallengangsatresie. Bei der extrahepatischen Gallengangsatresie finden wir im Wesentlichen zwei Konstellationen. Bei der klassischen extrahepatischen Gallengangsatresie finden sich keine erweiterten Gallenwege, zudem läßt sich die Gallenblase oft nicht oder nur hypoplastisch abbilden (Abb. 7.13). In der zweiten Befundgruppe können stark erweiterte Gallenwege und eine vergrößerte Gallenblase als Ausdruck einer peripheren Atresie (Abb. 7.14) mit vergleichsweise günstiger Prognose nachgewiesen werden. Zu postoperativen Verlaufsdiagnostik der extrahepatischen Gallengangsatresie siehe 7.5.

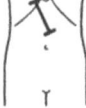
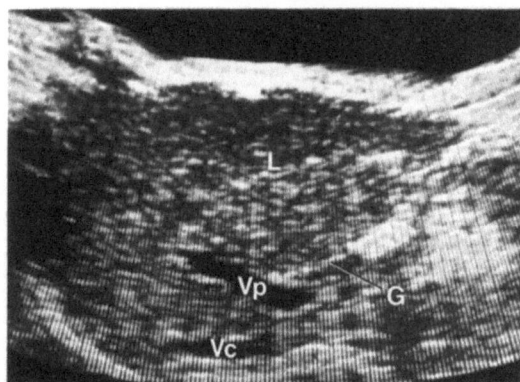

Abb. 7.13. Gallengangsatresie bei einem männlichen Säugling. Die Gallenblase (*G*) stellt sich stark verkleinert dar und weist auch nach Gabe einer Mahlzeit keine Kaliberschwankungen auf. Parallel zur Pfortader (*Vp*) ließen sich 2 Wegsysteme darstellen. Der Verdacht auf vorhandene anastomosierbare Gallenwege wurde intraoperativ bestätigt. (*Vc* V. cava inferior)

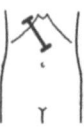
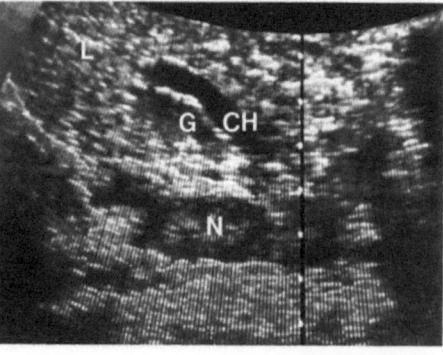

Abb. 7.14. Periphere extrahepatische Gallengangsatresie mit konsekutiv erweiterten Gallenwegen bei einem weiblichen Säugling mit Zustand nach Gastroschisis. (*CH* Ductus choledochus, *L* Leber, *N* Niere)

Intrahepatische Gallengangshypoplasie (intrahepatische Gallengangsatresie, duktuläre Hypoplasie, Paucity of the interlobular bile ducts). Diesem Krankheitsbild liegt eine zahlenmäßige Verminderung und Hypoplasie der Gallenductuli zugrunde. Man unterscheidet dabei eine syndromatische und eine nicht syndromatische Form (ALAGILLE 1979). Bei den von uns beobachteten Fällen konnten wir eine normale Gallenblase und – soweit untersucht – eine postprandiale Kontraktion feststellen.

Caroli's disease. Diesem Krankheitsbild liegt eine segmentale, cystische Dilatation der intrahepatischen Gallenwege zugrunde, die sich möglicherweise sonographisch nachweisen läßt. Ihr gehäuftes Auftreten zusammen mit Choledochuscysten haben wir bereits oben erwähnt. Bei einem Teil der Patienten besteht zusätzlich eine Leberfibrose, aus der sich eine Leberzirrhose und portale Hypertension entwickelt und prognostisch entsprechend ungünstig ist. Aufgrund des sonographischen Befundes kann die weitere diagnostische Abklärung in Form einer intravenösen oder transhepatischen Cholangiographie vorgenommen werden.

7.4 Indikationen

- Cholestatischer Ikterus
- Raumforderungen im rechten Oberbauch
- Bauchschmerzen
- hämolytische Anämien
- Pankreatitis
- Leberblindpunktion

7.5 Stellenwert

Die herausragende Indikation zur Gallenwegsonographie im Neugeborenen- und Säuglingsalter ist die Differenzierung des Cholestasesyndroms. Da die beiden Hauptursachen – neonatale Hepatitis und Gallenwegsatresie – klinisch und laborchemisch nicht voneinander unterschieden werden können (POLEY 1979; FEIST 1979; THALER und GELLIS 1968; BLÄKER 1980), müssen zusätzlich morphologische Untersuchungsmethoden eingesetzt werden. Neben der bisher angewandten hepatobiliären Sequenzszintigraphie (EISSNER et al. 1982; MILLER et al. 1980; SHARP et al. 1967; COLLIER et al. 1980; HAYDEN et al. 1978) und Leberhistologie (ALAGILLE und ORDIÈVRE 1979; PEREZ-SOLER 1976) gewinnt die Sonographie zunehmend an Bedeutung (GEBEL und HUCHZERMEYER 1979; ABRAMSON et al. 1982; GATES et al. 1980). Wie in 7.1 dargestellt wurde, gelingt beim Neugeborenen regelmäßig die sonographische Darstellung der Gallenblase. Kontrahiert sich die Gallenblase postprandial, kann dies als Zeichen eines biliären Abflusses in das Duodenum gewertet werden. In Übereinstimmung mit anderen Autoren (GATES et al. 1980; ABRAMSON et al. 1982) konnten wir bei keinem Kind mit extrahepatischer Gallengangsatresie einen Normalbefund erheben.

Die Diagnose einer Choledochuszyste oder einer kongenitalen Choledochusstenose ist sonographisch sicher zu stellen. Die Unterscheidung zwischen beiden anatomischen Formen kann der intraoperativen Cholangiographie überlassen werden (WEITZEL und BECK 1974; KANGARLOO et al. 1980; MEDRANO-HEREDIA et al. 1979; PIYACHON et al. 1976).

Finden sich sonographisch erweiterte Gallenwege, kann die Indikation zur perkutanen transhepatischen Cholangiographie und ggf. -drainage gestellt werden. Diese ist dann unter sonographischer Kontrolle gezielt und damit erfolgreicher durchführbar (OWMAN und REICHARDT 1979) (Abb. 7.15).

Die sonographischen Befunde bei neonataler Hepatitis, der wichtigsten Differentialdiagnose zur extrahepatischen Gallengangsatresie sind noch uneinheitlich (ABRAMSON et al. 1982; GATES et al. 1980). Teilweise werden unauffällige biliäre Verhältnisse angetroffen (Abb. 7.16), teilweise gelingt die Darstellung der Gallenblase nicht. Dies ist möglicherweise auf technische Unzulänglichkeiten bei der Untersuchung zurückzuführen (Einsatz von ungeeigneten Compoundgeräten, unbefriedigende Auflösung, nicht ausreichend nüchterne Patienten).

Bei der Differenzierung des neonatalen Cholestasesyndroms können jedoch folgende sonographische Aspekte als gesichert gelten:

1. Erweiterte Gallenwege sind im Neugeborenenalter beweisend für eine operationsbedürftige Cholangiopathie.
2. Bei nicht nachweisbarer Gallenblase im nüchternen Zustand muß wegen Verdachts auf Gallengangsatresie unverzüglich die weitere Abklärung erfolgen.
3. Bei Vorliegen einer normalen Gallenblase, die sich postprandial kontrahiert, und bei nicht erweiterten Gallenwegen ist eine Gallengangsatresie unwahrscheinlich.

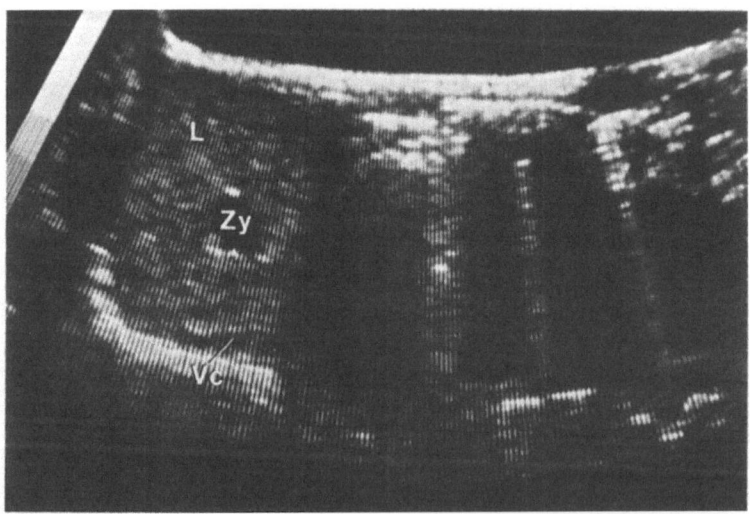
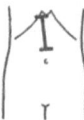

Abb. 7.15. Intrahepatische Gallengangszyste bei einem männlichen Säugling mit Zustand nach einer erfolglosen Anastomosierungsoperation bei extrahepatischer Gallengangsatresie. Die Zyste (Zy) konnte perkutan punktiert und drainiert werden. Da die Cholestase unverändert blieb, konnte auf eine probeweise Reanostomosierungsoperation verzichtet werden. (Vc V. cava inferior)

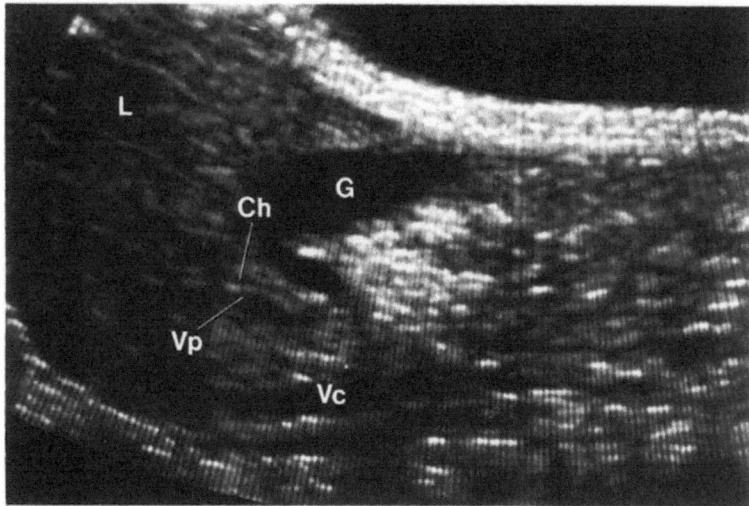

Abb. 7.16. Neonatale Hepatitis. Die Gallenblase (*G*) ist weitlumig, die Gallenwege sind nicht erweitert. (*Ch* Ductus choledochus, *Vc* V. cava inferior, *Vp* V. portae)

Bei Verlaufskontrollen operierter Gallengangsatresien ist eine hepatobiliäre Sequenzszintigraphie unverändert die wichtigste Untersuchungsmethode. Sie klärt eindeutig die biliären Abflußverhältnisse über die hepatojejunale Anastomose. Trotzdem ist es sinnvoll, auch eine sonographische Verlaufskontrolle vorzunehmen. Dabei stellt sich der Leberhilus durch das angeheftete, luftgefüllte Jejunum verändert dar (Abb. 7.17). Sicher nachweisbar sind zystische Veränderungen im Leberhilus, die Ursache oder Folge einer postoperativen Cholestase sein können (Abb. 7.18).

Auch bei der Gallensteindiagnostik hat sich die Sonographie als äußerst nützlich erwiesen. In vergleichenden Untersuchungen (Sonographie, Cholangiographie und intraoperative Befunde) konnte die hohe sonographische Erfassungsquote unter Beweis gestellt werden (KÖNIGSBERG et al. 1979; TRILLER und GOEL 1979; COO-

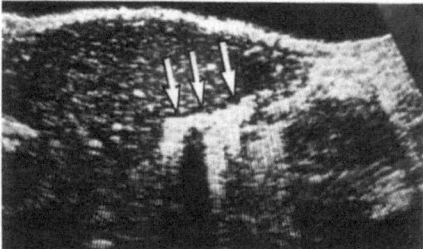 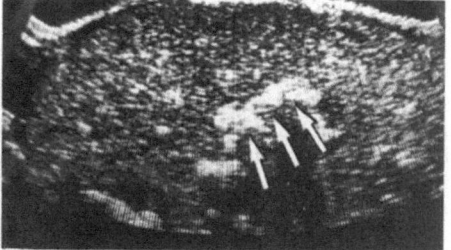

Abb. 7.17 a, b. Anastomosierungsoperation einer Gallengangsatresie. Die an der Leberpforte angeheftete Jejunumschlinge (*Pfeile*) weist aufgrund ihres Luftgehalts kräftige Vorderwandechos mit sich anschließendem Schallschatten auf

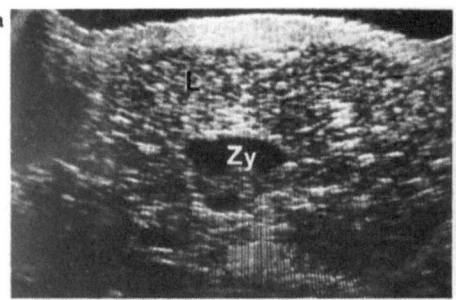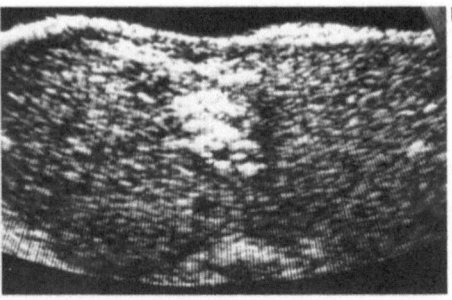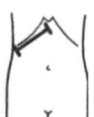

Abb. 7.18 a, b. Postoperative Verlaufsdiagnostik bei extrahepatischer Gallengangsatresie. **a** Im Bereich der Leberpforte findet sich ein echofreies Areal als Zeichen einer Flüssigkeitsansammlung (*Zy*). **b** Nach perkutaner Punktion, bei der Lymphflüssigkeit abgezogen wird, ist die Flüssigkeitsansammlung nicht mehr darstellbar

PERBERG und BURHENNE 1981). Da sie die Treffsicherheit der oralen Cholezystographie übertrifft, ist die Sonographie mittlerweile Untersuchungsmethode der Wahl bei Verdacht auf Gallenwegskonkremente. Durch die technische Fortentwicklung liegt deren Nachweisgrenze mittlerweile bei etwa 3 mm Durchmesser.

Literatur

Abramson SJ, Treves S, Teele RL (1982) The infant with possible biliary atresia: Evaluation by ultrasound and nuclear medicine. Pediatr Radiol 12:1–5

Alagille DM, Odièvre M (1979) Liver and biliary tract disease in children. Wiley & Sons, New York Chichester

Bläker F (1980) Differentialdiagnose des Ikterus. Pädiatr Prax Klin 13:133–135

Collier BD, Treves S, Davies MA, Heyman S, Subnamian G, McAfee JG (1980) Simultaneous 99m Tc-P-butyl-IDA and 131 J-rose Bengal scintigraphy in neonatal jaundice. Radiology 134:719–722

Cooperberg PL, Burhenne HJ (1981) Real-time ultrasonography: Diagnostic technique of choice in calculous gallbladder disease. N Engl J Med 302:1277–1279

Dewbury KC (1979) Visualization of normal biliary ducts with ultrasound. Br J Radiol 53:774–780

Eißner D, Hahn K, Baumann W, Peters H (1982) Hepatobiliäre Sequenz- und Funktionsszintigraphie in der Pädiatrie. Nuklearmediziner 5:27–38

Feist D (1979) Pathogenese der neonatalen Cholestase-Syndrome. Leber Magen Darm 9:43–46

Gates GF, Sinatra FR, Thomas DW (1980) Cholestatic syndromes in childhood. AJR 134:1141–1148

Gebel M, Huchzermeyer H (1979) Die Sonographie in der Diagnostik bei Cholestasesyndromen im Kindesalter. Leber Magen Darm 9:65–72

Harned RK, Babbitt DP (1975) Cholelithiasis in children. Radiology 117:391–393

Hayden PW, Rudd TG, Christie DL (1979) Rose Bengal sodium 131 studies in infants with suspected biliary atresia. Am J Dis Child 133:834–837

Holt RW, Wagner R, Homa M (1978) Ultrasonic diagnosis of cholelithiasis. J Pediatr 92:418–419

Kangarloo H, Sarti DA, Sample WF, Amundson G (1980) Ultrasonic spectrum of choledochal cysts in children. Pediatr Radiol 9:15–18

Koenigsberg H, Wiener SN, Walzer A (1979) The accuracy of sonography in the differential diagnosis of obstructive jaundice. Radiology 133:157–165

Laing FC, London LA, Filly RA (1978) Ultrasonic identification of dilated intrahepatic bile ducts and their differentiation from portal venous structures. JCU 6:90–94

Lutz H (1978) Ultraschalldiagnostik in der Inneren Medizin. Springer, Berlin Heidelberg New York

Medrano-Heredia J, Schmidt G, Hartmann W, Heckemann R, Eigler FW (1979) Zur Diagnostik und Behandlung von Choledochuscysten. Leber Magen Darm 9:85–93

Miller JH, Sinatra DW, Thomas DW (1980) Biliary excretion disorders in infants: Evaluation using 99mTc PIPIDA. AJR 135:47–52

Owmann T, Reichardt W (1979) Perkutane transhepatische Diagnostik und Therapie beim Stauungsikterus. Radiologe 19:375–384

Parulekar S (1979) Ultrasound evaluation of common bile duct size. Radiology 133:703–707

Perez-Soler A (1976) The inflammatory and the atresia-inducing disease of the liver and the bile ducts. Monogr Pediatr 8:20

Perlmutter GS, Goldberg BB (1976) Ultrasonic evaluation of the common bile duct. JCU 4:107–111

Peters H, Dinkel E, Dittrich M, Baumann W (1982) Normale und pathologische Anatomie der Gallenwegssonographie im Kindesalter. Vortrag auf der 6. gemeinsamen Tagung der deutschsprachigen Gesellschaften für Ultraschalldiagnostik Bern.

Piyachon C, Poshyachinda M, Dhitavat V (1976) Hepatoszintigraphy, arteriography and ultrasonography in preoperative diagnosis of choledochal cyst. AJR 127:520–523

Poley JR (1979) Differentialdiagnose zwischen Gallengangsatresie und idiopathischer neonataler Hepatitis. Monatsschr Kinderheilkd 127:604–606

Sharp HL, Krivit W, Lowmann JT (1967) The diagnosis of complete extrahepatic obstruction by rose Bengal J 131. J Pediatr 70:46–53

Thaler M, Gellis S (1968) Studies in neonatal hepatitis and biliary atresia. Am J Dis Child 116:257–284

Triller J, Goel Y (1979) Sonographisch-radiologische Diagnostik bei obstruktivem Ikterus. Radiologe 19:367–375

Weitzel D, Beck JD (1974) Ultraschalltomographie: eine risikolose und schonende Methode zum Nachweis der angeborenen Choledochuscyste. Klin Pädiatr 186:460–464

8 Milz

8.1 Normale sonographische Anatomie

Die glattrandige, elliptisch geformte Milz weist eine feine, homogene Echotextur auf. Ihre Echogenität ist meist niedriger als die der Leber. Die Milz liegt mit ihrer konvexen Außenkontur dem Diaphragma und der lateralen Abdominalwand im linken Oberbauch direkt an. Die Darstellung durch einen Rippenbogenrandschnitt von ventral kann durch die überlagernde Magenblase oder die linke Kolonflexur erschwert sein. In der Regel erfolgt die Untersuchung der Milz von lateral, wobei sie sich gut von der echoreicheren Umgebung abgrenzen läßt. Bei der Abbildung von dorsal kann bisweilen die Abgrenzung von der Niere Schwierigkeiten bereiten. Ebenso kann die Abgrenzung des oberen Milzpols durch Rippen- und Lungenüberlagerung unmöglich sein. Die Verschiebung der Milz während der Inspirationsphase nach kaudal erlaubt es jedoch fast immer, den Milzpol frei von Rippenschatten darzustellen. Rippenschatten können auch durch Nutzung des Interkostalraums als akustisches Fenster vermieden werden. Die normal große Milz überragt das obere Drittel der linken Niere nicht, so daß bereits aufgrund dieses Kriteriums eine ausgeprägte Splenomegalie diagnostiziert werden kann. Der Milzhilus wird in der longitudinalen und transversalen Schnittebene abgebildet. Er liefert einen Bezugspunkt für die standardisierte morphometrische Beurteilung. Gefäßstrukturen sind im Milzparenchym in der Regel nur hilusnah nachweisbar. Die V. lienalis läßt sich entsprechend dem Verlauf des Pankreas als echofreies, wenige Millimeter breites Gefäß abgrenzen, während dies bei der A. lienalis aufgrund ihres gewundenen Verlaufs meist nicht gelingt.

8.2 Untersuchungsvorbereitung

Eine Vorbereitung des Patienten zur Milzsonographie ist nicht erforderlich.

8.3 Untersuchungsdurchführung

Die Untersuchung erfolgt bevorzugt in Rechtsseitenlage; auch in Rückenlage kann die Milz von der Flanke her dargestellt werden. Die Beurteilung wird in einer longitudinalen und transversalen Schnittebene durchgeführt. Als topographischer Be-

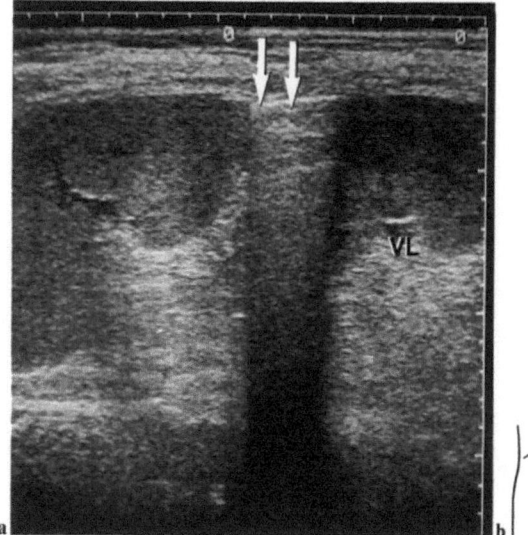
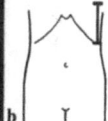

Abb. 8.1 a, b. Milz in tiefer Exspiration (**a**) und tiefer Inspiration (**b**). In der Inspirationsphase ist der kraniale Milzpol durch die Reverberationsechos der Lunge (*Pfeile*) verdeckt. (*VL* Vena lienalis)

zugspunkt im Längsschnitt gilt die linke Niere, die bei der Dokumentation mit abgebildet wird. Die Abgrenzung des Zwerchfells kranial der Milz ist oft nur bei sorgfältigster Untersuchung möglich. Immer jedoch zeigen sich kranial der Milz die durch die Lunge bedingten Reverberationsartefakte, die häufig eine Beurteilung des kranialen Milzpols unmöglich machen (Abb. 8.1). Zur morphologischen Beurteilung wird die Milz systematisch in Tomogrammen durchgemustert.

Beurteilungskriterien:
- Organform
- Organgröße
- Binnenstruktur
- Verlauf und Kaliber der V. lienalis
- Atemverschieblichkeit

Zur morphometrischen Beurteilung wird die optisch größte Schnittfläche der Milz bei gleichzeitiger Darstellung des Milzhilus als Orientierungshilfe abgebildet. Die maximalen Außendurchmesser werden im Längs- und Querschnitt als Länge und Tiefe bzw. Breite und Tiefe bestimmt. Die Volumenformel eines Ellipsoids erlaubt eine recht zuverlässige Berechnung des Milzvolumens. Die Meßwerte zeigen eine annähernd lineare Zunahme in Abhängigkeit von der Körpergröße. Sie sind die Basis für Verlaufsuntersuchungen (WEITZEL 1978; DITTRICH et al. 1983). Mit Hilfe der Morphometrie kann leicht überprüft werden, ob die Milzgröße im Verhältnis zum Entwicklungsalter im Normbereich liegt. Im Hinblick auf die pathophysiologischen Zusammenhänge sollten Leber und Milz immer gemeinsam vermessen werden.

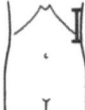
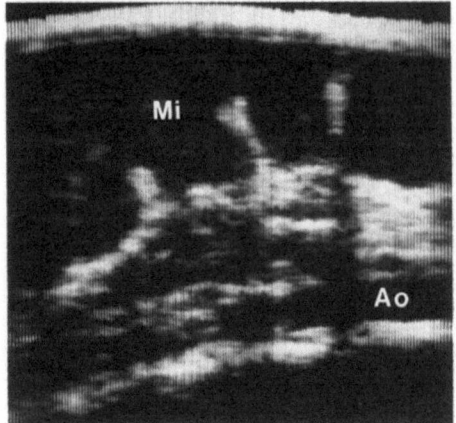

Abb. 8.2. (4 Jahre, w.) Ausgeprägte Lappung der Milz (*Mi*) bei Morbus Gaucher. (*Ao* Aorta)

8.4 Krankheitsbilder

8.4.1 Formvarianten und Fehlbildungen

Der fehlende Nachweis einer orthotop oder dystop gelegenen Milz spricht für eine Asplenie. Bei leerer Milzloge kann gelegentlich der kraniale Nierenpol nach ventral gekippt sein und bei flüchtiger Untersuchung eine Milz vortäuschen. Eine Asplenie muß bisweilen ausgeschlossen werden, z. B. bei Verdacht auf Ivemark-Syndrom. Die Diagnose einer Asplenie setzt jedoch den zuverlässigen Ausschluß einer dystopen Milz voraus.

Eine Wandermilz zeigt sonographisch bei Positionswechsel des Patienten, besonders beim stehenden Patienten, eine pathologische Lageänderung und kann oft sogar im kleinen Becken nachgewiesen werden (HUNTER und HABER 1977; FRIED 1978). Formvarianten, etwa eine kommaförmige Milz oder eine abnorme Lappung lassen sich sonographisch eindeutig nachweisen, können aber bisweilen in der Interpretation Schwierigkeiten bereiten (Abb. 8.2) (MITTELSTAEDT und PARTAIN 1980). Das gleiche Problem ergibt sich bei Nebenmilzen, die zwar zuverlässig dargestellt werden können, jedoch oft nicht oder nur schwer von pathologisch vergrößerten Lymphknoten abzugrenzen sind (vgl. Abb. 18.16).

8.4.2 Splenomegalie

Eine Splenomegalie kann verschiedene Ursachen haben: sie kann infektiös, hämatologisch, metabolisch, hepatogen, kardial, traumatisch bedingt sein. Obgleich bei diesen Erkrankungen eine unterschiedliche Ätiologie vorliegt, führen sie gleichermaßen zu einer Splenomegalie mit diffuser Parenchymbeteiligung, wobei spezifische Änderungen der Parenchymbinnenstruktur nicht vorliegen (SILER et al. 1980; ROSENMAYR 1975). Virale Erkrankungen sind die häufigste Ursache einer Splenomegalie im Kindesalter und führen bisweilen zu extremer Volumenzu-

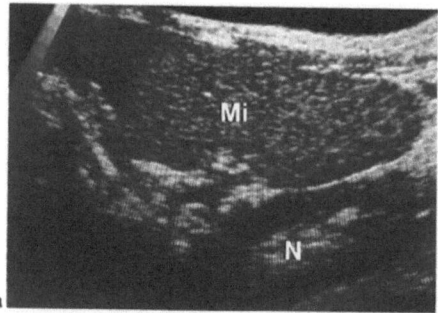
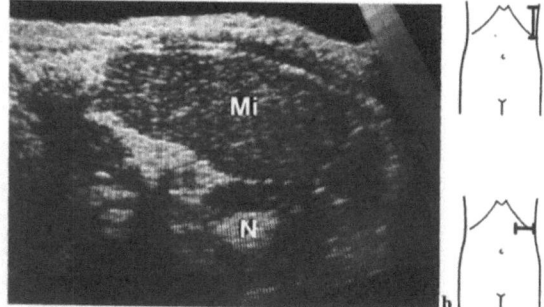

Abb. 8.3 a, b. (6 Jahre, m.) Splenomegalie bei Mononukleose. Längs- (a) und Querschnitt (b) der Milz (*Mi*). Abrundung und Vergrößerung des Organs verglichen mit der linken Niere (*N*)

nahme (Abb. 8.3). In der Regel ist die viral bedingte Volumenzunahme ausgeprägter als die bakteriell bedingte (DITTRICH und DINKEL 1982). Unter den hämatologischen Erkrankungen sind insbesondere hämolytische Anämien, aber auch neoplastische Prozesse, wie akute lymphatische Leukämie, M. Hodgkin oder Non-Hodgkin-Lymphom zu nennen. In seltenen Fällen sind bei Lymphomen auch umschriebene Raumforderungen in der Milz anzutreffen. Das sonographische Bild kann dann einem Abszeß ähneln, so daß eine sichere Differenzierung nicht möglich ist (CUNNINGHAM 1978).

8.4.3 Umschriebene Milzerkrankungen

Umschriebene Milzerkrankungen umfassen infektiöse Prozesse, z. B. Milzabszesse (Abb. 8.4), kongenitale Zysten, seltener intralienale Metastasen, parasitäre Erkrankungen, z. B. Milzechinokokkose, oder traumatische Milzläsionen.

Milzinfarkt. Milzinfarkte, spontan oder unter der Therapie bei akuten lymphatischen Leukämien auftretend, imponieren als keilförmige, echoarme Bezirke, die sich deutlich vom umgebenden Parenchym abgrenzen lassen. Die bindegewebige Umwandlung bis zum Narbenstadium führt zu einer erheblichen Zunahme der Echogenität (ITOH et al. 1978).

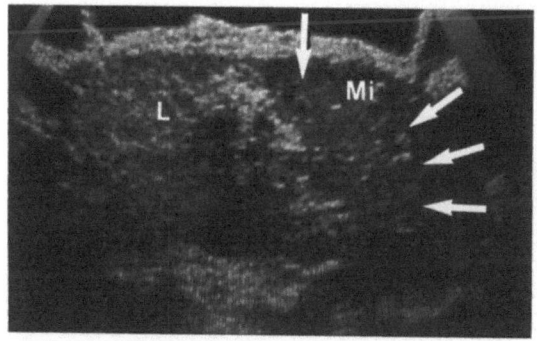

Abb. 8.4. (11 Monate, w.) Hepatosplenomegalie mit multiplen Milzabszessen (*Pfeile*) bei Sepsis infolge eines Chediak-Higashi-Steinbrinck-Syndroms. (*L* Leber, *Mi* Milz)

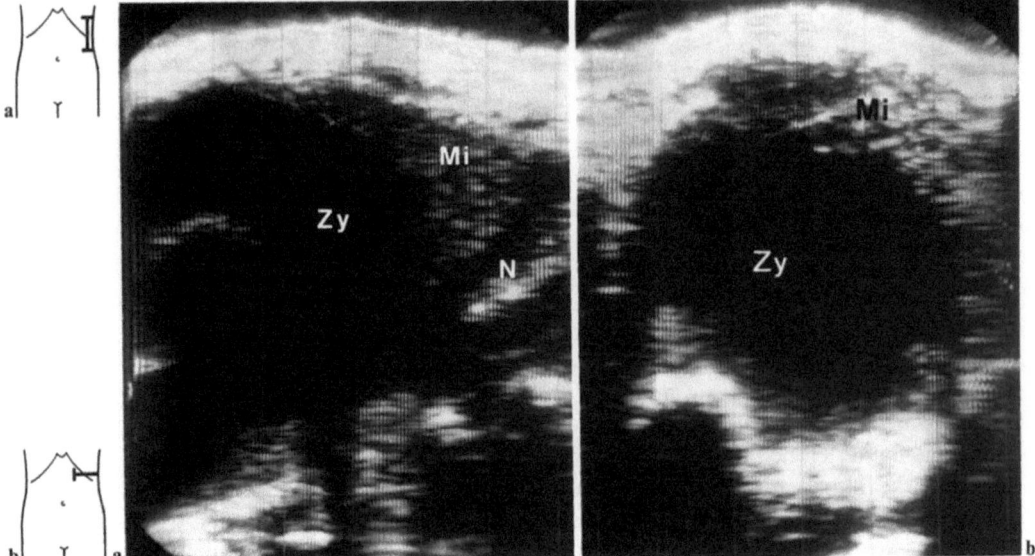

Abb. 8.5 a, b. (8 Jahre, w.) Symptomlose kongenitale Milzzyste (*Zy*). (*Mi* Milz, *N* Niere)

Milzzysten. Milzzysten stellen sich als echofreie Raumforderungen mit dorsaler Schallverstärkung dar und lassen sich eindeutig von der feinen Echotextur des Milzgewebes abgrenzen (Abb. 8.5). Neben kongenitalen Zysten (DEMBNER und TAYLOR 1978; GLANCY 1979) können traumatisch (WRIGHT und WILLIAMS 1974) oder durch eine Echinokokkose bedingte Zysten vorkommen. Unabhängig von der Ätiologie kann die Zystenwand verkalken und einen Schallschatten verursachen, der nur aufgrund seiner Atemverschieblichkeit und Lage vom Schallschatten der Rippen zu unterscheiden ist. Je nach Lage und Größe der Zyste kann es gelegentlich schwierig sein zu entscheiden, ob die Raumforderung der linken Niere, dem Pankreasschwanz oder der Milz zuzuordnen ist.

Milzmetastasen. Milzmetastasen sind eine Seltenheit. Erwähnt sind umschriebene Raumforderungen bei Lymphomen sowie Melanommetastasen (MURPHY und BERNARDINO 1979). Das Strukturmuster kann variieren und teils echoreicher, aber auch echoärmer als das umgebende Parenchym erscheinen.

8.5 Verlaufsuntersuchungen

Die Milzgröße ist sonographisch leicht bestimmbar und erlaubt daher eine sichere Verlaufsbeurteilung von kardialen, hämatologischen, metabolischen und infektiösen Erkrankungen. Bei länger bestehender Leberstauung ist eine zusätzliche Milzvergrößerung zu erwarten. Gleichzeitig nimmt das Kaliber der V. lienalis zu. Das Ausmaß der Milzvergrößerung läßt differentialdiagnostische Rückschlüsse

Abb. 8.6. Hepatosplenomegalie bei M. Gaucher. Abdomenquerschnitt. „Kissing phenomenon". (*L* Leber, *Mi* Milz, *N* Niere)

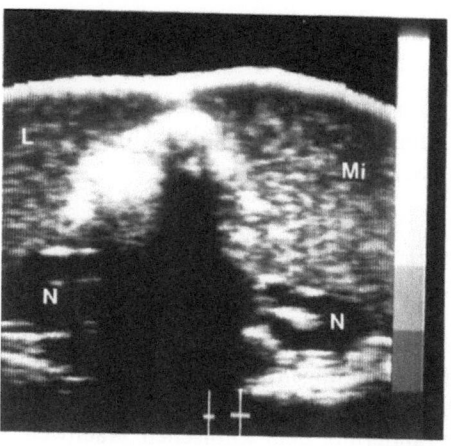
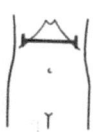

auf die Lebererkrankung zu. Besonders bei akuten Hepatitiden und Leberzirrhosen ist mit einer erheblichen Milzvergrößerung zu rechnen. Die Vergrößerung ist dabei deutlicher ausgeprägt als bei chronisch-inaktiver oder chronisch-aktiver Hepatitis (KOGA und MORIKAWA 1975).

Exzessive Milzvergrößerungen werden bei malignen Bluterkrankungen wie Leukosen sowie bei Speicherkrankheiten, z. B. Lipoidosen (Abb. 8.6), beobachtet.

Bei Verlaufsuntersuchungen nach Splenektomie können sich Magen- oder Darmanteile in der Milzloge finden und zu irreführenden sonographischen Befunden führen (LEE et al. 1980). Differentialdiagnostisch sind Darmanteile bei dynamischer Untersuchung infolge ihrer Peristaltik sicher abzugrenzen.

Tabelle 8.1. Differentialdiagnose der Splenomegalie

1. Infektionen
   - viral: Hepatitis, infektiöse Mononukleose, Varizellen
   - bakteriell: Sepsis, Scharlach, Typhus, Lues connata
   - parasitär: Malaria
   - rheumatische Erkrankung, M. Still
2. Stoffwechselerkrankungen
   - Lipoidosen, z. B. Niemann-Pick-Krankheit
   - Mukopolysaccharidosen, z. B. Typ I (M. Hurler)
   - Amyloidose
3. Stauungsmilz
   - portal, kardial
4. Hämatologische Erkrankungen
   - hämolytische Anämien, z. B. Thalassämie
   - Lymphome, z. B. akute lymphatische Leukämie, M. Hodgkin
5. Milztumoren
   - Milzzyste, angeboren oder posttraumatisch
   - Lymphosarkom

8.6 Indikationen

1. Milzgrößenbestimmungen (Tabelle 8.1)
2. Raumforderungen im linken Oberbauch
3. Ausschluß einer Asplenie.

8.7 Stellenwert

Viele Erkrankungen führen zur Vergrößerung der Milz. Die Sonographie ist die Methode der Wahl zur Milzgrößenbestimmung, da eine geringer ausgeprägte Größenveränderung dem klinischen Nachweis entgehen kann. Andere bildgebende Verfahren zur Milzgrößenbestimmung sind in der Pädiatrie nicht mehr indiziert. Die Sonographie erlaubt die exakte topographische Abgrenzung der Milz im Bezug zu den Nachbarorganen. Bei einer Raumforderung in der linken Flanke kann somit entschieden werden, ob sie auf eine Milzvergrößerung zurückzuführen oder extralienalen Ursprungs ist. Umschriebene Raumforderungen der Milz sind selten, können jedoch sonographisch erfaßt werden. Gleichwohl ist eine Aussage über ihre Genese sonographisch nur bedingt möglich. Durch Rippenschatten können kleinere intralienale Prozesse dem Nachweis entgehen. Ob die Computertomographie hier im Kindesalter einen höheren Stellenwert hat, kann zur Zeit noch nicht beurteilt werden. Die Milzszintigraphie hat dann noch ihre Berechtigung, wenn der Nachweis bzw. der Ausschluß von funktionsfähigem Milzgewebe gefordert wird, wie dies z. B. bei der Milzdystopie oder bei Nebenmilzen gelegentlich sinnvoll ist.

Literatur

Cunningham JJ (1978) Ultrasonic findings in isolated lymphoma of the spleen simulating splenic abscess. JCU 6:412–414

Dembner AG, Taylor KWJ (1978) Gray scale sonographic diagnosis of multiple congenital splenic cysts. JCU 6:173–174

Dittrich M, Dinkel E (1982) Hepatosplenomegalie. In: Weitzel D, Tröger J (Hrsg.) Morphologische Abdominaldiagnostik im Kindesalter. Springer, Berlin Heidelberg New York, S. 25–30

Dittrich M, Milde S, Dinkel E, Bauman W, Weitzel D (1983) Sonographic biometry of liver and spleen size in childhood. Pediatr Radiol 13:206–211

Fried AM (1978) Pelvic spleen in the nullipara. JCU 6:348

Glancy JJ (1979) Fluid-filled echogenic epidermoid cyst of the spleen. JCU 7:301–302

Hunter TB, Haber K (1977) Sonographic diagnosis of a wandering spleen. AJR 129:925–926

Itoh K, Hayashi A, Kawai T, Sumiya M, Kano S (1978) Echography of splenic infarct in a case of systemic lupus erythematosus. JCU 6:113–114

Koga T, Morikawa Y (1975) Ultrasonic determination of the splenic size and its usefulness in various liver diseases. Radiology 115:157–161

Lee TG, Forsberg FG, Koehler RP (1980) Post-splenectomy: True mass and pseudomass ultrasound diagnosis. Radiology 134:707–711

Mittelstaedt CA, Partain CL (1980) Ultrasonic-pathologic classification of splenic abnormalities: Gray-Scale patterns. Radiology 134:697–705

Murphy JF, Bernardino ME (1979) The sonographic findings of splenic metastases. JCU 7:195–197
Rosenmayr F (1975) Ultraschall-Schnittbilduntersuchung der „großen Milz". Wiener Klin Wochenschr 87:606–608
Siler J, Hunter TB, Weiss J, Haber K (1980) Increased echogenicity of the spleen in benign and malignant disease. AJR 134:1011–1014
Weitzel D (1978) Untersuchungen zur sonographischen Organometrie im Kindesalter. Med. Habilitation, Mainz
Wright FW, Williams EW (1974) Large post-traumatic splenic cyst diagnosed by radiology, isotope scintigraphy and ultrasound. Br J Radiol 47:454–456

9 Pankreas

9.1 Normale sonographische Anatomie

Die Längsachse des Pankreas verläuft quer vor den großen Gefäßen im Oberbauch. Trotz seiner retroperitonealen Lage an der Abdomenhinterwand liegt es überraschend bauchdeckennah, so daß es auch mit Schallgeräten höherer Untersuchungsfrequenz dargestellt werden kann. Anatomisch wird es in Kopf mit Processus uncinatus, Körper und Schwanz mit jeweils charakteristischem topographischem Bezug zur Umgebung gegliedert (Abb. 9.1).

Der *Pankreaskopf* liegt in der Duodenalschlinge vor der V. cava rechts der Wirbelsäule. Sein oberer Anteil wird oft vom lufthaltigen Duodenum überlagert, so daß er sich der sonographischen Beurteilung entziehen kann.

Der *Pankreaskörper* zieht mit seiner nach links kranial leicht ansteigenden, geschwungenen Längsachse über die Aorta. Längs seiner Unterfläche verläuft die V. lienalis, die im Pankreaskopfbereich zusammen mit der V. mesenterica superior die V. portae bildet. Die V. lienalis überquert die A. mesenterica, die parallel zur Aorta kaudalwärts zieht. Vena lienalis und A. mesenterica sind bei der sonographischen Untersuchung des Pankreas wichtige anatomische Orientierungshilfen (Abb. 9.2).

Der *Pankreasschwanz* reicht bis zum linken oberen Nierenpol, oft bis zum Milzhilus. Hier bestehen zahlreiche anatomische Lagevarianten.

Das *Pankreasparenchym* zeigt eine feine homogene Schalltextur von höherer Echogenität als die Leber (Abb. 9.3). Selten bestehen Schwierigkeiten, die beiden Organe voneinander abzugrenzen. Das Pankreas folgt dem durch die Wirbelsäule und die großen Gefäße notwendigen Bogen und federt aufgrund seiner guten Verformbarkeit unter den Pulsationen der Aorta und dem respirationsbedingten Aus-

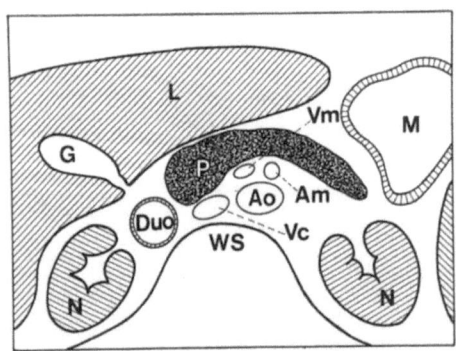

Abb. 9.1. Topographie des Pankreas. (*Ao* Aorta, *Am* A. mesenterica superior, *Duo* Duodenum, *G* Gallenblase, *L* Leber, *M* Magen, *N* Niere, *P* Pankreas, *Vc* V. cava inferior, *Vm* V. mesenterica superior, *WS* Wirbelsäule)

Untersuchungstechnik

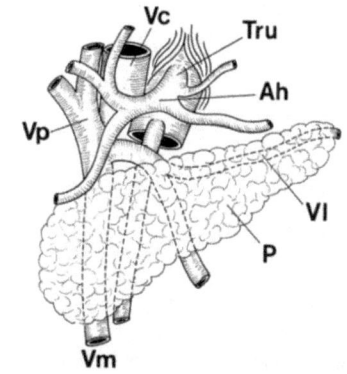

Abb. 9.2. Lagebeziehung des Pankreas zu den Oberbauchgefäßen. (*Ah* A. hepatica, *Tru* Truncus coeliacus, *Vc* V. cava inferior, *Vl* V. lienalis, *Vp* V. portae, *Vm* V. mesenterica superior)

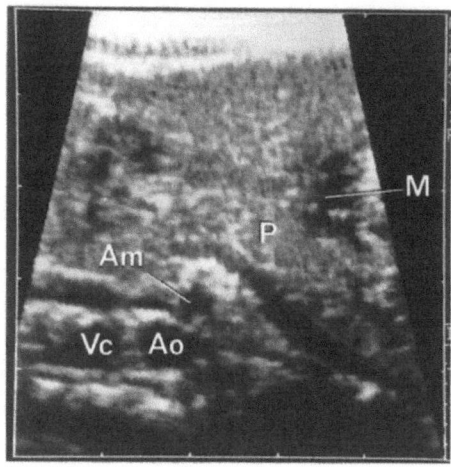

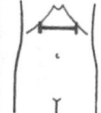

Abb. 9.3. Normales Pankreas eines 1 Woche alten Neugeborenen. Leber und Pankreas (*P*) weisen die gleiche Echotextur und Echogenität auf, so daß sie nicht sicher voneinander abgegrenzt werden können. (*Am* A. mesenterica superior, *Ao* Aorta, *M* Magen, *Vc* V. cava inferior)

schlag der V. cava inferior. Die Sanduhrform des Pankreas zeigt den schmalsten Abschnitt ventral der Aorta und der A. mesenterica. Im Querschnitt ist der Pankreaskörper elliptisch geformt.

Der Ductus pankreaticus läßt sich nur inkonstant, bevorzugt im Längsschnitt, abbilden. Sein Kaliber beträgt bei größeren Kindern und Erwachsenen nie mehr als 2 mm (STUCK und SILVER 1981). Caput, Korpus und Cauda weisen im Neugeborenenalter einen Durchmesser von 7–10 mm auf. Bei älteren Kindern und Erwachsenen beträgt der mittlere Caputdurchmesser 2 cm (DE GRAAF et al. 1978). Ein Durchmesser über 3 cm ist in jedem Alter pathologisch. Für Kinder liegen bislang noch keine Normalwerte vor.

9.2 Untersuchungstechnik

Zur Orientierung beginnt die Untersuchung mit einem Abdomenlängsschnitt. Nach Aufsuchen von Aorta und ggf. A. mesenterica bildet sich das Pankreas oval und mit zarten homogenen Strukturechos ab. Im Abdomenquerschnitt wird der

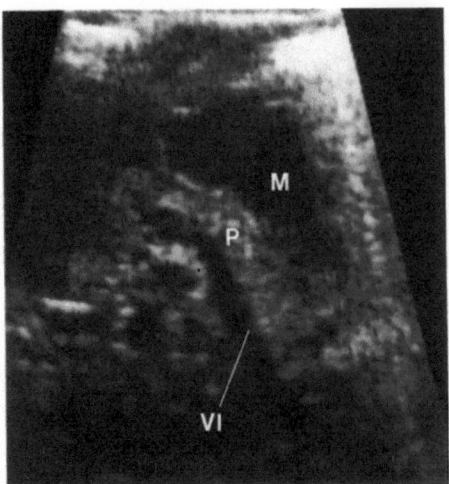
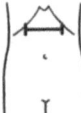

Abb. 9.4. Normales Pankreas eines 2 Wochen alten Neugeborenen. Der flüssigkeitsgefüllte Magen (*M*) dient als Schallfenster und erlaubt die Darstellung nahezu des gesamten Pankreas (*P*). Lediglich das Ende des Pankreasschwanzes ist infolge Darmgasüberlagerung nicht sichtbar. (*Vl* V. lienalis)

Schallkopf gemäß der Pankreaslängsachse parallel versetzt zum rechten Subkostalschnitt im Epigastrium eingestellt. Dadurch läßt sich das Pankreas im Idealfall ganz darstellen (Abb. 9.4).

Die Untersuchung des Pankreas kann durch überlagernde Luftschlingen beeinträchtigt sein. Bei internistischen Patienten läßt sich das Pankreas zu 5–8%, im Kindesalter sogar zu 20–40% nicht oder nicht ausreichend darstellen (COTTON et al. 1980). Um die Abbildbarkeit zu erhöhen, sind folgende Untersuchungsbedingungen bzw. -techniken angeraten:

1. Die Untersuchung sollte morgens bei nüchternem Patienten durchgeführt werden, da dann das Abdomen am wenigsten Luft enthält (*cave:* Hungerschreien).
2. Die dem Pankreas benachbarten Organe lassen sich zur gezielten Darstellung einzelner Pankreasabschnitte als „Schallfenster" verwenden (Tabelle 9.1).

Tabelle 9.1. Organschallfenster zur sonographischen Pankreasuntersuchung

Linker Leberlappen	Caput, Korpus
Flüssigkeitsgefüllter Magen	Korpus
linke Niere	Cauda
(rechte Niere)	(Caput)

In den meisten Fällen kann das Pankreas durch den linken Leberlappen hindurch erfaßt werden, wenn der Schallkopf kaudalwärts gekippt wird (STUCK und SILVER 1981). Andernfalls kann man versuchen, die Darmschlingen durch den flüssigkeitsgefüllten Magen nach kaudal zu verdrängen und den Magen gleichzeitig als „innere Wasservorlaufstrecke" zu verwenden (CRADE et al. 1978) (Abb. 9.4). Die Untersuchung erfolgt dann im Stehen oder in Rechtsseitenlage, damit sich etwaige Luftblasen im Magen außerhalb des Untersuchungsfelds befinden.

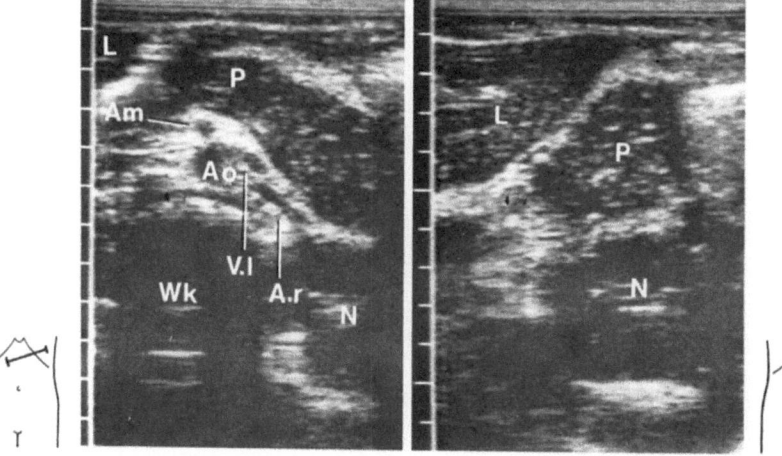

Abb. 9.5. (12 Jahre, m.) Akute Pankreatitis. Deutliche Vergrößerung von Corpus und Cauda mit vergröberter, inhomogener Echotextur und verminderter Echogenität. (*L* Leber, *P* Pankreas, *Am* Arteria mesenterica superior, *Ao* Aorta, *Vl* Vena lienalis, *Ar* Arteria renalis, *N* Niere)

Eine Darstellung des Pankreas über die Flanken durch die Nieren kann versucht werden, falls sich die Luftüberlagerungen nicht beseitigen lassen (DOUST und PEARCE 1976). Der Pankreasschwanz läßt sich hierbei gut darstellen, wenn er pathologisch vergrößert ist. Allerdings besteht bei dieser Art der Darstellung die Gefahr, benachbarte Organe wie Nebenniere, Kolon oder gar die Milz als pathologisch verändertes Pankreas zu interpretieren. Insgesamt läßt sich der Kopf- und Korpusbereich häufiger und besser darstellen als der Pankreasschwanz (ARGER et al. 1979). Weitere die Untersuchung beeinträchtigende Faktoren sind Meteorismus und übermäßige Adipositas (s. 9.5).

9.3 Krankheitsbilder

9.3.1 Pankreatitis

Akute Pankreatitis. Die sonographische Pankreasdiagnostik hat überraschend gezeigt, daß Pankreatitiden bei Kindern häufiger vorliegen als bisher angenommen. Was vielfach mangels geeigneter Untersuchungsmethoden als Gastroenteritis gedeutet wurde, erweist sich nun mitunter als eine mit vergleichbaren Symptomen einhergehende Pankreatitis. Die Ursachen einer akuten Pankreatitis unterscheiden sich im Kindesalter wesentlich von denen im Erwachsenenalter (Tabelle 9.2).

Das wichtigste und zuverlässigste sonographische Kriterium der akuten Pankreatitis ist die Organvergrößerung. Überdies kann die Echogenität vermindert sein, wobei umschriebene Formen eine inhomogene Echotextur verursachen (Abb. 9.5 und 9.6). Diese Schallbefunde können die Normalisierung der Pankreasenzym-

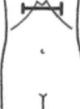
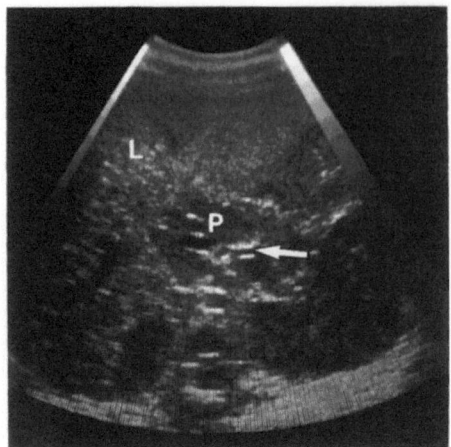

Abb. 9.6. (11 Monate, w.) Akute Pankreatitis bei Chediak-Higashi-Syndrom. Verbreiterung des Pankreaskopfs, ausgeprägte Verminderung der Echogenität und erweiterter Ductus pancreaticus (*Pfeil*)

werte im Serum um Wochen überdauern (DOUST und PEARCE 1976). Ohnehin besteht keine enge Korrelation zwischen den sonographischen und laborchemischen Zeichen einer Pankreatitis (Cox et al. 1980). Wegen möglicher komplizierter Verlaufsformen sind sonographische Kontrollen angezeigt, da sich beispielsweise Nekrosen oder v. a. Pankreaspseudozysten gut erkennen lassen.

Tabelle 9.2. Ursachen von Pankreatitiden im Kindesalter

Trauma
Abdominelle Operationen
Pankreasfehlbildungen
Hereditär (autosomal dominant)
Zystische Fibrose
Mumps
Schoenlein-Henoch-Syndrom
Fehlernährung
Hyperparathyreoidismus
Hyperlipoproteinämie
Gallensteine
Choledochuszyste
Askariden
Medikamentös: Steroide, Asparaginase, Tetrazykline etc.

Chronische Pankreatitis. Chronische Pankreatitiden erzeugen keine einheitlichen sonographischen Bilder. Zudem werden sie – verglichen mit anderen Untersuchungsmethoden wie der Computertomographie – in der Ultraschalluntersuchung schlechter erfaßt (LACKNER et al. 1980). Bei der Mukoviszidose finden sich bei längerem Verlauf häufiger pathologische Befunde (WILLI et al. 1980): Das Pankreas weist als Zeichen der eingetretenen Fibrose dichtere Binnenechos höherer Echogenität auf. Ferner ist das Pankreas wesentlich schlechter darstellbar. Dies liegt v. a. daran, daß – bedingt durch die mit zunehmendem Alter sich verstärkende Malabsorption – das Pankreas von lufthaltigen Darmschlingen überlagert wird. Hinzu kommt der bei diesen Patienten größere sagittale Durchmesser des Abdomens, der das Pankreas aus dem sonographischen Nahbereich rückt, und die Tatsache, daß oft zusätzlich die Leber als Schallfenster nicht zur Verfügung steht (WILLI et al. 1980), da sie nach oben verdrängt ist. Die Beurteilung des Ausmaßes der Pankreasfibrose anhand sonographischer Größenmessungen ist unsicher, da untergegangenes Drüsengewebe quantitativ durch Fettgewebe ersetzt wird. Außerdem können Größenschwankungen aufgrund interkurrierender akuter Pankreatitiden auftreten, die in diesen Fällen eher lokalisiert verlaufen und daher schlecht erkennbar sind.

9.3.2 Pankreaspseudozysten

Pankreaspseudozysten entwickeln sich im Anschluß an stumpfe Bauchtraumen (u. a. Kindesmißhandlungen!), Pankreatitiden und bei Pankreastumoren (SLOVIS et al. 1980). Da das Ausmaß der Zyste und der Zeitraum bis zu ihrem Auftreten sehr variabel sind, müssen bei diesen Diagnosen sonographische Verlaufskontrollen durchgeführt werden.

Sonographisch sind Pankreaspseudozysten als ovale, meist einkammerige und echofreie Raumforderungen sichtbar (Abb. 9.7). Bedingt durch die Aggressivität des sich in der Peritonealhöhle oder im Retroperitoneum ausbreitenden fermenthaltigen Zysteninhalts sind zahlreiche Form- und Lagevarianten beschrieben (LAING et al. 1979). Erst spät bildet sich reaktiv eine Pseudomembran unterschiedlicher Wanddicke aus.

In der Zyste können Binnenechos als Folge von Einblutungen, Gewebsuntergang oder nach bakterieller Infektion sichtbar sein. Diese Echos können sonogra-

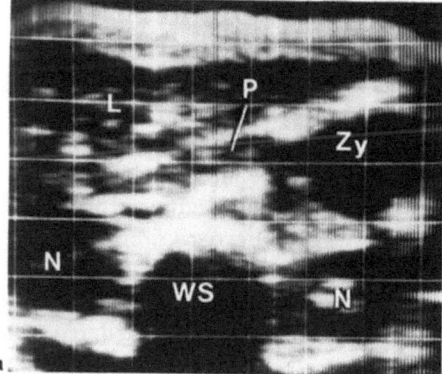
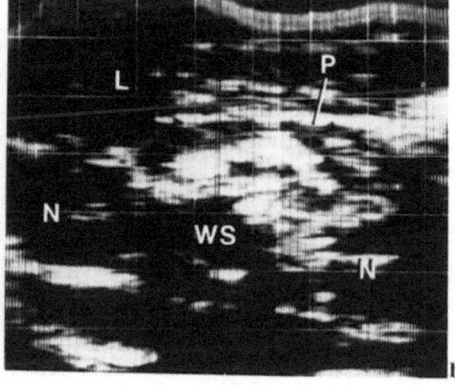
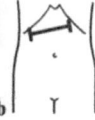

Abb. 9.7 a, b. (9 Jahre, m.) 4 × 4 cm große posttraumatische Pankreaspseudozyste 2 (a) und 5 Wochen (b) nach dem Unfallereignis. Völlige Rückbildung der Pankreaspseudozyste, nur noch geringe Verdickung des Pankreasschwanzes. (L Leber, P Pankreas, N Niere, WS Wirbelsäule, Zy Zyste)

phisch in verschiedenen Untersuchungspositionen auf Lageverschieblichkeit überprüft werden. Sie sind – wie auch computertomographisch – gut erfaßbar (KRESSEL et al. 1978). Pankreaspseudozysten werden ab einer Größe von 3 cm mit einer diagnostischen Sicherheit von über 96% erkannt (ARGER et al. 1979), lassen sich aber bereits ab einer Größe von 1 cm darstellen. Bei kleinen Raumforderungen ist die differentialdiagnostische Abgrenzung zu anderen lokalen Pankreasprozessen wie Tumoren oder umschriebenen Pankreatitiden schwierig.

Die Lagevariabilität der Zysten kann bei der Befundbewertung erhebliche differentialdiagnostische Probleme bereiten. Mitunter kann das sonographische Bild nicht von Hämatomen oder Abszessen benachbarter Organe wie Milz oder Niere unterschieden werden (CONRAD et al. 1978). Zudem kann das sonographische Bild der Pankreaspseudozyste von zystischen Veränderungen der Leber, Milz und Nieren, Choledochuszysten, Mesenterialzysten, Gallenblasenektasien, vergrößerten paraaortalen Lymphomen, gekammertem Aszites oder einfach durch einen flüssigkeitsgefüllten Magen imitiert werden (STUCK und SILVER 1981).

Pankreaspseudozysten können in ihrem zeitlichen Ablauf und Ausmaß sowie ihrer Lokalisation erheblich variieren. Deshalb müssen langfristige und engmaschige sonographische Verlaufskontrollen erfolgen, um operationsbedürftige Entwicklungen, wie z. B. eine Ruptur, eine Blutung, einen cholestatischen Ikterus, einen Ileus oder eine Abszedierung zu erfassen. Diese sind sonographisch erkennbar, so daß dadurch das therapeutische Vorgehen entscheidend gesteuert werden kann. Seit bekannt ist, daß sich auch große Zysten unter konservativer Behandlung normalisieren können (SARTI 1977, WEITZEL et al. 1980), kann das chirurgische Vorgehen auf komplizierte Verläufe beschränkt werden.

Beim Auftreten von Zystenlecks mit Flüssigkeitsaustritt können sich sonographisch differentialdiagnostische Unsicherheiten ergeben, da diese Flüssigkeit von einem ebenfalls möglichen pankreatogenen Begleitaszites nicht unterschieden werden kann.

9.3.3 Pankreastumoren

Pankreastumoren werden im Kindesalter äußerst selten beobachtet (MASTERSON et al. 1978). Neben benignen Adenomen kommen Adenokarzinome und Inselzelltumoren vor. Sie sind ab einer Größe von 2 cm Durchmesser erfaßbar und erzeugen unterschiedliche sonographische Muster. Sie können zentral echodicht wirken oder aber ein irreguläres, diffuses Echomuster aufweisen. Schließlich gibt es noch fast echofreie Formen, die differentialdiagnostisch erhebliche Abgrenzungsprobleme gegenüber Zysten oder lokalen Pankreatitiden aufwerfen. Ferner können paraaortale Lymphknoten oder ein prominenter Lobus caudatus hepatis als Pankreastumor fehlgedeutet werden. Jeder sonographisch erhobene Verdacht auf einen Pankreastumor bedarf angesichts dieser diagnostischen Probleme der weiteren Abklärung (Computertomographie).

Sonographisch erfaßbare Begleitbefunde wie Lebermetastasen, Erweiterung des Ductus pankreaticus oder ein Aszites können die Diagnose eines Pankreastumores unterstützen (STUCK und SILVER 1981).

9.4 Indikationen

- Bauchschmerzen
- Raumforderungen im Oberbauch
- Pankreatitis
- stumpfes Bauchtrauma

9.5 Stellenwert

Durch die Einführung der Sonographie wurde die Pankreasdiagnostik wesentlich verbessert. Lediglich die Computertomographie liefert vergleichbar gute Ergebnisse. Diese beiden Untersuchungsmethoden stellen als einzige das Pankreas direkt dar und haben andere diagnostische Verfahren wie konventionelle Röntgendiagnostik oder Pankreasszintigraphie wegen ihrer geringeren diagnostischen Aussage abgelöst (GONZALES et al. 1976).

Beim Vergleich beider Methoden liegt für die Sonographie der Vorteil in der frei wählbaren Schnittebene, der Nachteil in der Beeinträchtigung der Darstellbarkeit durch Überlagerung mit luftgefüllten Darmschlingen. Als Vorteile der Computertomographie seien die Bestimmung der Gewebedichte und die Beurteilung der Perfusionsverhältnisse nach Kontrastmittelgabe erwähnt. (Grundsätzlich methodische Unterschiede, wie Strahlenbelastung, Untersuchungserfahrung etc., die auch für die Untersuchung anderer Organe gelten, sollen hier nicht im einzelnen aufgeführt werden.)

Aus methodischen Überlegungen ist im Kindesalter die Sonographie bei Verdacht auf eine Pankreaserkrankung die Untersuchungsmethode der ersten Wahl. Lediglich die differentialdiagnostische Abklärung kleinerer, v. a. solider Raumforderungen ist sonographisch sehr problematisch, so daß weitere Untersuchungen in Abhängigkeit vom Schallbefund und vom Alter des Kindes angeschlossen werden müssen.

Die geringe Häufigkeit pathologischer Pankreasbefunde im Kindesalter erlaubt derzeit noch keinen quantitativen Methodenvergleich hinsichtlich der Wertigkeit von Sonographie und Computertomographie. Im internistischen Patientengut ließ sich hingegen die Verläßlichkeit beider Untersuchungsmethoden gut belegen. Normalbefunde werden dort computertomographisch bei 87% und sonographisch bei 85% der Patienten richtig erkannt. Ähnlich günstig liegen die Ergebnisse bei pathologischen Befunden (Tabelle 9.3). Auf die Problematik der im Kindesalter ohnehin seltenen chronischen Pankreatitis haben wir bereits hingewiesen.

In welchem Ausmaß sich Sonographie und Computertomographie ergänzen und die diagnostische Sicherheit erhöhen, läßt sich eindrucksvoll mit der Tatsache belegen, daß sich pathologische Befunde computertomographisch besser bei adipösen Patienten und sonographisch besser bei schlanken Patienten beurteilen lassen. Dabei werden in der Computertomographie Prozesse im Schwanzbereich und in der Sonographie Befunde im Kopfbereich sicherer erkannt. Da in der Pädiatrie vorwiegend schlanke Patienten beurteilt werden, ergibt sich zusätzlich zu den methodischen Vorteilen hier ein weiteres wichtiges Argument, die Sonographie als Domäne der morphologischen Pankreasdiagnostik zu sehen. Indikationen zur zusätzlichen Computertomographie sehen wir bei sonographisch unklaren, insbesondere soliden und umschriebenen Raumforderungen im Pankreas sowie bei unvoll-

Tabelle 9.3. Sensitivität der sonographischen und computertomographischen Pankreasdiagnostik bei Erwachsenen. (Nach Lackner et al. 1980)

	Normal (%)	Tumoren (%)	Akute Pankreatitis (%)	Chronische Pankreatitis (%)
Sonographie	85	85	79	70
Computertomographie	87	83	79	84
	(n=117)	(n=41)	(n=34)	(n=113)

ständiger Darstellbarkeit des Pankreas. Weitere diagnostische Verfahren, wie ultraschallgezielte Feinnadelpunktion, Angiographie und ERCP, die technisch jenseits des Neugeborenenalters möglich sind, müssen in Abhängigkeit vom jeweils erhobenen pathologischen Befund erwogen werden.

Literatur

Arger PH, Mulhern CB, Bonavita JA, Stauffer DM, Hale J (1979) An analysis of pancreatic sonography in suspected pancreatic disease. JCU 7:91–97
Conrad MR, Landay MJ, Khoury M (1978) Pancreatic pseudocysts: Unusual ultrasound features. AJR 130:265–268
Cotton PB, Lees WR, Vallon AG, Cottone M, Croker JR, Chapman M (1980) Gray scale ultrasonography and endoscopic pancreatography in pancreatic diagnosis. Radiology 134:453–459
Cox KL, Ament ME, Sample WF, Sarti DA, O'Donnell M, Byrne WJ (1980) The ultrasonic and biochemical diagnosis of pancreatitis in children. J Pediatr 96:407–411
Crade M, Taylor KJW, Rosenfield AT (1978) Water distention of the gut in the evaluation of the pancreas by ultrasound. AJR 131:348–349
De Graaf CS, Taylor KJW, Simonds BD, Rosenfield AJ (1978) Gray-scale echography of the pancreas. Radiology 129:157–161
Doust BD, Pearce JD (1976) Gray-scale ultrasonic properties of the normal and inflamed pancreas. Radiology 120:653–657
Gonzales AC, Bradley EL, Clements JL (1976) Pseudocyst formation in acute pancreatitis: Ultrasonographic evaluation of 99 cases. AJR 127:315–317
Kressel HY, Margulis AR, Gooding GW, Filly RA, Moss AA, Korobkin M (1978) CT scanning and ultrasound in the evaluation of pancreatic pseudocysts: A preliminary comparison. Radiology 126:153–157
Lackner K, Frommhold H, Grauthoff H et al. (1980) Wertigkeit der Computertomographie und der Sonographie innerhalb der Pankreasdiagnostik. ROEFO 132:509–513
Laing FC, Gooding GAW, Brown T, Leopold GR (1979) Atypical pseudocysts of the pancreas: An ultrasonic evaluation. JCU 7:27–33
Masterson JB, Bowie JD, Port RB, Elahi CF, Burrington JD, Kranzler J (1978) Carcinoma of the pancreas occuring in a child: A case report with description of gray scale ultrasound findings. JCU 6:189–190
Sarti DA (1977) Rapid development and spontaneous regression of pancreatic pseudocysts documented by ultrasound. Radiology 125:789–793
Slovis TL, Von Berg VJ, Mikelic V (1980) Sonography in the diagnosis and management of pancreatic pseudocysts and effusions in childhood. Radiology 135:153–155
Stuck KJ, Silver TM (1981) Ultrasonography of the pancreas. In: Dent TL (ed) Pancreatic disease. Etvilner & Stratton, JNC 59–81
Weitzel D, Weiss H, Tröger J, Hofmann S, Schulz R (1980) Besonderheiten der posttraumatischen Pankreaspseudozyste im Kindesalter. Monatsschr Kinderheilkd 128:339–340
Willi UV, Reddish JM, Teele RL (1980) Cystic fibrosis: Its characteristic appearance on abdominal sonography. AJR 134:1005–1010

10 Magen-Darm-Trakt

10.1 Normale sonographische Anatomie

Bereits im Neugeborenenalter läßt sich häufig die Wand des Magenantrums und des Pylorus als 2–3 mm breiter echoarmer Ring darstellen, dessen Lumen in Abhängigkeit von der beobachtbaren Peristaltik bis zu 1 cm betragen kann. Der Magen bildet sich nach dem Füttern als ein den linken Oberbauch ausfüllender, echoarmer Sack von unterschiedlicher Form ab. Im kranialen Anteil sieht man meist – bedingt durch die Luft im Magenfundus – nur eine etwa 6 cm breite, gebogene Sichel, die durch völlige Schallreflexion an intraluminaler Luft mit dorsaler Schattenzone entsteht. Die Entleerung des Magens läßt sich mit Real-time-Geräten gut beobachten; die von links nach rechts durchlaufende, zum Duodenum gerichtete Peristaltik stellt sich im Längsschnitt wellenförmig, im Querschnitt irisblendenartig dar. Die Dicke der Magenwand beträgt, im Antrumbereich zunehmend, ca. 2–3 mm. Bei Erwachsenen werden physiologische Wanddicken des Magens von 4–5 mm berichtet (FLEISCHER et al. 1979). Auch wenn die Magenwand mitunter nicht zur Darstellung gelangt, zeigt die sonographisch sichtbare Bewegung des Mageninhalts die Verschiebung und Durchmischung des Speisebreis an. Dies wird u. a. durch die Durchsetzung des Mageninhalts mit Luftperlen bedingt, die als tanzende, helle Reflexe erscheinen. Ihre Bewegung – ausgehend von einem relativ konstanten Schwebezustand – spiegelt den Einfluß der Peristaltik und der Atemtätigkeit wider.

Bereits ab der Pars horizontalis duodeni ist es unter physiologischen Bedingungen nicht mehr möglich, einzelne Dünndarmschlingen isoliert abzubilden. Im Gegensatz dazu sind Darmschlingen erkennbar, wenn sie mit Flüssigkeit gefüllt sind. Bei gleichzeitig vorhandenem Aszites kann die Wand einzelner Darmschlingen als 1–2 mm breites ringförmiges Echoband dargestellt werden. FLEISCHER et al. (1979) berichten bei Erwachsenen von einer durchschnittlichen sonographischen Dicke der Dünn- und Dickdarmwand von 3 mm. Messungen sollten auf streng queren Schnitten der betroffenen Strukturen durchgeführt werden.

In der Regel bedingen die in Rückenlage unter der Bauchdecke gesammelten lufthaltigen Darmschlingen eine kräftige Schallreflexion mit gleichzeitig auftretenden multiplen Wiederholungsechos (Abb. 10.1). Dadurch ergibt sich bereits in einer Tiefe von 1–2 cm ein weitgehend homogener Schalleindruck, charakterisiert durch ein gleichmäßig echoreiches Muster im Bereich des gesamten Abdomens. Die Intensität dieser Echos nimmt nach dorsal kontinuierlich ab. Am ausgeprägtesten tritt dieser Befund bei meteoristisch geblähtem Abdomen mit nach kranial gedrängter Leber bzw. Milz auf.

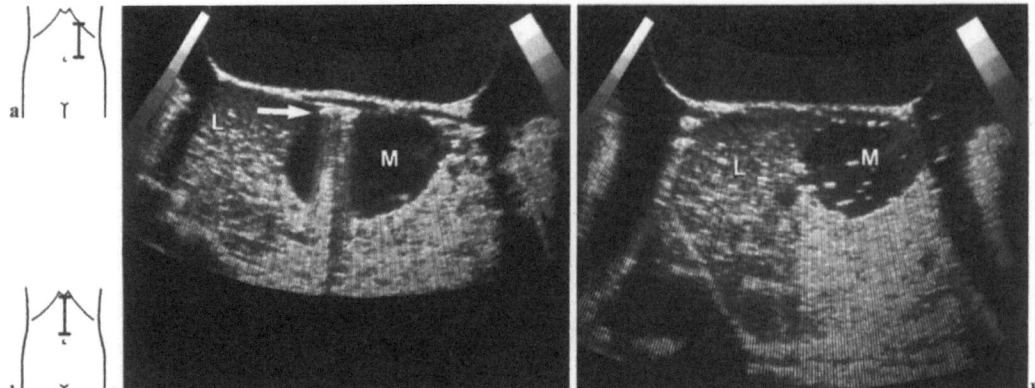

Abb. 10.1 a, b. Flüssigkeitsgefüllter Magen (*M*) bei einem Neugeborenen nach Teefütterung. **a** Eine Luftblase an der Magenvorderwand führt zu einem kräftigen Echoreflex mit nachfolgenden Wiederholungsechos (*Pfeil*). **b** Einzelne helle Reflexe in der Magenflüssigkeit entsprechen Luftblasen. Ausgeprägte retrogastrische Schallverstärkung. (*L* Leber)

Mit abnehmendem Luftgehalt und zunehmender intraluminaler Flüssigkeit wird das abdominelle Schallbild zunehmend unruhiger, es zeigen sich in Abhängigkeit von der Peristaltik wechselnde Muster echofreier und echoarmer Zonen.

Oft lassen sich Befunde, die als pathologisch erscheinen, durch Palpation auflösen und somit als Artefakt identifizieren. Aufgrund ihrer weniger variablen Lage sind Colon ascendens, Colon descendens und Rectum meist eindeutig darstellbar. Im Bereich des Colon transversum kann ebenso wie im Sigmabereich eine topographische Zuordnung schwierig sein, wenngleich sich das Colon transversum gelegentlich als breite, quer verlaufende reflexreiche Sichel kaudal des Leberunterrandes abbildet.

Bedingt durch die zunehmende Eindickung des Kots im Dickdarm läßt sich oft im Bereich des linken Mittel- und Unterbauchs das Kolon als mäßig echoreiche, teils gerade, teils gewundene Struktur schemenhaft erkennen. Eine Darstellung der Darmtraktwand distal vom Duodenum ist nur inkonstant in Form einer zarten Ringstruktur möglich. Peristaltische Wellen sind im Dünn- und Dickdarmbereich zu beobachten.

Sigma und Rektum zeigen sich häufig, insbesondere bei voller Harnblase, als eine kaskadenartige Folge von Luftsicheln mit dahinter beginnender Schattenzone. Ein nur mit Kot gefüllter Dickdarm hingegen zeigt eine kontinuierliche Schallschwächung ohne Schattenzone. Rektum und Sigma verursachen oft eine Impression der Harnblase von links dorsal.

10.2 Untersuchungsvorbereitung

Die Untersuchung des Darmtrakts sollte in der Regel bei nüchternem Patienten erfolgen (Abb. 10.1 und 10.2). Eine entblähende Vorbereitung ist bei Meteorismus

Untersuchungsdurchführung

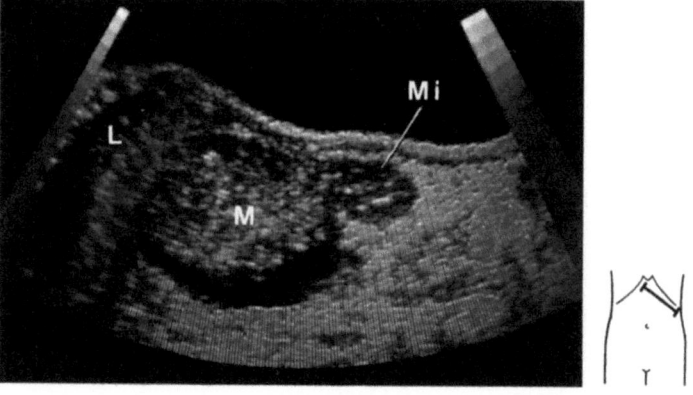

Abb. 10.2. Mit Flüssigkeit und festen Nahrungsbestandteilen gefüllter Magen (*M*) bei einem Säugling. Bereits dieser Befund macht deutlich, warum bei abdominellen Fragestellungen in der Regel der Patient in nüchternem Zustand untersucht werden sollte. (*L* Leber, *Mi* Milz)

angezeigt, führt jedoch häufig nicht zu dem gewünschten Erfolg. Sehr unruhige Säuglinge sollten sediert oder während der Untersuchung gefüttert werden, da Schreien rasch zu einer erheblichen Luftansammlung im Darmtrakt führt. Gelegentlich erfordern pathologische Befunde eine Kontrolle nach Darmentleerung (Abb. 10.3).

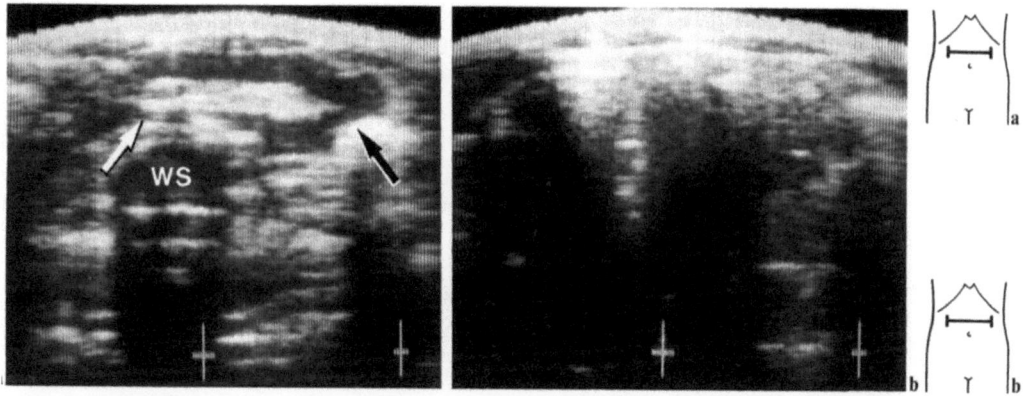

Abb. 10.3 a, b. Identischer Abdomenquerschnitt im Oberbauch vor (**a**) und nach Defäkation (**b**). Die *Pfeile* entsprechen kotgefülltem Darm. Nach vollständiger Entleerung des Stuhls entspricht das Schallbild nur noch intraluminal gelegener Luft mit kräftigen, bauchdeckennahen Reflexen und nachfolgenden Reverberationsechos. (*WS* Wirbelsäule)

10.3 Untersuchungsdurchführung

Das gesamte Abdomen wird durch kontinuierliche Schnittebenenverschiebung von kranial nach kaudal und von rechts nach links durchgemustert. Bei auffälligen Befunden wird versucht, die Schnittebene so zu verändern, daß ein kreisförmiges Gebilde sich in einer dazu senkrecht stehenden Ebene als tubuläre Struktur darstellt. Die Wanddicke, die Weite des Darmlumens und der gesamte Durchmesser können vermessen werden. Die Verwendung des Real-time-Verfahrens ermöglicht die Erfassung dynamischer Prozesse. Auf Grund der Variabilität der Befunde ist die Beachtung der Peristaltik bzw. die Palpation während der Untersuchung von Bedeutung. Bei der Dokumentation sollte nach Möglichkeit ein parenchymatöses Organ, die Harnblase, ein abdominelles Gefäß oder der Schallschatten der Darmbeinschaufeln als Orientierungshilfe mit abgebildet werden.

10.4 Sonographische Kriterien der Darmdiagnostik

- Darstellung der Darmwand
- Weite des Darmlumens
- Darminhalt
- Peristaltik
- Änderung des Befundes unter Palpation

- topographische Beziehungen
- Raumforderungen
- freie Flüssigkeit
- freie Luft

Die Verdickung der Darmwand ist das wichtigste Kriterium der sonographischen Diagnostik von Darmerkrankungen. Ursächlich kann sie bedingt sein durch eine ödematöse Schwellung (z. B. bei Invagination, s. Abb. 10.6), durch Muskelhypertrophie (z. B. bei Pylorushypertrophie, s. Abb. 10.7), durch eine transmurale Entzündung (z. B. bei M. Crohn, s. Abb. 10.4) oder durch Tumoren (z. B. bei Karzinomen, s. Abb. 10.5) (FRANK et al. 1978; MILLER et al. 1980).

Darmabschnitte mit verdickter Wand stellen sich im Querschnitt als Kokarde dar (LUTZ und PETZOLD 1976; MORGAN et al. 1980). Dabei wird der echoarme äußere Ring von der verdickten Darmwand hervorgerufen, während der zentrale Echokomplex dem Darminhalt entspricht. Auf Längsschnitten zeigt sich das pa-

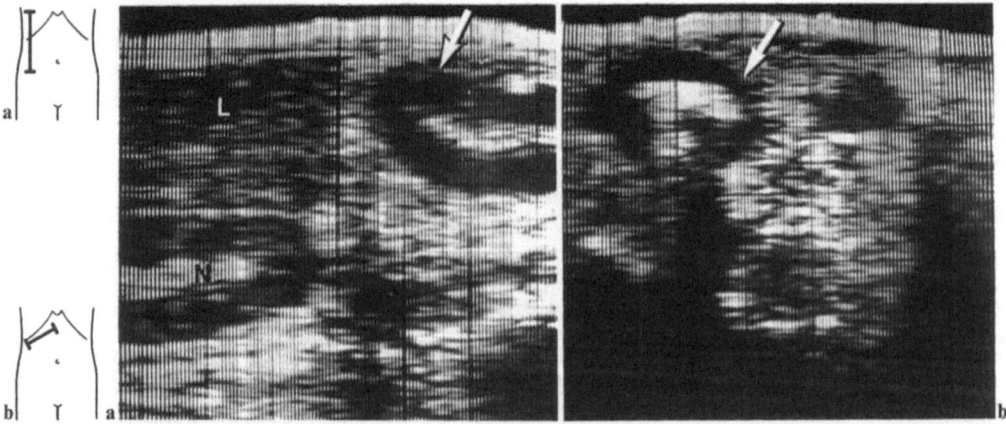

Abb. 10.4 a, b. Morbus Crohn. Verdickte Darmwand (*Pfeil*) des Colon ascendens durch die transmurale Entzündung bei M. Crohn. **a** Das sonographische Bild entspricht dem einer Niere, „pseudo-kidney-sign". **b** Der Querschnitt durch das Colon ascendens zeigt die verdickte Darmwand sowie Luft im Darmlumen mit Reverberationsechos. (*N* Niere, *L* Leber)

Sonographische Kriterien der Darmdiagnostik

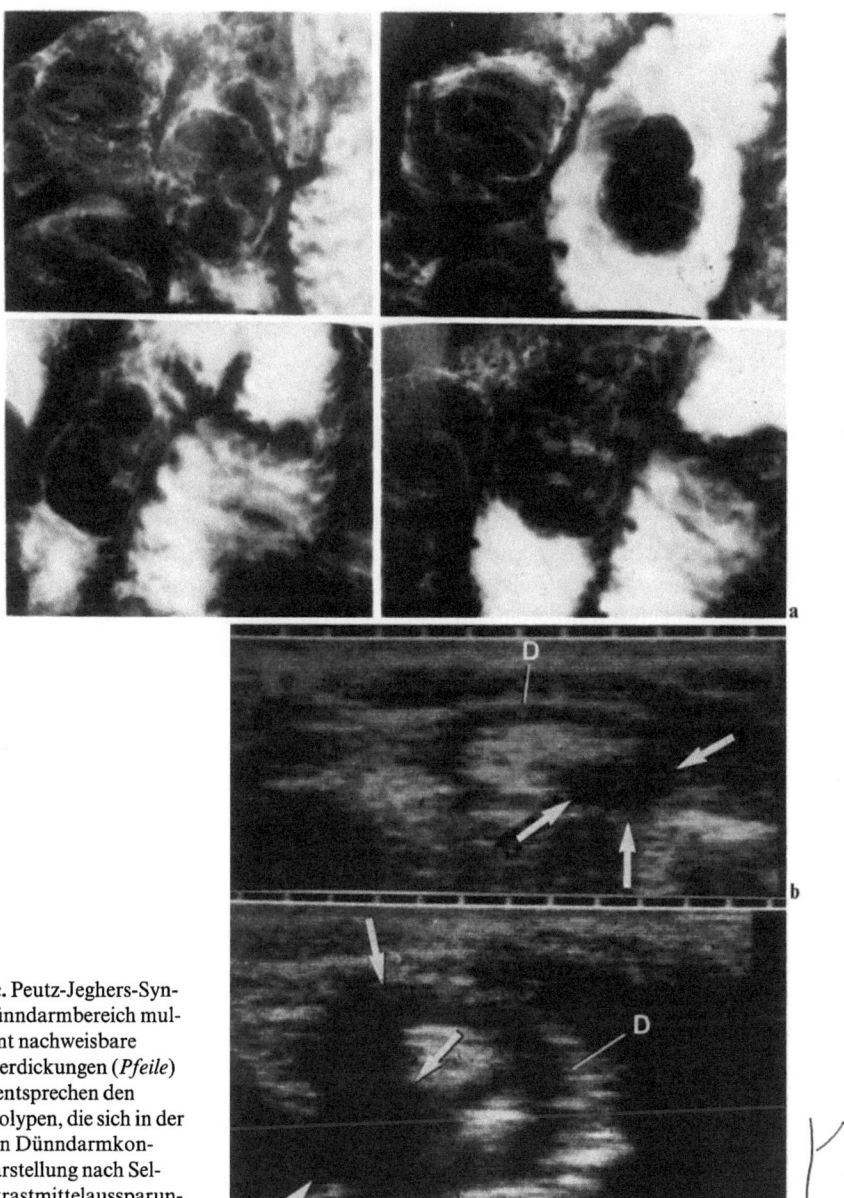

Abb. 10.5 a–c. Peutz-Jeghers-Syndrom. Im Dünndarmbereich multiple, konstant nachweisbare Darmwandverdickungen (*Pfeile*) (**b, c**). Diese entsprechen den Dünndarmpolypen, die sich in der fraktionierten Dünndarmkontrastmitteldarstellung nach Sellink als Kontrastmittelaussparungen darstellen (**a**). (*D* Darm)

thologisch veränderte Darmsegment als tubuläre Struktur, wobei wiederum die reflexarme Zone der Darmwand und das zentrale Reflexband dem Darmlumen entspricht (Abb. 10.4 und 10.5).

Vom Kokardenphänomen läßt sich das Zielscheibenphänomen unterscheiden (Abb. 10.6), obwohl beide Begriffe leider häufig synonym verwendet werden. Die Zielscheibenkonfiguration ist beweisend für eine Invagination. Dabei entspricht

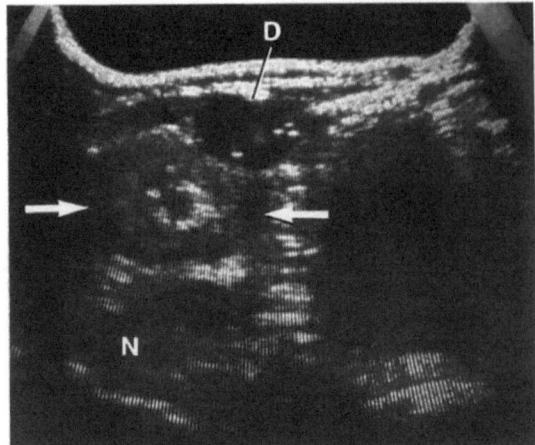

Abb. 10.6. Ileokolische Invagination. Die ödematös verdickte Darmwand mit homogener, zarter Echotextur wird durch eine Zone hellerer Reflexe vom zentral gelegenen Invaginat abgegrenzt. Die helleren Reflexe entsprechen den Grenzschichten des Darms sowie intraluminal gelegener Luft. Typisches Zielscheibenphänomen. Abdomenschrägschnitt von ventral. (*D* Flüssigkeitsgefüllte Darmschlinge bei begleitendem Ileus, *N* Niere)

das echoarme Zentrum und die gleichfalls echoarme, ringförmige Außenzone der ödematös verdickten Wand des Invaginats und der äußeren Darmwand. Der dazwischen liegende echoreiche Ring entsteht durch Reflexion des Schalls an den aneinanderliegenden inneren Darmwänden. Im Längsschnitt zeigt sich eine tubuläre Struktur, wobei ebenfalls im Unterschied zum Kokardenphänomen im Zentrum eine reflexarme Zone liegt.

10.5 Krankheitsbilder

10.5.1 Darmwandverdickungen

Pylorushypertrophie. Die stenosierende Pylorushypertrophie ist pathologisch-anatomisch durch eine erhebliche Verdickung der Pylorusringmuskulatur auf einer Strecke variabler Länge gekennzeichnet. Der Pylorus wird in einem paramedian rechts gelegenen Längsschnitt dorsal des Leberunterrandes aufgesucht. Die quer geschnittene hypertrophierte Pylorusmuskulatur stellt sich dann als eine echoarme, zirkuläre Raumforderung mit einem kleinen, hellen Echozentrum dar (Abb. 10.7). Im Körperquerschnitt zeigt sich der Pylorus als eine tubuläre, ebenfalls echoarme, 1,5–2,5 cm lange, manchmal elliptische Raumforderung mit einer längs verlaufenden Mittellinie, die der Schallreflexion an den Grenzflächen des Pyloruskanals sowie intraluminaler Luft entspricht. Das Ausmaß der Muskelhypertrophie läßt sich als Durchmesser bzw. Radius des Pylorusrings vermessen und korreliert nach unseren bisherigen Befunden mit der intraoperativ gemessenen Wanddicke. Der Durchmesser des hypertrophierten Pylorus im Längsschnitt beträgt in der Mehrzahl der Fälle 1,2–3,0 cm, bei größeren Serienuntersuchungen (BLUMHAGEN und COOMBS 1981) werden mindestens 8 mm Durchmesser zur Hypertrophiediagnose gefordert, da Wanddicken bis 4 mm auch physiologischerweise gefunden werden. Wir sehen, wie auch andere Autoren (STRAUSS et al. 1981; TEELE und SMITH 1977), einen Pylorusdurchmesser erst ab 1,5–1,8 cm als eindeutig pathologisch an. Die Untersuchung sollte in der Regel nach mindestens dreistündiger Füt-

Abb. 10.7. Pylorushypertrophie bei 6 Wochen altem Säugling. Der hypertrophierte Ringmuskel zeigt ein echoarmes Reflexmuster, der Pyloruskanal einen hellen, zentralen Echoreflex. (*L* Leber, *N* Niere, *Pyl* Pylorus)

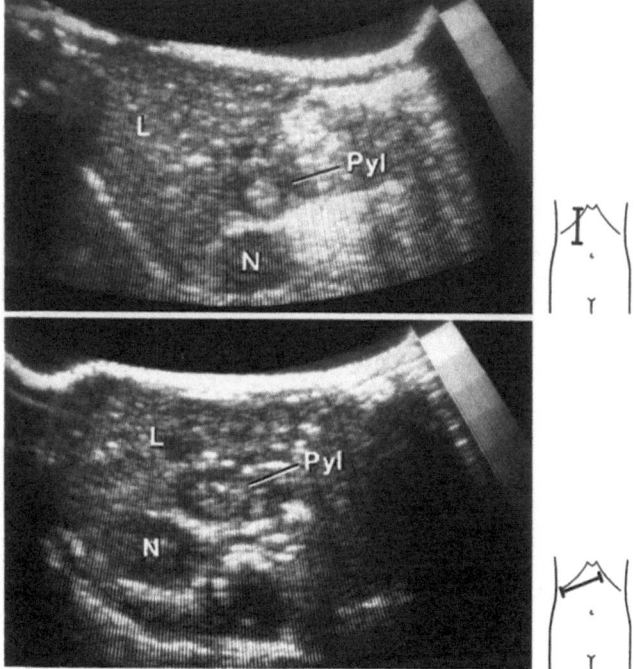

terungspause erfolgen. In welchem Ausmaß der jeweilige Kontraktionszustand der Pylorusmuskulatur in die Messungen eingeht, bedarf noch der Abklärung; sicher ist, daß unterschiedliche Kontraktionszustände die Wanddicke beeinflussen. Als indirektes Zeichen einer Pylorusstenose findet sich häufig ein erheblich dilatierter, flüssigkeitsgefüllter Magen mit oft tief durchgreifender Peristaltik.

Die gerade noch darstellbare muskuläre Wand des Antrums setzt sich übergangslos in die hypertrophierte Pylorusmuskulatur fort und sichert somit neben der topographischen Lage des Pylorus – unterhalb des rechten Leberlappens, medial der Gallenblase, lateral der Pfortader, ventromedial der rechten Niere – die eindeutige Zuordnung der Raumforderung. Seltener findet sich nur ein schlaffer Magensack mit größerem Magenrest und nur noch geringer Peristaltik.

Differentialdiagnostisch wäre (TEELE und SMITH 1977) ein flüssigkeitsgefülltes Duodenum oder eine kotgefüllte rechte Kolonflexur zu erwähnen; beide bereiten jedoch keine wesentlichen diagnostischen Probleme. Noch ungeklärt ist, ob die relative Luftleere der distalen Darmabschnitte (BLUMHAGEN und COOMBS 1981) ein verläßliches Kriterium für das Vorliegen einer Pylorushypertrophie ist.

Invagination. Die Invagination ist der häufigste Grund einer intestinalen Obstruktion jenseits des Neugeborenenalters bis zum 5. Lebensjahr.

Das Zielscheibenphänomen ist das typische sonographische Kriterium (DINKEL et al. 1983; MORGAN et al. 1980; FRIEDMANN et al. 1979). Die ödematös verdickte Darmwand erscheint als echoarme Außenzone und als echoleeres Zentrum, entsprechend dem Invaginat (WEISSBERG et al. 1977). Diese beiden Zonen werden durch einen hellen Echoring getrennt, der durch Reflexion des Schalls an den an-

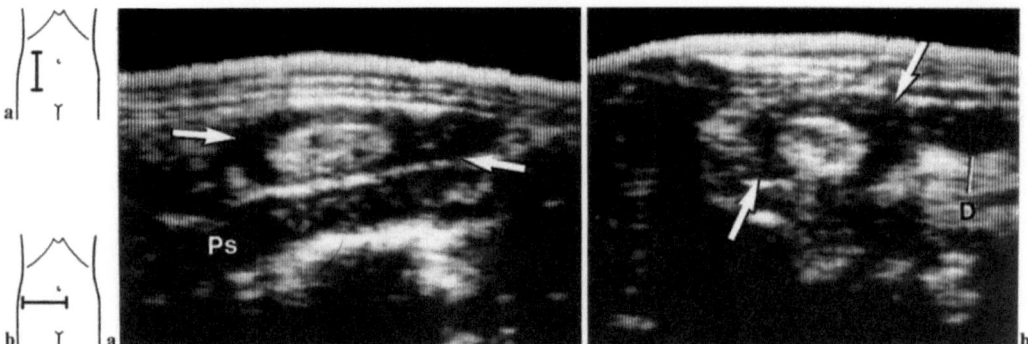

Abb. 10.8 a, b. Ileokolische Invagination. Die ödematös verdickte Darmwand stellt sich als echoarme Ringstruktur mit zentral helleren Echos dar. Dunklere Echoreflexe im Zentrum entsprechen dem Invaginat. (*Ps* M. psoas, *D* einzelne flüssigkeitsgefüllte Darmschlingen, entsprechend dem begleitenden Ileus)

einanderliegenden Darmwänden des Invaginats bedingt ist (Abb. 10.8). Sonographisch lassen sich Ausdehnung und Länge des Invaginats bestimmen. Gelegentlich ist während der Untersuchung zu beobachten, wie sich ohne äußere Maßnahmen eine Invagination innerhalb weniger Minuten exvaginiert.

Bei jedem Nachweis einer Invagination sollte eine verursachende Erkrankung, z. B. eine Darmduplikatur oder ein Darmtumor, ausgeschlossen werden. Ein Ileus als Begleitsymptom ist in der Regel erst bei länger bestehender Invagination zu erwarten. Bei bestehendem Ileus kann sich durch die Luftüberlagerung eine Invagination dem sonographischen Nachweis entziehen.

Morbus Crohn. Die transmurale Entzündung des Darms führt zu den in Tabelle 10.1 zusammengestellten Schallbildcharakteristika (SEITZ 1980; WELLMANN et al. 1980; DINKEL et al. 1981). Infolge der Wandverdickung stellt sich der Darmquerschnitt als Kokarde, der Längsschnitt als tubuläre Struktur dar. Dabei bildet sich die Außenzone echoarm ab, während in dem eingeengten Darmlumen Reflexe nachweisbar sind (Abb. 10.9). Weitere Folgen der Darmwandentzündung können

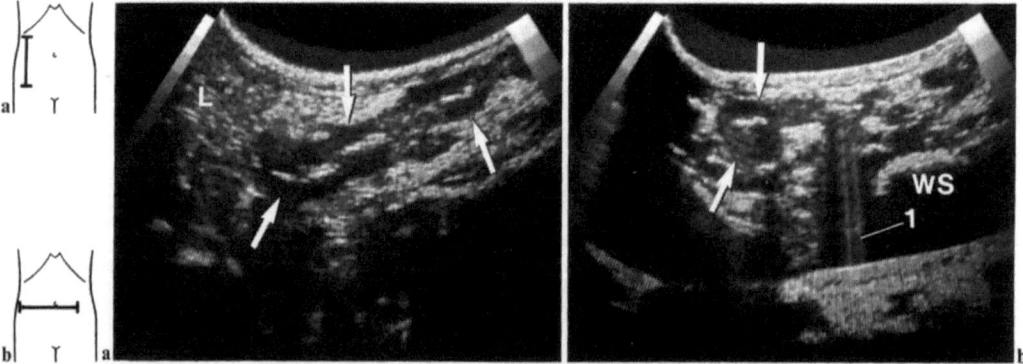

Abb. 10.9 a, b. Morbus Crohn. Erheblich verdickte Darmwand des Colon ascendens (*Pfeile*), die helleren zentralen Echos entsprechen intraluminaler Luft. Einzelne lufthaltige Darmschlingen zeigen typische, kräftige Echoreflexe mit nachfolgenden Reverberationsechos (*1*). (*L* Leber, *WS* Wirbelsäule)

Darmwandverdickungen

Tabelle 10.1. Sonographische Kriterien beim M. Crohn

Echomuster (Transversalschnitt):	– Kokardenphänomen – echoarme Außenzone – dichte, zentrale Reflexe
Echomuster (Longitudinalschnitt):	– tubuläre Struktur – eingeengtes Darmlumen
Starres Darmsegment:	– fehlende Peristaltik – verminderte Kompressibilität – aufgehobene Verschieblichkeit
Inkonstante Befunde:	– Mesenterialverdickung – Konglomerattumor – prästenotische Dilatation

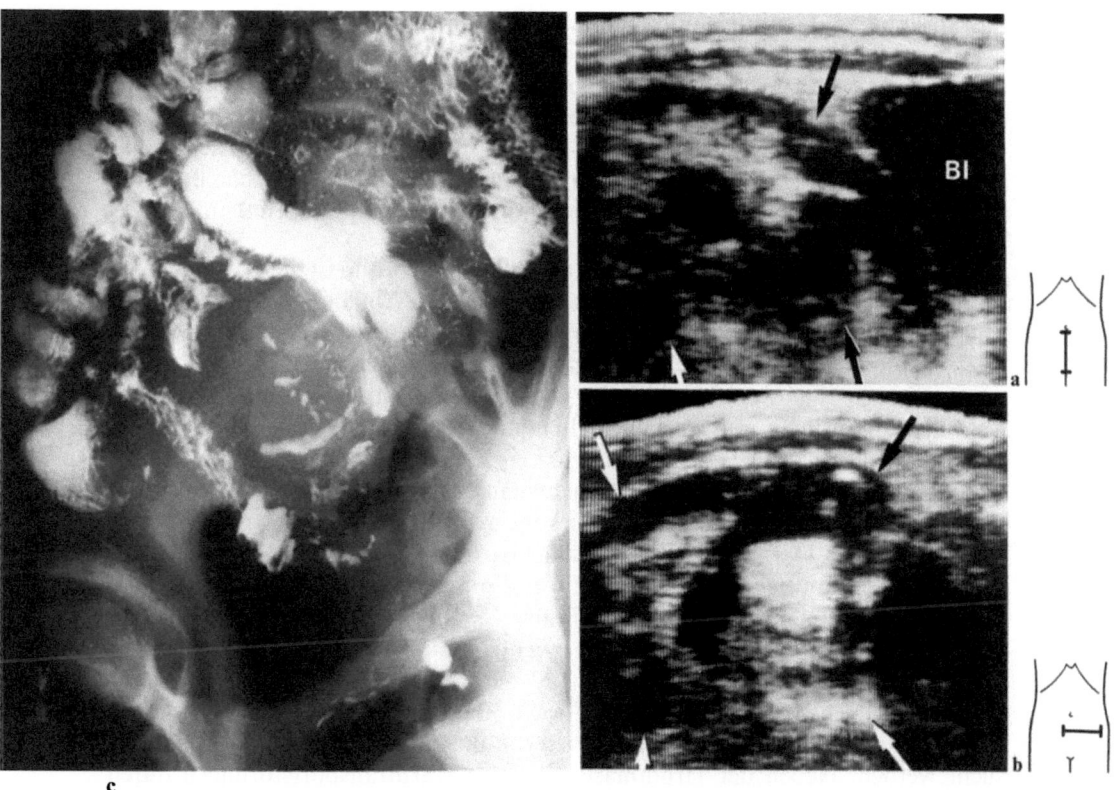

Abb. 10.10 a–c. (12 Jahre, w.) Morbus Crohn des Dünnndarmes mit Konglomerattumor. **a, b** Kranial der Harnblase zeigt sich ein Konglomerattumor mit komplexem Echomuster (*Pfeile*). Es finden sich teils flüssigkeitsgefüllte Darmschlingen, teils solide Strukturen. Intraluminale Luft zeigt kräftige Echoreflexionen mit nachfolgenden Reverberationsechos. (*Bl* Harnblase). **c** Röntgenkontrastdarstellung nach Sellink (fraktionierte Kontrastmitteldarstellung des Dünndarms). Typische Veränderungen mit Distanzierung der Darmschlingen, Pflastersteinrelief, Stenosierung des Darmlumens und prästenotischer Dilatation der Darmschlingen

während der Untersuchung in Real-time-Technik erfaßt werden: die verminderte Peristaltik und Kompressibilität des Darms, die aufgehobene Verschieblichkeit sowie die Druckschmerzhaftigkeit des befallenen Darmsegments. Bei Übergreifen des Entzündungsprozesses auf das Mesenterium kommt dieses reflexarm zur Darstellung. Insbesondere bei fortgeschrittenem Dünndarmbefall zeigt sich ein Konglomerattumor (Abb. 10.10, Tabelle 10.1).

Die beschriebenen sonographischen Kriterien beim M. Crohn erlauben häufig eine Aussage über die Ausdehnung der Erkrankung. Dies ist möglich, wenn aufgrund topographischer Beziehungen eine Zuordnung des Befundes zu einem bestimmten Darmabschnitt gelingt, v. a. bei Befall der Ileozökalregion, des Colon ascendens und Colon descendens. Über die Ausdehnung der Erkrankung im Bereich des Dünndarms können sonographisch keine verläßlichen Aussagen gemacht werden.

Findet sich bei der Untersuchung ein typisches Echomuster, so kann der Verdacht auf Vorliegen eines M. Crohn geäußert werden. Eine Reihe anderer Erkrankungen, z. B. die seltene Darmtuberkulose, zeigen jedoch sonographisch gleichartige Schallbilder. Sie können deshalb nicht von einem M. Crohn abgegrenzt werden. Liegen nicht eindeutige Befunde oder nur ein Teil der sonographischen Kriterien vor, so muß das differentialdiagnostische Spektrum erweitert werden. Neben sonographischen Artefakten, auf die noch näher eingegangen wird, kann z. B. ein tumoröser Darmwandprozeß oder eine Invagination vorliegen. Zusätzliche klinische Daten (Alter des Patienten, Anamnese, klinische und biochemische Befunde) erlauben in der Regel die richtige Interpretation des sonographischen Befundes.

Komplikationen. Die häufigste Komplikation beim M. Crohn ist die Einengung des Darmlumens mit konsekutivem Subileus oder Ileus. In Abhängigkeit von Ausmaß und Dauer der Obstruktion lassen sich die sonographischen Kriterien eines Ileus (s. S. 144) in unterschiedlicher Ausprägung finden. Fisteln entziehen sich dem sonographischen Nachweis. Unabhängig von der Lokalisation stellen sich Abszesse als Raumforderungen mit variablem Echomuster dar (s. S. 272) (DOUST et al. 1977).

Entzündliche Infiltrationen in parenchymatöse Organe können ebenfalls nachgewiesen werden. Sie zeigen dann einen kontinuierlichen Übergang des Echomusters betroffener Darmabschnitte in benachbarte Organe, z. B. in die Leber. Als weiteres sonographisches Kriterium kann eine unscharfe oder nicht mehr darstellbare Organkontur mit Änderung des Binnenechomusters gelten. Weiterhin sind Leber- und Milzvergrößerung im Sinne einer entzündlichen Mitreaktion morphometrisch erfaßbar.

Nach eigenen Erfahrungen zeigen etwa 1/3 aller Crohn-Patienten urologische Komplikationen. Deshalb sollte bei ihnen routinemäßig der Harntrakt mituntersucht werden. Neben der Urolithiasis kommen Harntransportstörungen durch Ummauerung des Ureters mit entzündlichem Gewebe vor.

Darmatresien

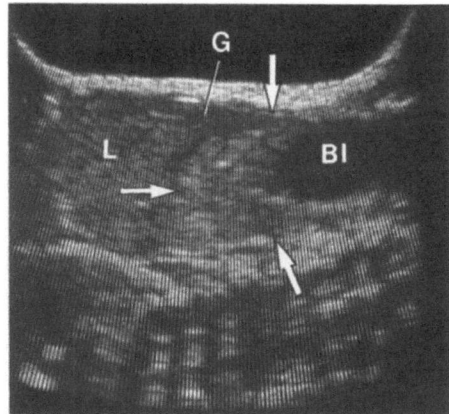
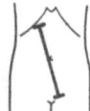

Abb. 10.11. Ösophagusatresie ohne ösophagotracheale Fistel bei einem Neugeborenen. Gänzlich luftleeres Abdomen. Auf dem Längsschnitt läßt sich das luftleere Abdomen zwischen Leber (*L*) und Gallenblase (*G*) sowie der Harnblase (*Bl*) abgrenzen (*Pfeile*). Das Echomuster des luftleeren Abdomens entspricht völlig dem der Leber. Die für lufthaltigen Darm typischen hellen Echos mit nachfolgenden Reverberationsechos fehlen

10.5.2 Darmatresien

Ösophagusatresie. Die Diagnose einer Ösophagusatresie wird in der Regel klinisch gestellt, durch Sondierung und radiologische Untersuchung gesichert. Sonographisch läßt sich allenfalls bei fehlender unterer Fistel die Luftleere des Abdomens nachweisen (Abb. 10.11).

Duodenalatresie. Hier kann die prästenotische Dilatation von proximalem Duodenum und Magen sowie das Fehlen von Luft distal der Stenose erkennbar sein. Zur Differenzierung der duodenalen Obstruktion (Atresie, Membran, Pankreas anulare) kann die Sonographie keinen Beitrag leisten.

Dünndarmatresie/Dickdarmatresie. Neben der erheblichen Dilatation der Darmschlingen ist die verstärkte Peristaltik leicht darstellbar. Die Lokalisation der Obstruktion kann nur annähernd bestimmt werden.

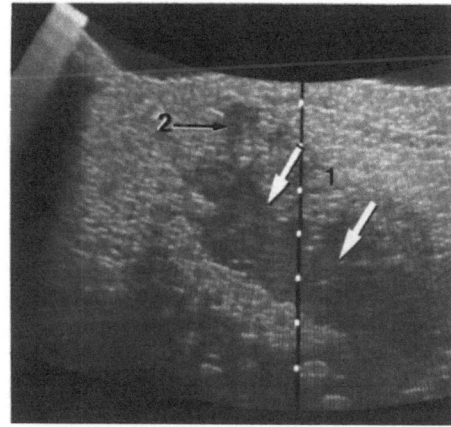

Abb. 10.12. Analatresie mit rektokutaner Fistel. Der mekoniumgefüllte Rektumblindsack stellt sich als walzenförmige Struktur (*1*) dar. Die Fistel (*2*) läßt sich fast bis zur Hautoberfläche verfolgen. Die Distanz des Blindsackes zur Haut beträgt 1,8 cm (Längsschnitt über dem Damm, linke Bildseite dorsal, rechte ventral)

Analatresie. Bei der Analatresie kann das blind endende, mekoniumgefüllte Rektum sonographisch als ein wurstförmiges Gebilde mit homogener, mittelgrober Echotextur niedriger bis mittlerer Echogenität abgebildet werden. Ist das Mekonium über eine Fistel oder über einen Anus praeter bereits abgegangen, so kann die sonographische Diagnose schwierig oder gar unmöglich sein, da sich das Rektum nicht mehr sicher abgrenzen läßt (SCHUSTER und TEELE 1979). Die Untersuchung kann von perineal (Abb. 10.12) und von ventral unter Verwendung der vollen Harnblase als Schallfenster erfolgen. Sie ist unmittelbar nach der Geburt möglich, da im Gegensatz zur klassischen radiologischen Methode von Wangensteen und Rice (Distanzmessung des Rektum-Haut-Abstandes über einen röntgenologischen Marker im Analgrübchen und der Luft im Rektum bei Kopftieflage) die Luftfüllung des Darmtraktes nicht abgewartet werden muß. Wenn sich das blinde Rektumende gut abgrenzen läßt, ist eine exakte Rektum-Haut-Abstandsmessung möglich. Ein Rektum-Haut-Abstand von mehr als 2,5 cm kann auf eine hohe Analbzw. Rektumatresie hinweisen. Bei tiefen Analatresien, d. h., wenn der Darm durch die Pars puborectalis der Levatorenschlinge durchtritt, gelingt bisweilen der Nachweis einer kutanen Fistel.

Im Rahmen der sonographischen Untersuchung sollte bei allen Darmatresien immer nach weiteren Fehlbildungen, v. a. des Urogenitaltrakts, gesucht werden.

10.5.3 Intestinale Raumforderungen
Mesenterialzyste, Darmduplikatur

Vom Darmtrakt ausgehende Raumforderungen sind im Säuglingsalter meist durch Fehlbildungen verursacht. Am häufigsten findet sich eine Mesenterialzyste, die als eine die Darmschlingen verdrängende, meist zystisch imponierende Struktur mit unterschiedlich gut abgrenzbarer Wand zu erkennen ist (MITTELSTAEDT 1975). Weist der Zysteninhalt einen hohen Anteil an Eiweiß oder Zelldetritus auf, kann aufgrund der dadurch verursachten, meist zarten Binnenechos eine solide Raumforderung vorgetäuscht werden (DOUST 1977). Für die vom Intestinaltrakt ausgehenden Raumforderungen gelten bezüglich der Diagnostik die üblichen Kriterien der Tumorsonographie (LUTZ 1978; MASCATELLO et al. 1977; MILLER et al. 1980; SCHWERK und BRAUN 1978; SCHWERK et al. 1979; WALLS 1976).

Eine Darmduplikatur kann sich als kugelige oder walzenförmige zystische, seltener solide Struktur darstellen (TEELE et al. 1980; KANGARLOO et al. 1979). Die soliden Strukturen können durch eingedickten Darminhalt oder durch eine Blutung in das Lumen der Duplikatur bedingt sein. Falls die betreffende Darmschlinge jedoch einen Anschluß an das reguläre Darmlumen zeigt, somit regelrechten Darminhalt und Luft aufweist, kann ein sonographischer Nachweis unmöglich sein. Bei einer flüssigkeitsgefüllten Duplikatur, z. B. bei einer Magenduplikatur, kann die Wand als echoarme Außenzone und die Mukosa als davon deutlich abgrenzbares echoreicheres Band darstellbar sein (MOCCIA et al. 1981). Dieser Befund ermöglicht eine Abgrenzung von anderen zystischen abdominellen Raumforderungen.

10.5.4 Megakolon, Obstipation, Enteritis, Ileus

Megakolon und Obstipation. Ein Megakolon, z. B. bei M. Hirschsprung oder bei Analstenose, zeigt sich als erweitertes Kolon in entsprechender Lokalisation (Abb. 10.13). In Abhängigkeit vom Luft- und Wassergehalt des Darminhalts sieht man in der Regel auf dem Querschnitt durch den Darm ventral eine bogenförmige Begrenzung mit einer kontinuierlichen Schallschwächung nach dorsal. Bei ausgeprägter Kolondilatation kann dieser Befund die gesamte linke Seite des Abdomens einnehmen. In einzelnen Fällen läßt sich auch das Darmlumen einschließlich seiner dorsalen Begrenzung vollständig darstellen.

Die Echogenität des Darminhalts ist variabel, beim kotgefüllten Megakolon in der Regel jedoch geringer als die der Umgebung.

Die Befunde bei Obstipation entsprechen dem Befund beim kotgefüllten Megakolon, ohne jedoch das Ausmaß der dort nachweisbaren Darmdilatation zu erreichen. Während sich das leere Rektum oft retrovesikal als sichelförmiger, heller Reflex abbildet, der die Blase in ihrer Kontur nicht verändert, führen das kotgefüllte Rektum und Sigma bei Obstipation fast immer zu einer mehr oder weniger ausgeprägten, oft kaskadenartig imponierenden Kompression der Harnblase von dorsal und gleichzeitig zu einer bisweilen sehr ausgeprägten Verlagerung der Harnblase, bevorzugt zur rechten Seite.

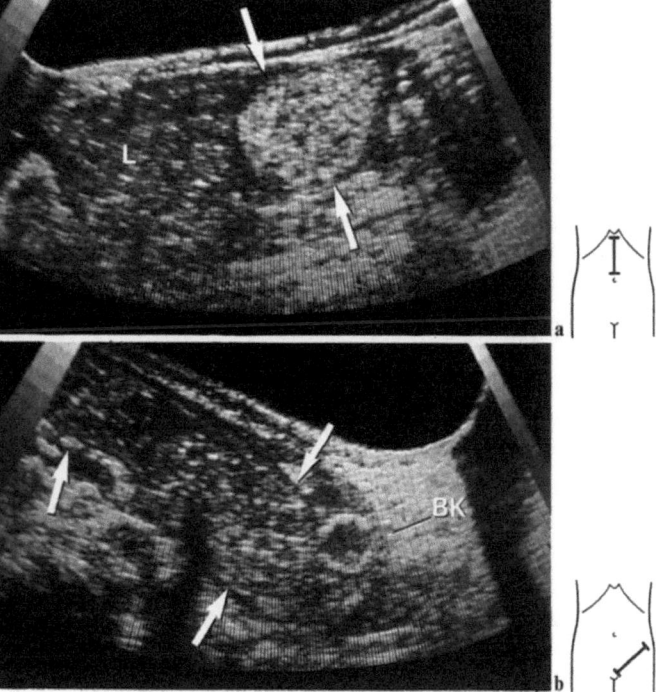

Abb. 10.13 a, b. 9 Monate alter Säugling. Kotgefülltes Megakolon bei 3 mm weiter Analstenose. Das gesamte Kolon von der Analstenose bis zum Zökalpol ist auf einen Durchmesser von etwa 4,5 cm dilatiert. Der Längsschnitt in Oberbauchmitte (**a**) zeigt das Colon transversum kaudal der Leber (*L*), der Flankenschnitt im linken Unterbauch (**b**) zeigt das kotgefüllte Sigma in seiner Lagebeziehung zu dem in der entleerten Harnblase gelegenen Ballonkatheter (*BK*), der sich als echoreiche Ringstruktur darstellt

Enteritis. Das sonographische Bild einer Enteritis spiegelt die Heterogenität des Darminhalts – Luft, Flüssigkeit und festen Stuhlbestandteilen in wechselnder Zusammensetzung. Es findet sich ein buntes sonographisches Muster mit Zonen totaler Reflexion an lufthaltigen Darmschlingen, zystischen Hohlräumen, die flüssigkeitsgefüllten Darmschlingen entsprechen, sowie zahlreichen Binnenreflexen im Darmlumen. Einzelne Darmschlingen lassen sich infolge einer verdickten Darmwand besser als gewöhnlich abgrenzen und bewirken sonographisch ein vages Kokardenphänomen. Die Hyperperistaltik führt zu einem raschen Wechsel des Bildes bei stehendem Applikator.

Die sonographischen Phänomene einer Enteritis sind auch durch reichliche orale Flüssigkeitsgabe erzeugbar.

Ileus. Beim Ileus können die flüssigkeitsgefüllten, dilatierten Darmschlingen im Querschnitt als runde und im Längsschnitt als wurstförmige echofreie Strukturen sonographisch abgebildet werden (FLEISCHER et al. 1979; SCHEIBLE und GOLDBERGER 1979) (Abb. 10.14).

Die in der radiologischen Diagnostik (Abdomennativaufnahme) den Ileus kennzeichnenden Luft-/Flüssigkeitsspiegel lassen sich aufgrund der Schallreflexion an Luft nur bei seitlicher Schallapplikation inkonstant nachweisen. Luftgefüllte Darmabschnitte sind beim Dünndarmileus als kurze, sichelförmige, beim Dickdarmileus als breitere sichelförmige Echobänder mit vollständiger Schallreflexion und dadurch bedingtem anschließendem Schallschatten gekennzeichnet. Ab und an gelingt bei flüssigkeitsgefüllten Darmschlingen die Darstellung der Plicae circulares (Kerckring-Falten) des Dünndarms bzw. die Abbildung der Kolonhaustrierung (FLEISCHER et al. 1979; MORGAN et al. 1980), und damit die Differenzierung zwischen dilatierten Dünn- und Dickdarmschlingen.

Ein Volvulus läßt sich als isolierte flüssigkeitsgefüllte Schlinge eindeutig abgrenzen noch bevor eine allgemeine Illeussymptomatik aufgetreten ist (Abb. 10.15). Dieser Befund kann sich z. B. bei luftleerer Schlinge und dadurch fehlender Spiegelbildung dem radiologischen Nachweis entziehen (PON et al. 1979).

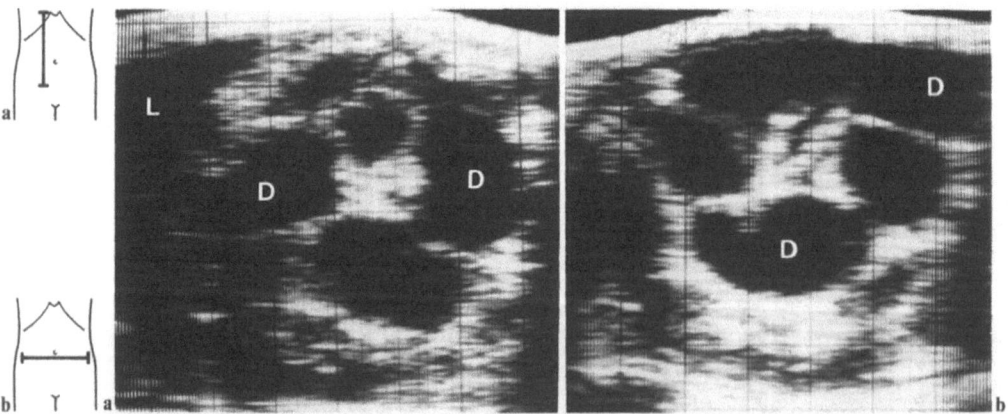

Abb. 10.14a, b. Ileus mit multiplen flüssigkeitsgefüllten dilatierten Darmschlingen (*D*) im Längs- (**a**) und Querschnitt (**b**) des Abdomens. (*L* Leber)

Abb. 10.15. (12 Jahre, w.) Volvulus. Eine isolierte dilatierte flüssigkeitsgefüllte Darmschlinge (D) im Schrägschnitt des linken Unterbauchs. Enthält eine solche torquierte Darmschlinge keine Luft, so kann sie im frühen Stadium auf der Abdomenaufnahme nicht diagnostiziert werden

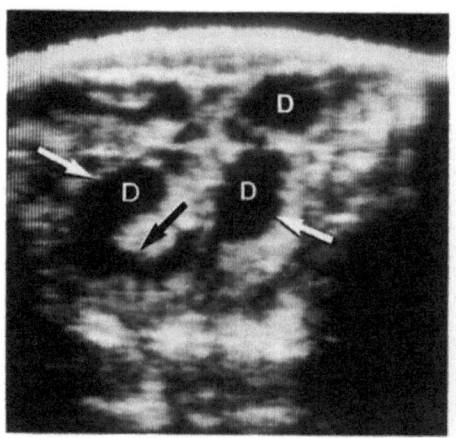
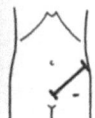

Das beim Ileus oft relativ früh auftretende Transsudat ist sonographisch bereits in geringen Mengen als freie Flüssigkeit im Abdomen nachweisbar. Bisweilen kann die Differenzierung zwischen kleinen Mengen freier Flüssigkeit und flüssigkeitsgefüllten einzelnen Darmschlingen schwierig sein.

Besonders gut eignet sich die Sonographie zum Nachweis eines Ileus beim Neugeborenen, z. B. eines Mekoniumileus, da hier störende Luftansammlungen im Abdomen in der Regel noch fehlen (Abb. 10.16). Hyperperistaltik und weites Darmlumen sind charakteristisch. Bei intrauteriner Darmperforation lassen sich vermehrt Reflexe in der Flüssigkeit zwischen den distanziert stehenden Darmschlingen nachweisen.

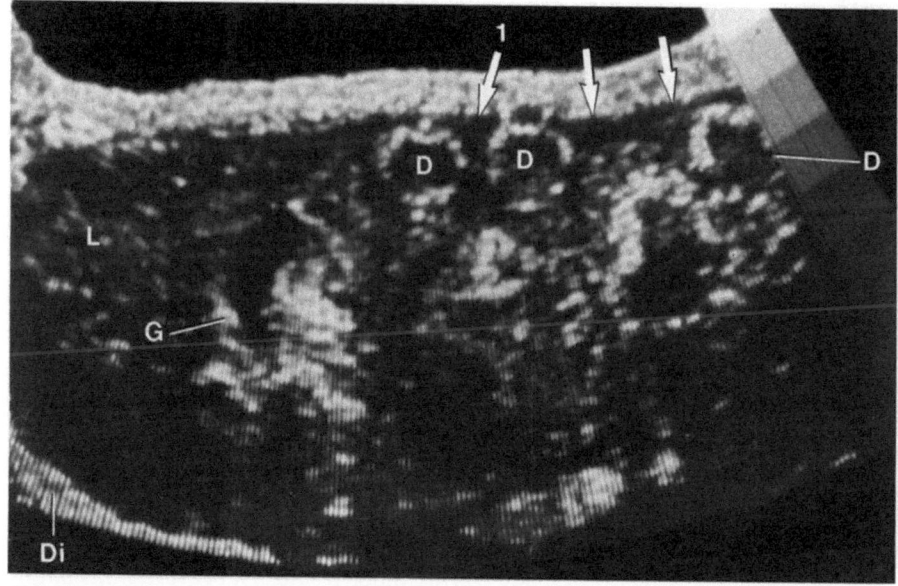
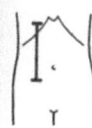

Abb. 10.16. Mekoniumperitonitis nach Darmperforation bei Neugeborenem mit Mukoviszidose. Multiple mekoniumgefüllte dilatierte Darmschlingen (D). Frei im Peritonealraum gelegenes Mekonium (1) stellt sich als zwischen den Darmschlingen gelegene, mäßig echoreiche Struktur dar. (L Leber, G Gallenblase, Di Diaphragma)

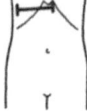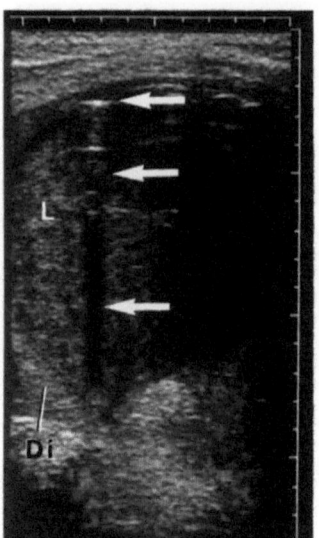

Abb. 10.17. Freie Luft subphrenisch. Luftblase (*Pfeil*) unter dem rechtsseitigen Diaphragma (*Di*) mit typischen Reverberationsechos

10.5.5 Nachweis freier Luft im Abdomen

Nach Untersuchungen von SEITZ und REISING (1982) ist es möglich, freie Luft nach Darmperforation sonographisch zuverlässig nachzuweisen. Der Patient wird hierzu auf die linke Seite gelagert, wobei sich bereits Luftmengen ab 1 ml unter dem rechten Zwerchfell ansammeln und sichtbar sind. Man findet ein kräftiges, prähepatisches, bandförmiges Echo mit gut ausgebildeten Wiederholungsechos (Abb. 10.17).

10.5.6 Aszites

Im Gegensatz zur Radiologie ist durch die sonographische Untersuchung intraperitoneale Flüssigkeit direkt darzustellen.

Die freie Flüssigkeit zeigt sich dabei als formvariabler, scharf abgegrenzter, echofreier Bezirk, dessen Form durch die Außenkontur der begrenzenden Organe bestimmt wird (DOUST et al. 1977). Die Prädilektionsstellen zum Nachweis kleiner Mengen intraperitonealer Flüssigkeit variieren in Abhängigkeit von der Körperposition. Der früheste Nachweis gelingt (DINKEL et al., im Druck) in aufrechter bzw. sitzender Position paravesikal auf Transversalschnitten. Weitere Prädilektionsstellen, besonders in Rückenlage, sind die Flanke (s. Abb. 6.12) zwischen Leber und Abdominalwand sowie der Bereich der Gallenblase. Beim Säugling lassen sich bereits Aszitesvolumina von 10–20 ml paravesikal nachweisen. Perihepatisch sind 20–30 ml erkennbar. Frei flottierende Darmschlingen sind erst bei verhältnismäßig hohen Volumina von ca. 60 ml beim Säugling objektivierbar und sind damit ein sonographisches Spätzeichen für Aszites. Beim Erwachsenen sollen 100–300 ml freie Flüssigkeit zuverlässig nachweisbar sein.

Die Verschieblichkeit der Flüssigkeit unter Palpation sowie die Lageabhängigkeit des Verteilungsmusters stellen das differenzierende Kriterium zwischen abgekapselten und frei verschieblichen Flüssigkeitsansammlungen dar.

10.6 Grenzen der sonographischen Darmdiagnostik

Die sonographische Diagnostik gastrointestinaler Erkrankungen wird durch eine Reihe von Faktoren limitiert.

Ein ausgeprägter Meteorismus kann aufgrund der fast vollständigen Schallreflexion an Luft die Beurteilung des Darms oder dorsal davon gelegener Strukturen verhindern (LUTZ 1978). Versuche der medikamentösen Beeinflussung oder verstärkter Applikatordruck sind in der Regel wenig hilfreich. Aussicht auf Erfolg verspricht hier lediglich der Versuch, lufthaltige Darmschlingen durch eine Untersuchung von der Flanke aus zu umgehen.

Bei Kindern mit Enteritis findet sich ein breites Spektrum sonographischer Befunde. Wegen der Vielfalt inkonstanter Echomuster können zusätzliche pathologische Veränderungen nur dann festgestellt werden, wenn diese in ausgeprägter Form vorliegen. Die sonographische Diagnostik wird somit in vielen Fällen durch eine akute Enteritis in hohem Maße beeinträchtigt.

Eine Obstipation geht ebenfalls mit einem variablen sonographischen Befundmuster einher, welches bei oberflächlicher Untersuchung Anlaß zu Fehlinterpretationen geben kann. Reinigungseinläufe vor Wiederholung der Untersuchung erlauben jedoch meist eine Klärung und Zuordnung des initial erhobenen Befundes.

Wie bereits erwähnt, beeinträchtigen Magen- und Darminhalt die sonographische Beurteilung des Gastrointestinaltrakts. Daher sollte grundsätzlich die Untersuchung des Patienten in nüchternem Zustand bevorzugt werden.

Bariumhaltiges Kontrastmittel interferiert mit den Ultraschallwellen. Ein kurzfristig vorausgegangener Kolonkontrasteinlauf kann deshalb die Sonographie erheblich erschweren oder sogar unmöglich machen (LEOPOLD und ASHER 1971).

Bei unklaren sonographischen Befunden muß in allen Fällen eine Wiederholungsuntersuchung unter optimalen Bedingungen mit einem Real-time-Gerät angestrebt werden. Damit lassen sich Fehlinterpretationen zu einem hohen Prozentsatz vermeiden.

10.7 Indikationen

- Bauchschmerzen
- Akutes Abdomen
- Verdacht auf Darmwegsobstruktion
- Pylorushypertrophie, Analatresie
- Ileus, insbesondere in der Neugeborenenperiode
- Gedeihstörungen
- Tastbare Raumforderungen

10.8 Stellenwert

Der Stellenwert der sonographischen Darmdiagnostik ergibt sich aus der zunehmenden Bedeutung der Methode in der orientierenden abdominellen Primär- und Notfalldiagnostik (PETERSON und COOPERBERG 1978). Häufig kann ein klinischer Verdacht erhärtet und die nachfolgende Diagnostik gezielter eingesetzt werden, z. B. bei Invagination, Ileus, Megakolon, M. Crohn, Raumforderungen (Tabelle 10.2). Bei anderen Indikationen, wie Pylorushypertrophie oder Analatresie, kann die Sonographie alternativ oder ergänzend zur Radiologie eingesetzt werden.

Tabelle 10.2. Sonographisch erfaßbare gastrointestinale Erkrankungen

• Verdickte Darmwand	• Obstruktion	• Raumforderung
Entzündlich:	Ileus	Mesenterialzyste
M. Crohn	Atresie	Darmduplikatur
Tuberkulose	(Ösophagus, Dünndarm,	
Tumorös:	Rektum, Anus)	
Karzinom	Volvulus	
Lymphom		
Mechanisch:		
Invagination		
Pylorushypertrophie		
Darmwandhämatom		

Literatur

Blumhagen JD, Coombs JB (1981) Ultrasound in the diagnosis of hypertrophic pyloric stenosis. JCU 9:289–292

Braun B, Schwerk W (1978) Ultraschalldiagnostik der Cholelithiasis. Ein Vergleich mit röntgenologischen Untersuchungsverfahren. Dtsch Med Wochenschr 103:1101–1107

Dinkel E, Alzen G, Dittrich M, Zimmermann B, Baumann W, Weitzel D (1981) Sonographic findings in gastrointestinal diseases in childhood. In: Kurjak A, Kratochwil A (eds) Recent advances in ultrasound diagnosis 3. Proceedings of the 4th European Congress on Ultrasonics in Medicine. Excerpta Medica, Amsterdam Oxford Princeton, pp 334–338

Dinkel E, Dittrich M, Pistor G, Weitzel D, Greinacher I (1983) Sonographic diagnosis of intussusception in childhood. Z Kinderchir 38:220–223

Dinkel E, Lehnart R, Tröger J, Peters H, Dittrich M (im Druck) Sonographic evidence of intraperitoneal fluid: An experimental study and its clinical implications. Pediatr Radiol

Doust BD, Quiroz F, Stewart JM (1977) Ultrasonic distinction of abscesses from other intra-abdominal fluid collections. Radiology 125:213–218

Fakhry JR, Berk RN (1981) The "target" pattern: Characteristic sonographic feature of stomach and bowel abnormalities. AJR 137:969–972

Fleischer AC, Dowling AD, Weinstein ML, James AE (1979) Sonographic patterns of distended, fluid-filled bowel. Radiology 133:681–685

Fleischer AC, Muhletaler CA, James AE (1981) Sonographic assessment of the bowel wall. AJR 136:887–891

Frank P, Menges V, Klein M (1978) Die Ultraschalldiagnostik bei wandinfiltrativen Prozessen des Intestinaltraktes. ROEFO 129:90–98

Friedmann AP, Haller JO, Schneider M, Schussheim A (1979) Sonographic appearance of intussusception in children. Am J Gastroenterol 72:92–94

Kangarloo H, Sample WF, Hansen G, Robinson JS, Sarti D (1979) Ultrasonic evaluation of abdominal gastrointestinal tract duplication in children. Radiology 131:191–194

Leopold GR, Asher WM (1971) Deleterious effects of gastrointestinal contrast material on abdominal echography. Radiology 98:637–640

Lutz H (1978) Ultrasonic diagnosis in gastroenterology. Acta Hepato Gastroenterol 25:492–498

Lutz H, Petzoldt R (1976) Ultrasonic patterns of space occupying lesions of the stomach and the intestine. Ultrasound Med Biol 2:129–132

Mascatello VJ, Carrera GF, Teele RL, Berger M, Holm HH, Smith EH (1977) The ultrasonic demonstration of gastric lesions. JCU 5:383–387

Miller JH, Hindman BW, Lam AHK (1980) Ultrasound in the evaluation of small bowel lymphoma in children. Radiology 135:409–414

Mittelstaedt C (1975) Ultrasonic diagnosis of omental cysts. Radiology 117:673–676

Moccia WA, Astacio JE, Kaude JV (1981) Ultrasonographic demonstration of gastric duplication in infancy. Pediatr Radiol 11:52–54

Morgan CL, Trought WS, Oddson TA, Clark WM, Rice RP (1980) Ultrasound patterns of disorders affecting the gastrointestinal tract. Radiology 135:129–135

Peterson LR, Cooperberg PL (1978) Ultrasound demonstration of lesions of the gastrointestinal tract. Gastrointest Radiol 3:303–306

Pon MS, Scudamore C, Harrison RC, Cooperberg PL (1979) Ultrasound demonstration of radiographically obscure small bowel obstruction. AJR 133:145–146

Scheible W, Goldberger LE (1979) Diagnosis of small bowel obstruction: The contribution of diagnostic ultrasound. AJR 133:685–688

Schuster SR, Teele RL (1979) An analysis of ultrasound scanning as a guide in determination of "high" or "low" imperforate anus. J Pediatr Surg 14:798–800

Schwerk WB, Braun B (1978) Ultraschalldiagnostik gastrointestinaler Tumoren. Z Gastroenterol 16:431–440

Schwerk W, Braun B, Dombrowski H (1979) Real-time-ultrasound examination in the diagnosis of gastrointestinal tumors. JCU 7:425–431

Seitz K (1980) Sonographische Diagnostik beim Morbus Crohn. Ultraschall 1:35–40

Seitz K, Reising KD (1982) Sonographischer Nachweis freier Luft in der Bauchhöhle. Ultraschall 3:4–6

Strauss S, Itzchak Y, Manor A, Heyman Z, Graif M (1981) Sonography of hypertrophic pyloric stenosis. AJR 136:1057–1058

Teele RL, Smith EH (1977) Ultrasound in the diagnosis of idiopathic hypertrophic pyloric stenosis. N Eng J Med 296:1149–1150

Teele RL, Henschke CI, Tapper D (1980) The radiographic and ultrasonographic evaluation of enteric duplication cysts. Pediatr Radiol 10:9–14

Walls WJ (1976) The evaluation of malignant gastric neoplasms by ultrasonic B-scanning. Radiology 118:159–163

Weissberg DL, Scheible W, Leopold GR (1977) Ultrasonographic appearance of adult intussusception. Radiology 124:791–792

Wellmann W, Gebel M, Freise J, Grote R (1980) Sonographie in der Diagnostik der Ileitis terminalis Crohn. ROEFO 133:146–148

11 Harntrakt

11.1 Normale sonographische Anatomie

Die Nieren erscheinen im Längsschnitt paravertebral beidseits als elliptisch geformte Organe. Mit ihren Längsachsen weichen sie nach kaudal um ca. 10° von der Wirbelsäule ab und neigen sich mit ca. 10–20° zur dorsalen Körperoberfläche. Die linke Niere steht höher als die rechte. Bei Schulkindern beträgt dieser Höhenunterschied ca. 1–2 cm. Die Kontur der Niere ist glatt begrenzt. Bisweilen verursachen Renculi eine wellige Randkontur.Nach dem 3.–4. Lebensjahr werden sie jedoch nur noch selten beobachtet. Das Nierenparenchym zeigt eine feine gleichmäßige Schalltextur niedriger bis mittlerer Echogenität und hebt sich daher deutlich vom reflexreichen perirenalen Fettgewebe und dem ebenfalls reflexreichen Sinus renalis ab. Innerhalb des Nierenparenchyms lassen sich die Pyramiden von Rinde und Bertin-Säulen dadurch abgrenzen, daß sie sich sehr echoarm, fast echofrei darstellen. Die dreieckigen Pyramiden weisen mit ihrer Spitze zum Sinus renalis (Abb. 11.1). In der Mitte der Niere verläuft ein bandförmiger Echokomplex hoher Echogenität. Diesen sog. Mittelechokomplex bilden die Strukturen des Sinus renalis, d.h. Nierenbecken, Nierengefäße und perihiläres Fettgewebe. Die hierfür häufig verwendete Bezeichnung Pyelonreflex ist daher nicht korrekt.

Die Querschnitte durch die Niere sind an den Polen mehr kreisförmig und in der Nierenmitte oval. An beiden Nierenpolen läßt sich in einem Bereich von etwa 1 cm nur Nierenparenchym darstellen. Bei Verschieben des Applikators zur Nie-

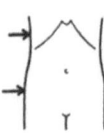
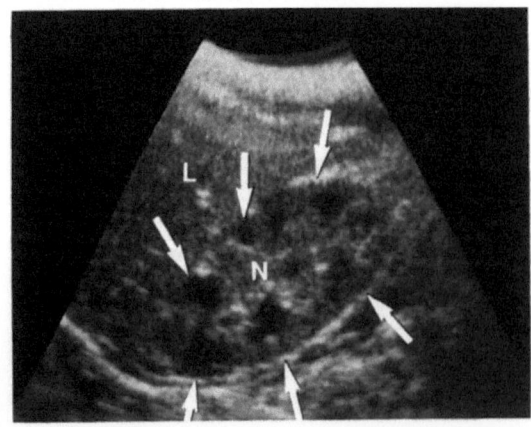

Abb. 11.1. (4 Monate) Normale rechte Niere (*N*), gute Darstellung der Pyramiden (*Pfeile*). (*L* Leber)

renmitte tritt der Mittelechokomplex zunächst als kreisförmige, allseits von Parenchym umgebene Fläche in Erscheinung und reicht schließlich in der Nierenmitte bandförmig bis zum medialen Nierenrand. Die Achse des Mittelechokomplexes in Nierenmitte weicht von der Horizontalen normalerweise um 30° nach medial-ventral ab (Abb. 11.7). Sie erlaubt die Beurteilung der Nierenrotation. Aufgrund ihrer unterschiedlichen Höhenlage können im Querschnitt beide Nieren nicht gleichzeitig in Nierenmitte dargestellt werden, was bei der Größenbestimmung zu berücksichtigen ist.

Auch bei normalen Nieren kann das Nierenbeckenlumen als wenige Millimeter tiefe, echofreie Zone im Mittelechokomplex abgegrenzt werden. Dieser echofreie Bereich kann im Längsschnitt eine ovale, im Querschnitt eine V-förmige Konfiguration zeigen. Dieser Befund ist ausgeprägter bei extrarenal gelegenem Nierenbecken. Die noch als physiologisch anzusehende Tiefenausdehnung der Flüssigkeitsansammlung im a.-p. Durchmesser des Nierenbeckens ist von der Größe der Niere abhängig und überschreitet in der Regel beim Schulkind die Tiefe von 0,8–1 cm nicht. Eine Harntransportstörung kann hiervon nur durch radiologische oder funktionelle Untersuchungen, z. B. Diuresesonographie, abgegrenzt werden.

Nierenbeckenkelche sind bei der normalen kindlichen Niere sonographisch meist nur unvollständig sichtbar. Bei sorgfältiger Untersuchung sieht man an der Mark-Rinden-Grenze vereinzelt kleinfleckige, sehr helle Reflexe, die den Aa. arcuatae entsprechen (COOK et al. 1977). Die Atemverschieblichkeit der Nieren beträgt, abhängig von der Größe des Kindes 0,5–4 cm.

Während normale Ureteren in der Regel im Retroperitoneum sonographisch nicht darstellbar sind, ist dies bei gefüllter Harnblase retrovesikal bisweilen möglich. Bei stärkerer Diurese kann man gelegentlich die im Strahl in die Blase entleerte Urinportion als echoreiche Linie abbilden. Dieses sog. Jetphänomen könnte sowohl auf unterschiedlicher Dichte der in die Blase strömenden Urinportion als auch auf Turbulenzen beruhen (DUBBINS et al. 1981).

Die gefüllte Harnblase stellt sich im Unterbauch als längsgerichtete, elliptische bis kugelige, echofreie Raumforderung dar. Mit hochauflösenden Geräten läßt sich die 2–3 mm starke Harnblasenwand in der Regel abgrenzen. Nach restharnfreier Entleerung kann die Harnblase nicht mehr sicher nachgewiesen werden. Man findet dann gelegentlich noch einen unscharf abgegrenzten, echoarmen Bezirk, der der kollabierten Harnblase entspricht.

Pseudotumoren der Niere

Unter einem Nierenpseudotumor versteht man einen tatsächlichen oder vorgetäuschten Tumor der Niere, der an ein Neoplasma denken läßt, jedoch histologisch regelrechtes Nierengewebe zeigt. Diese Pseudotumoren des Nierenparenchyms wie auch des Nierenbeckens können erhebliche differentialdiagnostische Probleme aufwerfen (FELDMAN et al. 1978).

Klassifizierung

- Persistierende fetale Lappung (Renculizeichnung)
- Höcker der lateralen Kontur der linken Niere (Dromedarhöcker)

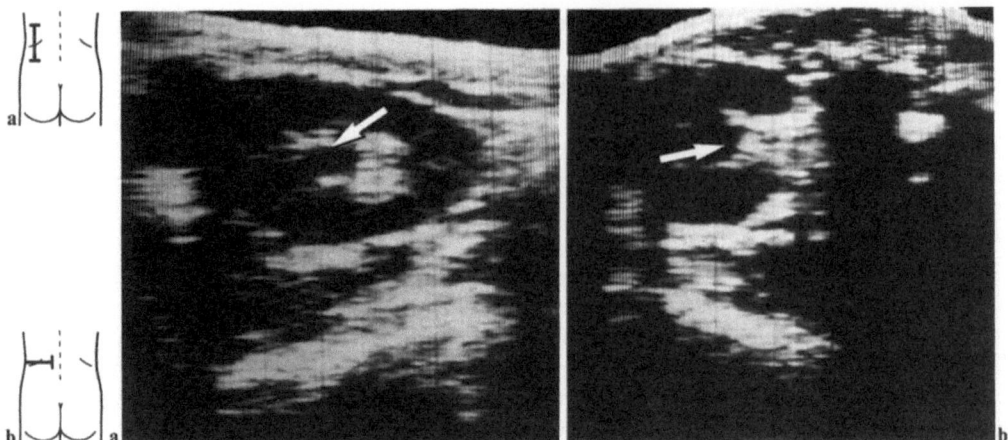

Abb. 11.2 a, b. (10 Jahre, m.) Impression des Mittelechos durch eine Hypertrophie der Bertinischen Säule (*Pfeile*) bei gleichzeitiger Nierenvergrößerung infolge akuter Pyelonephritis

- Hilusparenchymlippen ventral und dorsal
- Hypertrophie der Bertinischen Säulen (Abb. 11.2)
- intraparenchymale Lappung
- Lipomatose des Nierenbeckens (Sinuslipomatose) (Abb. 11.3)

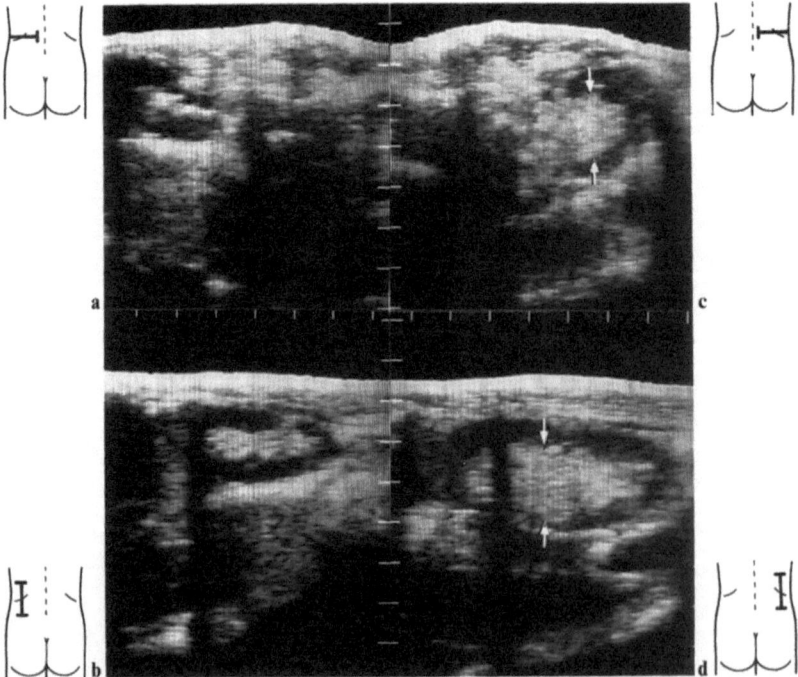

Abb. 11.3 a–d. (14 Jahre, w.) Lipomatose des Sinus renalis (*Pfeile*)

Bei einer persistierenden, ausgeprägten Fetallappung beobachtet man eine wellige Außenkontur der Niere, wobei hellere Reflexe von den Einziehungen des Nierenrandes bis zum Mittelechokomplex verlaufen können, ein Bild, das mit Zystennieren verwechselt werden kann. Die laterale Kontur der linken Niere hat häufig unterhalb des Milzpols und möglicherweise durch diesen bedingt einen stumpfen Höcker, der auch als Dromedarhöcker bezeichnet wird und häufig zu differentialdiagnostischen Schwierigkeiten bezüglich der Abgrenzung eines Nierentumors führt. Ebenso wie eine kräftig ausgeprägte Parenchymlippe am Hilus zeigt dieser Höcker eine Binnenstruktur, die exakt der des restlichen Nierenparenchyms entspricht und somit differentialdiagnostisch auf einen Pseudotumor hinweist. Eine hypertrophierte Bertin-Säule führt in der Regel zu einer Impression des Mittelechokomplexes. Von einer pathologischen Raumforderung läßt sie sich abgrenzen, da sie über keine eigene Grenze verfügt, die Nierenkontur nicht überragt und in ihrem Binnenmuster dem umgebenden Gewebe entspricht. Die Lipomatose des Nierenbeckens zeichnet sich durch einen ungewöhnlich breiten Mittelechokomplex aus (YEH et al. 1977).

11.2 Untersuchungsvorbereitung

Die Untersuchung des Patienten sollte immer nach ausreichender Flüssigkeitsaufnahme und mit gefüllter Harnblase erfolgen. Andernfalls können sonographisch sonst sichtbare Harntransportstörungen und pathologische Prozesse im kleinen Becken dem Nachweis entgehen.

11.3 Untersuchungsdurchführung

Wir beginnen die Untersuchung in Rückenlage, um uns zunächst vom ausreichenden Füllungszustand der Harnblase zu überzeugen. Dabei werden Lage, Form, Wand und Inhalt der Harnblase beurteilt. Vermessen wird die Harnblase in der optisch größten Längsschnittfläche – hier werden Länge und Tiefe bestimmt – und in der optisch größten Querschnittfläche (Bestimmung der Harnblasenbreite). Die Dicke der Harnblasenwand wird im Längs- und/oder Querschnitt an der Hinterwand gemessen, da die Vorderwand oft durch Wiederholungsechos von der Bauchdecke nicht sicher abgegrenzt werden kann. Besonders sorgfältig muß der retrovesikale Raum inspiziert werden: Darstellung von Ureteren, Veränderung des inneren weiblichen Genitales, Impression der Harnblase durch Rektum oder raumfordernde Prozesse im kleinen Becken.

An die Untersuchung des Unterbauches schließt sich nach orientierender Inspektion des Abdomens die Darstellung der Nieren von ventral an. Hierbei wird rechtsseitig die Leber, linksseitig die Milz als Schallfenster genutzt. Besonders wichtig ist die Darstellung der kranialen Nierenpole über einen Flankenschnitt (Doppelniere!), da diese bei der Untersuchung von dorsal im Schallschatten der 11. bzw. 12. Rippe liegen können. Die Darstellung der Nierengefäße erfolgt im Querschnitt des Nierenhilus. Sie gelingt rechts häufig, links nur bei luftleerem Oberbauch.

Die weitere Untersuchung erfolgt in Bauchlage. Dabei liegt der Patient mit dem Oberbauch auf einer größengerechten Rolle. Hierdurch wird einerseits zur besseren Ankoppelung des Schallkopfes die Lendenlordose ausgeglichen, andererseits wandern die kranialen Nierenpole häufig aus dem Schallschatten der Rippen heraus. Gelingt es so nicht, die Nieren in ganzer Länge darzustellen, muß ihr Tiefertreten bei Inspiration genutzt werden.

Nach orientierender Darstellung der Wirbelsäule im Längsschnitt wird die Niere durch Lateralverschiebung des Applikators fächerförmig abgetastet. Durch eine leichte Drehbewegung wird der Applikator auf die Nierenlängsachse eingestellt und die optisch größte Längsschnittfläche der Niere aufgesucht. Hier erfolgt die Fotodokumentation und die Bestimmung von maximaler Länge und Tiefe der Niere sowie ggf. des Mittelechos. Die Parenchymdicke wird vom dorsalen Rand des Mittelechos bis zur dorsalen Nierenkontur gemessen. Die Aufspaltung des Mittelechos durch Urin im Nierenbecken wird in seiner a.-p. Ausdehnung vermessen.

Im Querschnitt werden die Nieren durch Verschieben des Applikators vom oberen zum unteren Nierenpol durchuntersucht. Im Schallschatten einer Rippe liegende Anteile werden bei fest aufgesetztem Applikator während Ein- und Ausatmung beurteilt.

Dokumentiert und vermessen wird der Querschnitt in Nierenmitte, in dem das Mittelecho konstant randständig ist. Analog zum Längsschnitt werden Breite und Tiefe der Niere sowie ggf. das Mittelecho und die Parenchymdicke bestimmt. Auch hier wird eine Aufspaltung des Mittelechokomplexes in ihrer maximalen Tiefenausdehnung gemessen.

Die beschriebene Untersuchungstechnik gewährleistet die vollständige Beurteilung der Nieren. Andernfalls können kleinere pathologische Phänomene in den Randregionen übersehen werden. Raumfordernde Prozesse sollten zusätzlich vermessen und photographisch dokumentiert werden.

Im Anschluß an die Untersuchung in Bauchlage ist nach Miktion die restharnfreie Blasenentleerung zu überprüfen. Bei vorhandenem Restharn wird wie zuvor das Blasenvolumen bestimmt. Eine erneute Darstellung der Nieren ist erforderlich, wenn vor der Miktion eine deutliche Aufweitung des Nierenbeckens nachweisbar war.

Aus den Durchmessern der Niere wird das Nierenvolumen nach einer Ellipsoidformel berechnet. Drückt man das Nierenvolumen in Prozent des Mittelwertes der entsprechenden Gewichtsklasse aus, so erhält man das relative Nierenvolumen (NVol %$\bar{X}$). Dividiert man das Einzelnierenvolumen durch das Nierenvolumen beider Nieren, so erhält man als Maß für die Symmetrie bzw. Asymmetrie der Nieren das symmetriebezogene Nierenvolumen (sym. NVol%) (s. Normwerte S. 297).

Ebenso wie das Nierenvolumen wird das Harnblasenvolumen mit Hilfe der Ellipsoidformel berechnet (WEITZEL 1977). Die Differenz zwischen dem Volumen vor und nach Miktion stellt das berechnete Miktionsvolumen dar, dessen Vergleich mit dem tatsächlich ausgeschiedenen Miktionsvolumen eine individuelle Bestimmung des Schätzfehlers der Harnblasenvolumenbestimmung ermöglicht. Im Mittel wird das Harnblasenvolumen um ca. 30% unterschätzt, wobei der Schätzfehler bei großen Harnblasenvolumina prozentual größer ist als bei kleineren. Die Größe des

Schätzfehlers entspricht der Abweichung der Harnblasenform von einem geometrischen Körper. Er ist folglich bei neurogen gestörten Blasen mit pathologischer Form erwartungsgemäß größer. Für Verlaufsuntersuchungen ist daher besonders in diesen Fällen die Bestimmung des Schätzfehlers wichtig. Eine restharnfreie Harnblasenentleerung ist zuverlässig nachweisbar.

11.4 Standardisierte Diuresesonographie

Die sonographische Diagnostik von Harntransportstörungen ist durch Fehlermöglichkeiten belastet. Befunde, die einer Harntransportstörung entsprechen können, finden sich z. B. auch bei einem ampullären Nierenhohlsystem, bei einer prallen Blasenfüllung mit sekundärer Dilatation des Nierenbeckens, während verstärkter Diurese oder bei persistierendem ektatischen Nierenhohlsystem nach erfolgreicher operativer Beseitigung einer Harnwegsobstruktion. Im Gegensatz dazu kann eine urodynamisch wirksame Stenose des Harntrakts bei niedriger Urinausscheidung die charakteristischen Zeichen einer Harntransportstörung im Sonogramm vermissen lassen.

Um mögliche Fehlerquellen der sonographischen Diagnostik auszuschließen und grenzwertig pathologische Befunde eindeutig beurteilen zu können, müssen Patienten immer nach vorheriger Flüssigkeitszufuhr untersucht werden. Nur die durch Diurese erzielte Flüssigkeitsbelastung der ableitenden Harnwege garantiert Sicherheit im Ausschluß einer Harntransportstörung. In der Regel genügt eine vor der Untersuchung durchgeführte orale Flüssigkeitsbelastung. Der Grad der Diurese kann überprüft werden, wenn der Patient vor dem Trinken die Harnblase entleert und die Untersuchung dann bei voller Harnblase nach ca. 30–60 min durchgeführt wird.

Nur in Ausnahmefällen – und bei entsprechender Erfahrung in der Interpretation der Befunde – mag es gerechtfertigt sein, zusätzlich zur oralen Flüssigkeitsbelastung noch eine Stimulation der Diurese mit einem parenteral applizierbaren Diuretikum vorzunehmen. Die Untersuchung erfolgt dann in Anlehnung an die bekannte Technik der Belastungsurographie bzw. der Diureseuntersuchung in der nuklearmedizinischen Diagnostik.

Im Anschluß an die Nativuntersuchung wird nach oraler Flüssigkeitszufuhr und Gabe von Furosemid i. v. in einer Dosierung von 0,5 mg/kg KG eine Verlaufsuntersuchung über 90 min durchgeführt. Dabei werden die Zunahme der Nierenbeckendilatation und der zeitliche Verlauf des Rückgangs der Nierenbeckenaufweitung graphisch registriert (DINKEL et al. 1982) (Abb. 11.4). Das Ausmaß der Diurese wird durch die Messung der Urinproduktion quantitativ erfaßt.

Abgesehen vom Zeitaufwand erfordert diese Untersuchung eine spezielle Kenntnis der Urosonographie, da andernfalls die Zahl falsch-positiver Befunde, d. h. die Zahl der fälschlich als Harntransportstörung interpretierten Befunde sprunghaft ansteigt. Zudem sollte man bedenken, daß bei einer urodynamisch wirksamen Stenose eine diuretikainduzierte Flüssigkeitsbelastung zu einer Fornixruptur führen kann.

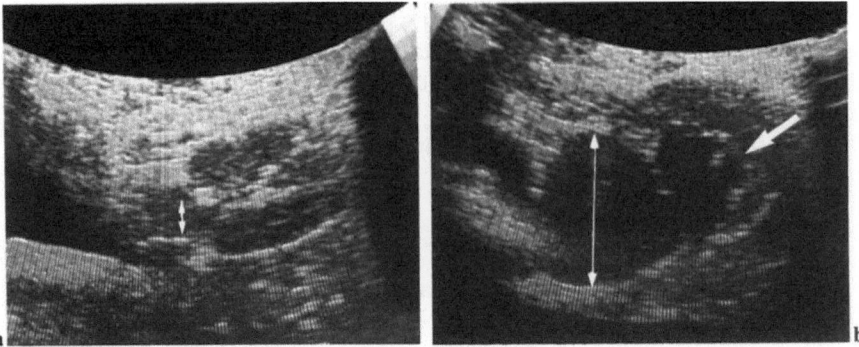

Abb. 11.4 a, b. (7 Jahre, m.) Subpelvine Stenose Grad I vor (**a**) und nach (**b**) intravenöser Lasixbelastung. Massive Erweiterung des Nierenbeckens (*Doppelpfeil*) und der Kelche (*Pfeil*)

11.5 Sonographische Kriterien der Harnwegsdiagnostik (Abb. 11.5–11.13)

1. Niere:
   - Darstellbarkeit
   - Lage
   - Biometrie
   - Achsenstellung (kraniokaudale, horizontale, Rotationsachse)
   - Form und Kontur
   - Parenchym (Schalltextur, Echogenität)
   - Mittelecho (Fehlen, Verlagerung, Zweiteilung, Aufspaltung, Schalltextur, Echogenität
   - Atemverschieblichkeit
   - Retroperitoneale Raumforderungen

2. Ureter:
   - Megaureter (subpelvin, prävesikal, Ureterozele)

3. Harnblase:
   - Form (umschriebene Impression, irreguläre Form)
   - Biometrie
   - Harnblasenwand (Verdickung, umschriebene Verbreiterung, Echotextur und Echogenität)
   - Harnblaseninhalt (Binnenreflexe, umschriebene Echokomplexe mit und ohne Schallschatten sowie deren Lageverschieblichkeit)
   - Paravesikale Raumforderung (s. Kap. 13 und 18)

Sonographische Kriterien der Harnwegsdiagnostik

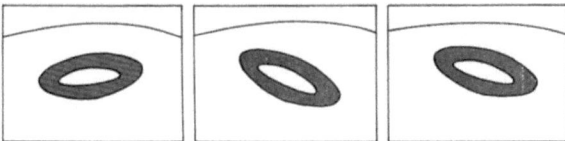

Abb. 11.5. Veränderung des Winkels zwischen kraniokaudaler Nierenachse und dorsaler Körperoberfläche

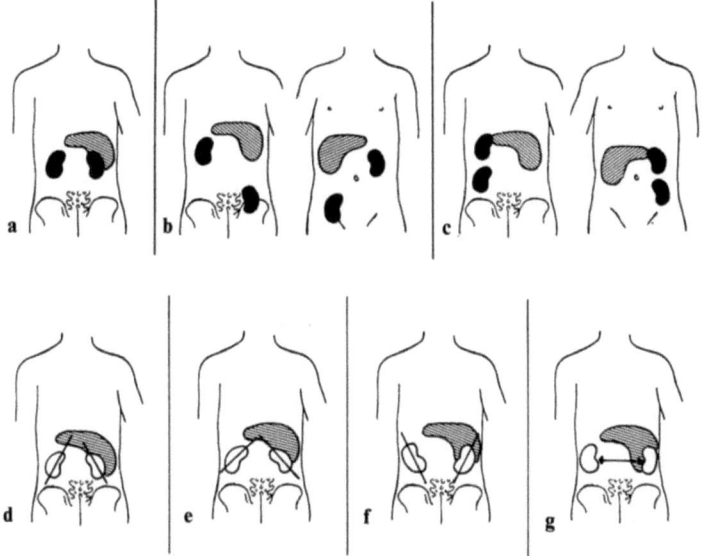

Abb. 11.6 a–g. Lageveränderungen der Niere. **a** Orthotope Lage der Niere, **b** pelvin-dystope Niere, **c** gekreuzt-dystope Niere, **d–g** Achsenveränderungen bezogen auf die Wirbelsäule

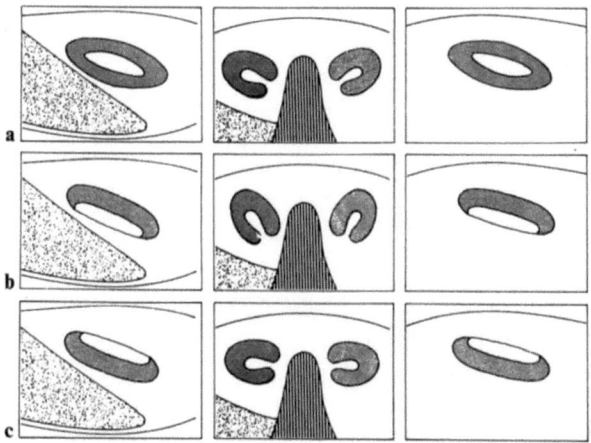

Abb. 11.7 a–c. Änderungen der Rotationsachse der Niere. **a** Normale Lage der Niere, **b** ventrale Malrotation, **c** dorsale Malrotation

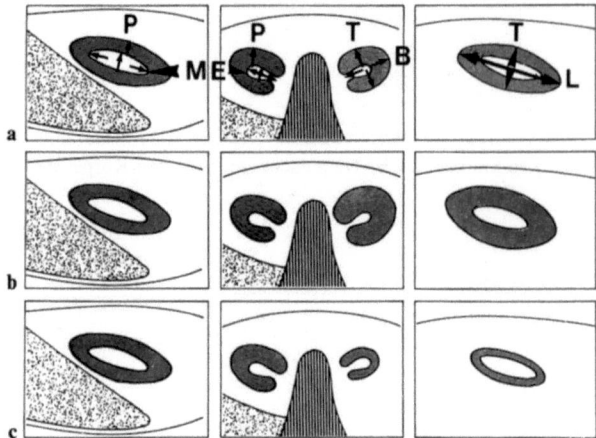

Abb. 11.8 a–c. Größenveränderungen der Niere. Eingezeichnet sind die Meßstrecken der Niere (*L* Länge, *B* Breite, *T* Tiefe), des Parenchyms (*P*) und des Mittelechos (*ME*)

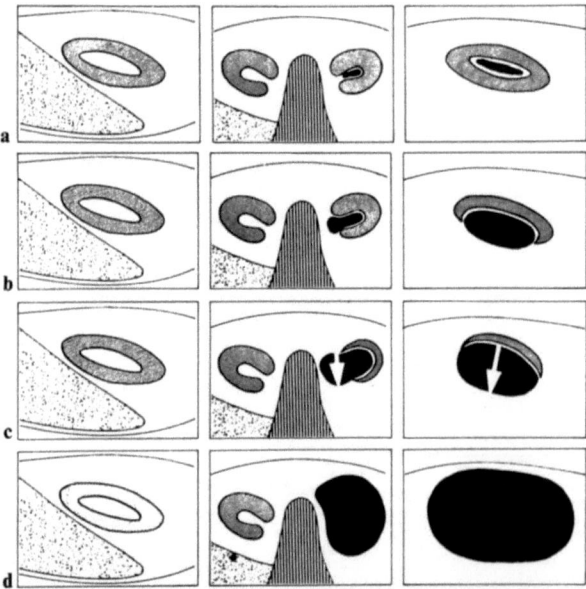

Abb. 11.9 a–d. Veränderungen des Sonogramms bei Harntransportstörungen unterschiedlichen Schweregrades (*Pfeil:* a.–p. Nierenbeckendurchmesser)

Sonographische Kriterien der Harnwegsdiagnostik

Abb. 11.10 a–f. Renale und pararenale Raumforderungen. **a** Im Parenchym, **b** pararenal, **c** perirenal, **d** im Mittelecho, **e** mit Konturveränderung der Niere, **f** am oberen Nierenpol

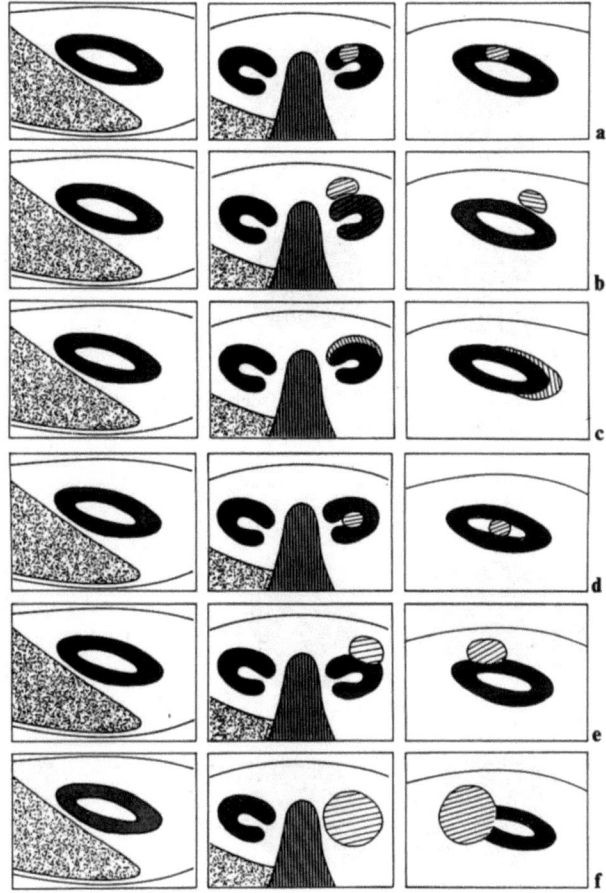

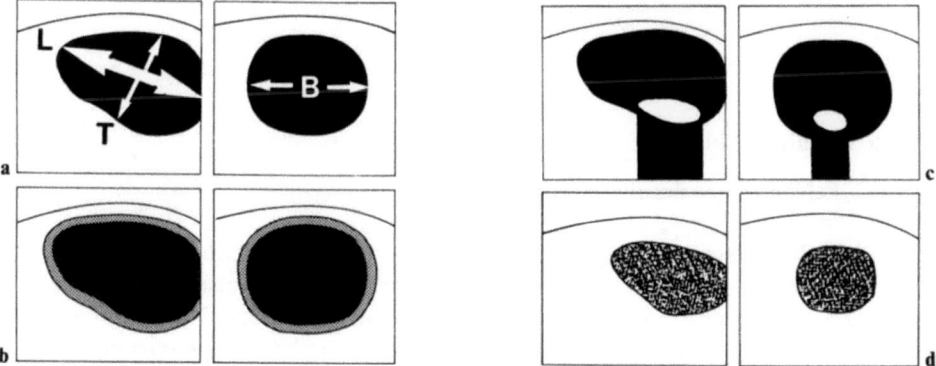

Abb. 11.11 a–d. Veränderungen des Sonogramms der Harnblase. **a** Normale Harnblase (*L* Länge, *B* Breite, *T* Tiefe), **b** verdickte Harnblasenwand, **c** Harnblasenstein, **d** pyozystische Blase, Harnblasentamponade

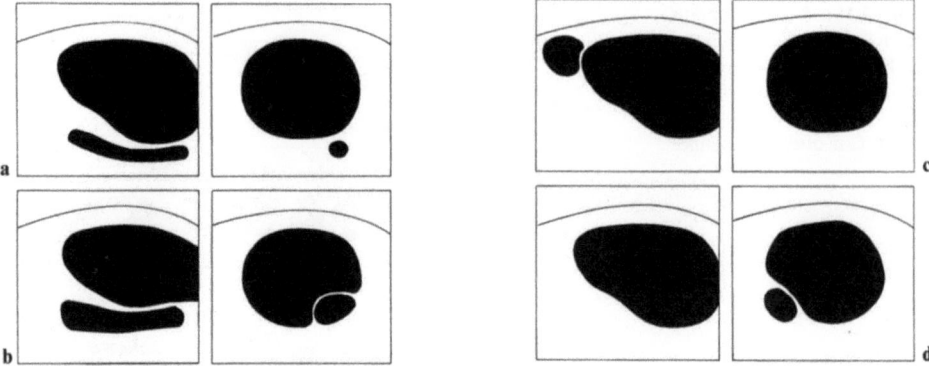

Abb. 11.12 a–d. Paravesikale Raumforderungen im Sonogramm. **a** Megaureter, **b** Megaureter mit Ureterozele, **c** Urachuszyste, **d** Blasendivertikel

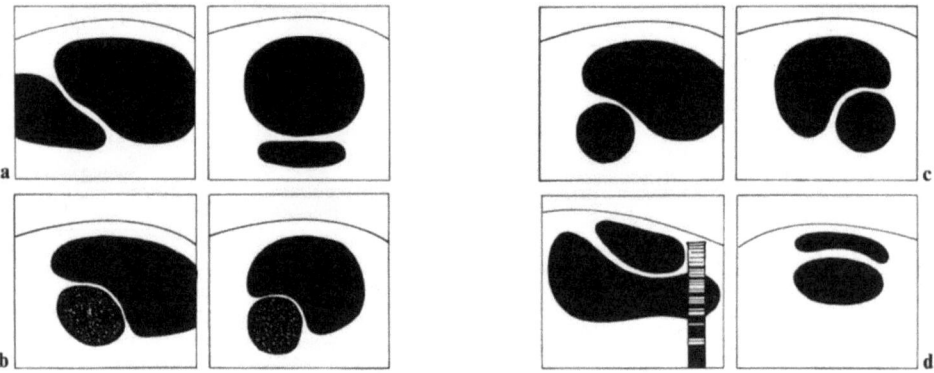

Abb. 11.13 a–d. Raumforderungen im Unterbauch. **a** Douglas-Abszeß, **b** Obstipation, **c** Ovarialzyste, **d** Hydrometrokolpos

11.6 Krankheitsbilder

11.6.1 Fehlbildungen des oberen Harntrakts

Einseitige Nierenagenesie (Abb. 11.14). Der sonographische Verdacht auf eine einseitige Nierenagenesie ist gegeben, wenn eine Niere weder an typischer noch an atypischer Stelle nachgewiesen werden kann und die identifizierbare Niere der Gegenseite kompensatorisch vergrößert ist. Kleine, dysplastische oder geschrumpfte sowie dystope Nieren können jedoch sonographisch leicht übersehen werden. Der sonographische Verdacht auf eine einseitige Nierenagenesie erfordert daher eine weitere radiologische, ggf. auch zystoskopische Abklärung.

Abb. 11.14 a, b. (6 Monate, m.) Einzelniere rechts bei Analatresie. (*N* Niere)

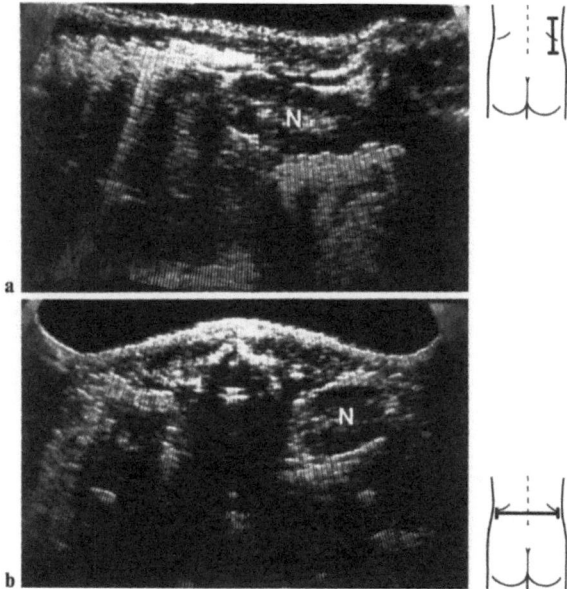

Beidseitige Nierenagenesie (Potter-Syndrom) (Abb. 11.15). Auch hier gilt, daß die fehlende Nachweisbarkeit nicht beweisend für eine Agenesie ist. So können dysplastische Nieren gelegentlich dem sonographischen Nachweis entgehen. Andererseits können die beim Potter-Syndrom meist vergrößerten Nebennieren sonographisch mit einer Niere verwechselt werden. Differentialdiagnostisch ist es hilfreich, daß beim Potter-Syndrom selbst nach Diuretikagabe keine flüssigkeitsgefüllte Harnblase nachgewiesen werden kann.

Nierenhypoplasie (Abb. 11.16). Die Niere ist in allen Meßstrecken verkleinert, weist jedoch eine normale Relation zwischen Parenchym und Mittelechokomplex auf. Allerdings sind die Übergänge zur Nierendysplasie fließend.

Nierendysplasie. Neben der Nierenverkleinerung liegt bei diesem Krankheitsbild eine Veränderung des Schallbildes vor. Häufig ist der Mittelechokomplex nicht an typischer Stelle nachweisbar; die Schalltextur des Nierenparenchyms zeigt eine erhöhte Echogenität. Die Unterscheidung von der Schrumpfniere ist nicht sicher möglich. Eine Sonderform stellt die Ask-Upmark-Niere dar, bei der ein umschriebener dysplastischer Anteil von der normalen Niere abgesetzt ist.

Lageanomalien der Niere

Anomalien der Nierenrotation (Abb. 11.19). Normalerweise ist der Mittelechokomplex im Querschnitt der Nierenmitte medial randständig. Bei einer Malrotation reicht er abhängig von der Rotation des Organs, bis zur ventralen, lateralen oder gar dorsalen Nierenkontur. Auch im Längsschnitt kommt es entsprechend der Rotationsstörung zu einer Verlagerung des Mittelechokomplexes nach ventral, dorsal oder lateral.

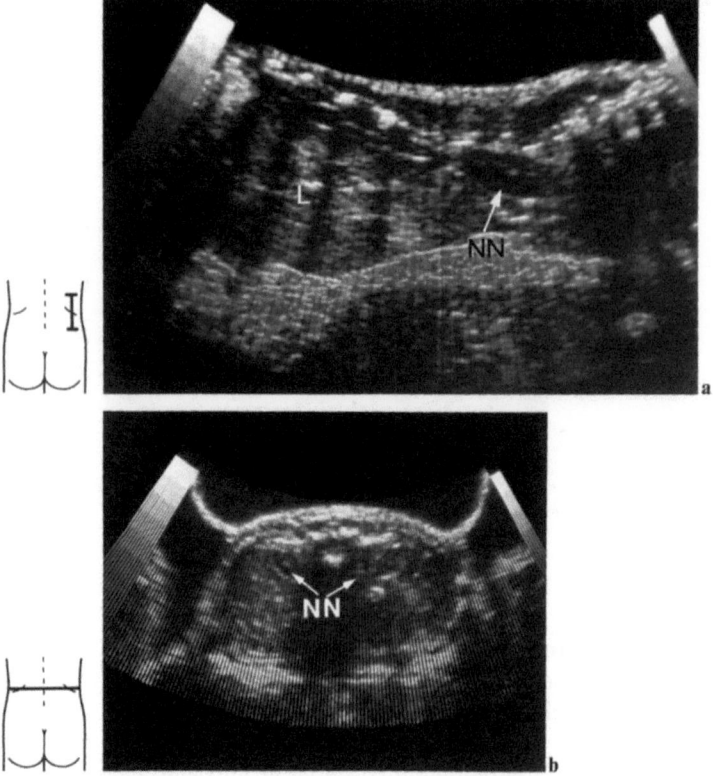

Abb. 11.15 a, b. Potter-Syndrom. Im Nierenlager stellen sich die vergrößerten Nebennieren (*NN*) dar. (*L* Leber)

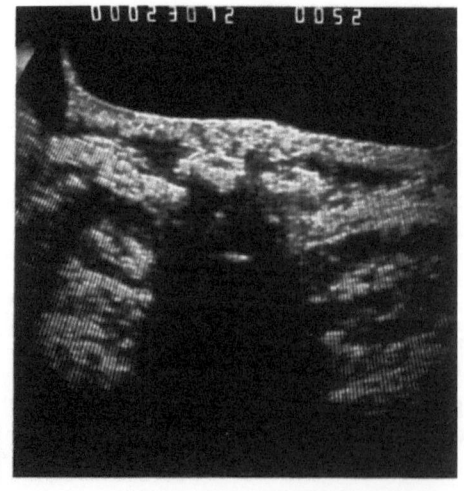

Abb. 11.16. (5 Jahre, m.) Nierenhypoplasie links. Die linke Niere ist in allen Dimensionen verkleinert, hat aber eine normale Mittelecho-Parenchym-Relation

Nierendystopie (Abb. 11.17). Kann eine Niere nicht an normaler Stelle nachgewiesen werden und ist die darstellbare Niere der Gegenseite nicht vergrößert, so besteht der Verdacht auf eine Nierendystopie. Mit der Dystopie ist fast immer eine Malrotation verbunden. Eine pelvin dystope Niere kann bei Überlagerung mit lufthaltigen Darmschlingen dem sonographischen Nachweis von ventral entgehen, aber auch bei der Untersuchung von dorsal im Schallschatten des Darmbeins oder der Wirbelsäule verborgen bleiben. Bei der gekreuzten Dystopie mit und ohne Verschmelzung lassen sich beide Nieren meist gleichzeitig von der Flanke her darstellen. Eine thorakale dystope Niere ist selten, kann jedoch nachgewiesen werden, da sie dorsal der Lunge liegt.

Verschmelzungsniere. Fehlstellungen der kraniokaudalen Nierenachse und der Rotationsachse finden sich bei Verschmelzungsnieren. Bei der häufigsten Form dieser Fehlbildung, der Hufeisenniere (Abb. 11.18), konvergieren die kraniokaudalen Achsen der Niere kaudal. Das heißt, in Querschnitten stehen die oberen Nierenpole weiter auseinander als die unteren, und im Längsschnitt erscheint die maximale Fläche bei einer Applikatorstellung, die mit der Wirbelsäule einen nach kranial offenen Winkel bildet. Die Lage des Mittelechos entspricht einer ventralen Malrotation. Bei der Untersuchung von dorsal liegt die Parenchymbrücke im Schallschatten der Wirbelsäule. Durch die Untersuchung von ventral kann man die Parenchymbrücke nachweisen, wenn sie nicht durch lufthaltige Darmschlingen überlagert ist. Sie entspricht im Abdomenlängsschnitt einer ovalen Raumforderung ventral von Aorta und V. cava inferior und im Querschnitt einer bandförmigen, vor den großen Gefäßen liegenden Raumforderung, deren Verbindung zur Niere durch entsprechende schräge Schnittführungen nachgewiesen werden kann. Hufeisennieren stehen in der Regel tiefer als gewöhnlich, meist in Höhe L4/L5.

Sehr eindrucksvoll ist das sonographische Bild der unilateralen Verschmelzungsniere (Abb. 11.19). Hier findet man auf einer Seite eine doppelt so lange Niere, wie es der Körpergröße des Kindes entspricht. Typischerweise ist der untere Nierenanteil ventral malrotiert. Unabhängig von der Art der Verschmelzung sind diese Nieren erhöht verletzungsgefährdet, weshalb sie nicht selten anläßlich der Diagnostik bei stumpfem Bauchtrauma auffallen.

Doppelniere (Abb. 11.20). Entsprechend der Doppelung des Nierenbeckens ist im Längsschnitt der Mittelechokomplex durch eine Parenchymbrücke zweigeteilt, im Querschnitt kann man ihn kranial und kaudal jeweils bis zum medialen Nierenrand verfolgen. Dennoch ist der sonographische Nachweis einer Doppelniere ohne Harntransportstörung schwierig, weil der kraniale Nierenbeckenanteil in der Regel recht klein ist und nicht selten im Schallschatten einer Rippe liegt. Der alleinige Nachweis eines im Längsschnitt zweigeteilten Mittelechokomplexes ist für die Diagnose nicht ausreichend, weil dieser Befund auch durch ein singuläres gespreiztes Nierenbecken verursacht werden kann.

Doppelniere mit Harntransportstörung (Abb. 11.21): Bezüglich der Veränderungen des Mittelechokomplexes sei auf 11.6.2 verwiesen. An dieser Stelle ist nur zusätzlich auf einige Besonderheiten aufmerksam zu machen: Der Nachweis einer zystischen Raumforderung am oberen Nierenpol erfordert den Ausschluß einer Doppelniere. Bei Doppelnieren mit Ureter duplex kann der zur oberen Nierenanlage gehörende Harnleiter ektop münden und infolge der dabei oft vorliegenden Ureter-

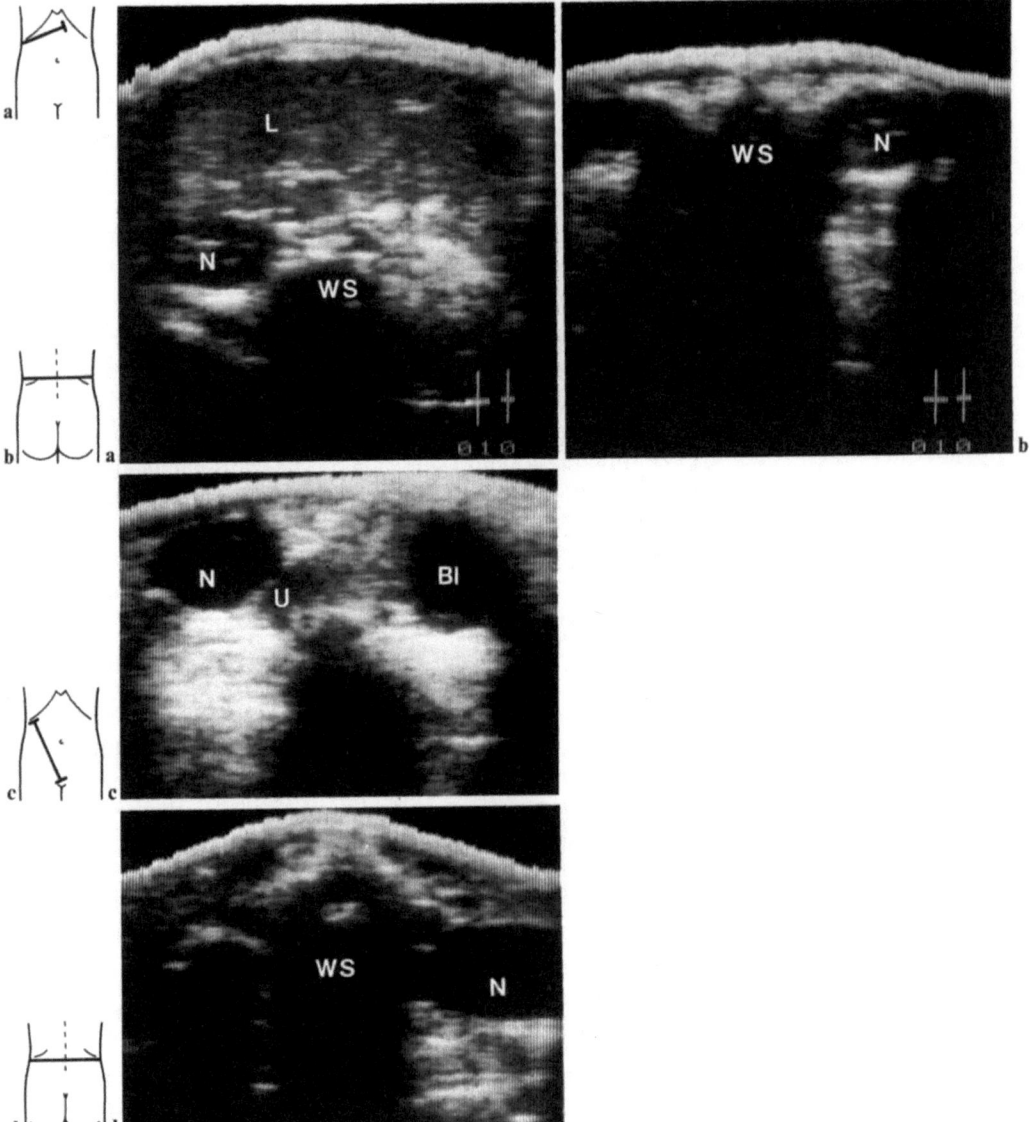

Abb. 11.17 a–f. (2 Jahre, m.) Gekreuzt-dystope, hydronephrotische Niere. **a** Querschnitt durch die rechte Niere von ventral, **b** Querschnitt durch die rechte Niere von dorsal bei leerem linken Nierenlager, **c** Schrägschnitt rechts ventral durch den Unterbauch mit Darstellung der Harnblase (*Bl*) und der Hydronephrose, **d** kaudal gelegener Querschnitt von dorsal mit hydronephrotischer, gekreuzter Niere rechts; **e, f** dazugehöriges Urogramm (*L* Leber, *N* Niere, *WS* Wirbelsäule, *U* Ureter)

Lageanomalien der Niere

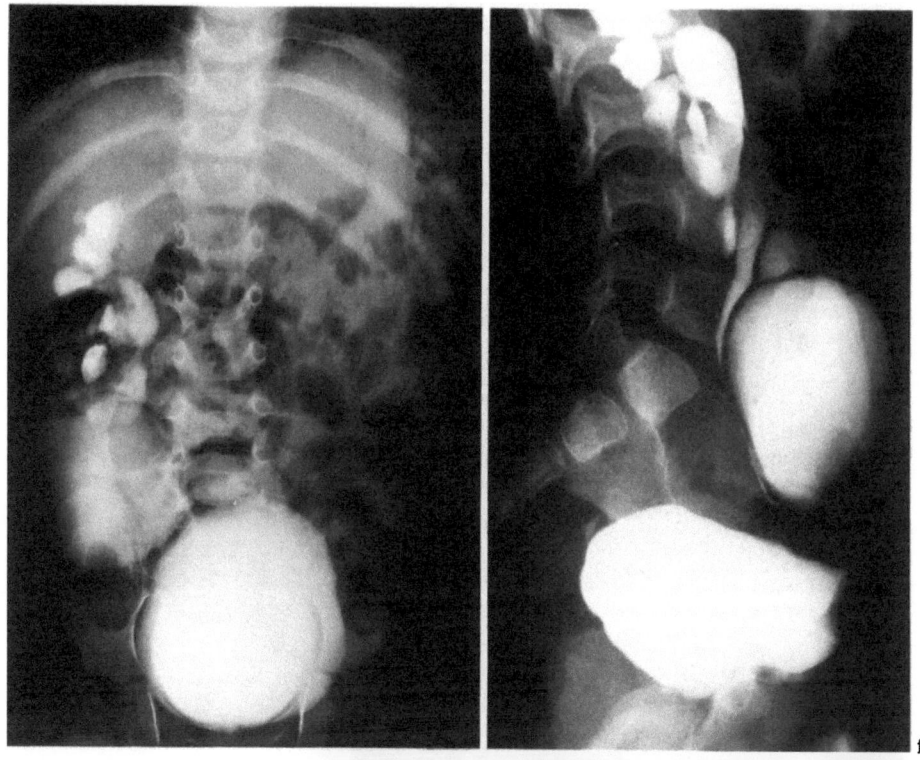

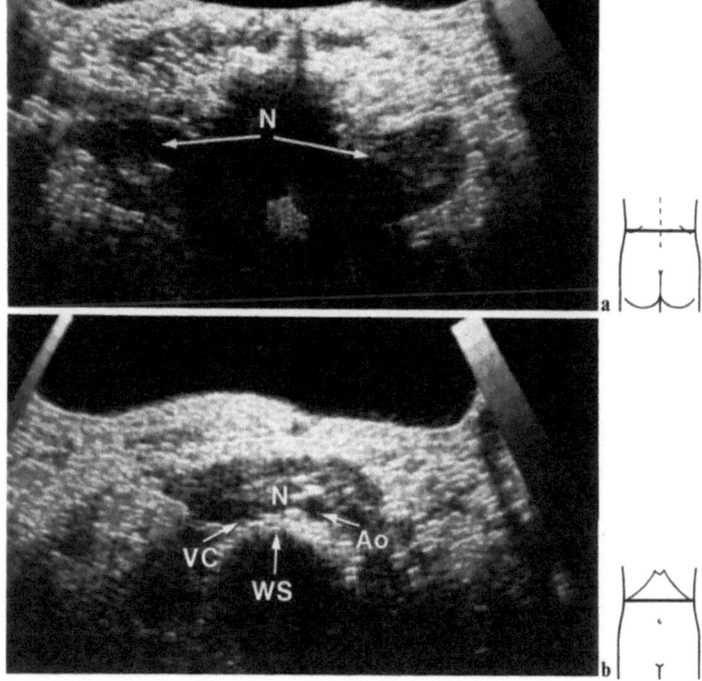

Abb. 11.18 a, b. (6 Monate, w.) Hufeisenniere. **a** Bei der Untersuchung von dorsal kann infolge Malrotation das Mittelecho schlecht dargestellt werden. **b** Querschnitt durch den Mittelbauch von ventral. Hier stellt sich die Parenchymbrücke vor den großen Bauchgefäßen dar. (*VC* V. cava inferior, *Ao* Aorta, *WS* Wirbelsäule)

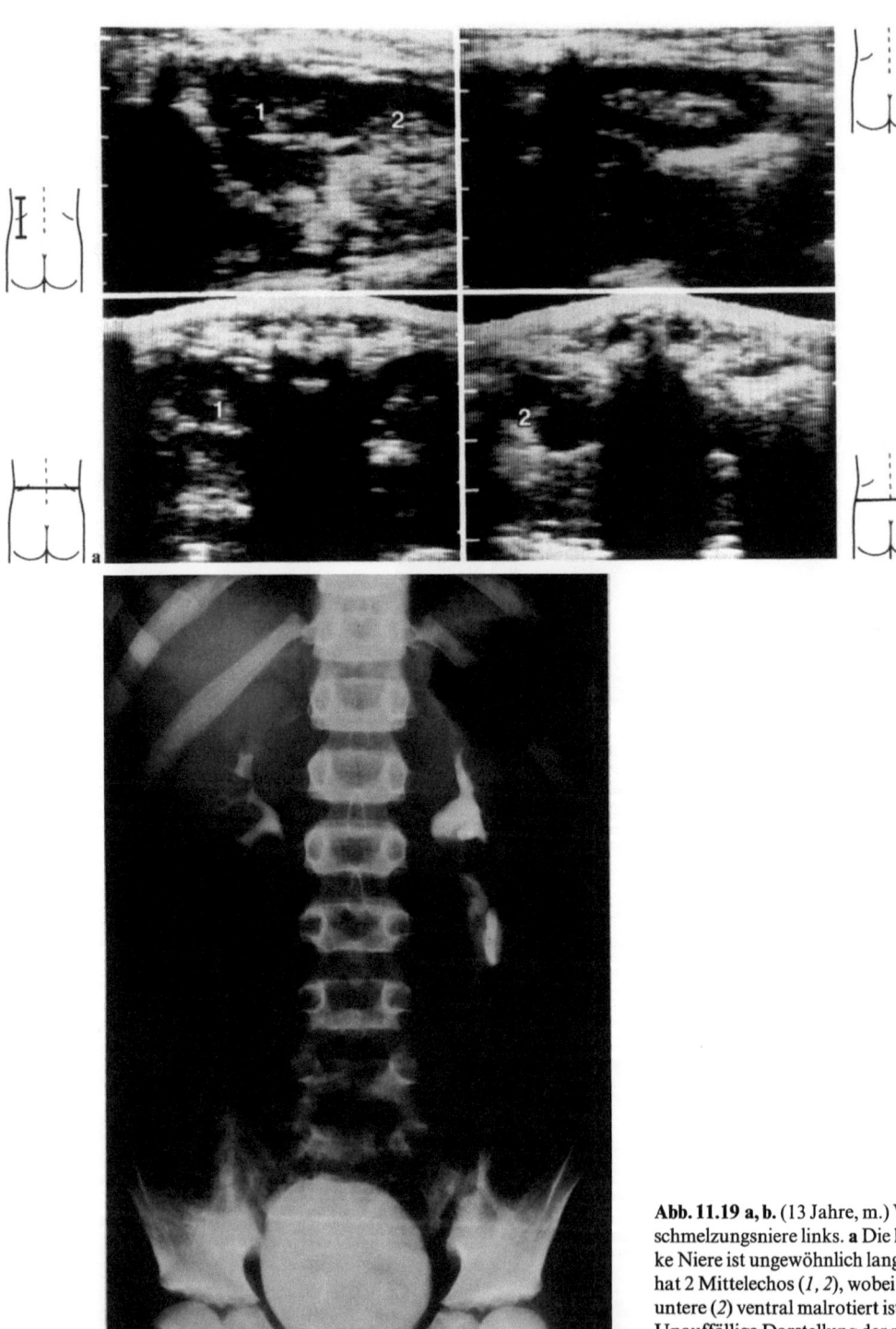

Abb. 11.19 a, b. (13 Jahre, m.) Verschmelzungsniere links. **a** Die linke Niere ist ungewöhnlich lang, hat 2 Mittelechos (*1, 2*), wobei das untere (*2*) ventral malrotiert ist. Unauffällige Darstellung der rechten Niere. **b** Dazugehöriges Urogramm

Lageanomalien der Niere

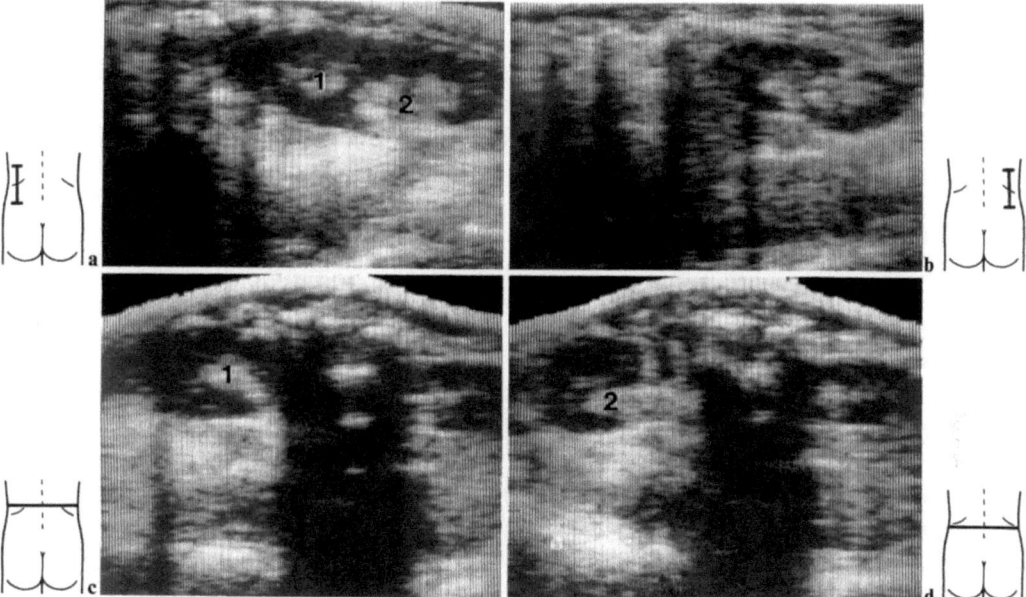

Abb. 11.20 a–d. (6 Jahre, m.) Doppelniere links. Im Längs- und Querschnitt nachweisbare Zweiteilung des Mittelechos, wobei das untere Mittelecho (*2*) ventral malrotiert ist (*1* oberes Mittelecho)

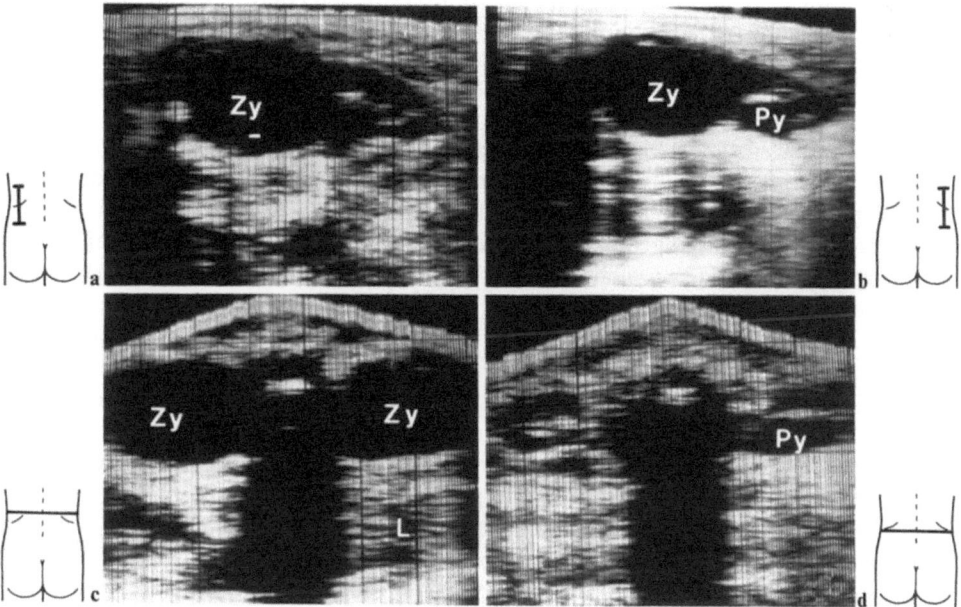

Abb. 11.21 a–d. (1 Jahr, w.) Doppelniere beidseits mit hydronephrotischem oberen Anteil. Der obere Anteil stellt sich jeweils als Zyste (*Zy*) dar. Leichte Harntransportstörung auch des unteren Anteils der rechten Niere. (*Py* Nierenbecken, *L* Leber)

stenose zu einer Hydronephrose des kranialen Nierenanteils führen. Selten gelingt es, den Abgang des dilatierten Ureters aus der „Zyste" nachzuweisen (Abb. 11.21). Stets kann jedoch dorsal der gefüllten Harnblase der Megaureter dargestellt werden, wobei oft auch in der Blase eine Ureterozele erkennbar ist. Schließlich findet man bei einem Ureter duplex häufig einen primären Reflux, den man nach Flüssigkeitsbelastung durch die Dilatation des entsprechenden Nierenbeckens und dorsal der Harnblase durch die Darstellung des in der Regel erweiterten refluxiven Harnleiters nachweisen kann.

Zystische Nierenerkrankungen

Multizystische Niere (Abb. 11.22). Diese Erkrankung (Lebensfähigkeit nur bei Einseitigkeit) ist häufig verbunden mit einer Atresie des Ureters und des Nierenbeckens. Das sonographische Erscheinungsbild ist variabel. Das Organ ist meist erheblich vergrößert, gelegentlich aber auch normal groß oder verkleinert. Häufig findet man multiple, kleine und große Zysten, wobei das sonographische Bild an eine Weintraube erinnert. Bei nicht atretischen Nierenbecken ist eine Kommunikation der Zysten bisweilen nachweisbar (STUCK et al. 1982). Gelegentlich ist eine zentrale Zyste so groß, daß das sonographische Bild dem einer Wassersackniere entspricht. Regelrecht strukturiertes Nierenparenchym ist nicht vorhanden, weshalb die multizystische Niere urographisch auch keine Ausscheidung zeigt. Dementsprechend ist die kontralaterale Seite in der Regel kompensatorisch vergrößert. Bei etwa 30% der Patienten mit einer multizystischen Niere findet man gleichzeitig eine obstruktive Uropathie der Gegenseite (BEARMAN et al. 1976).

Polyzystische Nierenerkrankung (infantiler Typ). Dieses autosomal-rezessiv vererbte Krankheitsbild betrifft in der Regel Niere und Leber. In der Leber finden sich Epithelzysten, eine meist deutliche periportale Fibrose sowie dilatierte Gallengänge. Bei jüngeren Kindern sind die Nieren stärker betroffen, bei älteren die Leber. Typisch ist eine erhebliche Vergrößerung des Nierenvolumens bis auf das 10fache der Norm. Die Echogenität des Nierengewebes ist größer als die der Leber. Man findet eine homogene, dichte Echotextur und eine Reflexverteilung, die von METREWELI u. GARELL 1980 als "pepper and salt kidney" beschrieben wurde (Abb. 11.23 und 11.24). Bisweilen hat man den Eindruck, daß die Zysten strahlenförmig vom Nierenbecken aus zum Parenchym ziehen, was am ehesten durch die zystische Dilatation der Sammelrohre erklärt werden kann. Größere Zysten lassen sich jedoch nur selten nachweisen. Es kommt in der Regel zu einem progressiven Nierenversagen, wenn die Kinder nicht bereits in der Neugeborenenperiode an der häufig damit verbundenen respiratorischen Insuffizienz sterben. Symptome von seiten der Leber, insbesondere bedingt durch die periportale Fibrose, treten erst ab dem 4.–6. Lebensjahr auf. Neben den Zysten der Leber läßt sich die periportale Fibrose aufgrund ihrer hohen Echogenität im Parenchym nachweisen.

Bei den polyzystischen Nierenerkrankungen stellen der infantile und adulte Typ unterschiedliche Entitäten dar, die nach bisheriger Erkenntnis keine gemeinsame Fehlbildungsursache haben.

Zystische Nierenerkrankungen

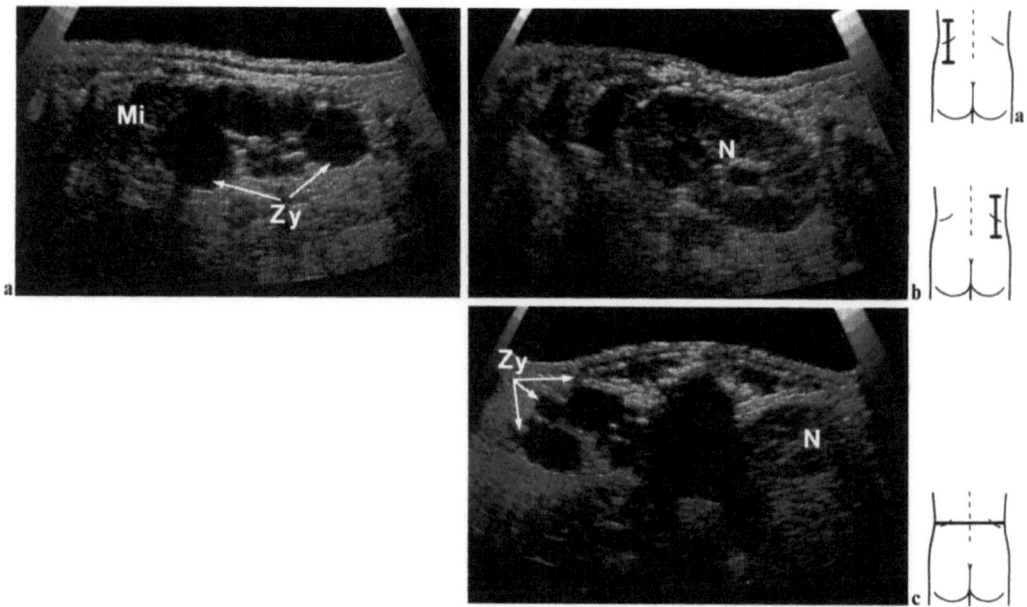

Abb. 11.22 a–c. (5 Monate, m.) Multizystische Niere (*N*) links. Charakteristisch ist der Nachweis multipler Zysten (*Zy*) ohne erkennbares Parenchym. (*Mi* Milz)

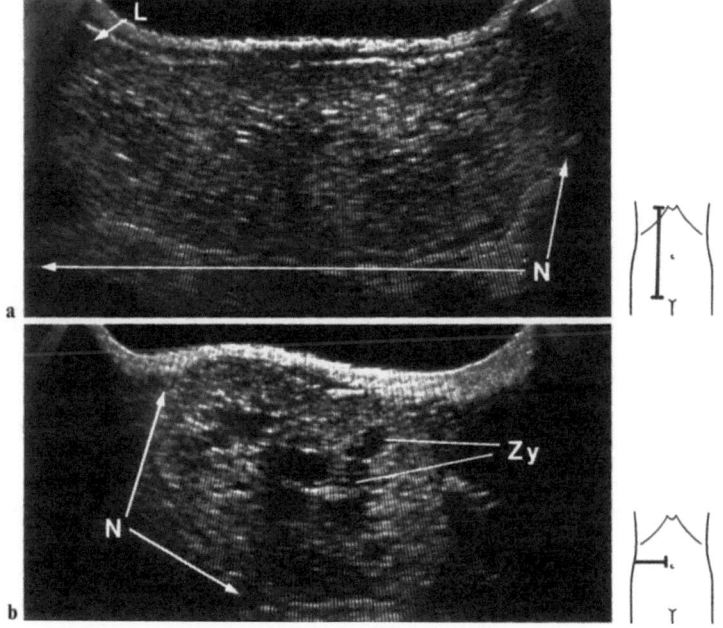

Abb. 11.23 a, b. (1 Tag, m.) Polyzystische Nieren vom infantilen Typ. Darstellung der rechten Niere, die das gesamte rechte Abdomen einnimmt. Nachweis einzelner Zysten (*Zy*). Die Niere (*N*) selbst ähnelt in ihrer Echotextur der Leber (*L*), weist aber eine bessere Schalldurchlässigkeit auf

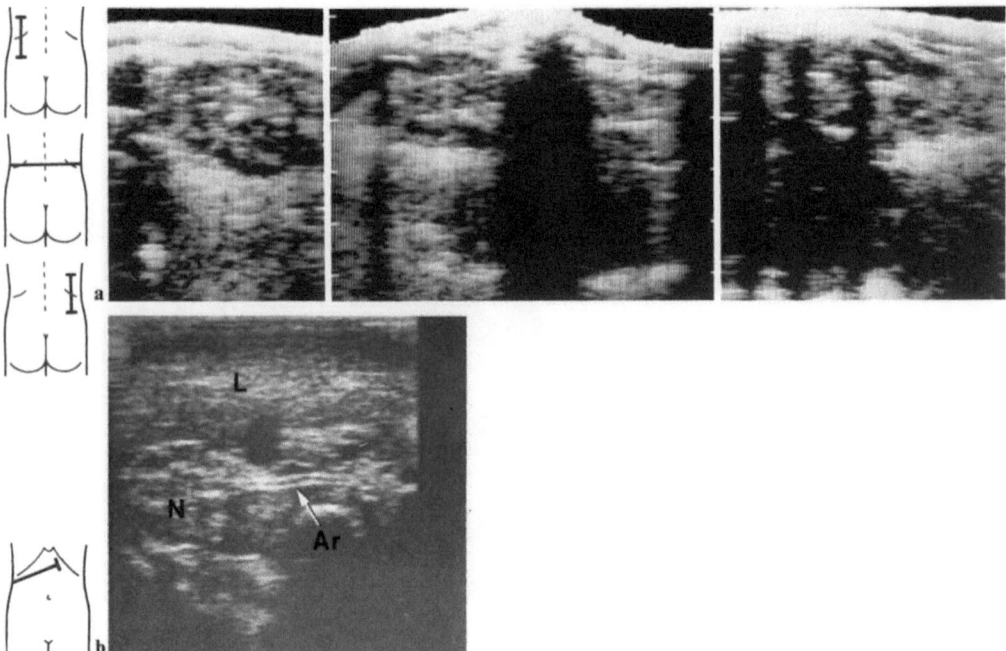

Abb. 11.24 a, b. Polyzystische Nierenerkrankung vom infantilen Typ. **a** (2 Wochen, m.) Pepper-and-salt-Echomuster der Niere, verminderte Schallschwächung. **b** Gleicher Patient im Alter von 5 Jahren. Jetzt sind im Querschnitt einzelne Zysten erkennbar. Gute Darstellung der Nierenarterie (*Ar*)

Polyzystische Nierenerkrankung (adulter Typ) (Abb. 11.25). Im Vergleich zum infantilen Typ ist dieses Krankheitsbild häufiger und wird autosomal-dominant vererbt. In der Regel tritt die Erkrankung im 4.–5. Lebensjahrzehnt auf, nur selten bereits im Kindesalter (WEITZEL et al. 1974). Sonographisch finden sich unterschiedlich große Zysten in Mark und Rinde, wobei die Nieren in der Regel bilateral, wenn auch asymmetrisch betroffen sind (LAWSON et al. 1978). Bedingt durch die Zysten kommt es zu einer Aufsplitterung des Mittelechokomplexes, zu vermehrten Reflexen im erhaltenen Nierenparenchym und zu einer welligen Randkontur. Die Zysten werden mit zunehmendem Lebensalter größer und können zu klinischen Beschwerden führen. Differentialdiagnostisch kann die Unterscheidung von einem Tumor mit multiplen Nekrosehöhlen Probleme bereiten. Eine regelmäßige Überwachung von Patienten mit entsprechender familiärer Belastung ist erforderlich, da die initialen sonographischen Befunde normal sein können. Als Frühzeichen kann man nach unserer Erfahrung noch vor der Abgrenzbarkeit einzelner Zysten gelegentlich die Vergrößerung der Nieren feststellen. Die polyzystische Nierenerkrankung vom Erwachsenentyp ist zu 36% mit Leberzysten kombiniert (WEITZEL et al. 1974). Seltener finden sich Zysten in Pankreas, Lunge, Milz, Ovarien, Hoden, Schilddrüse oder Uterus. Die Frühdiagnose dieser Erkrankung ist deshalb wichtig, weil durch die Behandlung ihrer Komplikationen wie Harnwegsinfekten oder Hypertonie die Prognose verbessert werden kann.

Zystische Nierenerkrankungen

Abb. 11.25 a, b. (17 Jahre, m.) Polyzystische Nierenerkrankung vom adulten Typ. Die Niere (*N*) ist vergrößert und läßt 2 größere Zysten (*Zy*) erkennen und mehrere kleine erahnen (*Pfeile*). (*L* Leber)

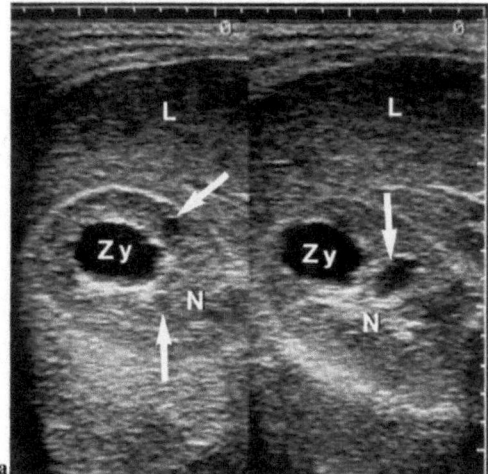
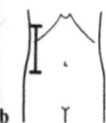

Markschwammniere (Abb. 11.26). Dieses Leiden ist selten familiär. Symptome in Form von Infekten, Hämaturie und Steinbildungen treten häufig erst in der 3.–4. Lebensdekade auf, können sich jedoch auch schon im Kindesalter manifestieren. In der Regel sind beide Nieren betroffen, aber auch einseitiges Vorkommen ist bekannt. Die Niere kann vergrößert, normal groß oder verkleinert sein. Die dilatierten Sammelrohre in den Nierenpyramiden führen zu einer vermehrten Echogenität im Nierenmarkbereich (ROSENFIELD et al. 1977). Verkalkungen der Pyramidenspitzen führen zu groben Reflexen hoher Echogenität mit oder ohne konsekutiven Schallschatten.

Juvenile Nephronophthisis. Diese zum chronischen Nierenversagen führende Erkrankung kann sowohl autosomal-rezessiv als auch autosomal-dominant vererbt werden. Die Niere kann normal groß sein, ist jedoch häufiger verkleinert. Infolge der zahlreichen, meist nur wenige Millimeter großen Zysten im Markbereich zeigt die Echotextur des Nierenparenchyms eine höhere Echogenität der Pyramiden als der Nierenrinde, was der Umkehrung der normalen Verhältnisse entspricht. Nur vereinzelt lassen sich größere Zysten darstellen.

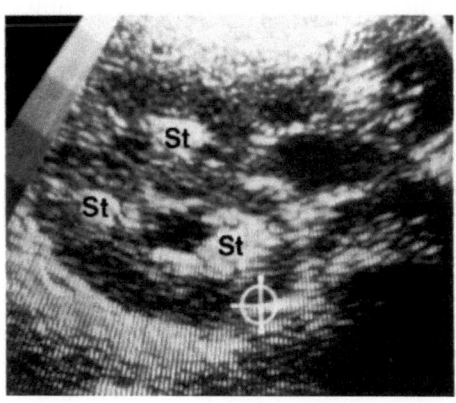
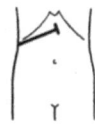

Abb. 11.26. (8 Jahre, w.) Markschwammniere. Typische Steinreflexe (*St*) im Bereich der Pyramidenspitzen

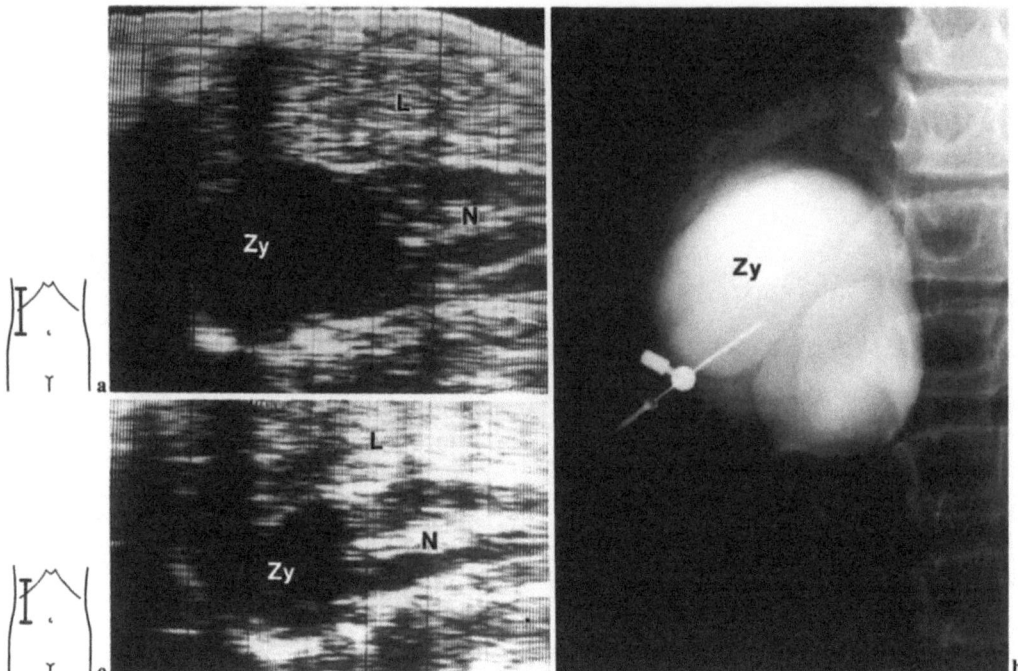

Abb. 11.27 a–c. (10 Jahre, m.) Isolierte Nierenzyste (*Zy*). **a** Vor Punktion, **b** Zystogramm während der Punktion, **c** 8 Tage nach Punktion und erneutem Nachlaufen der Zyste. (*N* Niere, *L* Leber)

Isolierte Nierenzyste (Abb. 11.27). Isolierte Nierenzysten sind im Kindesalter selten. Sie stellen sich meist als kreisrunde, reflexfreie Areale mit scharf abgegrenzter Wand und vermehrter Schalldurchlässigkeit dar. In Abhängigkeit von ihrer Größe und Lage können sie die Nierenkontur deformieren und/oder das Mittelecho imprimieren. Die meist erworbenen einfachen Zysten enthalten eine seröse Flüssigkeit und weisen keine Kommunikation zum Hohlsystem auf. Eine isolierte Zyste am oberen Nierenpol erfordert den Ausschluß einer Doppelniere mit Hydronephrose des oberen Anteils. Auch die Abgrenzung einer Nierenbeckenkelchstenose (Abb. 11.28) von einer Zyste ist erst durch urographische Abklärung möglich. Besondere Schwierigkeiten bereitet häufig die Differentialdiagnose zentral sitzender

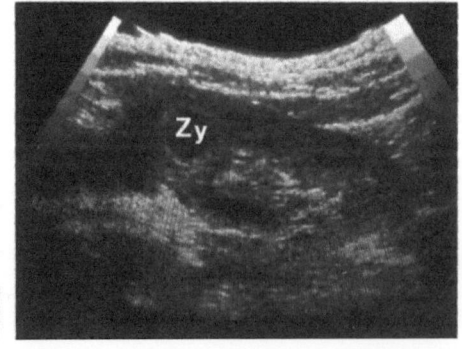

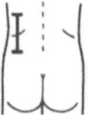

Abb. 11.28. (12 Jahre, w.) Nierenkelchstenose links. Der Befund kann von einer isolierten Nierenzyste sonographisch nicht differenziert werden

Nierenzysten. In diesen Fällen muß ein echoarmer Tumor im Bereich des Nierenbeckens oder eine Harntransportstörung abgegrenzt werden.

Multilokuläre Zysten. Es handelt sich um umschriebene zystische Veränderungen, die auch als zystisches Hamartom bezeichnet werden. Eine fibromuskuläre Kapsel trennt die einseitige Läsion vom intakten Nierengewebe (BANNER et al. 1981).

11.6.2 Harntransportstörungen am oberen Harntrakt

Die Diagnose der Harntransportstörung ist eine Domäne der Nierensonographie (ELLENBOGEN et al. 1978; SAMPLE et al. 1977). Kriterien einer Harntransportstörung sind

morphologisch – Aufweitung des Nierenbeckens (Abb. 11.29)
              – Aufweitung der Nierenkelche (Abb. 11.30)
              – Erweiterung des Ureters (Abb. 11.31)
              – bei Vorliegen einer Hydronephrose Verschmälerung des Parenchyms (Abb. 11.32)

morphometrisch – Zunahme des Nierenvolumens
              – Zunahme des a.-p. Nierenbeckendurchmessers

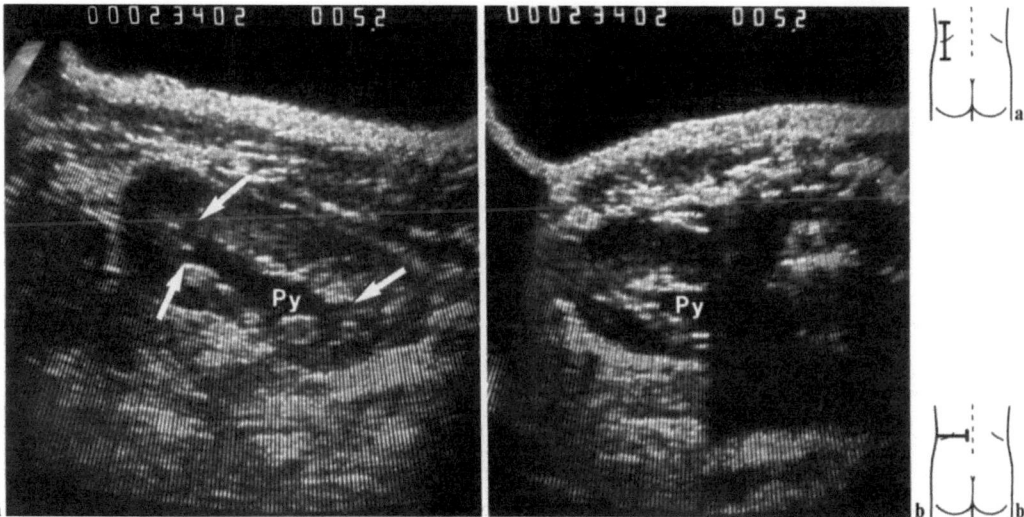

Abb. 11.29 a, b. Leichte Erweiterung des Nierenbeckens (*Py*) bei zarter Darstellung der Nierenkelche (*Pfeile*)

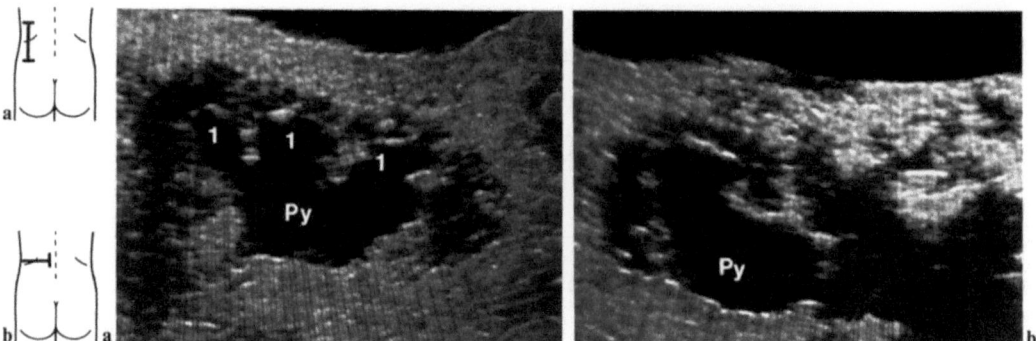

Abb. 11.30 a, b. Schwere Hydronephrose mit massiver Erweiterung der Nierenkelche (*1*). (*Py* Nierenbecken)

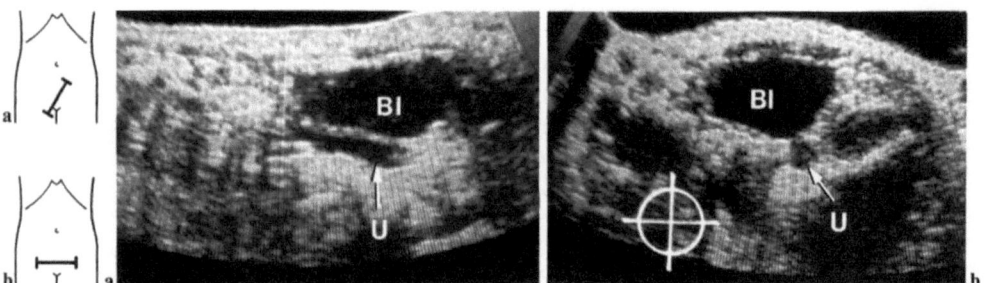

Abb. 11.31 a, b. (Neugeborenes, m.) Megaureter links. Der erweiterte Harnleiter (*U*) kann dorsal der Blase (*Bl*) zweifelsfrei dargestellt werden

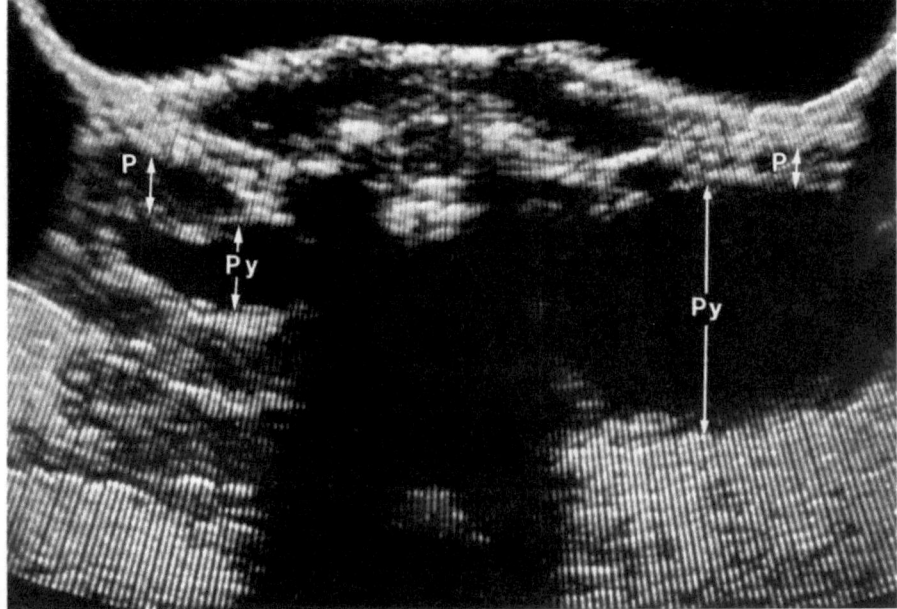

Abb. 11.32. (Neugeborenes, m.). Beidseitige Hydronephrose, rechtsseitig mit deutlicher Parenchymreduktion (*P* Parenchym, *Py* Nierenbecken)

Akute Harntransportstörung. Eine akut auftretende Harntransportstörung führt immer zu einer Flüssigkeitsansammlung im Nierenbecken. Dadurch entsteht im Mittelechokomplex ein reflexfreier Bereich, der im Längsschnitt oval ist und im Querschnitt durch die Nierenmitte die Form eines querliegenden V oder U annimmt. Verbunden mit der Dilatation des Nierenbeckens ist die Erweiterung der Nierenbeckenkelche, die sich hier im Unterschied zu den normalen Verhältnissen sonographisch teils als Zysten, teils als tubuläre Strukturen darstellen lassen. Um die Kommunikation der erweiterten Nierenbeckenkelche mit dem Nierenbecken nachzuweisen, ist eine besondere Schnittführung erforderlich. Hierzu wird der Applikator nach lateral verschoben und gleichzeitig die Schnittebene nach medial gekippt, so daß die Schnittführung von der lateralen Seite der Niere zur medialen geht. Durch diese Untersuchungstechnik können in einer Ebene mehrere Kelche fingerförmig vom Nierenbecken ausgehend dargestellt werden. Gleichzeitig gelingt dabei oft die Abbildung des Übergangs vom Nierenbecken zum Ureter. Der sonographische Nachweis erweiterter Nierenkelche bedarf immer der radiologischen Abklärung. Während das Nierenparenchym bei einer akuten Harntransportstörung in der Regel nicht verändert ist, ist das Nierenvolumen häufig auch in der Anfangsphase vergrößert, kann aber ebenso noch normal sein. Das Ausmaß der Nierenbeckendilatation ist durch die Bestimmung des maximalen anterior-posterioren Nierenbeckendurchmessers im Längs- und Querschnitt zu erfassen.

Chronische Harntransportstörung. Eine länger dauernde Harntransportstörung führt neben der Nierenbecken- und Nierenkelcherweiterung zu einer Parenchymreduktion. Im Extremfall einer sog. Wassersackniere ist das Parenchym völlig aufgebraucht, und im Nierenlager zeigt sich nur noch eine große Zyste, deren Abgrenzung von einer großen Nierenzyste oder einer multizystischen Niere Probleme bereiten kann. Zusätzlich zu der beschriebenen Schnittführung kann der Harnleiter im Längsschnitt am kaudalen Nierenpol als tubuläre, im Querschnitt entsprechend als runde zystische Struktur dargestellt werden. Neben diesen rein morphologischen Veränderungen führt eine Harntransportstörung in der Regel zu einer Volumenzunahme der Niere sowie zu einer Vergrößerung des a.-p. Nierendurchmessers (TRÖGER et al. 1977; HASCH 1978; DINKEL et al., im Druck). In der Beurteilung des Schweregrades der Harntransportstörung entsprechen sich beide Maße. Desgleichen besteht eine gute Übereinstimmung zwischen sonographisch-morphometrischer und urographischer Schweregradeinteilung (TRÖGER et al. 1977). Eine metrische Abgrenzung einer noch physiologischen Nierenbeckendilatation von einer Harntransportstörung ist sonographisch jedoch nicht sicher möglich.

Voraussetzung für eine verläßliche morphometrische Beurteilung der Harntransportstörungen ist, daß die Patienten nicht dehydriert, sondern nach ausreichender Flüssigkeitsaufnahme untersucht werden.

Prävesikale und subpelvine Ureterstenose. Durch die sonographische Diagnostik von Harntransportstörungen können zwar die Folgen von Harnwegsobstruktionen sehr sicher nachgewiesen werden, meist aber nicht deren Ursachen. Allerdings kann in der Regel die Ebene der Obstruktion bestimmt werden. Bei der subpelvinen Stenose ist der Ureter weder retroperitoneal noch retrovesikal darstellbar. Bei der prävesikalen Ureterstenose hingegen gelingt es häufig, den Ureterabgang aus dem Nierenbecken zu erkennen; medial und kaudal des unteren Nierenpols kann er oft über eine kurze Strecke abgebildet werden. In Rückenlage ist er transabdominal in Abhängigkeit vom Luftgehalt des Darms als tubuläre, im Querschnitt als runde zystische Struktur darstellbar. Obligat läßt er sich dorsal der prall gefüllten Harnblase identifizieren (Abb. 11.31). Eine vollständige Darstellung des Ureters von der Niere bis zur Blase ist jedoch nur unter extrem günstigen Bedingungen möglich.

Megaureter. Am sichersten kann ein Megaureter dorsal der prall gefüllten Harnblase dargestellt werden (Abb. 11.31). Im Unterbauchschrägschnitt von der Symphyse nach lateral kranial bildet er sich als tubuläre, echofreie Struktur ab.

Auf Querschnitten läßt er sich als ovales bis kreisförmiges zystisches Gebilde paramedian-dorsal der Harnblase nachweisen. Da das Trigonum vesicae nicht identifizierbar ist, sind Angaben über eine ektope Harnleitermündung nicht möglich. Ein stark geschlängelter Harnleiter kann im Schrägschnitt nicht als tubuläre Struktur erfaßt werden und tritt im Querschnitt oft mehrfach in einer Schnittebene als kreisförmige, zystische Raumforderung in Erscheinung. Die Verwechslung mit flüssigkeitsgefüllten Darmschlingen ist jedoch vermeidbar, da ein derart geschlängelter Megaureter obligat mit einer schweren Harntransportstörung der Niere verbunden ist. Eine Verwechslung mit einem Harnblasendivertikel ist möglich, wenn sich der Harnleiter infolge Darmluftüberlagerung retrovesikal nur teilweise darstellen läßt.

Aufgrund der sonographischen Morphologie allein kann eine Unterscheidung zwischen einem obstruktiven und einem nichtobstruktiven Megaureter nicht getroffen werden. Für einen obstruktiven Megaureter spricht eine Dilatation des Nierenbeckens und der Nierenbeckenkelche der betroffenen Seite, die auch postmiktionell nachweisbar ist, und die Zunahme der Harnleiterdilatation nach Flüssigkeitsbelastung. Bei einem refluxiven Megaureter kommt es nach der Miktion zu einer deutlichen Rückbildung der Zeichen der Harntransportstörung an der Niere, zu einem Pseudorestharn sowie zu fehlender Darstellbarkeit des nicht mehr flüssigkeitsgefüllten dilatierten Ureters.

Wegen der therapeutischen Konsequenz muß als Ursache für einen Megaureter eine infravesikale Obstruktion gezielt ausgeschlossen werden (Abb. 11.66).

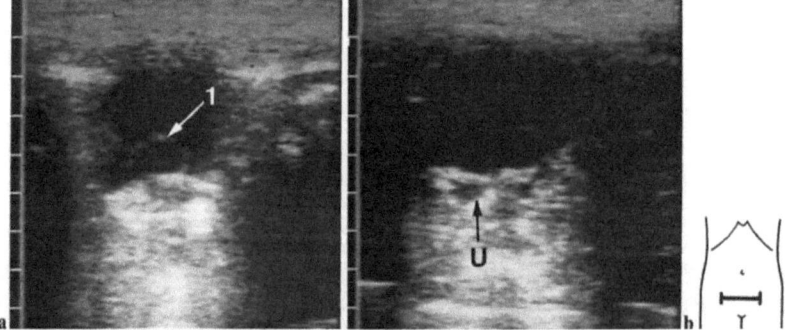

Abb. 11.33 a, b. (2 Jahre, w.) Ureterozele. **a** In dem kaudal gelegenen Querschnitt erkennt man die Ureterozele (*1*). **b** In dem kranial gelegenen Querschnitt kommt der erweiterte Harnleiter (*U*) dorsal der Harnblase zur Darstellung

Abb. 11.34. (5 Jahre, w.) Darstellung einer Ureterozele (*Pfeil*) im Längs- und Querschnitt. (*U* Ureter)

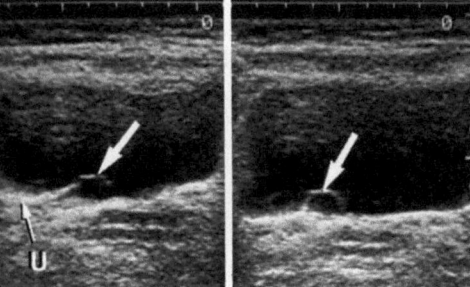

Ureterozele (Abb. 11.33 und 11.34). Bei einer Ureterozele wölbt sich der distale, ventrale Harnleiterabschnitt in die Harnblase vor, was zu einer bogig verlaufenden, feinen Echostruktur im Blasenlumen führt, die der Ureterozelenwand entspricht. Die Darstellung der Ureterozelenwand bedarf aufgrund ihrer geringen Echogenität einer sorgfältigen Apparateeinstellung. Insbesondere sehr ausgeprägte Ureterozelen, die fast das gesamte Blasenlumen einnehmen und daher urographisch leicht diagnostizierbar sind, sind sonographisch oft sehr schwer zu erkennen (SUMNER et al. 1980). Hier liegt nämlich die Zelenwand teilweise der Harnblasenwand an bzw. parallel zum Schallstrahl.

Vesikorenaler Reflux (Abb. 11.35 und 11.36). Der Ausschluß eines vesikoureterorenalen Refluxes erfordert die Durchführung eines Miktionszystogramms, jedoch ergeben sich sonographisch Hinweise für eine derartige Störung, insbesondere im Säuglingsalter, die bei der sonographischen Diagnostik der Harnwegsinfektion beachtet werden sollten.

Sonographische Hinweise für einen vesikorenalen Reflux sind:

- Dilatation des Nierenbeckens vor Miktion bei normalem Nierenbeckenbefund nach Miktion,
- Darstellung eines dilatierten Ureters retrovesikal vor der Miktion bei nach der Miktion nachweisbarem Pseudorestharn,
- eine deutlich verkleinerte Niere.

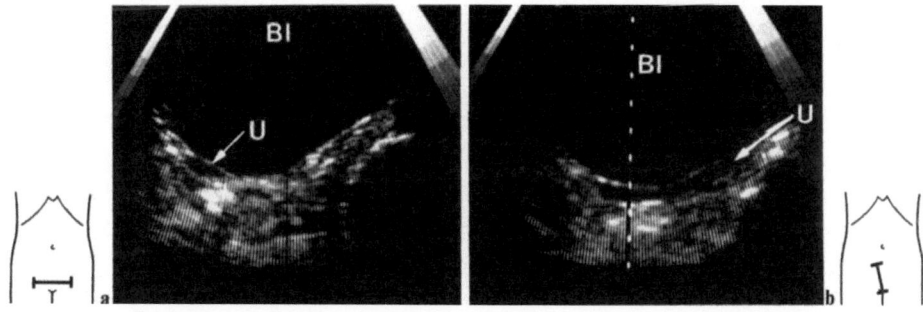

Abb. 11.35 a, b. (6 Jahre, w.) Primärer vesikorenaler Reflux Grad III. Darstellung einer mäßigen Harnleitererweiterung (*U*) dorsal der Harnblase (*Bl*)

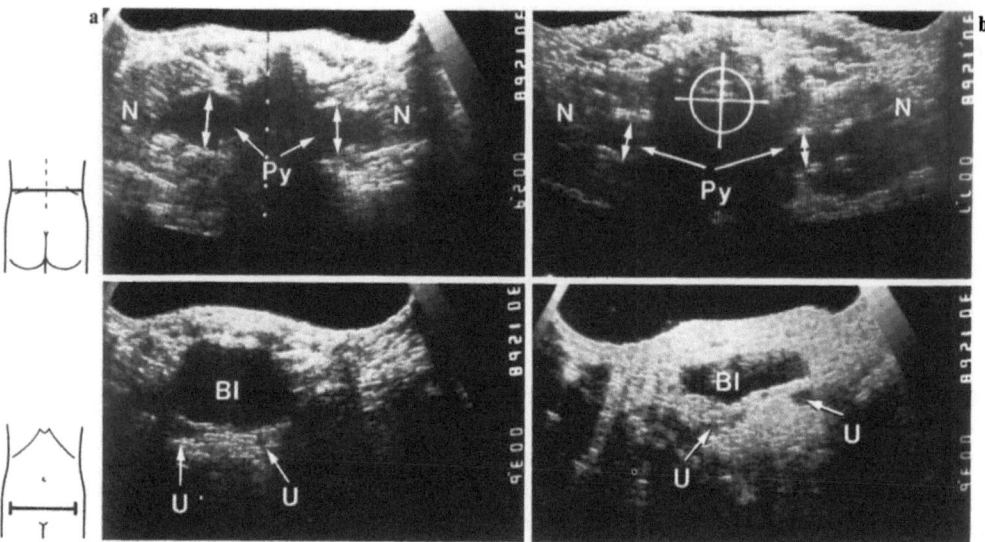

Abb. 11.36 a, b. (4 Monate, w.) Vesikorenaler Reflux Grad V beidseits. **a** Querschnitt durch Niere (*N*) und Harnblase (*Bl*) vor Miktion, **b** gleiche Schnittebenen nach Miktion. (*Py* Nierenbecken, *Pfeile* anterior-posteriorer Nierenbeckendurchmesser vor und nach Miktion)

Diese Befunde bedürfen in jedem Fall einer weiterführenden röntgenologischen Diagnostik. Nach unserer Erfahrung lassen sich diese Zeichen bei Refluxen von Grad III–V nach Parkkulainen nachweisen, während wir bei Refluxen von Grad I–II nie einen auffälligen sonographischen Befund erheben konnten. Standardisierte Untersuchungsbedingungen vorausgesetzt (adäquate Flüssigkeitszufuhr, Untersuchung nur mit voller Blase!), ergeben sich also bei operationsbedürftigen Refluxfällen häufig pathologische sonographische Befunde, während konservativ behandelbare Refluxfälle selten von der Norm abweichende Schallbefunde zeigen.

Differentialdiagnose der Harntransportstörungen. Das Ausmaß der Harnwegsdilatation und damit des sonographisch faßbaren Befundes ist abhängig von der Nierenfunktion und von der aktuellen Diurese. Eine urodynamisch wirksame subpelvine Stenose kann bei einem dehydrierten Patienten mit einem normal weiten Nierenbecken und regelrechten Nierenkelchen einhergehen, während der gleiche Patient unter Flüssigkeitsbelastung eine massive Erweiterung des Nierenbeckens und der Nierenkelche zeigen kann (Abb. 11.4). Andererseits kann bei Versiegen der Nierenfunktion auch eine schwere Harnwegsobstruktion mit einer nur leichten Dilatation des Nierenbeckens verbunden sein. Daraus ergeben sich für die Praxis mehrere Konsequenzen:

– Der zuverlässige sonographische Ausschluß einer Harntransportstörung ist nur bei ausreichender Diurese gewährleistet, d. h. nach Aufnahme normaler Trinkmengen.
– Jeder grenzwertige sonographische Befund sollte mittels Flüssigkeitsbelastung abgeklärt werden. In der Regel dürfte hierzu eine orale Flüssigkeitsaufnahme

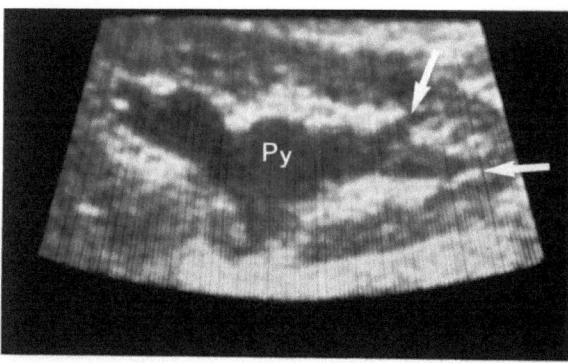
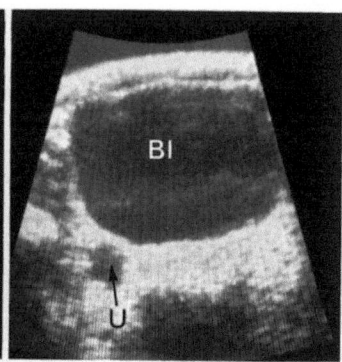
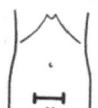

Abb. 11.37 a, b. (6 Jahre, m.) Idiopathischer Megaureter nach Lasixbelastung. **a** Mäßige Erweiterung des Nierenbeckens (*Py*) bei zarten Nierenkelchen (*Pfeile*). **b** Querschnitt durch die Blase (*Bl*) mit Darstellung des erweiterten Ureters (*U*)

ausreichen. Die intravenöse Lasixbelastung sollte speziellen Fragestellungen vorbehalten bleiben (DINKEL et al. 1982).
- Bei stark eingeschränkter Nierenfunktion mit reduzierter Diurese kann auch bei geringer Harnwegsdilatation eine schwere mechanische Harnwegsobstruktion vorliegen (TALNER et al. 1981).

Die sonographisch sichtbaren Veränderungen am oberen Harntrakt (Erweiterung des Nierenbeckens, der Nierenkelche, des Harnleiters und ggf. Nierenparenchymreduktion) sind nicht beweisend für eine mechanisch bedingte Harnabflußstörung. Sie können auch andere Ursachen haben:

- ampulläres Hohlsystem (Normvariante),
- forcierte Diurese (nierengängiges Kontrastmittel, Diuretika, Diabetes insipidus),
- Weitstellung des Ureters bei einem nicht obstruktiven Megaureter (Abb. 11.37),
- Dilatation der Harnwege mit Verdickung der Harnblasenwand beim Prune-Belly-Syndrom,
- vesikoureterorenaler Reflux (Abb. 11.35 und 11.36).

Schließlich muß berücksichtigt werden, daß eine multizystische Niere mit einer großen zentralen Zyste leicht mit einer schweren Hydronephrose verwechselt werden kann. Umgekehrt kann auch einmal eine schwere Hydronephrose mit stark dilatierten Nierenkelchen für eine Zystenniere gehalten werden, wenn es nicht gelingt, durch spezielle Schnittführungen bei zystisch veränderten Nieren die Kommunikation der zystischen Hohlräume darzustellen.

Sonographische Kontrolle nach operativen Eingriffen am Harntrakt. Nach operativen Eingriffen an den Nieren oder den ableitenden Harnwegen können sonographisch intrarenale, pararenale oder perivesikale Flüssigkeitsansammlungen sowie Harntransportstörungen, Urinome, Hämatome, Serome oder Abszesse ausgeschlossen werden. Ebenso läßt sich die erfolgreiche Drainage solcher Flüssigkeitsansammlungen zuverlässig beurteilen. Die Indikation zu postoperativen Kontrol-

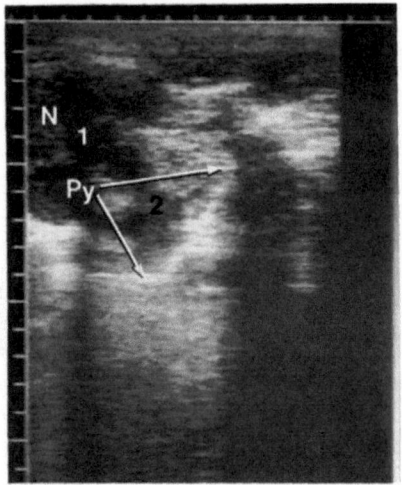

Abb. 11.38. (16 Jahre, m.) Hämophilie IX mit subpelviner Stenose. Im Querschnitt durch die linke Niere erkennt man erweiterte Nierenkelche (*1*), ein erweitertes Nierenbecken (*Py*) sowie Blutkoagel (*2*) im Nierenbecken

Abb. 11.39 a, b. (12 Jahre, m.) Zustand nach Nierensteinentfernung. Koagel im Nierenbecken (*Pfeile*) mit Erweiterung der Nierenkelche (*1*)

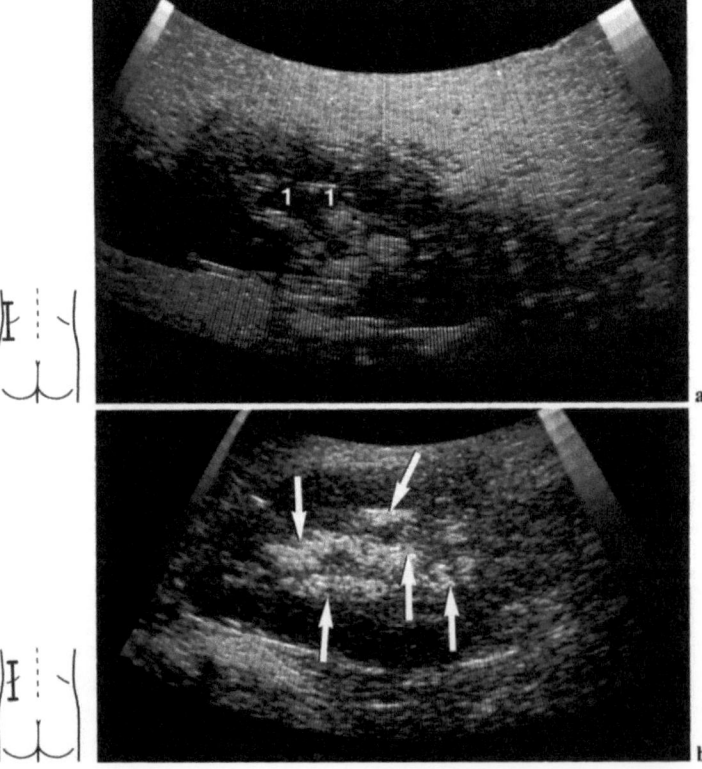

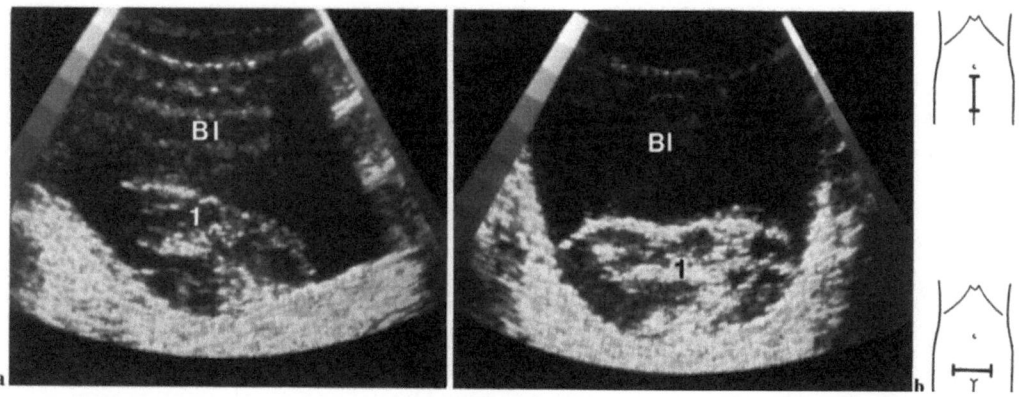

Abb. 11.40 a, b. (12 Jahre, w.) Zustand nach stumpfem Bauchtrauma. Koagel (*1*) in der Harnblase (*Bl*) nach Nierenblutung

len ist besonders dann gegeben, wenn die Kinder durch Fieber oder Schmerzen auffällig werden, wenn Drainagen nicht fördern oder wenn sie gezielt oder unfreiwillig entfernt wurden. Bei starker Hämaturie können sich Koagel im Nierenbecken (Abb. 11.38 und 11.39) und in der Harnblase (Abb. 11.40) bilden. Sie erscheinen als Komplexe hoher Echogenität in der flüssigen Umgebung. Blasenwandhämatome imponieren als zirkumskripte Verdickungen der Harnblasenwand. Bei der Blasentamponade zeigt der Blaseninhalt eine dichte Echotextur mittlerer bis hoher Echogenität. Größere prävesikale oder retrovesikale Flüssigkeitsansammlungen können mit der Harnblase verwechselt werden. Hier sind Untersuchungen nach Miktion bzw. nach Katheterismus erforderlich.

Untersuchungen vor abgeschlossener Wundheilung sind unter sterilen Bedingungen vorzunehmen. Da in der Regel ein steriler Schallkopf nicht zur Verfügung steht, kann man sich mit den bei Operationen benutzten sterilen Plastikmembranen behelfen.

Alternativ ist die Verwendung eines sterilen Ankopplungsgels oder die Behandlung des Schallkopfes mit Desinfektionsmitteln möglich. Da jedoch eine Reihe dieser Substanzen den Schallkopf chemisch angreifen könen, sollte vor Verwendung dieser Mittel durch Rückfrage bei den Herstellern ihre Unbedenklichkeit sichergestellt sein.

Verlaufsdiagnostik der Harntransportstörung

Zahl und Intervall der postoperativen Kontrolluntersuchungen sind abhängig von der Art der Erkrankung und der angewandten Operationstechnik. Grundsätzlich sollte immer präoperativ ein sonographischer Ausgangsbefund erhoben werden. Generell empfiehlt sich bei komplikationsfreiem Verlauf eine Kontrolle vor Ziehen des Nephrostomiekatheters oder Ureterensplints und 1–2 Tage nach Ziehen der Harnwegsdrainagen. Eine weitere kurzfristige Kontrolle sollte vor Entlassung des Patienten aus stationärer Behandlung erfolgen. Durch dieses Vorgehen ist die Dynamik der manchmal doch erheblichen postoperativen Harntransportstörung besser zu beurteilen. Ein komplizierter Verlauf ist anzunehmen, wenn die Harntransportstörung vor der Entlassung stärker ist als einen Tag nach Ziehen der Harnwegsdrainagen. Klinik und sonographischer Befund bestimmen die Frequenzen der weiteren Kontrollen. Sie sollten auch bei problemlosem Verlauf im ersten postoperativen Jahr mindestens in dreimonatigem Intervall erfolgen. Anschließend halten wir jährliche Kontrollen für angezeigt. Bei klinischen Auffälligkeiten, postoperativ ausgeprägten Harntransportstörungen oder sonstigen Risikofaktoren (z. B. unzuverlässige Eltern) sollten die Kontrollen engmaschiger vorgenommen werden.

Antirefluxplastiken nach Gregoir führen in der Regel zu keiner oder einer nur kurzfristigen Harntransportstörung, die meist nach 8–10 Tagen völlig zurückgebildet ist. Wenn der Rückbildungsprozeß länger als 8–12 Wochen in Anspruch nimmt, ist ein komplizierter Verlauf anzunehmen, der Belastungsuntersuchungen mit forcierter Diurese bzw. eine urographische Darstellung des Harntrakts erforderlich macht. Eine routinemäßige urographische Kontrolle nach einer Gregoir-Antirefluxplastik ist u. E. nicht unbedingt notwendig. Sie sollte jedoch nach etwa einem halben Jahr durchgeführt werden, wenn eine Harnleiterneueinpflanzung als Antirefluxoperation erfolgte. Auch bei prävesikalen und subpelvinen Stenosen ist innerhalb eines Zeitraums von 3 Monaten eine eindeutige Rückbildungstendenz erkennbar, wenn auch je nach Ausgangsbefund häufig noch deutliche Zeichen einer Harntransportstörung bestehen. Insbesondere nach Operationen von subpelvinen Stenosen ist mit einer mehrmonatigen Verzögerung der Rückbildung der Nierenkelchdilatation zu rechnen.

Bei erfolgreicher Beseitigung eines Abflußhindernisses bleibt die Ektasie der Nierenkelche, des Harnleiters und des Nierenbeckens – soweit keine Verschmälerungen durchgeführt wurden – bestehen. Da durch die Beseitigung des Hindernisses der Druck in den Harnwegen niedrig ist und diese leer aufeinander liegen, stellen sie sich sonographisch nicht erweitert dar. Eine Harnwegsobstruktion kann nun durch forcierte Diurese vorgetäuscht werden. Daher sollten sonographische Untersuchungen grundsätzlich nicht nach intravenösen Kontrastmittelgaben durchgeführt werden und unter solchen Bedingungen erhobene pathologische Befunde sollten unter standardisierten Untersuchungsbedingungen überprüft werden. Kontrollurogramme führen wir vor Ziehen eines Splints und 6 Monate nach der Operation durch.

Bei den morphometrischen Befunden ist zu beachten, daß es durchaus nicht ungewöhnlich ist, wenn die Rückbildung der Harntransportstörung und damit die Normalisierung der Meßwerte nicht kontinuierlich, sondern sprunghaft erfolgt. Unbedingt sollte man standardisierte Untersuchungsbedingungen einhalten (normale Trinkmenge, keine Kontrastmittelgaben), da sich sonst falsch pathologische Meßwerte ergeben können.

Nicht operationsbedürftige Harntransportstörungen, z. B. leichte subpelvine oder prävesikale Stenosen sollten sonographisch in Dreimonatsintervallen überwacht werden. Dies ist wichtig, da die Dekompensation einer Harntransportstörung symptomarm oder symptomfrei verlaufen kann. Das Auftreten klinischer Symptome, wie Fieber, Bauchschmerzen, Rückenschmerzen oder sonstige Auffälligkeiten, sollte jedoch zu einer frühzeitigeren Kontrolle Anlaß geben. Auch beim nichtobstruktiven Megaureter empfehlen wir regelmäßige Kontrollen, insbesondere zum Zeitpunkt einer Harnwegsinfektion.

11.6.3 Entzündliche Erkrankungen der Niere

In der Regel ist sonographisch eine Differenzierung zwischen glomerulären und interstitiellen Nephritiden nicht möglich. Hingegen finden sich Unterschiede zwischen akuten und chronischen Nephritiden.

Akute Pyelonephritis. Akute Nephritiden führen zu einer Nierenvolumenzunahme, deren Ausmaß vom Grad und Stadium der Entzündung abhängt. Bei Säuglingen und Kleinkindern nimmt das Volumen stärker zu als bei größeren Kindern und Erwachsenen.

Bei klinisch akuten Pyelonephritiden beobachteten wir fast regelmäßig ein vergrößertes Nierenvolumen, wobei 60% der Nieren eine Volumenzunahme von mehr als 140% des Mittelwerts der entsprechenden Körpergewichtsklasse zeigten (Abb. 11.41). Die Volumenvergrößerung kann somit eine Nierenbeteiligung anzeigen und als ein Parameter in der Abgrenzung zwischen oberer und unterer Harnwegsinfektion gewertet werden.

Akute Glomerulonephritis. Bei glomerulären Erkrankungen unterschiedlicher Histologie sahen wir in 50% der Fälle eine Nierenvolumenzunahme, die jedoch nur in etwa der Hälfte der Fälle beidseitig auftrat. Bei Überwiegen der Proteinurie lag in 2/3 der Fälle eine Volumenzunahme vor, bei überwiegender Hämaturie nur in 1/3.

Die Beurteilung der Echotextur des Parenchyms ist problematisch, da die Gerätestandardisierung schwierig ist und zudem berücksichtigt werden muß, daß insbesondere Neugeborenen- und Säuglingsnieren einen dichteren Echobesatz zeigen. Dennoch kann man feststellen, daß sich bei floriden Nephritiden die Pyramiden deutlicher vom Nierenkortex abheben, sei es durch diffuse Reflexvermehrung am Nierenkortex, sei es durch verminderte Echogenität der Pyramiden infolge eines Marködems.

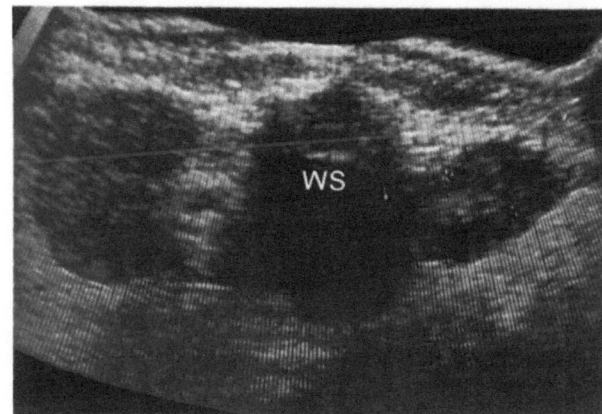
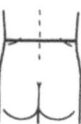

Abb. 11.41. (6 Monate, m.) Akute Pyelonephritis. Zunahme des Nierenvolumens auf 220% der gewichtsbezogenen Norm. Homogene Parenchymtextur mäßiger Echogenität. Extrem schlanker Mittelechokomplex. (*WS* Wirbelsäule)

Chronische Nephritiden. Eine Pyelonephritis führt gelegentlich zu Parenchymnarben und damit zu einer umschriebenen Einziehung der Nierenkontur mit Reflexvermehrung im korrespondierenden Nierenanteil entsprechend der bindegewebigen Narbe. Die Beurteilung dieser Narben ist jedoch urographisch weitaus sicherer, da die Beziehung einer umschriebenen Konturveränderung zum Kelchsystem berücksichtigt werden muß. Nierenverkleinerungen werden jedoch sonographisch verläßlich erfaßt, da bei normaler Nierenlänge eine Verminderung der Nierentiefe bereits eine erhebliche Nierenvolumenabnahme bewirkt. Sonographisch zeichnet sich eine chronische Pyelonephritis durch die Atrophie der Nierenrinde bei häufig höckriger Oberfläche aus. Sie ist bedingt durch Regeneration des noch erhaltenen Nierenparenchyms, die als renale Pseudotumoren imponieren können. Da die Echotextur des Parenchyms bei diesem Prozeß dichter wird und die Entzündung in das perirenale Gewebe übergreift, lassen sich diese Nieren nur schwer von der Umgebung abgrenzen (Abb. 11.42). Bedingt durch die infolge der eingeschränkten Nierenfunktion eintretende Polyurie zeigt sich sonographisch häufig eine Dilatation des Nierenkelchsystems, wobei sich die verplumpten Kelche bisweilen bis zu lokalen Narben verfolgen lassen. Arbeiten von FIEGLER et al. (1981) und ROSENFIELD und SIEGEL (1981) zeigen, daß Beziehungen zwischen der Echointensität des Nierenparenchyms und dem Schweregrad der interstitiellen Nierenveränderungen bestehen. Mit zunehmender Fibrosierung nimmt die Echogenität und die Dichte der Echotextur des Parenchyms zu. Bei glomerulären Erkrankungen mit Niereninsuffizienz findet man daher häufig Nieren mit leberähnlicher Echotextur. Das Vollbild einer Schrumpfniere ist gekennzeichnet durch eine kleine Niere, mit unregelmäßiger Oberfläche und fehlender Abgrenzbarkeit von Mittelecho und Parenchym (Abb. 11.43). Schrumpfnieren können sonographisch nicht ätiologisch differenziert oder gegen dysplastische Nieren abgegrenzt werden.

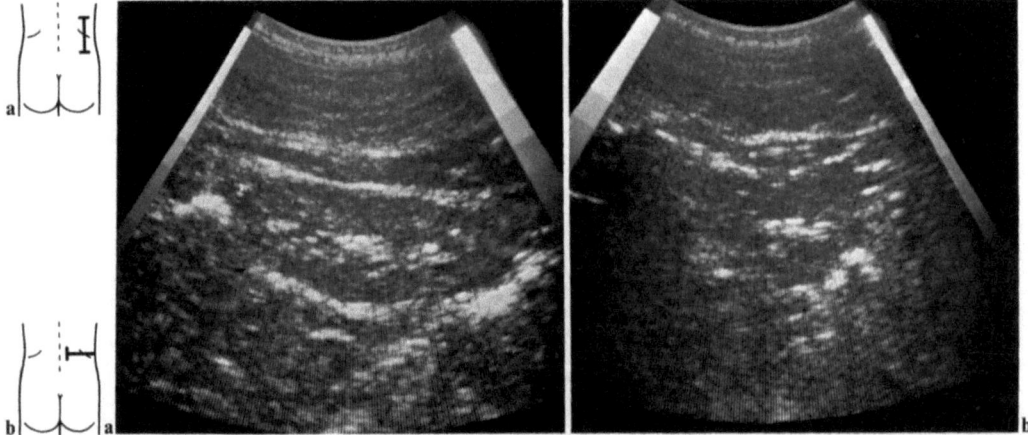

Abb. 11.42 a,b. (4 Jahre, w.) Chronische Pyelonephritis. Nierenvolumen 40% der gewichtsbezogenen Norm. Infolge der Echogenitätszunahme des Nierenparenchyms läßt sich die Niere schwer von der Umgebung abgrenzen

Abb. 11.43. (14 Jahre, m.) Schrumpfniere links. (*N* Niere, *Mi* Milz)

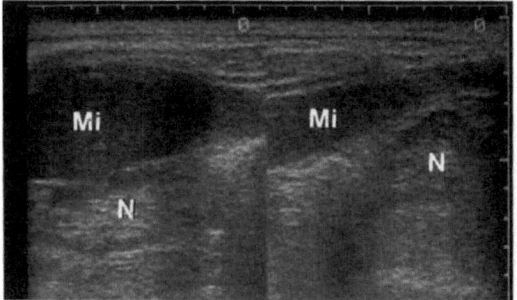

Nierenabszeß. Sonographisch imponiert ein Abszeß als eine intrarenale Raumforderung, die den Mittelechokomplex imprimiert und/oder die Nierenkontur deformiert (Abb. 11.44). Das Reflexverhalten eines Abszesses ist sehr unterschiedlich. Er kann das Bild einer Zyste verursachen, sich wie ein reflexarmer, solider Tumor zeigen, als reflexreicher Tumor imponieren oder aber in Form ungeordneter Echokomplexe in Erscheinung treten (s. Abb. 18.8). Wichtig ist, daß bei klinischem Abszeßverdacht auf zusätzliche sonographische Kriterien geachtet wird: So führt ein Nierenabszeß in der Regel zu einer Volumenvermehrung und bei kapselnaher Lokalisation zu einer Aufhebung der Atemverschieblichkeit. Hilfreich ist auch die Bestimmung der Leber- und Milzgröße, da der Entzündungsprozeß meist eine Hepatosplenomegalie verursacht. Besonders problematisch ist der sonographische Befund bei der xanthomatösen Pyelonephritis (VAN KIRK et al. 1980), da sie sich in ihrem Schallbild kaum von einem Wilms-Tumor abgrenzen läßt. Auch die bei dieser Erkrankung meist feststellbaren Verkalkungen werden gelegentlich bei Wilms-Tumoren beobachtet (Abb. 18.7). Erschwerend kommt hinzu, daß auch Wilms-Tumoren klinisch eine Abszeßsymptomatik verursachen können.

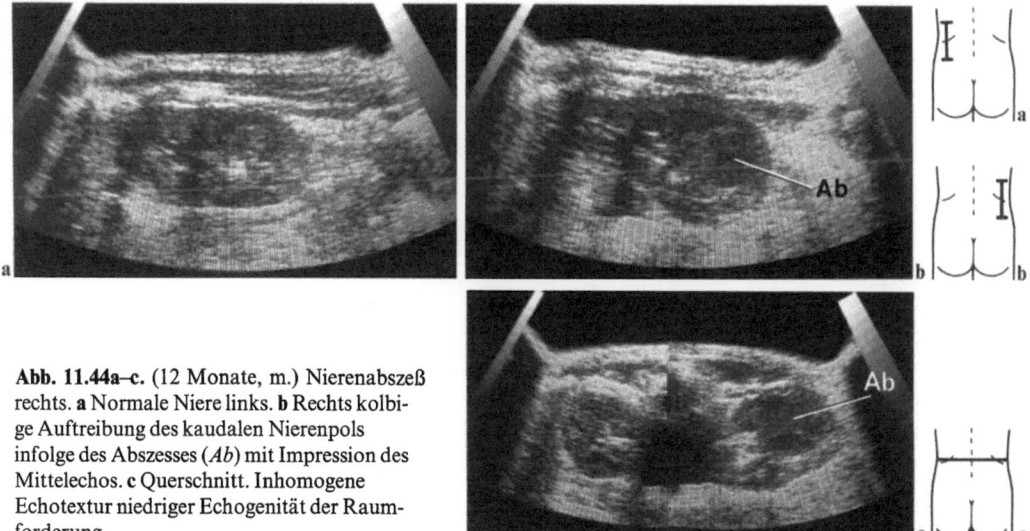

Abb. 11.44a–c. (12 Monate, m.) Nierenabszeß rechts. **a** Normale Niere links. **b** Rechts kolbige Auftreibung des kaudalen Nierenpols infolge des Abszesses (*Ab*) mit Impression des Mittelechos. **c** Querschnitt. Inhomogene Echotextur niedriger Echogenität der Raumforderung

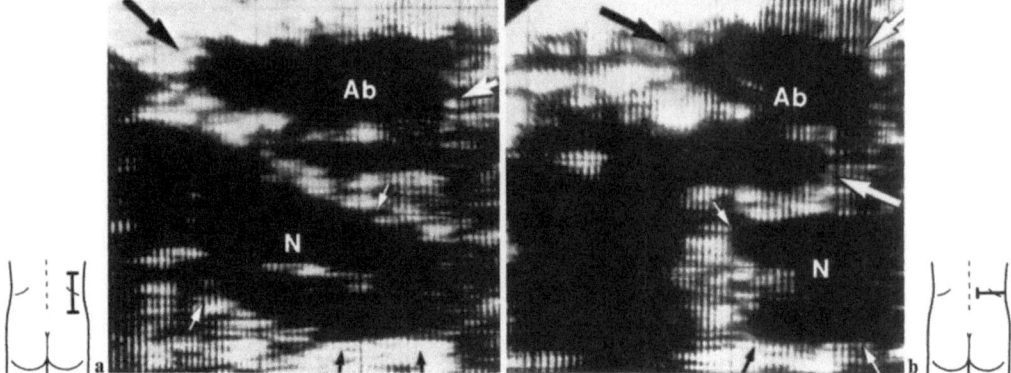

Abb. 11.45 a, b. (4 Jahre, w.) Paranephritischer Abszeß (*Ab*). Die rechte Niere (*N*) ist durch die pararenal gelegene Raumforderung nach ventral verlagert

Paranephritischer Abszeß. Bei einem paranephritischen Abszeß findet sich zusätzlich zur obligat aufgehobenen Atemverschieblichkeit der Niere eine pararenale Raumforderung, die in Abhängigkeit von der Zusammensetzung des Abszeßinhalts ein variables Echomuster zeigt (Abb. 11.45).

11.6.4 Urolithiasis

Im Kindesalter sind Harnsteine zum Zeitpunkt der Diagnosestellung in 2/3 der Fälle in der Niere, in 1/4 der Fälle im Harnleiter und in den restlichen Fällen in der Blase oder im Penis lokalisiert.

Steine verursachen generell eine starke bzw. vollständige Reflexion der Ultraschallwellen und erscheinen somit im Sonogramm als Reflexe hoher Echogenität. Ein konsekutiver Schallschatten entsteht jedoch erst, wenn der Stein eine Größe von ca. 3–4 mm überschreitet (Abb. 11.46). Bei kleineren Steinen ist der Schall-

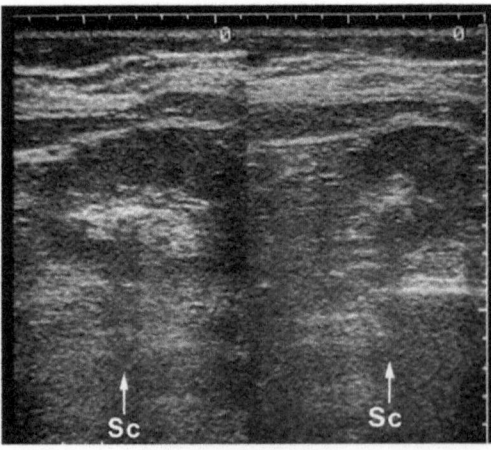

Abb. 11.46. (14 Jahre, w.) Nierenstein rechts. Der Nierenstein läßt sich im Mittelecho nur schwer erkennen, führt jedoch zu einem deutlichen Schallschatten (*Sc*)

Nierengefäßveränderungen

Abb. 11.47. (4 Wochen, w.) Nephrokalzinose. Helle Echokomplexe im Bereich der Nierenpyramiden ohne Schallschatten

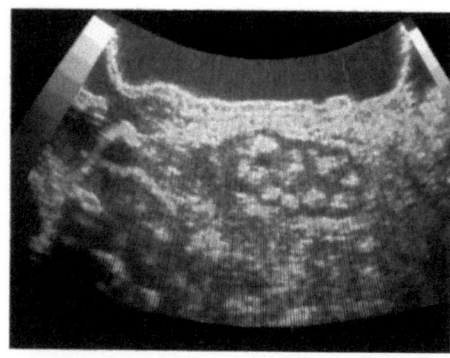
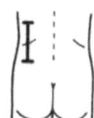

schatten durch die Lateralreflexion der Schallstrahlen verdeckt. Überdies ist der Nachweis eines Schallschattens von der Apparateeinstellung abhängig. So kann ein schmaler Schallschatten bei zu starker Anhebung des Tiefenausgleichs nicht mehr dargestellt werden.

Das sonographische Erscheinungsbild von Nierensteinen ist abhängig von ihrer Lage in der Niere. Recht typisch ist das Sonogramm bei der Markschwammniere, bei der helle Steinreflexe vorwiegend im Bereich der Pyramidenspitzen auftreten. Bei Nierenbeckenausgußsteinen kann man im Bereich des Mittelechokomplexes einen Bereich höherer Echogenität mit konsekutivem Schallschatten nachweisen. Bedingt durch die Reflexion an der schallkopfnahen Seite des Steins lassen sich Kelchsteine als helle sichelförmige Reflexe mit nachfolgendem Schallschatten darstellen.

In den Kelchspitzen gelegene Steine oder Steine in einem aufgeweiteten Nierenhohlsystem lassen sich recht sicher diagnostizieren. Reflexe an kleineren Steinen im Nierenbecken und in den Nierenkelchen heben sich hingegen schlecht von dem ebenfalls sehr echogenen Mittelechokomplex ab (POLLACK et al. 1978). Verkalkungen im Nierenparenchym, z. B. bei Nephrokalzinose, führen zu hellen Reflexen im Nierenparenchym, die in Abhängigkeit von ihrer Größe ebenfalls einen Schallschatten verursachen können (Abb. 11.47) (CACCIARELLI et al. 1978).

Uretersteine lassen sich nur ausnahmsweise prävesikal darstellen. In der Regel kann der klinische Verdacht jedoch sonographisch durch die meist nachweisbare Dilatation des Nierenbeckens erhärtet werden, insbesondere wenn die Untersuchung zum Zeitpunkt der Kolik erfolgt. Die bei akuten Drucksteigerungen im Nierenhohlsystem gelegentlich zu beobachtenden Fornixrupturen führen zu einem reflexfreien, nur wenige Millimeter breiten Flüssigkeitssaum um die Niere.

11.6.5 Nierengefäßveränderungen

Nierenarterienstenose. Die rechte Nierenarterie verläuft in der Regel dorsal, nur gelegentlich ventral der V. cava inferior zur Niere (Abb. 11.48). Sie kann in der Regel eindeutig dargestellt werden. Die linke Nierenarterie geht direkt aus der Aorta zur linken Niere, dorsal der linken Nierenvene und der Milzvene (Abb. 11.49). Ihre

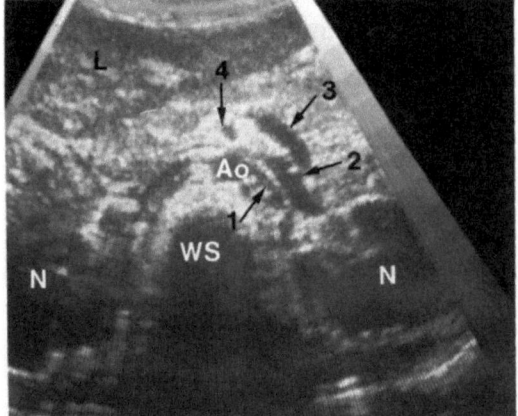
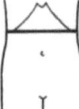

Abb. 11.48. (8 Jahre, m.) Darstellung der Nierenarterie (*1*), der Nierenvene (*2*), der V. lienalis (*3*) und der A. mesenterica superior (*4*). (*L* Leber, *N* Niere, *WS* Wirbelsäule, *Ao* Aorta)

Darstellung ist schwierig, da sie häufig von lufthaltigen Darmabschnitten überlagert ist. Der sonographische Nachweis einer Nierenarterienstenose ist im Kindesalter bisher nicht beschrieben, obwohl er theoretisch wegen der meist vorliegenden poststenotischen Dilatation möglich erscheint. Ein wichtiger indirekter Hinweis bei klinischem Verdacht auf Nierenarterienstenose ist in dem unter der Norm liegenden Nierenvolumen zu sehen.

Ein akuter Verschluß der Nierenarterie, wie er z. B. posttraumatisch bei der Intimaeinrollung beobachtet wird, führt im akuten Stadium nicht zu morphologischen Veränderungen des Nierensonogramms. Erst in den späteren Stadien treten, bedingt durch die einsetzende Nekrobiose, Veränderungen des Schallbildes und der Nierengröße auf (s. Kap. 16).

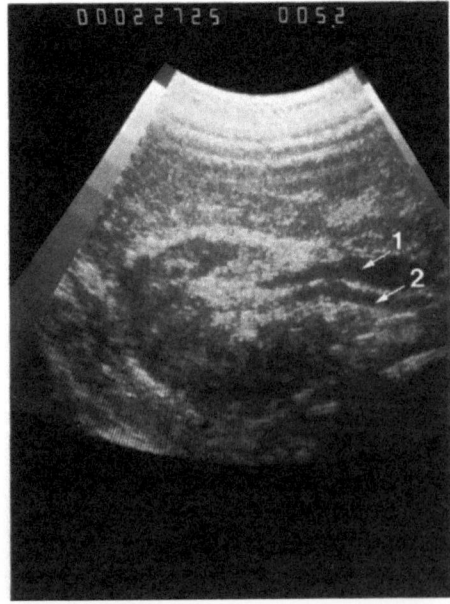
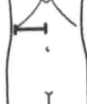

Abb. 11.49. (12 Jahre, m.) Darstellung der Nierenvene (*1*) und Nierenarterie rechts (*2*)

Nierenvenenthrombosen. Die rechte Nierenvene verläuft schräg nach kranial zur V. cava inferior (Abb. 11.48), während die linke Nierenvene ventral der Aorta liegt (Abb. 11.49). Die Nierenvenen können in der Regel ab dem Kleinkindalter dargestellt werden, wobei linksseitig die gleichen Schwierigkeiten auftreten wie bei der Nierenarterie. Im Kleinkindalter haben wir den Verschluß einer Nierenvene bisher nur bei einem Wilms-Tumor gesehen. Ein vollständig thrombosiertes Gefäß kann jedoch kaum von der Umgebung abgegrenzt werden; daher ist auch die Unterscheidung von einer Gefäßkompression sonographisch nicht sicher möglich. Abgesehen von tumorbedingten Nierenvenenthrombosen kommt es im Kindesalter besonders bei schwerer Dehydratation, z. B. beim nephrotischen Syndrom, gelegentlich zur Nierenvenenthrombose.

Nierenvenenthrombose des Neugeborenen. Von der sich oft zentrifugal entwickelnden Nierenvenenthrombose des Kindes und Erwachsenen unterscheidet sich die zentripetal fortschreitende des Neugeborenen. Prädilektionsstellen sind die Vv. arcuatae und die Vv. interlobulares. Nierenvenenthrombosen treten mit über 60% gehäuft bei Neugeborenen als Folge perinataler Asphyxie und/oder Dehydratation auf. Je nach Ausmaß der Thrombosierung gibt es alle Schweregrade zwischen milderen reversiblen Formen und der primär hämorrhagisch infarzierten Niere.

Neben den unspezifischen klinischen Zeichen – tastbarer Flankentumor, Hämaturie und Proteinurie – findet sich bei Nierenvenenthrombose ein charakteristisches sonographisches Bild. Das Volumen der betroffenen Niere – es kommen auch bilaterale Formen vor – ist regelmäßig auf das 2- bis 4fache des Normalwerts vergrößert (PETERS et al. 1983). Das Parenchym weist eine dichte Echotextur auf (Abb. 11.50). Ferner ist das Mittelecho nicht mehr darstellbar. Dem jeweiligen Schweregrad entsprechend finden sich im Nierenparenchym echofreie Areale unterschiedlichen Ausmaßes. Anhand von Nephrektomien konnte nachgewiesen werden, daß diese Areale Parenchymeinblutungen auf dem Boden der hämorrhagischen Infarzierung entsprechen (ROSENBERG et al. 1980).

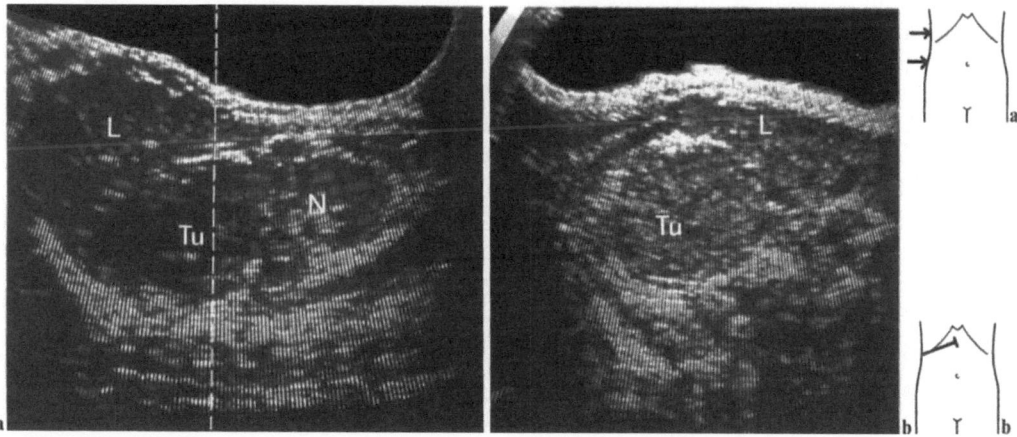

Abb. 11.50 a, b. (2 Tage, w.) Nierenvenenthrombose rechts. Tumorartige Vergrößerung (*Tu*) des oberen Nierenpols. **b** Längsschnitt in Schnittebene des Querschnitts (**a**). (*L* Leber, *N* Niere)

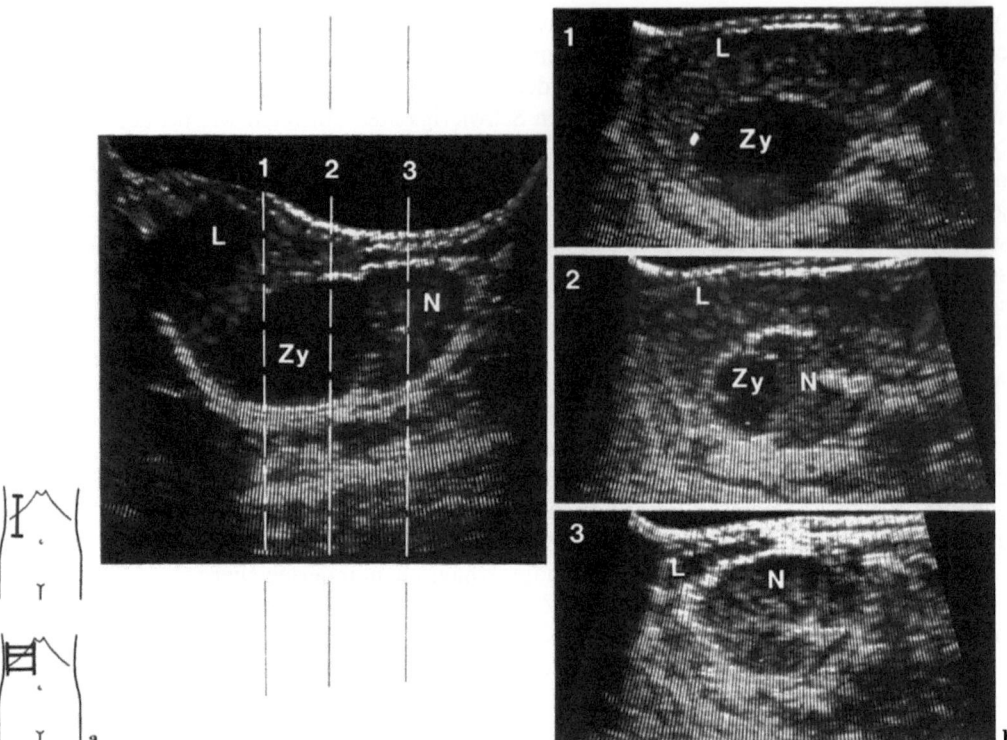

Abb. 11.51 a, b. Gleicher Patient wie Abb. 11.50 eine Woche später. Ausbildung einer Zyste am oberen Nierenpol (*1, 2, 3* Schnittebenen der in **b** dargestellten Querschnitte, *L* Leber, *Zy* Zyste, *N* Niere)

Durch sonographische Kontrollen konnten unterschiedliche Verlaufsformen ermittelt werden. In günstigen Fällen normalisiert sich das sonographische Bild. Hier kommt es auch klinisch zu einer Heilung. Andernfalls entwickelt sich eine Schrumpfniere, die oft klinisch mit arterieller Hypertonie einhergeht. Wir konnten außerdem die Umwandlung eines hämorrhagisch infarzierten Nierenpols in eine einzelne, echofreie Zyste mit anschließender allmählicher Verkleinerung beobachten (Abb. 11.51). Unter Berücksichtigung der Klinik ist das sonographische Bild der Nierenvenenthrombose so typisch, daß die Abgrenzung von den differentialdiagnostisch in Betracht kommenden Möglichkeiten (Zystennieren, Hydronephrosen, Nierentumoren, Blutungen und Tumoren der Nebenniere) sicher möglich ist.

11.6.6 Nierenversagen

Da die Sonographie von der Nierenfunktion unabhängig ist, kommt ihr in der bildgebenden Diagnostik des Nierenversagens eine Schlüsselrolle zu (Tabelle 11.1 und 11.2).

Tabelle 11.1. Kriterien der sonographischen Diagnostik bei akutem Nierenversagen. (Aus Dittrich et al. 1982)

	Renal	Prärenal	Postrenal
Parenchym	Verbreitert, reflexreich	Verbreitert	Unauffällig
Nierenbecken	Unauffällig	Unauffällig	Aufspaltung des Mittelechokomplexes
Nierengröße	Vergrößert	Vergrößert	Normal oder vergrößert

Tabelle 11.2. Kriterien der sonographischen Diagnostik bei chronischem Nierenversagen. (Aus Dittrich et al. 1982)

	Hydronephrose	Zystenniere	Nierendysplasie	Nierenhypoplasie
Parenchym	Schmal	Zysten	Reflexarm	Vermindert
Nierenbecken	Mittelechoaufspaltung	Unregelmäßig	Unregelmäßig	Relativ groß
Nierengröße	Vergrößert	Meist vergrößert	Verkleinert	Verkleinert
Nierenform	Abgerundet, sackförmig	Unregelmäßig	Unregelmäßig	Regelmäßig

Akutes Nierenversagen. Von entscheidender Bedeutung ist der sonographische Nachweis oder der Ausschluß eines postrenalen Nierenversagens (s. 11.6.2). Hierdurch werden mit Risiken behaftete Untersuchungsmethoden wie Angiographie und retrograde Pyelographie entbehrlich. Prärenales und renales Nierenversagen führen zu einer Volumenvermehrung der Niere sowie zu einer Verbreiterung des Nierenparenchyms. Eine deutliche Reflexvermehrung des Nierenparenchyms spricht eher für ein renales Nierenversagen, wenn auch eine sichere Differenzierung sonographisch nicht möglich ist. Hinsichtlich der Differentialdiagnose des Nierenversagens bewährt sich die ultraschallgezielte perkutane Nierenbiopsie (s. 11.7).

Chronisches Nierenversagen. Findet man bei Nierenversagen sonographisch kleine oder beidseitig polyzystische Nieren, so ist damit ein direkter Hinweis auf ein chronisches Nierenversagen gegeben. Bei schweren Hydronephrosen im Zusammenhang mit Nierenversagen kann durch eine sonographisch gezielte perkutane Nephrostomie leicht die Erholungsfähigkeit der Nierenfunktion nach Entlastung geprüft werden. Die sonographisch bestimmbare Dicke des Nierenparenchyms erlaubt in dieser Frage keine zuverlässigen Aussagen.

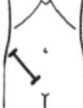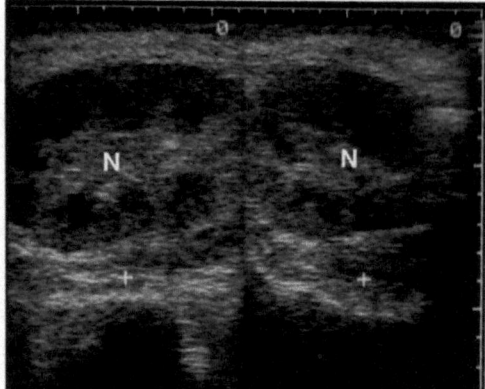

Abb. 11.52. (14 Jahre, m.) Normale Transplantatniere (*N* Niere)

Transplantatniere. Da die Transplantatniere direkt unter der Haut ventral des Iliopsoas und kranial der Harnblase liegt, läßt sie sich sehr gut von ventral untersuchen (Abb. 11.52). Sieht man von der implantationsbedingten Malrotation ab, so unterscheidet sich das Schallmuster der transplantierten, vom Empfänger akzeptierten Niere nicht wesentlich von dem einer normalen Niere. Häufiger als im Normalfall findet man jedoch eine mäßiggradige Dilatation des Nierenhohlsystems.

Da pathologische Prozesse an der transplantierten Niere, z. B. eine akute Harntransportstörung, eine Blutung oder eine Abstoßungsreaktion, bereits frühzeitig auftreten können, ist es sinnvoll, die sonographische Überwachung bereits bald nach der Transplantation zu beginnen. Die Diagnose einer Harntransportstörung, gleich ob durch Blutkoagel oder einen narbigen Schrumpfungsprozeß im Bereich des Ureters oder der Ureterblasenimplantation, beruht auf den auch im Normalfall geltenden Kriterien einer Harntransportstörung. Da die Nieren durch die Transplantation ihrer physiologischen Lymphdrainage beraubt wurden, treten relativ häufig perirenal meist direkt an der Nierenoberfläche gelegene, scharf begrenzte echofreie Lymphozelen auf.

Abstoßungsreaktionen sind in der Regel durch große, echoarme Bezirke im Nierenparenchym gekennzeichnet, die von der Nierenoberfläche bis zum Mittelechokomplex reichen können. Diese echoarmen Bereiche entsprechen einem Ödem, einer Infarzierung oder Blutung im Parenchym.

Andere Abstoßungszeichen sind die Vermehrung der Parenchymbinnenechos sowie eine Zunahme der Pyramidengröße (Abb. 11.53) (FRICK et al. 1981). Ein weiteres Kriterium, die Vergrößerung des Nierenvolumens, eignet sich besonders für objektive Verlaufskontrollen. Bei protrahierten oder chronischen Abstoßungsreaktionen können echoärmere Bezirke entsprechend einem Ödem oder einer Blutung im Parenchym auftreten. Die zunehmende Fibrosierung des Parenchyms führt zu einer vermehrten Echogenität. Insgesamt ist die prognostische Bedeutung der einzelnen sonographischen Abstoßungskriterien jedoch noch nicht geklärt.

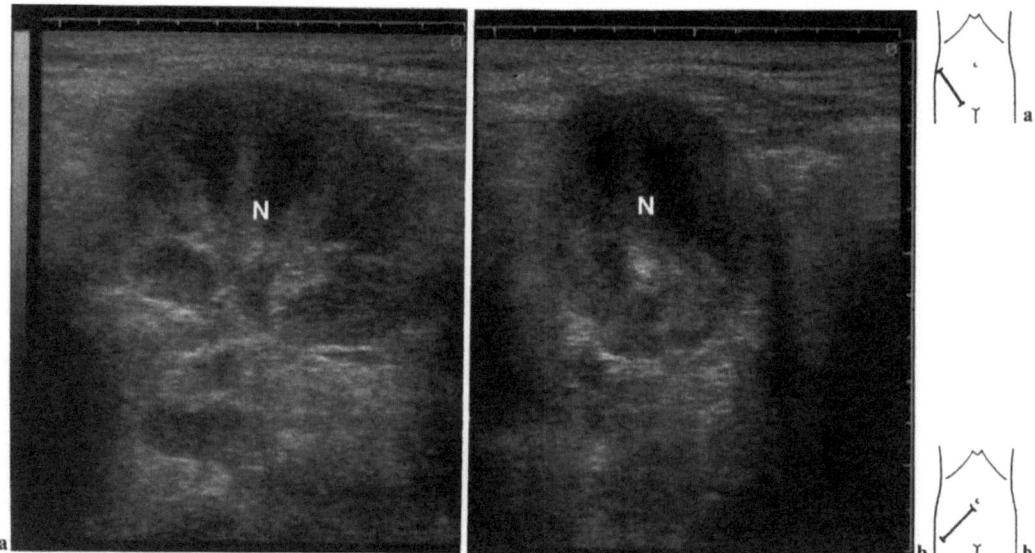

Abb. 11.53 a, b. Zeichen der Abstoßungskrise. Deutliche Darstellung der Nierenpyramiden bei unscharfer Abgrenzung des Mittelechokomplexes

Schwerpunkt der sonographischen Diagnostik bei der Transplantatniere ist die Abgrenzung operativ behebbarer Komplikationen, wie Lymphozelen, Harntransportstörung, Urinom oder perirenale Blutung, von der immunologisch bedingten Abstoßungskrise.

11.6.7 Nierentumoren

Wilms-Tumor. Häufig sind Wilms-Tumoren zum Zeitpunkt der Diagnosestellung so groß, daß anders als im Urogramm oft keine regelrecht strukturierten Nierenanteile mehr nachzuweisen sind (Abb. 11.54). Eine sichere Organzuordnung ist dann nur möglich, wenn es gelingt, Nierenarterie oder Nierenvene in ihrer Beziehung zum Tumor darzustellen. Andernfalls kann man sonographisch nur von einem raumfordernden Prozeß im Nierenlager sprechen, da große retroperitoneale Tumoren die Niere so verlagern können, daß sie bei der Untersuchung von dorsal im Schallschatten des Darmbeins und bei der Untersuchung von ventral im Schallschatten von lufthaltigen Darmschlingen liegen kann. Gelegentlich lassen sich Reste der noch erhaltenen Niere an der Peripherie des Tumors nachweisen. Selten werden Wilms-Tumoren diagnostiziert, die auf umschriebene Bereiche der Niere begrenzt sind und dadurch zu einer Veränderung der Organkontur und/oder des Mittelechos führen. Nicht ungewöhnlich hingegen sind solche kleinen Tumoren beim bilateralen Wilms-Tumor, wobei der Tumor der einen Seite in der Regel recht groß und der anderen meist nur auf Teile der Niere beschränkt ist. Sehr selten sind extrarenal gelegene Wilms-Tumoren, die – insbesondere bei Lokalisation am oberen Nierenpol – häufig nicht mehr von einem Neuroblastom oder anderen retroperitonealen Tumoren unterschieden werden können.

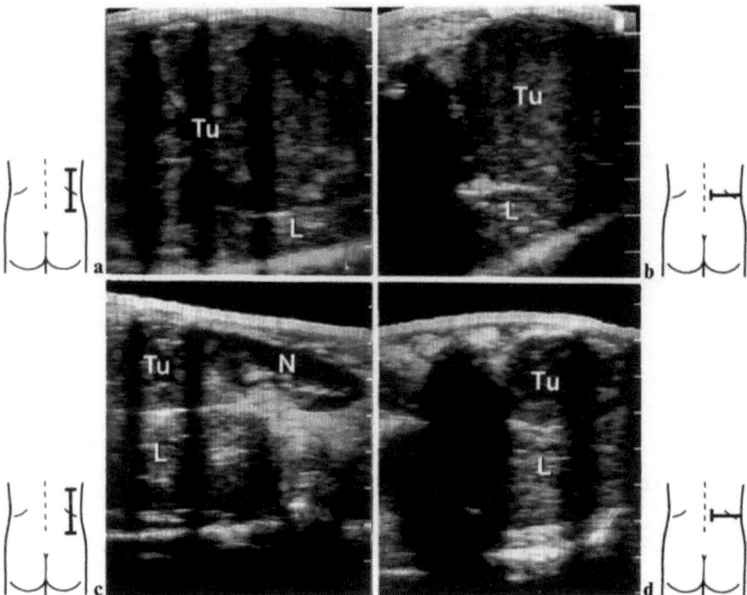

Abb. 11.54 a–d. (8 Jahre, m.) Rechtsseitiger Wilms-Tumor (*Tu*) vor (**a, b**) und nach (**c, d**) präoperativer Therapie. Das Tumorvolumen ist auf 30% des Ausgangsvolumens zurückgegangen. (*L* Leber, *N* Niere)

Die Weichteildifferenzierung bei Wilms-Tumoren ist problemlos, obwohl kleinere zystische Anteile in dem überwiegend soliden Tumor nicht ungewöhnlich sind. Nur beim benignen zystischen Nephroblastom können die zystischen Anteile so überwiegen, daß die Unterscheidung von einer Zystenniere Probleme bereiten kann (Abb. 11.55). Wilms-Tumoren haben in der Regel eine dichte, allerdings ungeordnete Echotextur, deren Echogenität niedriger ist als die der Leber, aber deutlich höher als die des normalen Nierenparenchyms (Abb. 11.56). Verkalkungen

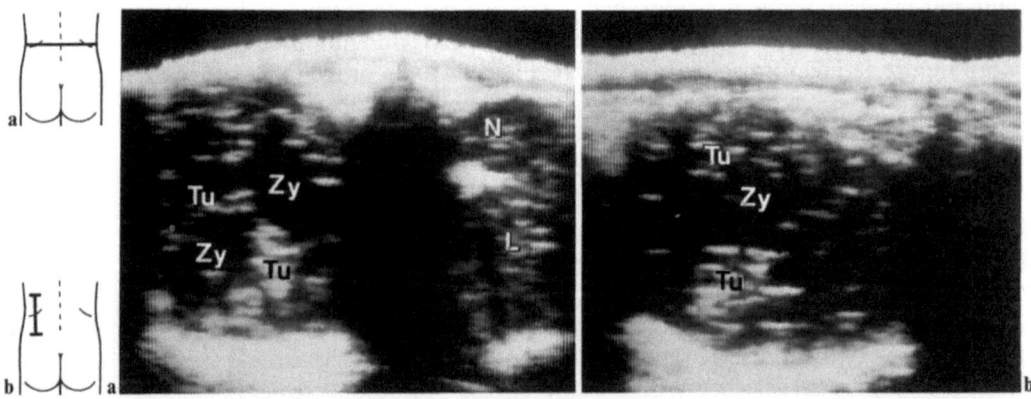

Abb. 11.55 a, b. (1 Jahr, w.) Zystisches Nephroblastom. Im Tumor (*Tu*) sind multiple Zysten (*Zy*) nachweisbar. (*L* Leber, *N* Niere)

Nierentumoren

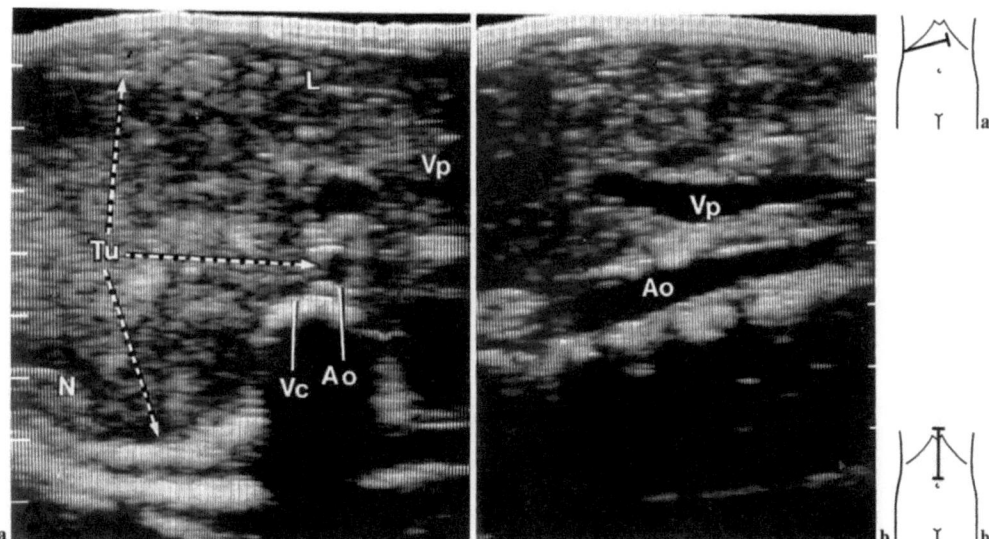

Abb. 11.56 a, b. (8 Jahre, m.) Rechtsseitiger Wilms-Tumor (*Tu*) im Quer- (**a**) und Längsschnitt (**b**). Der Tumor komprimiert die V. cava inferior (*Vc*) und verlagert die V. portae (*Vp*). (*Ao* Aorta, *L* Leber, *N* Niere)

sind selten; sie führen zu Echokomplexen hoher Echogenität mit und ohne Schallschatten (s. Abb. 18.7).

Der rechtsseitige Wilms-Tumor führt zu einer Verlagerung der Leber nach links, was besonders leicht an der Aufzweigung der Pfortaderäste dokumentiert werden kann. Der linksseitige Wilms-Tumor verdrängt die Milz in der Regel nach kranial und nicht nach medial. Anders als beim Neuroblastom werden die großen Bauchgefäße zwar verlagert, aber nicht ummauert, wenn Wilms-Tumoren die Mittellinie überschreiten. Kann man die V. cava inferior nicht darstellen, so spricht dies für einen tumorbedingten Verschluß, sei es durch Kompression oder Infiltration (Abb. 11.56). Meist kann man rechts, seltener links die V. renalis nachweisen. Gelingt ihre Darstellung nicht, spricht dies insbesondere bei großen Tumoren nicht unbedingt für einen tumorbedingten Verschluß.

Wilms-Tumoren haben sonographisch eine glatte Kontur und weisen häufig die Form eines Rotationsellipsoids auf. Infiltrationen in die Nachbarorgane sind selten.

Hypernephrom. Dieser Tumor ist im Kindesalter selten. Meist ist er deutlich reflexärmer als der Wilms-Tumor, doch kann die Sonographie die histologische Diagnose nicht ersetzen. Aus der Literatur ist bekannt, daß Hypernephrome große Nekrosehöhen enthalten können. Daher ist die Verwechslung mit einer Zyste möglich.

Angiolipome der Niere. Diese häufig beim M. Pringle vorkommenden, in der Regel benignen Tumoren treten multipel, meist beidseits auf. Sie bilden sich als reflexreiche Areale im reflexarmen Nierenparenchym ab. Die Durchsetzung der Niere mit

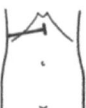
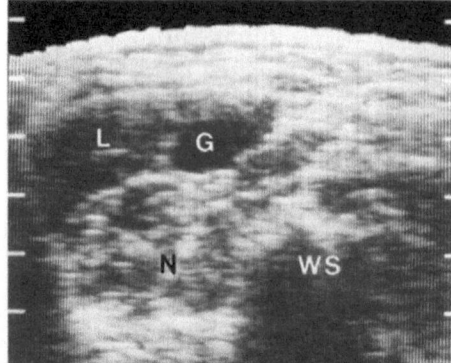

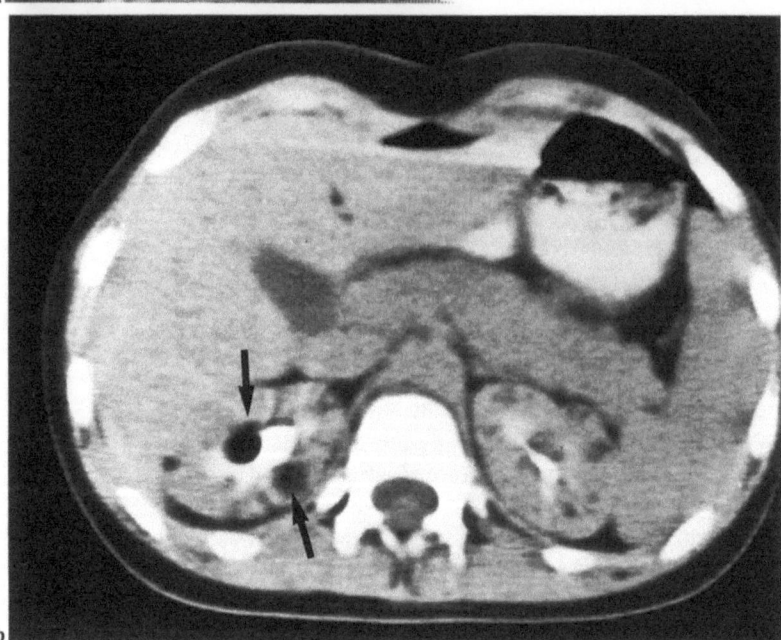

Abb. 11.57 a, b. (8 Jahre, w.) Morbus Pringle mit multiplen Angiomyolipomen der Niere. **a** Querschnitt durch die rechte Niere; schlechte Abgrenzung von der Umgebung und vom Mittelecho. (*G* Gallenblase, *L* Leber, *N* Niere, *WS* Wirbelsäule). **b** Computertomogramm Angiolipome (*Pfeil*)

Fettgewebe erschwert ihre Abgrenzung vom pararenalen Fettgewebe (Abb. 11.57). Ein extrarenal gelegenes Angiolipom läßt sich sonographisch vom retroperitonealen Fettgewebe kaum unterscheiden.

Leukämische Infiltrate der Niere. Leukämische Infiltrationen der Niere führen zu einer Vergrößerung des Nierenvolumens bei deutlicher Verbreiterung des Nierenparenchyms. Sie treten meist beidseitig, gelegentlich aber auch einseitig auf. Ein identisches Schallbild findet sich bei akuten Nephritiden.

Verlaufsuntersuchungen von Nierentumoren. Besonders bei präoperativer Radio- und Chemotherapie von Wilms-Tumoren empfiehlt sich eine Verlaufsbeurteilung. Durch Bestimmung der optisch größten Länge, Breite und Tiefe des Tumors kann sein Volumen über eine Ellipsoidformel berechnet werden. Es hat sich gezeigt, daß unter kombinierter Radio- und Chemotherapie eine dosisabhängige Tumorverkleinerung eintritt (ALZEN 1980) (Abb. 11.54). Abweichungen von dieser Tumorregression haben wir bisher nur bei größeren Tumoreinblutungen und bei Tumoren gesehen, deren Histologie nicht der eines Wilms-Tumors entsprach. Zusätzlich zur Abnahme des Tumorvolumens – es geht in der Regel auf 50% des Ausgangsvolumens zurück – beobachtet man, daß unter der Therapie die Echotextur des Tumors dichter und die Echogenität geringer wird.

In der postoperativen Verlaufsdiagnostik wird die Sonographie generell früh eingesetzt, um Komplikationen wie Nachblutungen und Abszesse aufzudecken.

Bei der Langzeitüberwachung steht das Erkennen von Rezidiven und Metastasen im Vordergrund. Aus diesem Grund sollten die Untersuchungen in festgelegten Intervallen nach einem bestimmten Schema erfolgen. Wir vermessen bei diesen Kontrollen regelmäßig Leber, Milz und Niere und dokumentieren photographisch die Niere, das ehemalige Tumorbett, Leber und Aorta. Bisher haben wir bei diesen Kontrollen Rezidive im Tumorbett, Lebermetastasen und Zweittumoren in der verbliebenen Niere gesehen, hingegen noch nie abdominelle Lymphknotenmetastasen. Diese Kontrollen sollten möglichst immer von derselben Person vorgenommen werden, da sich hierdurch am ehesten Frühdiagnosen erreichen lassen und eine unnötige Verunsicherung der Eltern vermieden werden kann.

11.6.8 Fehlbildungen der Harnblase

Harnblasenaplasie. Die Nichtdarstellbarkeit der Nieren bei gleichzeitiger Harnblasenaplasie ist beweisend für ein Potter-Syndrom. Da auch eine leere Harnblase sonographisch nicht abbildbar ist, kann die Diagnose Blasenaplasie jedoch erst gestellt werden, wenn die Harnblase auch nach Furosemid-Gabe nicht zu erkennen ist. Diese Untersuchung läßt sich bereits intrauterin bei entsprechendem Verdacht durchführen, da Furosemid diaplazentar auf den Feten übergeht und dadurch bei intakter Nierenfunktion rasch zu einer Blasenfüllung führt.

Urogenitale Fehlbildungen. Eine vesikale Fistel läßt sich sonographisch nur darstellen, wenn eine breite Verbindung zwischen Rektum bzw. Bauchwand (Abb. 11.58) und Blase besteht. Luft kann in der Blase als indirekter Hinweis für eine Verbindung zwischen Harnblase und Darm sonographisch leicht nachgewiesen werden,

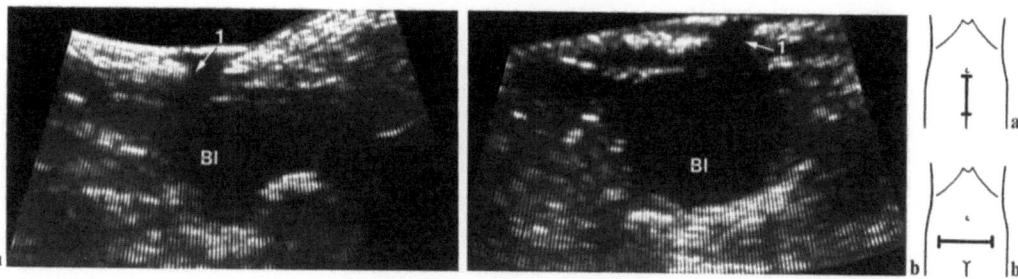

Abb. 11.58 a, b. (1 Jahr, w.) Blasenfistel. Breite Verbindung zwischen Harnblase (*Bl*) und Bauchdecke (*1*)

da sie an der Blasenvorderwand zu lageabhängigen hellen Reflexen mit nachfolgenden Reverberationsechos im Blasenlumen führt. Für die Diagnose und Differenzierung des Sinus urogenitalis gibt die Sonographie allenfalls Hinweise, da die komplizierten anatomischen Verhältnisse im sonographischen Schnittbild schwer erfaßbar sind.

Harnblasendoppelung und Harnblasenseptum dürften sonographisch leicht nachweisbar sein, obwohl dies bisher wohl aufgrund ihrer Seltenheit nicht beschrieben wurde.

Urachuszyste und persistierender Urachus. Eine Urachuszyste zeigt sich als Raumforderung unterschiedlicher Größe zwischen Harnblasendom und Nabel unmittelbar unter der Bauchdecke. Ihre direkte Beziehung zum Nabel oder zur Harnblase (Abb. 11.59) ist häufig nachweisbar, kann aber auch fehlen. Reine Zysten sind reflexfrei, bei infizierten entspricht das Schallbild der Konsistenz des Eiters.

Ein persistierender Urachus stellt sich im medianen Längsschnitt als eine zipflige Ausziehung des Blasendomes dar (Abb. 11.60), die bis zum Nabel gehen kann. Selten fehlt die Verbindung zur Harnblase. Gelegentlich ist der kraniale, zum Nabel ziehende Anteil des persistierenden Urachus obliteriert. Differentialdiagnostisch müssen bei einem schlauchförmigen Gebilde, das in der Medianlinie bauchdeckennah liegt, ein Meckel-Divertikel oder eine an der Bauchwand adhärente Darmschlinge in Erwägung gezogen werden. Eine Feinnadelpunktion mit Untersuchung des Punktats und anschließender Kontrastmittelfüllung kann weiteren Aufschluß bringen.

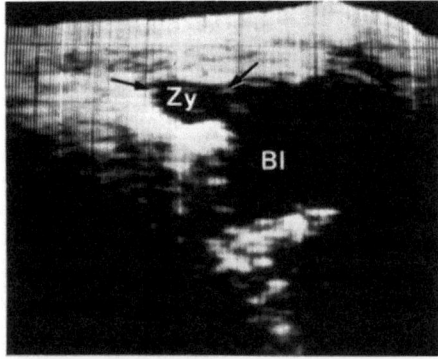
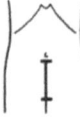

Abb. 11.59. (8 Jahre, m.) Urachuszyste. Zystische Raumforderung (*Zy*) kranial der Harnblase (*Bl*), in der Mittellinie gelegen

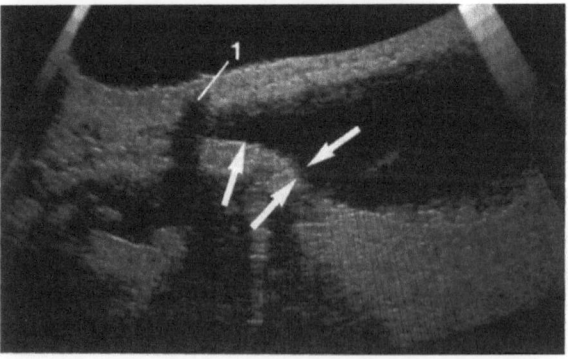
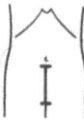

Abb. 11.60. (6 Monate, w.) Persistierender Urachus. Die Harnblase ist nach kranial bis zum Nabel (*1*) zipfelig ausgezogen. Im kranialen Abschnitt ist eine Blasenwand nicht mehr erkennbar (*Pfeil*)

Fehlbildungen der Harnblase

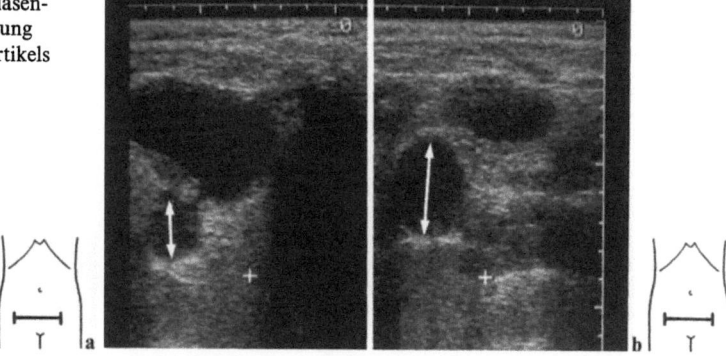

Abb. 11.61 a, b. (12 Jahre, w.) Blasendivertikel. Deutliche Vergrößerung des paravesikal gelegenen Divertikels nach Miktion (*Pfeil*)

Blasendivertikel. Große Blasendivertikel bilden sich als zystische, paravesikal gelegene Raumforderungen ab (Abb. 11.61). Sie entstehen infolge einer Hernierung der Blasenmukosa durch eine Muskellücke hindurch. Ihr sonographischer Nachweis ist schwierig, weil sie sich oft erst bei erhöhtem intravesikalem Druck, d. h. während der Miktion, füllen. Nach der Miktion lassen sich die flüssigkeitsgefüllten Divertikel häufig nicht mehr darstellen, da sie von lufthaltigen Darmschlingen überlagert sind. Differentialdiagnostisch müssen Ovarialzysten ausgeschlossen werden.

Prune-belly-Syndrom. Beim Prune-belly-Syndrom kann die Erweiterung der Harnblase, der Harnleiter und des Nierenbeckens monströse Ausmaße annehmen. Dies kann bei der Deutung des sonographischen Befundes erhebliche Schwierigkeiten bereiten. So ist es bei diesem Krankheitsbild durchaus nicht ungewöhnlich, wenn die Harnblase bis zur Leber reicht. Häufig findet man in der Flanke und im Unterbauch multiple zystische Strukturen, die dem mehrfach erfaßten geschlängelten Ureter entsprechen. Die Nieren sind hydronephrotisch verändert, gelegentlich auch dysplastisch. Die oft deutliche Verdickung der Harnblasenwand ist durch einen Umbau der Blasenwand und nicht durch eine Muskelhypertrophie bedingt. Durch das Fehlen der Prostata ist die proximale Urethra erheblich erweitert (Abb. 11.65). Bei sorgfältiger Untersuchung der Bauchdecke in Nahfeldeinstellung gelingt es, das Fehlen der Bauchmuskulatur, insbesondere das Fehlen des geraden Bauchmuskels, nachzuweisen. Ähnliche sonographische Befunde ergeben sich nur noch bei obstruierten Harnröhrenklappen, die jedoch nicht die für das Syndrom typischen klinischen Zeichen (aufgetriebenes Abdomen, gefältelte, schlaffe Bauchdecke, Kryptorchismus) hervorrufen.

Das *Megazystis-Megaureter-Syndrom* mit großer, dünnwandiger Blasenwand und weiten Uretereneröffnungen mit Reflux führt zu ähnlichen, wenngleich meist weniger ausgeprägten Veränderungen wie das Prune-belly-Syndrom. Sonographisch unterscheidet sich dieses Syndrom von einer infravesikalen Obstruktion durch die normal dicke Harnblasenwand. Allerdings darf die Diagnose endgültig erst nach radiologischer, endoskopischer sowie urodynamischer Untersuchung gestellt werden.

Neurogen gestörte Blase. Sie führt wie die infravesikale Obstruktion zur Harnblasenwandverdickung. Es kommt zu einer atypischen Blasenform mit kreisförmigem

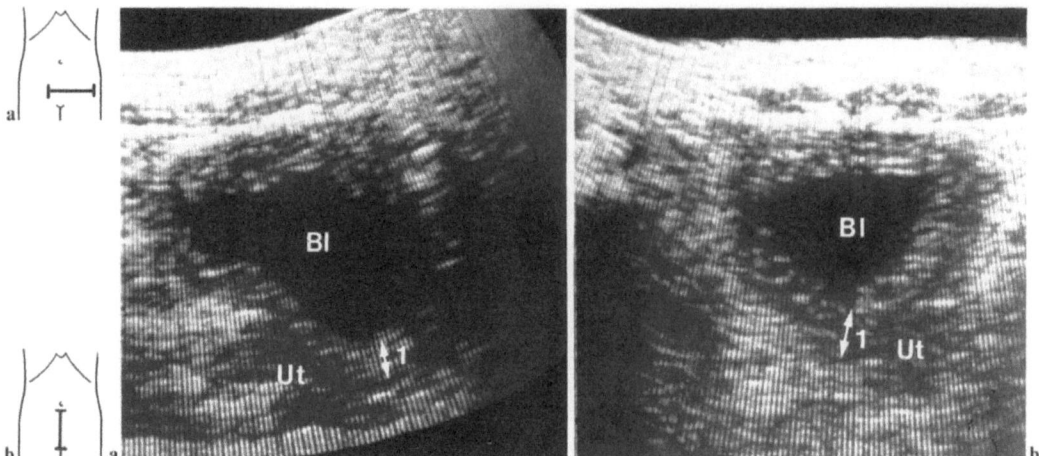

Abb. 11.62 a, b. (5 Jahre, w.) Akute Zystitis. Deutliche Verbreiterung der Harnblasenwand (*1*), die eine niedrige Echogenität aufweist. (*Ut* Uterus) (Vgl. Abb. 11.67)

Querschnitt und walzenförmigem Längsschnitt sowie zu einer signifikanten Restharnbildung. Die radiologisch nachweisbaren Pseudodivertikel lassen sich sonographisch nicht darstellen.

11.6.9 Entzündliche Harnblasenerkrankungen

Akute Zystitis. Zweifellos diagnostiziert man eine akute Zystitis aus dem Urinbefund und nicht aus dem Sonogramm. Dennoch stellt die häufig zu beobachtende Blasenwandverdickung (Wanddicke 7–10 mm) bei akuten Zystitiden eine Hilfe zur Lokalisation der Harnwegsinfektion dar (Abb. 11.62). Bei der *bullösen, hämorrhagischen Zystitis* ist die Blasenwandverdickung im Zusammenhang mit der Klinik so beweisend für die Diagnose, daß man auf eine radiologische Diagnostik zugunsten einer sonographischen Verlaufskontrolle verzichten kann. Erfahrungsgemäß ist die Harnblasenwandverdickung nach 8–10 Tagen nicht mehr nachweisbar. Da sonographisch eine Differenzierung zwischen Schleimhautödem und muskulärer Wandhypertrophie noch nicht zuverlässig möglich ist, ist die Verlaufsuntersuchung bislang die einzige Möglichkeit, diese beiden verschiedenen Ursachen einer Blasenwandverdickung zu differenzieren.

Pyozystis. Dieses Krankheitsbild findet man praktisch nur bei Kindern, deren Harnblase durch eine Ileum- oder Kolonconduitoperation mit Ableitung der Ureteren in ein ausgeschaltetes Darmsegment funktionslos wurde. In diesem Fall findet man in einer relativ kleinen Blase multiple Binnenreflexe, die dem infizierten Blaseninhalt entsprechen.

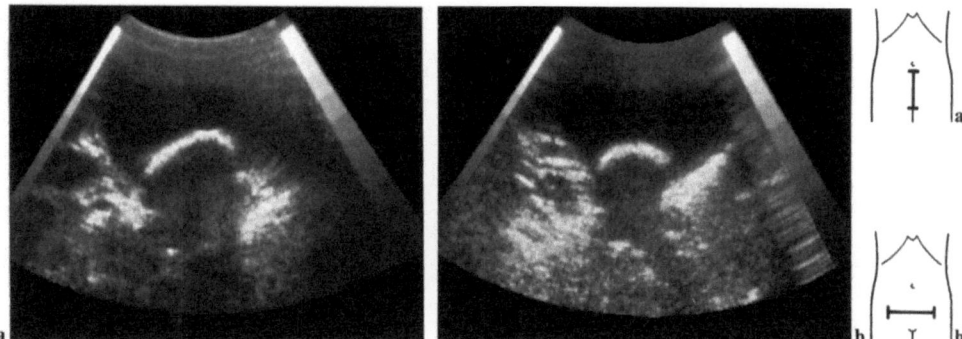

Abb. 11.63 a, b. (1 Jahr, w.) Harnblasenstein. Heller Echokomplex im Blasenlumen mit konsekutivem Schallschatten

11.6.10 Blasensteine

Ein Blasenstein – wenn auch bei Kindern sehr selten – ist sonographisch auf Anhieb zu diagnostizieren (Abb. 11.63). Am Boden der Blase bildet sich ein sehr heller Echokomplex ab, der durch Umlagerung des Patienten verschoben werden kann. Es fehlt gelegentlich der Schallschatten, der erst nachgewiesen werden kann, wenn die verminderte Schallschwächung durch die vor dem Stein befindliche Flüssigkeit berücksichtigt wird, d. h., wenn der Tiefenausgleich gegenüber der normalen Einstellung erheblich reduziert wird.

11.6.11 Harnblasentumoren

Wir haben in den vergangenen 10 Jahren bei mehr als 20 000 Ultraschalluntersuchungen von Kindern keinen primären Harnblasentumor gesehen. Es ist aber sicher, daß wie bei Erwachsenen auch beim Kind ein Harnblasentumor durch die umschriebene Wandverdickung oder den ins Lumen vorragenden Tumor sonographisch leicht erfaßt werden kann. Auch ein Hämatom der Blasenwand, z. B. nach einer Antirefluxoperation, stellt sich als umschriebene Verdickung der Harnblasenwand dar (Abb. 11.64).

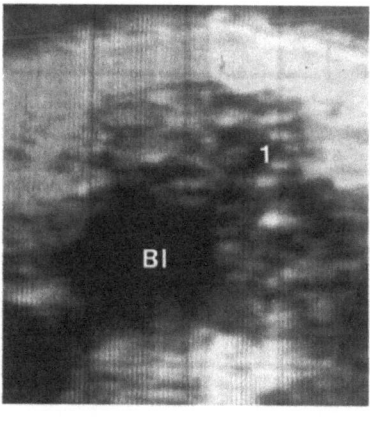

Abb. 11.64. (7 Jahre, m.) Blasenwandhämatom (1) nach Entfernung eines Blasendivertikels. Das Hämatom weist eine dichte Echotextur mittlerer Echogenität auf und verdrängt die Harnblase (Bl) nach links

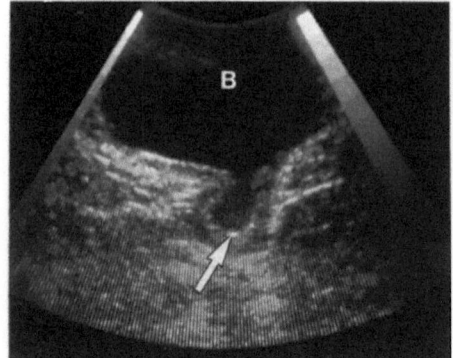

Abb. 11.65. (15 Jahre, m.) Prune-belly-Syndrom. Harnblasenlängsschnitt mit erheblicher Aufweitung der proximalen Urethra (*Pfeil*)

11.6.12 Infravesikale Obstruktion

Die Harnröhre selbst ist in ihrem Verlauf sonographisch in der Regel nicht darstellbar (Abb. 11.65), wohl aber sind die Folgen einer infravesikalen Obstruktion zu sehen. Sonographische Kriterien der infravesikalen Obstruktion sind:

- Restharn,
- Blasenwandverdickung,
- Aufstau der oberen Harnwege.

Am ausgeprägtesten sind diese Befunde bei Säuglingen und Kleinkindern mit Harnröhrenklappe (Abb. 11.66). Hier findet man meist schwere beidseitige Hydronephrosen bei geschlängelt verlaufenden Megaureteren. Die Harnblase kann sehr groß sein und erheblichen Restharn aufweisen. Ist sie normal groß und erfolgt restharnfreie Entleerung, so wird die infravesikale Obstruktion durch eine erhebliche Harnblasenwandhypertrophie kompensiert. Die Dicke der Harnblasenwand erleichtert es abzuschätzen, inwieweit sich die Harntransportstörung am oberen Harntrakt ausschließlich durch eine Zystostomie zurückbildet. Bei erheblicher Harnblasenwandverdickung sind die dadurch bedingten sekundären prävesikalen Ureterstenosen meist so ausgeprägt, daß sie sich oft erst nach monatelanger supravesikaler Harnableitung über Nephrostomien oder Ureterokutaneostomien zurückbilden. Werden Harnröhrenklappen erst bei Schulkindern diagnostiziert, so sind sie urodynamisch weniger wirksam und verursachen daher keine Veränderungen am oberen Harntrakt; es besteht in der Regel Restharn und/oder eine Harnblasenwandverdickung.

Die infravesikale Obstruktion beim Mädchen (Abb. 11.67) – sei sie nun durch eine Urethrastenose oder durch eine Meatusstenose bedingt – führt ebenfalls zu Harnblasenwandverdickung und Restharn, allerdings sind die Veränderungen weniger ausgeprägt und die Übergänge zum Normalbefund fließend. Die nachweisbaren Restharnmengen bewegen sich in der Größenordnung von 10–15 ml. Sie scheinen für die Diagnose einer infravesikalen Obstruktion weniger zuverlässig zu sein als eine konstant nachweisbare Harnblasenwandverdickung.

Abb. 11.66 a–c. (4 Wochen, m.) Harnröhrenklappe. **a** Querschnitt durch die Niere mit deutlich erweitertem Nierenbecken (*Py*). **b** Längsschnitt durch die Harnblase. Die Harnblasenwand ist deutlich verbreitert (*Pfeil*). **c** Querschnitt durch das kleine Becken. Multiple Anschnitte der erweiterten Ureteren (*Pfeil*) (*Bl* Blase, *U* Ureter, *WS* Wirbelsäule)

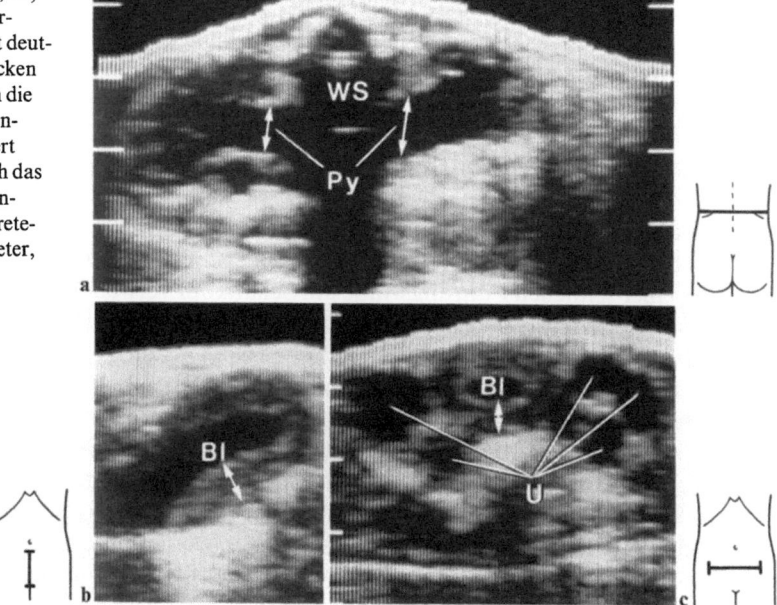

Wir haben den Eindruck, daß die Blasenwand bei muskulär bedingter Verdikkung eine deutlich stärkere Echogenität aufweist als bei entzündlich bedingter (Abb. 11.62, Abb. 11.67).

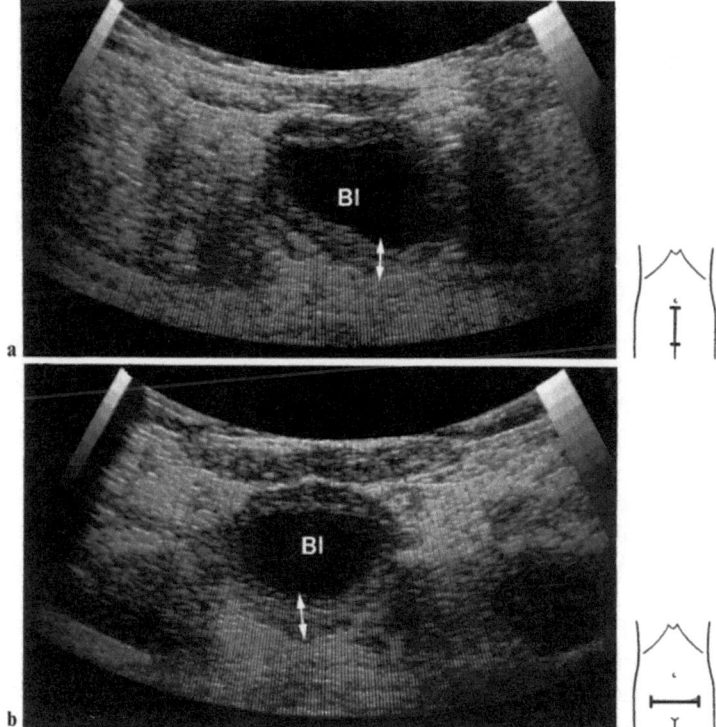

Abb. 11.67 a, b. (4 Jahre, w.) Infravesikale Obstruktion. Deutliche Verdickung der Harnblasenwand, deren Echogenität größer ist als bei der akuten Zystitis (*Bl* Blase)

11.7 Ultraschallgesteuerte Punktion

Aufgrund der maßstabgerechten Wiedergabe eignet sich die Sonographie in besonderem Maße zur Lokalisationsbestimmung für Punktionen zu diagnostischen oder therapeutischen Zwecken. Man unterscheidet zwei verschiedene Techniken: die Punktion unter sonographischer Sichtkontrolle und die sog. Freihandtechnik.

Punktionen unter sonographischer Sichtkontrolle. In der Regel werden für diese Punktionstechnik Multi-array-Schallköpfe mit einem durchbohrten Schallkopf oder einer seitlichen Führungsrinne am Schallkopf verwendet. Diese Führungsrinne haben auch Sektorschallköpfe. Im Real-time-Verfahren sieht man bei den Sektorscannern die Punktionsnadel in ihrer gesamten Länge, bei den Linearscannern erscheint nur der helle Reflex der Nadelspitze. Diese Technik erlaubt zwar treffsichere Punktionen, hat jedoch den Nachteil, daß die Nadel durch die Führungsrinne bzw. durch den durchbohrten Schallkopf fixiert wird. Bei beweglichem Punktionsziel kann die Fixierung der Nadel mit einer erhöhten Verletzungsgefahr des punktierten Organs verbunden sein. Ein weiterer Nachteil der durchbohrten Schallköpfe ist darin zu sehen, daß sie sehr teuer sind und ausschließlich zu dem Zweck verwendet werden können. Probleme der Sterilisierung treten nur bei mehrfachen Punktionen an einem Tag auf.

Freihandtechnik. Bei dieser Technik wird der zu punktierende Bereich zunächst sonographisch im Längs- und Querschnitt dargestellt und auf der Haut markiert. Zudem wird die Punktionstiefe ermittelt, die in Abhängigkeit vom Applikatordruck meist um 0,5–1 cm unterschätzt wird. Die regelrechte Lokalisation des Punktionsziels wird überprüft, indem ein Holzstäbchen zwischen Haut und Schallkopf geschoben wird, das im Punktionsbereich einen Schallschatten verursacht. Die anschließende Punktion erfolgt mit Hilfe der gesetzten Hautmarkierung und unter Berücksichtigung der geplanten Punktionstiefe (BOLTEN 1974). Dem Vorteil dieses Verfahrens (keine Sterilitätsprobleme, bessere Beweglichkeit der Nadel und damit geringere Verletzungsgefahr während des Punktionsvorgangs) steht der Nachteil gegenüber, daß die Treffsicherheit geringer ist als bei der Punktion unter sonographischer Sichtkontrolle.

Die Nierenbiopsie erfolgt am lateralen unteren Nierenpol. Die atembedingten Bewegungen der Nadel erlaubt nach Erreichen des Nierenparenchyms eine Überprüfung der korrekten Punktionstiefe.

Bei der perkutanen Nephrostomie wird das Nierenbecken von laterodorsal transparenchymatös punktiert, wobei die korrekte Lage des Katheters im Nierenbecken durch Röntgenkontrolle überprüft werden muß (BABCOCK 1979). Der eingeführte Nephrostomiekatheter sollte in der Regel im Bereich der oberen Kelchgruppe oder am Übergang vom Nierenbecken in den Harnleiter liegen (PEDERSEN et al. 1976).

Bei der Zystostomie dient die Sonographie einerseits zur Überprüfung einer ausreichenden Blasenfüllung, andererseits zur Bestimmung der Tiefe der dorsalen Blasenwand, um akzidentelle Punktionen des Rektums zu vermeiden. Die Punktion erfolgt in der Regel 2–4 cm oberhalb der Symphyse.

Die Punktion und Kontrastmittelfüllung von Nierenzysten ist in der Pädiatrie selten indiziert. Sie erfolgt an der Stelle, an der die Zysten der Körperoberfläche am nächsten liegen. Aufgrund des geringen Nadelkalibers sind Komplikationen äußerst selten. Die bei Erwachsenen übliche Verödung ist bei Kindern bedenklich.

Voraussetzungen zur Durchführung einer Punktion sind: Einverständniserklärung der Eltern, Gerinnungsstatus und Blutbild mit Thrombozyten sowie Urogramm. Nierenpunktionen sind bei Vorliegen einer funktionellen Einzelniere kontraindiziert. Im Kleinkind- und Säuglingsalter halten wir zur Durchführung dieser Eingriffe eine Vollnarkose für erforderlich, während etwa ab 5–6 Jahren Sedierung und Lokalanästhesie ausreichen. Die Möglichkeit zum operativen Eingreifen bei Komplikationen muß gegeben sein.

Bei allen perkutanen Eingriffen an der Niere sind nach der Punktion Kontrollsonographien notwendig, um evtl. auftretende perirenale Hämatome rechtzeitig zu diagnostizieren und aus ihrer Größenentwicklung frühzeitig therapeutische Konsequenzen zu ziehen.

11.8 Indikationen

1. Primärindikationen
   - Harnwegsinfektionen
   - Hämaturie
   - Bauchschmerzen
   - Tastbare Raumforderungen im Abdomen
   - Gedeih- und Wachstumsstörungen
   - Blasenentleerungsstörungen
   - Unklare Temperaturen
   - Hypertonie
   - Enuresis
   - Ohrmuscheldysplasien
   - Gesichtsdysmorphien
   - Skelettfehlbildungen
   - Herzfehler
   - Analatresien
   - Genitalfehlbildungen
   - Chromosomale Störungen
   - Fehlbildungssyndrome

2. Verlaufsdiagnostik
   - Postoperative Kontrollen nach Eingriffen an Niere, Nierenbecken, Harnleiter, Harnblase, Harnröhre
   - Erkrankungen, die mit Nierengrößenveränderungen verbunden sind, wie Pyelonephritiden und Glomerulonephritiden
   - Erkrankungen, die zu Harnblasenwandveränderungen und Restharn führen, wie neurogen gestörte Blase, infravesikale Obstruktion, hämorrhagische Zystitis
   - Harntransportstörungen
   - Nierentumoren

11.9 Stellenwert

In der bildgebenden Diagnostik des Harntrakts ist die Sonographie die Basismethode. Das weitere diagnostische Vorgehen ist vom sonographischen Befund abhängig zu machen. Soweit sich Röntgenuntersuchungen nicht erübrigen, können sie unter Berücksichtigung des Vorbefundes gezielt und selektiv durchgeführt werden. Beispielsweise sind Nierenschichtuntersuchungen außer bei Nierenkelchsteinen kaum noch indiziert. Zeigt die radiologisch stumme Niere sonographisch das

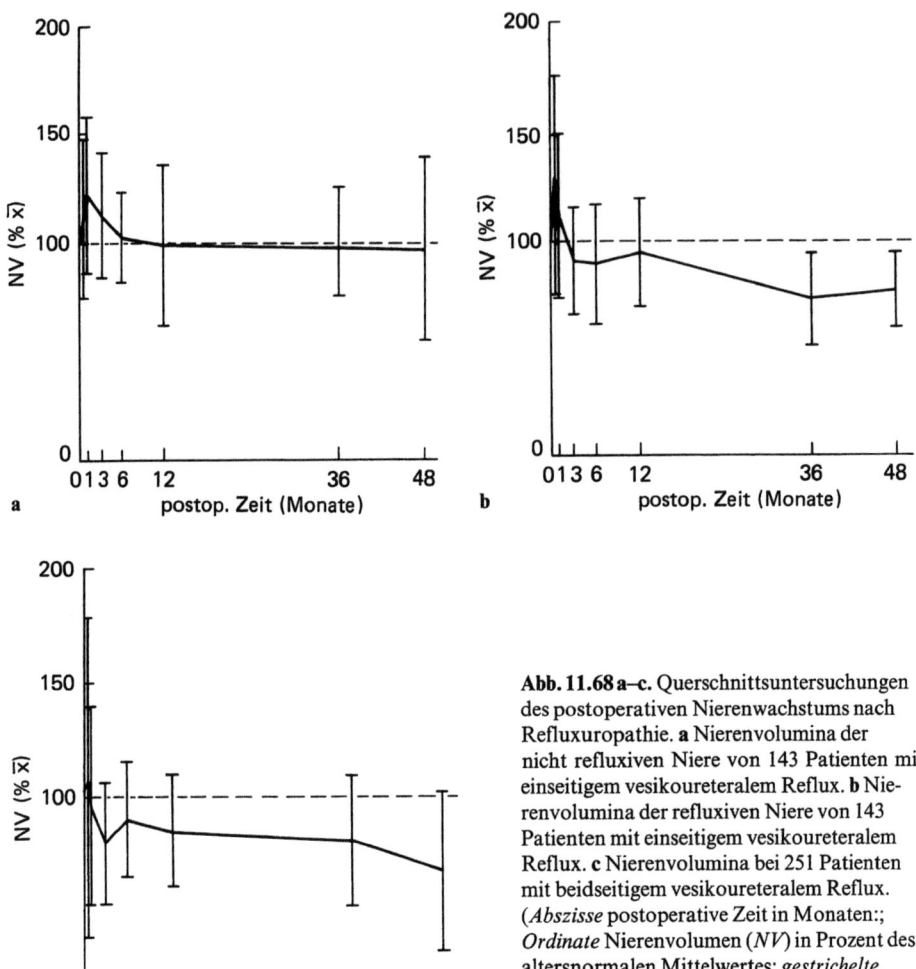

Abb. 11.68 a–c. Querschnittsuntersuchungen des postoperativen Nierenwachstums nach Refluxuropathie. **a** Nierenvolumina der nicht refluxiven Niere von 143 Patienten mit einseitigem vesikoureteralem Reflux. **b** Nierenvolumina der refluxiven Niere von 143 Patienten mit einseitigem vesikoureteralem Reflux. **c** Nierenvolumina bei 251 Patienten mit beidseitigem vesikoureteralem Reflux. (*Abszisse* postoperative Zeit in Monaten:; *Ordinate* Nierenvolumen (*NV*) in Prozent des altersnormalen Mittelwertes; *gestrichelte Linie* altersnormaler Mittelwert der Nierenvolumina) (Weitzel 1980)

Bild einer Harntransportstörung, so ist eine Röntgenspätaufnahme notwendig; ist im Sonogramm eine kleine Niere erkennbar, hat eine nuklearmedizinische Funktionsdiagnostik zu erfolgen; wird sonographisch ein solider Nierentumor festgestellt, muß sich eine Computertomographie anschließen; legt das Schallbild einen Verdacht auf eine Nierenaplasie nahe, muß durch eine Zystoskopie Klarheit geschaffen werden. Wird bei einer klinisch eindeutigen Nierenkolik im Sonogramm eine Harntransportstörung nachgewiesen und zeigt das Abdomenleerbild einen abgangsfähigen Harnleiterstein, so ist zumindest im akuten Stadium eine Urographie verzichtbar.Ergibt sich aufgrund der Schalluntersuchung beim Jungen der Verdacht auf eine schwere infravesikale Obstruktion, so kann eine Zystostomie gelegt und über diese ein Miktionszystourethrogramm vorgenommen werden. Das i.v.-

Urogramm sollte erst dann durchgeführt werden, wenn nach dem sonographischen Befund zu erwarten ist, daß eine zusätzliche supravesikale Harnableitung erforderlich ist.

Es ist also festzuhalten, daß durch die Sonographie am Harntrakt grundsätzlich zwei Fragen beantwortet werden können:

1. Ist bei Berücksichtigung von klinischen und sonographischen Befund eine Röntgendiagnostik noch notwendig?
2. Wie sollte die Röntgendiagnostik aufgrund der klinischen und sonographischen Befunde gestaltet werden?

Die starren Schemata für die Durchführung von Röntgenuntersuchungen am Harntrakt sind somit überholt, sie haben einer individuell modifizierten Handhabung Platz gemacht. Entscheidend für die optimale Steuerung und Abstimmung der Diagnostik ist der klinische und sonographische Erfahrungsstand des Untersuchers.

Von der Primärdiagnostik abgesehen ist die Verlaufsdiagnostik von Harntransportstörungen am oberen und unteren Harntrakt und die Verlaufsbeobachtung bei Tumorerkrankungen eine Domäne der Sonographie. Dies ist in der metrischen Erfaßbarkeit der Befunde begründet. Sie kommt auch der Kontrolle des Nierenwachstums bei nephrologischen Erkrankungen wie Pyelonephritiden (Abb. 11.68) und Glomerulonephritiden zugute.

Literatur

Alzen G, Gutjahr P, Weitzel D (1980) Ultraschalluntersuchungen von Wilmstumoren Stadium II–IV während der präoperativen Therapie. Klin Pädiatrie 192:117–122

Babcock JR, Shkolnik A, Cook W (1979) Ultrasound guided percutaneous nephrostomy in the pediatric patient. J Urol 121:327–329

Banner MP, Pollack HM, Chatten J, Witzleben C (1981) Multilocular renal cysts: Radiologic-pathologic correlation. AJR 136:239–247

Bearman SB, Hine PL, Sanders RC (1976) Multicystic kidney: A sonographic pattern. Radiology 118:685–688

Bolton WK, Tully RJ, Lewis ES, Ranniger K (1974) Localization of the kidney for percutaneous biopsy. A comparative study of methods. Ann Intern Med 81:159–164

Cacciarelli AA, Young N, Levine AJ (1978) Gray scale ultrasonic demonstration of nephrocalcinosis. Radiology 128:459

Chopra A, Teele RL (1980) Hydronephrosis in children: Narrowing the differential diagnosis with ultrasound. JCU 8:473–478

Coleman BG, Arger PH, Mulhern CB Jr, Pollack HM, Banner MP (1981) Pyonephrosis: Sonography in the diagnosis and management. AJR 137:939–943

Cook JH, Rosenfield AT, Taylor KJW (1977) Ultrasonic demonstration of intrarenal anatomy. AJR 129:831–835

Cunningham JJ (1979) Nonobstructive fragmentation of central renal pyelocalyceal echo complex. Urology 13:99–102

Dinkel E, Peters H, Gardilcic S, Weitzel D, Schulte-Wissermann H (1982) Standardisierte Diuresesonographie in der Diagnostik von Harntransportstörungen im Kindesalter. In: Kratochwil A, Reinold E (Hrsg.) Ultraschalldiagnostik 81. Thieme, Stuttgart New York, S. 477–478

Dinkel E, Peters H, Dittrich M (1983) Sonographische Diagnostik der Harntransportstörungen im Kindesalter. Ultraschall 4:166–173

Dinkel E, Ertel M, Dittrich M, Peters H, Berres M, Schulte-Wissermann H (1984) Kidney size in childhood: Sonographical growth charts for kidney length and volume. Pediatr Radiol

Dittrich M, Peters H, Weitzel D (1982) Nierenversagen. In: Weitzel D, Tröger J (Hrsg.) Morphologische Abdominaldiagnostik im Kindesalter. Springer, Berlin Heidelberg New York, S. 169–173

Dubbins PA, Kurtz AB, Darby J, Goldberg BB (1981) Ureteric jet effect: The echographic appearance of urine entering the bladder. Radiology 140:513–515

Edell SL, Zegel H (1978) Ultrasonic evaluation of renal calculi. AJR 130:261–263

Edell SL, Bonavita JA (1979) The sonographic appearance of acute pyelonephritis. Radiology 132:683–685.

Ellenberger PH, Scheible FW, Talner LB, Leopold GR (1978) Sensitivity of grey scale ultrasound in detecting urinary tract obstruction. AJR 130:731–733

Fagan CJ, Larrieu AJ, Amparo EG (1979) Retroperitoneal fibrosis. Ultrasound and CT features. AJR 133:239–243

Feldman AE, Pollack HM, Perri AJ, Karafin L, Kendall AR (1978) Renal pseudotumors: An anatomic-radiologic classification. J Urol 120:133–139

Fiegler W, Cromme R, Szekessy T, Kampf D (1981) Die Sonographie bei diffusen beiderseitigen Nierenparenchymerkrankungen. ROEFO 135:645–648

Frick MP, Feinberg SB, Sibley RK, Idstrom ME (1981) Ultrasound in acute renal transplant rejection. Radiology 138:657–660

Garris J, Kangarloo H, Sarti D, Sample WF, Smith LE (1980) The ultrasound spectrum of Prune-belly-Syndrome. JCU 8:117–120

Goldman SM, Minkin SD, Naraval DC et al. (1977) Renal carbuncle: The use of ultrasound in its diagnosis and treatment. J Urol 118:525–528

Haller JO, Berdon WE, Friedmann AP (1982) Increased renal cortical echogenicity: A normal finding in neonates and infants. Radiology 142:173

Hasch E (1978) Ultrasound scanning for monitoring childhood hydronephrosis. JCU 6:156–159

Hünig R (1976) Ultrasonic diagnosis in pediatrics: The state of the art of ultrasonic diagnosis in pediatrics today. Pediatr Radiol 4:108–116, 175–185

Kay CJ, Rosenfield AT, Taylor KJW, Rosenberg MA (1979) Ultrasonic characteristics of chronic atrophic pyelonephritis. AJR 132:47–49

Kirk OC Van, Go RT, Wedel VJ (1980) Sonographic features of xanthogranulomatous pyelonephritis. AJR 134:1035–1039

Laing FC, Salobs RP (1977) Value of ultrasonography in the detection of retroperitoneal inflammatory masses. Radiology 123:169–172

Lawson TL, McClennan BL, Shirkhoda A (1978) Adult polycystic kidney disease: Ultrasonographic and computed tomographic appearance. JCU 6:297–302

Mascatello VJ, Smith EH, Carrera GF, Berger M, Teele RL (1977) Ultrasonic evaluation of the obstructed duplex kidney. AJR 129:113–120

Metreweli C, Garel L (1980) The echographic diagnosis of infantile renal polycystic disease. Ann Radiol 23:103–107

Morin ME, Baker DA (1979) The influence of hydration and bladder distension on the sonographic diagnosis of hydronephrosis. JCU 7/3:192–194

Pedersen JF, Cowan DF, Kristensen JK, Holm HH, Hancke S, Jensen F (1976) Ultrasonically-guided percutaneous nephrostomy. Radiology 119:429–431

Peters H, Dittrich M, Tröger J, Weitzel D, Schulte-Wissermann H (1983) Sonographic patterns of renal vein thrombosis in neonates. Eur J Pediatr 140:176

Pollack HM, Arger PH, Goldberg BB, Mulholland SG (1978) Ultrasonic detection of nonopaque renal calculi. Radiology 127:233–237

Rosenberg ER, Trought WS, Kirks DR, Summer TE, Grossman H (1980) Ultrasonic diagnosis of renal vein thrombosis in neonates. AJR 134:35–38

Rosenfield AT, Siegel NJ (1981) Renal parenchymal disease: Histopathologic-sonographic correlation. AJR 137:793–798

Rosenfield AT, Siegel NJ, Kapellman NB, Taylor KJW (1977) Gray scale ultrasonography in medullary cystic disease of the kidney and congenital hepatic fibrosis with tubular ectasia: New observation. AJR 129:297–303

Rosenfield AT, Taylor KJW, Dembner AG, Jacobson P (1979) Ultrasound of renal sinus: New observations. AJR 133:441–448

Sample WF, Gyepes MT, Ehrlich RM (1977) Gray scale ultrasound in pediatric urology. J Urol 117:518–526

Sanders RC, Bearman S (1973) B-scan ultrasound in the diagnosis of hydronephrosis. Radiology 108:375–382

Sanders RC, Conrad MR (1977) The ultrasonic characteristics of the renal pelvicalyceal echo complex. JCU 5/6:372–377

Stuck KJ, Koff SA, Silver TM (1982) Ultrasonic features of multicystic dysplastic kidney: Expanded diagnostic criteria. Radiology 143:217

Sumner TE, Crowe JE, Resnick MI (1980) Diagnosis of ectopic ureterocele using ultrasound. Urology 15:82–85

Talner LB, Scheible W, Ellenbogen PH, Beck CH Jr, Gosink BB (1981) How accurate is ultrasonography in detecting hydronephrosis in azotemic patients? Urol Radiol 3:1–6

Tröger J, Weitzel D, Blagojevic S, Straub E (1977) Die Bedeutung der Ultraschalldiagnostik für die Feststellung und Verlaufsbeurteilung von obstruktiven Uropathien. Monatsschr Kinderheilkd 125:332–333

Weitzel D (1978) Nierenvolumenbestimmungen im Kindesalter. In: Kratochwil HA, Reinold E (Hrsg.) Ultraschalldiagnostik. Thieme, Stuttgart, S. 183–184

Weitzel D (1980) Ultrasonic diagnosis in children with vesico-ureteric reflux. Ann Radiol 23:99–102

Weitzel D, Tröger J (Hrsg.) (1982) Morphologische Abdominaldiagnostik im Kindesalter. Springer, Berlin Heidelberg New York

Weitzel D, Bahlmann J, Otto P (1974) Die Wertigkeit der Sonographie für die Diagnostik von Zystennieren. Dtsch Med Wochenschr 99:1587–1593

Weitzel D, Tröger J, Straub E (1977) Renal sonography in pediatric patients: A comparative study between sonography and urography. Pediatr Radiol 6:19–26

Weitzel D, Tröger J, Alzen G, Hub E (1978) Vergleiche zwischen sonographischen, radiologischen und anatomischen Nierenmessungen. In: Kratochwil A, Reinold E (Hrsg.) Ultraschalldiagnostik. Thieme, Stuttgart, S. 189–190

Yeh HC, Mitty HA, Wolf BS (1977) Ultrasonography of renal sinus lipomatosis. Radiology 124:799–801

12 Nebenniere

Beim Neugeborenen sind die Nebennieren am einfachsten im Longitudinalschnitt in Höhe der vorderen Axillarlinie oder der Flanke darstellbar, wenn die Untersuchung mit Schallköpfen höheren Auflösungsvermögens durchgeführt wird (Abb. 12.1). Aufgrund einer physiologischen Vergrößerung in Relation zur Nierengröße erscheinen sie in den ersten Lebenswochen als zipfelige, dreieckige oder halbmondförmige Organe mit feiner, gleichmäßiger Schalltextur niedriger Echogenität (Abb. 12.2). Oft läßt sich noch das Nebennierenmark als schmales Band mit erhöhter Echogenität abgrenzen.

Nach der Neugeborenenperiode wird die Darstellung der Nebennieren immer schwieriger. Sie müssen gezielt aufgesucht werden und können aufgrund der breiteren subkutanen Fettschichten bereits bei Säuglingen nicht mehr sicher abgegrenzt werden. Im Adoleszenten- und Erwachsenenalter wird von erfahrenen Untersuchern die Darstellbarkeit der rechten Nebenniere mit 78,5% und die der linken Nebenniere mit 44% angegeben (YEH 1980). Pathologische Veränderungen wie Größenzunahme oder umschriebene Raumforderungen sind aber gut und reproduzierbar zu erkennen.

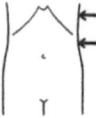
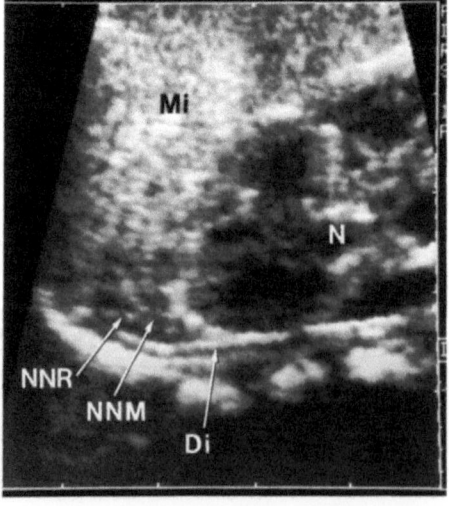

Abb. 12.1. Normale linke Nebenniere eines Neugeborenen im Flankenlängsschnitt. Die Nebenniere liegt zwischen Milz (*Mi*), Niere (*N*) und Zwerchfell (*Di*). Nebennierenmark (*NNM*) und Nebennierenrinde (*NNR*) lassen sich gut voneinander abgrenzen

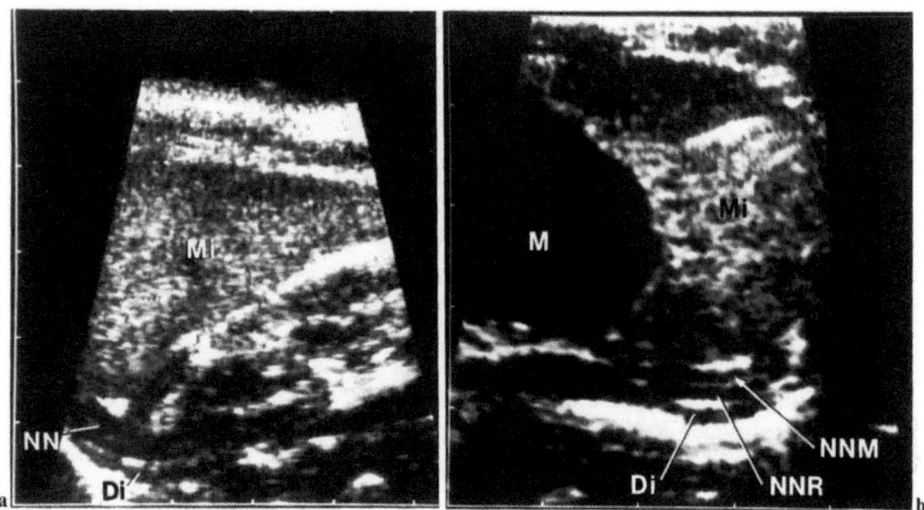

Abb. 12.2 a, b. Auffallend große linke Nebenniere (*NN*) bei einem Neugeborenen im Längs- (**a**) und Querschnitt (**b**). (*M* Magen; übrige Abkürzungen s. Abb. 12.1)

12.1 Nebennierenblutung (Abb. 12.3)

Eine Nebennierenblutung kann nach Geburtstraumen, Hypoxie und Gerinnungsstörungen auftreten. Die klinischen Zeichen einer postpartalen Nebennierenblutung – tastbarer Flankentumor, Hämoglobinabfall, Hyperbilirubinämie, Elektrolytentgleisungen und Hypoglykämie – treten vom 2.–7. Lebenstag auf. In 70% der Fälle ist die rechte, in 5–10% sind beide Nebennieren betroffen. Die Ausdehnung einer Nebennierenblutung läßt sich im Längsschnitt von den Flanken aus gut erfassen. Am oberen Nierenpol ist dann eine mehrere Zentimeter große, im Akutstadium meist echoarme bis echofreie Raumforderung abgrenzbar, die die Niere insgesamt nach kaudal und ventral verlagert sowie ggf. an ihrem oberen Pol abflacht. Anfangs können noch spärliche Binnenechos in der Einblutungszone vorhanden sein, die bei Verlaufskontrollen meist verschwinden. Nach mehreren Wochen treten dann Verkalkungen auf, die sonographisch als echodichte Grenzflächen mit sich anschließendem Schallschatten sichtbar sind (PERY et al. 1981).

Nebennierenvergrößerungen mit persistierenden soliden Anteilen können durch ein gleichzeitig vorhandenes kongenitales Neuroblastom verursacht sein. Zur differentialdiagnostischen Klärung muß in jedem Fall eine sorgfältige Verlaufskontrolle erfolgen (MITTELSTAEDT et al. 1979).

12.2 Nebennierentumoren (Abb. 12.4)

Nebennierentumoren können konnatal auftreten und differentialdiagnostische Probleme in der Abgrenzung zu Nebennierenblutungen aufwerfen. Die Sicherung

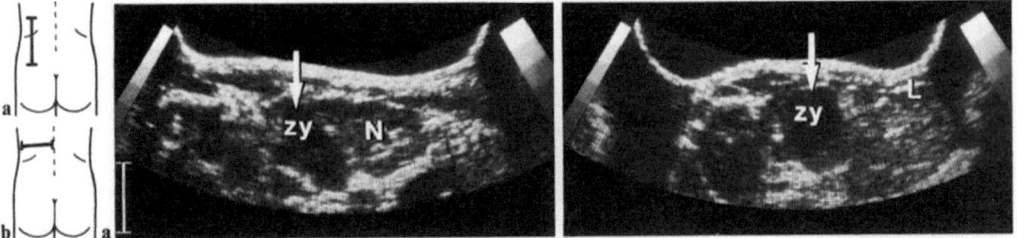

Abb. 12.3 a, b. Nebennierenblutung bei einem Neugeborenen. Kranial der normal großen Niere (*N*) ist die Blutung als echofreie Raumforderung sichtbar (*zy*) (*L* Leber)

der Diagnose einer Nebennierenblutung ergibt sich aus klinischen Befunden und sonographischen Verlaufskontrollen, die typische Veränderungen des Schallbildes zeigen müssen.

Eine Diagnose der Tumorart (Neuroblastom, Phäochromozytom, Arrhenoblastom, Aldosteronom, Adenom, Karzinom, Metastasen, Tuberkulom) ist aufgrund sonographischer Kriterien nicht möglich. Die Tumoren erzeugen meist das sonographische Bild einer rundlichen, soliden Raumforderung.

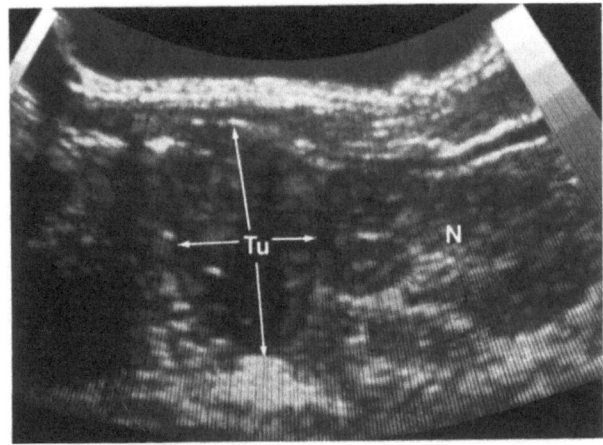

Abb. 12.4. (3,5 Jahre, m.) Nebennierenadenom links. Zwischen Milz und Niere (*N*) ist eine Raumforderung (*Tu*) mit einer etwas unregelmäßigen Echotextur mittlerer Echogenität sichtbar. Als Zeichen der Hormonaktivität des Tumors bestand eine erhebliche Akzeleration des Knochenalters

Literatur

Mittelstaedt CA, Volberg FM, Merten DF, Brill PW (1979) The sonographic diagnosis of neonatal adrenal hemorrhage. Radiology 131:453–457

Pery M, Kaftory JK, Bar-Maor LA (1981) Sonography for diagnosis and follow-up of neonatal adrenal hemorrhage. JCU 9:397–401

Yeh H (1980) Sonography of the adrenal glands: Normal glands and small masses. AJR 135:1167–1177

13. Weibliches Genitale

13.1 Normale sonographische Anatomie

Dorsal der Harnblase gelegen erscheint der Uterus vor der Pubertät im Längsschnitt elliptisch geformt und glatt begrenzt. Seine Längsachse weicht von der Mittellinie häufig nach links ab. Im Querschnitt bildet er sich oval ab und imprimiert gelegentlich den Harnblasenboden. Erst nach der Pubertät findet man das Corpus uteri gegen die Zervix leicht nach ventral abgewinkelt. Die Uterusmuskulatur zeigt eine homogene Echotextur niedriger Echogenität. Hiervon hebt sich mit Reflexen höherer Echogenität die Schleimhaut des Cavum uteri ab, was besonders prämenstruell gut zu erkennen ist. Mit hochauflösenden Geräten können die Ovarien abgegrenzt werden. Dies gelingt jedoch nur bei sorgfältiger Einstellung des Geräts, da sich das reflexreiche kindliche Ovar nur wenig von der ebenfalls reflexreichen Umgebung abhebt. Die Lage der Ovarien ist variabel. Nach der Menarche können sie leichter identifiziert werden, besonders wenn 5–10 mm große Follikelzysten vorliegen. Kaudal des Uterus läßt sich der Verlauf der Scheide bis zur Symphyse in Form zweier paralleler, dichter Reflexbänder, getrennt durch eine schmale, reflexarme Zone abgrenzen (Abb. 13.1). Das Volumen von Uterus und Ovarien bleibt bis zur Pubertät annähernd konstant und steigt in der Pubertät sprunghaft auf Erwachsenenwerte an (LIPPE und SAMPLE 1978; ALZEN et al. 1981).

13.2 Untersuchungsvorbereitung

Voraussetzung für eine optimale Exploration des kleinen Beckens ist die prall gefüllte Harnblase, da andernfalls lufthaltige Darmschlingen die Darstellung des inneren weiblichen Genitales verhindern können.

13.3 Untersuchungsdurchführung

Zuerst wird der Uterus im Querschnitt, dann in seiner Längsachse nach Lage, Achse, Form, Größe und Binnenreflexen beurteilt. Sodann wird die tubuläre Struktur der Vagina eingestellt, wobei insbesondere auf intravaginale Flüssigkeit und Fremdkörperreflexe geachtet wird. Die Ovarien sind in der Umgebung des Uterus aufzusuchen und nach Größe und Binnenreflexen zu beurteilen.

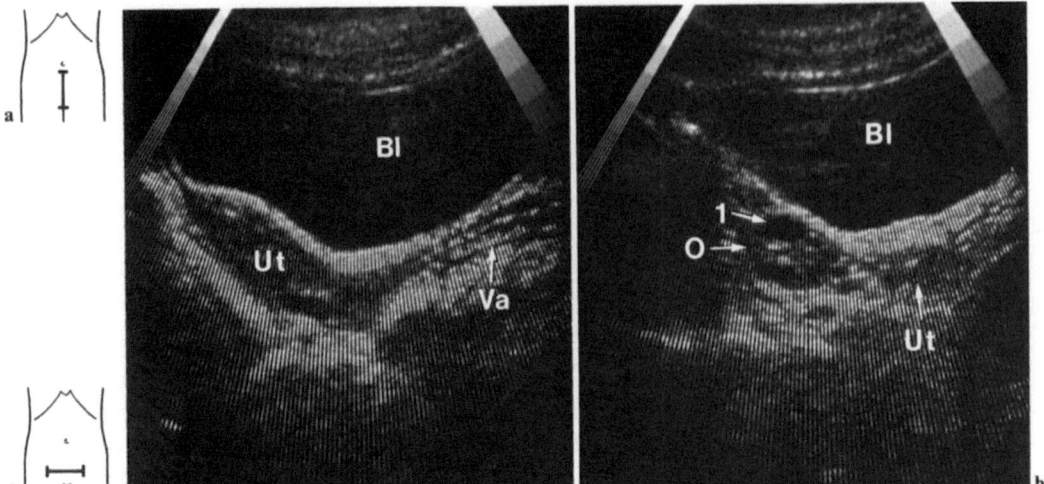

Abb. 13.1 a, b. Normales inneres weibliches Genitale. Der Uterus (*Ut*) zeigt eine feine, homogene Echotextur. Auf dem Querschnitt (**b**) erkennt man die linksseitige, paramediane Lage. Die Vagina (*Va*) stellt sich als schmales echogenes Doppelband, getrennt durch eine echofreie Zone, dar. Das rechte Ovar (*O*) weist 2 echofreie Zysten von 4 bzw. 7 mm Durchmesser (*1*) auf. In der Harnblase (*Bl*) multiple, bogenförmig verlaufende Wiederholungsechos, bedingt durch die Wasservorlaufstrecke

13.4 Krankheitsbilder

13.4.1. Genitalfehlbildungen

Hymenal- und Vaginalatresie. Die Hymenalatresie ruft beim Neugeborenen ein Hydrometrokolpos hervor, während beim menstruierenden Mädchen obligat ein Hämatokolpos oder Hämatometrokolpos zu erwarten ist. Typisch ist eine schlauch- bis kugelförmige, zystische Raumforderung, die nach kaudal bis zum Beckenboden reicht und nach kranial die Harnblase überragt. Während beim Neugeborenen das gesamte Corpus uteri durch die Flüssigkeit aufgeweitet ist (Abb. 13.2 und

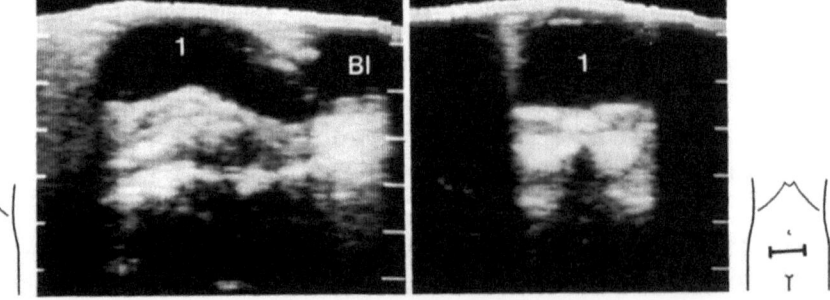

Abb. 13.2. Hydrometrokolpos (*1*) bei einem Neugeborenen mit Hymenalatresie. Dorsal der Harnblase (*Bl*), nach kranial bis zum Nabel reichend, eine walzenförmige, echofreie Raumforderung, die dem mukusgefüllten, extrem dilatierten Uterus und der dilatierten Vagina entspricht

Genitalfehlbildungen

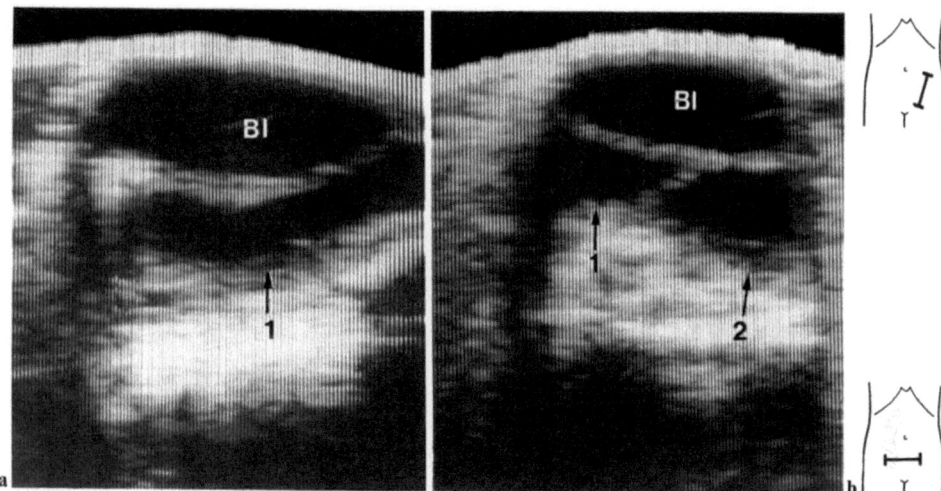

Abb. 13.3 a, b. Uterus duplex mit Hydrometrokolpos bei einem Neugeborenen mit komplexer anogenitaler Fehlbildung. Dorsal der Harnblase (*Bl*) im Längsschnitt (**a**) das linke (*1*), schleimgefüllte, dilatierte Uterushorn. Auf dem Querschnitt (**b**) sind das rechte (*1*) und linke (*2*) Uterushorn von einem schmalen Septum getrennt

13.3), dehnt sich beim pubertierenden Mädchen neben der Vagina (Abb. 13.4) vornehmlich das Collum uteri auf, während das Corpus uteri als ovales Gebilde der Raumforderung aufsitzt. Die Ausdehnung kann so exzessiv sein, daß es infolge

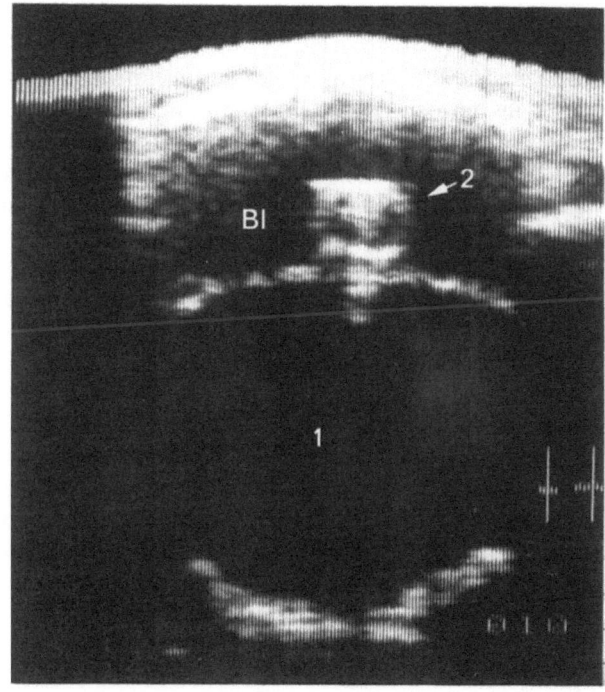

Abb. 13.4. (13 Jahre, w.) Hämatokolpos. Retrovesikal der Harnblase (*Bl*) sieht man eine echofreie Raumforderung von 9 cm Durchmesser, die der blutgefüllten Vagina bei Hymenalatresie entspricht (*1*). Der kräftige Reflex in der Harnblase entsteht durch einen wegen Harnverhaltens eingelegten Ballonkatheter (*2*)

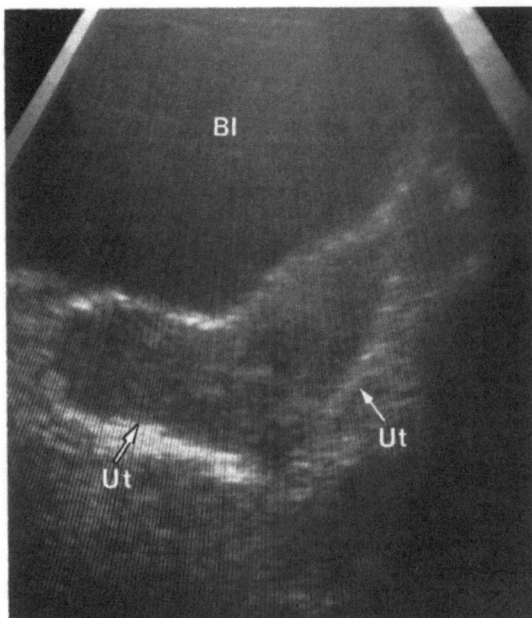
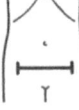

Abb. 13.5. (12 Jahre, w.) Uterus bicornis. Der Querschnitt zeigt die Aufzweigung des Uterus in das rechte und linke Uterushorn (*Ut*) (*Bl* Harnblase)

Ureterkompression zu einer Harntransportstörung kommt. Bei gleichzeitig bestehender Vaginalatresie kann die zystische Raumforderung nicht bis zum Beckenboden verfolgt werden. Die Distanz zwischen Beckenboden und der zystischen Raumforderung entspricht der Länge der Scheidenatresie.

Uterus duplex. Der Uterus duplex ist am einfachsten im Querschnitt nachzuweisen. Verschiebt man die Schnittebene kontinuierlich von kaudal nach kranial, so kann die Zweiteilung des Uterus nachgewiesen und auch in entsprechenden Längsschnitten dokumentiert werden (Abb. 13.5). Da im Uterus zentral immer Reflexe nachweisbar sind, ist die Verwechslung eines Uterushorns mit einem Adnextumor vermeidbar.

Uterusaplasie. Bei gefüllter Harnblase gelingt es in der Regel sicher, den Uterus darzustellen. Kann er trotz mehrfacher Untersuchungen nicht nachgewiesen werden, so spricht dies für eine Uterusaplasie.

Intersexuelles Genitale. Unter Berücksichtigung der Vielfalt von Fehlbildungen sind die Möglichkeiten der sonographischen Diagnostik hier sehr begrenzt. Der Nachweis einer Vagina, eines Uterus oder der Ovarien kann im Einzelfall von Bedeutung sein. So kann z.B. die Darstellung des Uterus bei einem phänotypisch männlichen Genitale mit Kryptorchismus die Diagnose eines intersexuellen Genitales von Typ V nach Prader sichern.

Ovarialdysgenesie. Beim Turner-Syndrom erscheinen die Ovarien als streifenförmige, dysplastisch wirkende Organe (LIPPE und SAMPLE 1978).

Polyzystische Ovarien. Das Stein-Leventhal-Syndrom tritt erst nach der Pubertät auf. Die Ovarien sind auf das 2- bis 3fache der Norm vergrößert und mit multiplen kleinen Zysten durchsetzt.

13.4.2 Adnexitis

Eine Adnexitis kann sich als eine Raumforderung dorsal und/oder lateral des Uterus darstellen. Die Echotextur ist homogen und fein.

13.4.3 Ovarialtorsion

Entsprechend den pathologisch-anatomischen Veränderungen wechselt der sonographische Befund in Abhängigkeit vom Untersuchungszeitpunkt. In der frühen Phase erscheint das Ovar stark vergrößert mit geringerer Echogenität. Nekrosen und Einblutungen führen zum sonographischen Bild einer komplexen Raumforderung mit soliden und zystischen Anteilen. Das schon länger torquierte Organ kann schließlich auch als Zyste imponieren.

13.4.4 Vaginitis und Hämatokolpos

Bei Entzündungen der Scheide läßt sich häufig eine stärkere Flüssigkeitsansammlung zwischen vorderer und hinterer Scheidenwand nachweisen. Dieser Befund sollte zur Suche nach einem Fremdkörper veranlassen. Sonographisch kann man Fremdkörper gelegentlich als helle Reflexe im Scheidenlumen mit und ohne Schallschatten darstellen. Erfolgt während der Untersuchung in Rückenlage bei adduzierten Beinen die Miktion, so kommt es durch den vaginalen Reflux ebenfalls zu einer deutlichen Flüssigkeitsansammlung in der Scheide. Der Befund ist therapeutisch irrelevant, kann aber zu diagnostischer Verwirrung führen. Das gleiche Schallbild kann man gelegentlich bei Hymenalstenosen mit unzureichendem Abfluß des Menstruationsbluts oder bei Blutungen nach Meatotomien sehen.

13.4.5 Ovarialzysten

Kleinere bis mittelgroße Ovarialzysten findet man dorsal der Harnblase im kleinen Becken, während größere ovarielle Raumforderungen aus dem kleinen Becken aufsteigen und dann als mittelständige Raumforderungen im Unterbauch liegen. Ovarialzysten vor der Pubertät sind in der Regel auf zystische Teratome zurückzuführen (Abb. 13.6–13.8). Nach der Pubertät ist primär mit Follikelpersistenzzysten zu rechnen, die sich im Verlauf eines Monatszyklus zurückbilden können. Kommt es zu einer Einblutung in eine Zyste (Schokoladenzyste, s. Abb. 13.7), so stellen sich die Koagel als solide Strukturen dar. Damit ist sonographisch eine Abgrenzung dieser gutartigen Erkrankung von Malignomen nicht möglich.

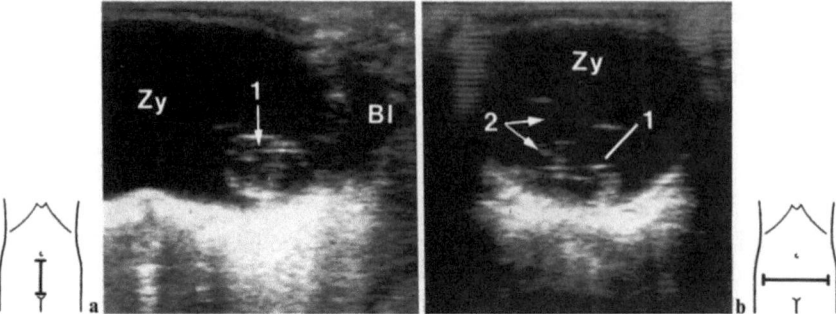

Abb. 13.6 a, b. (5 Jahre, w.) Zystisches Ovarialteratom. In der großen, zystischen Raumforderung (*Zy*) kranial der Harnblase (*Bl*) erkennt man einen kugelförmigen, soliden Anteil, der dem Teratomhöcker entspricht (*1*). Die im Querschnitt nachweisbaren, linienartig angeordneten Reflexe entstanden an Haaren (*2*)

13.4.6 Ovarialtumoren

Maligne Ovarialtumoren sind zum Zeitpunkt der Diagnosestellung bereits sehr groß, so daß sie als mittelständige Raumforderung im Unterbauch in Erscheinung treten. Meist sind sie glatt begrenzt und palpatorisch gut verschieblich. Ihr Reflexbild ist variabel. Nicht selten findet man neben soliden Anteilen größere zystische Areale (Abb. 13.8). Differentialdiagnostisch sind im Kindesalter primär endodermale Sinustumoren, Teratome und Dysgerminome in Erwägung zu ziehen, während Ovarialkystome und Ovarialkarzinome Raritäten darstellen.

Leukämische Infiltration der Ovarien. Die leukämische Infiltration der Ovarien führt zu Raumforderungen im kleinen Becken, die durch eine feine Echotextur ge-

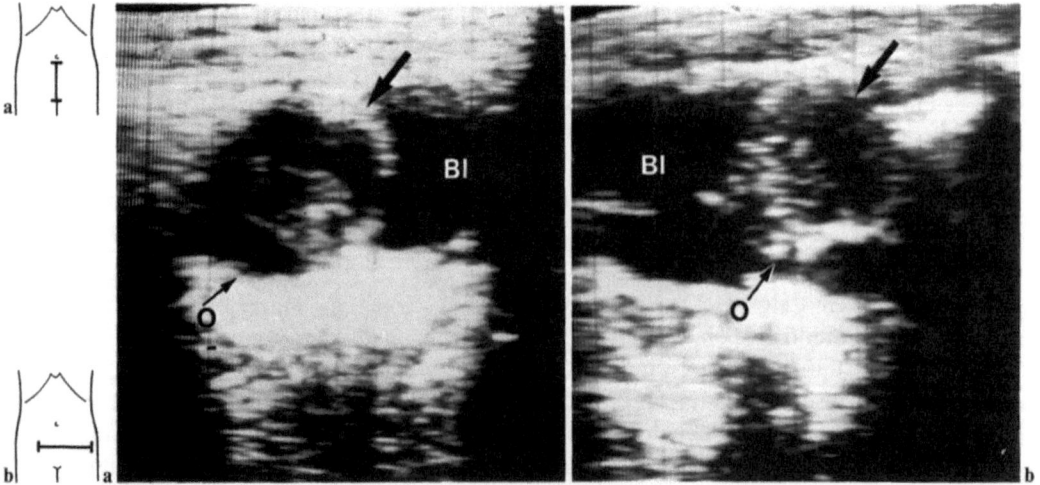

Abb. 13.7 a, b. (12 Jahre, w.) Eingeblutete Corpus-luteum-Zyste (*O*). Die eingeblutete Zyste imprimiert die Harnblase (*Bl*) von kranial und links lateral. Zystendurchmesser 5 cm; teils solide, teils zystische Anteile

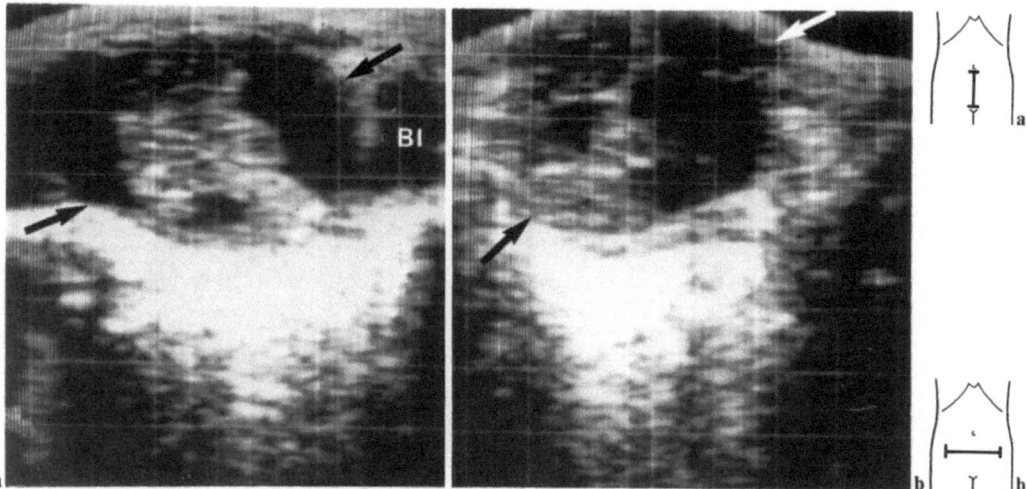

Abb. 13.8 a, b. (11 Jahre, w.) Endodermaler Sinustumor des Ovars (*Pfeile*). Der maligne Tumor füllt den gesamten Unterbauch aus. Es zeigt sich ein komplexes Echomuster mit teils soliden, teils zystischen Anteilen und ausgeprägter dorsaler Schallverstärkung. (*Bl* Harnblase)

ringer Echogenität gekennzeichnet sind (BICKERS et al. 1981). Sie treten Monate nach der Erstmanifestation der Erkrankung in Erscheinung, meist zum Zeitpunkt der Knochenmarkremission. Ihre Erkennung ist daher von besonderer therapeutischer Relevanz. Die geringe klinische Symptomatik der Infiltrate und die ohne Sonographie schwierige Diagnosestellung machen verständlich, daß bislang eine erhebliche Diskrepanz zwischen den wenigen klinischen Fallbeschreibungen und der autopisch aufgedeckten Häufigkeit von 11,5–80% besteht (BICKERS et al. 1981), die damit in der gleichen Größenordnung wie die Hodenbeteiligung liegt. Diese ist jedoch der klinischen Diagnostik leichter zugänglich. Angesichts dieser Daten ist die routinemäßige Exploration des kleinen Beckens bei Leukämiepatientinnen dringend anzuraten.

13.5 Schwangerschaft

Nach der Pubertät sollte bei einem Unterbauchtumor primär eine Schwangerschaft ausgeschlossen werden. Bereits in der 6. Woche ist die Fruchtblase im Uterus darstellbar. Ab der 7. Woche kann man bereits Herzaktionen und Kindsbewegungen sehen. Nach der 12. Woche läßt sich der biparietale Kopfdurchmesser bestimmen.

13.6 Indikationen

- Bauchschmerzen
- Harnwegsinfektionen
- Tastbefund im Unterbauch
- Hymenalatresie
- Intersex
- Fehlbildungen der Nieren
- Amenorrhö
- Hirsutismus
- Leukämie.

13.7 Stellenwert

In der morphologischen Diagnostik ovarieller und uteriner Erkrankungen ist die Sonographie die vorrangige Untersuchungsmethode. Lediglich die Computertomographie liefert ähnlich gute Resultate, bleibt aber aufgrund ihrer Strahlenbelastung speziellen Fragestellungen und hier insbesondere der Tumordiagnostik vorbehalten. Anders stellt sich die Situation beim intersexuellen Genitale dar. Hier kann die komplexe Anatomie durch die röntgenologische Genitographie sicherer erfaßt werden.

Da Fehlbildungen der Niere und des Genitales überzufällig häufig miteinander gekoppelt sind, sollten bei Genitalfehlbildungen die Nieren sonographisch mituntersucht werden und umgekehrt (FRIED et al. 1979).

Literatur

Alzen G, Jakobi R, Dinkel E, Weitzel D, Schönberger W (1981) Sonographischer Beitrag zur Diagnostik gynäkologischer Erkrankungen im Kindesalter. Ultraschall Med 2:135–140
Bickers GH, Siebert JJ, Anderson JC, Golladay S, Berry DL (1981) Sonography of ovarian involvement in childhood acute lymphocytic leukemia. AJR 137:399–401
Fried AM, Oliff M, Wilson EA, Whisnant J (1977) Uterine anomalies associated with renal agenesis: Role of grey scale ultrasonography. AJR 128:423–429
Haller JA, Schneider M, Kassner G, Staiano SY, Noyes MB, Campos EM, McPherson H (1977) Ultrasonography in pediatric gynecology and obstretrics. AJR 128:423–429
Lippe BM, Sample WF (1978) Pelvic ultrasonography in pediatric and adolescent endocrine disorders. J Pediat 92:897–902

14 Männliches Genitale

14.1 Normale sonographische Anatomie

Die Prostata stellt sich dorsal der Harnblase als ovales Gebilde dar. Sie zeigt eine grobe, gleichmäßige Echotextur niedriger Echogenität und hebt sich dadurch deutlich von der reflexreichen Umgebung ab. Real-time-Geräte mit Wasservorlaufstrecke und höherer Schallkopffrequenz erlauben eine gute Darstellung des Skrotalinhalts. Die normalen Hoden haben eine feine bis mittelgrobe, gleichmäßige Echotextur mittlerer Echogenität. Ihnen sitzt kappenartig der Nebenhoden auf, der durch eine grobe Echotextur hoher Echogenität charakterisiert ist.

14.2 Untersuchungstechnik

Die Untersuchung der Prostata setzt eine gut gefüllte Harnblase voraus. Sie gelingt am besten im Querschnitt mit nach kaudal geneigter Schnittebene. Mit Sektorscannern ist die Prostata auch im Längsschnitt darstellbar.
    Zur Exploration der Hoden wird das Skrotum auf die Folie der Wasservorlaufstrecke des Applikators gelagert. Durch Kippen des Applikators kann der gesamte Skrotalinhalt systematisch dargestellt werden.

14.3 Krankheitsbilder

Hydrocele testis und Funikulozele (Abb. 14.1–14.3). Eine Hydrocele testis stellt sich als reflexfreie Raumforderung um den Hoden dar; bei gleichzeitiger Funikulozele erstreckt sich diese Raumforderung entsprechend dem Verlauf des Samenstrangs nach kranial. Eine isolierte Funikulozele bildet sich als ovale Zyste im Leistenkanal ab. Ihre Reflexfreiheit ermöglicht eine sichere Differenzierung von einer inkarzerierten Hernie, in der immer Reflexe nachzuweisen sind.

Varikozele. Die aufgrund ihres geschlängelten Verlaufs mehrfach geschnittenen venösen Gefäße erscheinen als echoreiche Raumforderung, die sich entlang dem Samenstrang vom Leistenkanal bis zum Hoden erstreckt. Der Hoden selbst erscheint unauffällig. Im Kindesalter sollte in jedem Fall eine symptomatische Varikozele, z. B. infolge eines intraabdominellen Tumors, ausgeschlossen werden.

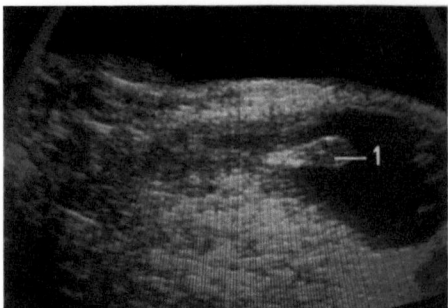

Abb. 14.1. (1 Jahr, m.) Hydrocele testis im Längsschnitt. (*1* Hoden)

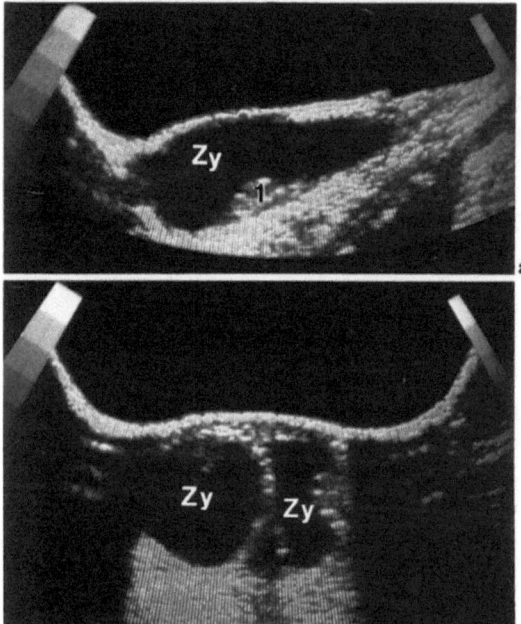

Abb. 14.2 a, b. (2 Jahre, m.) Hydrozele testis beidseits. **a** Längs-, **b** Querschnitt. (*1* Hoden, *Zy* Funikulozele)

Kryptorchismus. Die sonographische Lokalisationsdiagnostik beim Kryptorchismus ist bei retroperitonealer Lage des Hodens nach unserer Erfahrung nicht möglich. Ein im Leistenkanal gelegener Hoden kann zwar sonographisch als echoarme, ovale Raumforderung dargestellt werden, jedoch erlaubt weder die Form noch die Echotextur eine Abgrenzung von einem Lymphknoten (Abb. 14.4).

Hodentorsion, Orchitis, Epididymitis. Die klinisch eindrucksvolle schmerzhafte Hodenvergrößerung läßt sich bei diesen Krankheitsbildern auch sonographisch dokumentieren. Entscheidend ist hier die Doppler-Sonographie, mit der die therapeutisch relevante Unterscheidung sicher durchgeführt werden kann: Während bei der Hodentorsion keine Gefäßgeräusche über der A. testicularis nachzuweisen sind, treten sie bei der Orchitis und Epididymitis verstärkt auf.

Abb. 14.3. (1 Jahr, m.) Rechtsseitige Funikulozele (*Zy*). Der Nachweis der zystischen Beschaffenheit schließt eine inkarzerierte Hernie aus. (*Bl* Blase)

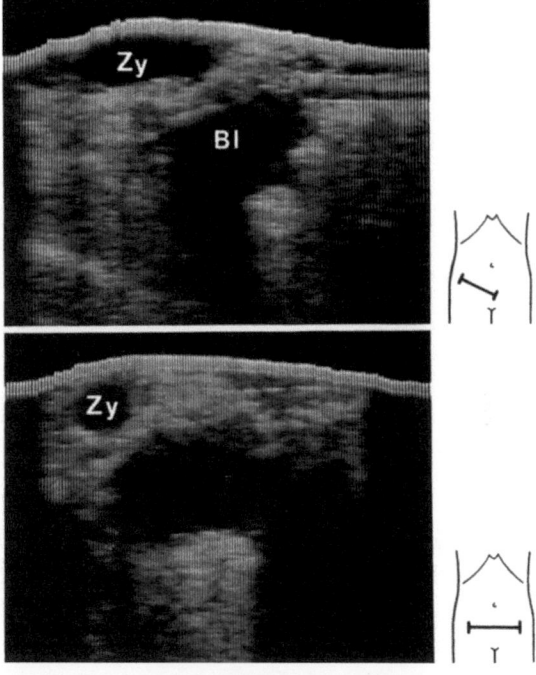

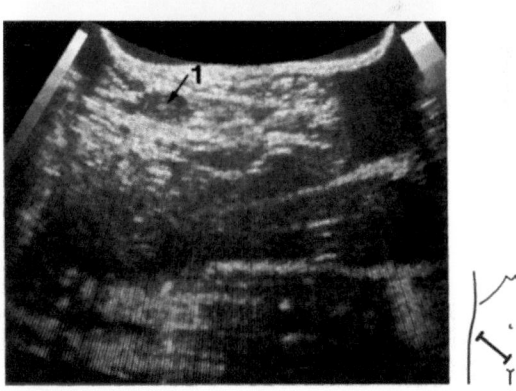

Abb. 14.4. (13 Jahre, m.) Leistenhoden (*I*). Die Raumforderung kann nicht sicher von einem Lymphknoten differenziert werden

Tumoren

Rhabdomyosarkom. Beim Jungen kann das Rhabdomyosarkom von der Prostata ausgehen. Man findet einen soliden Tumor mit grober, ungleichmäßiger Echotextur und hoher Echogenität, der die Blase nach kranial und ventral verlagert (Abb. 14.5). Er kann zu einer Kompression der Ureteren mit konsekutiver Harntransportstörung und zur Ummauerung der Blut- und Lymphgefäße führen.

Hodentumor. Jede schmerzlose Hodenvergrößerung ist verdächtig auf eine maligne Erkrankung. Sonographisch kann leicht eine diffuse Organvergrößerung von einer

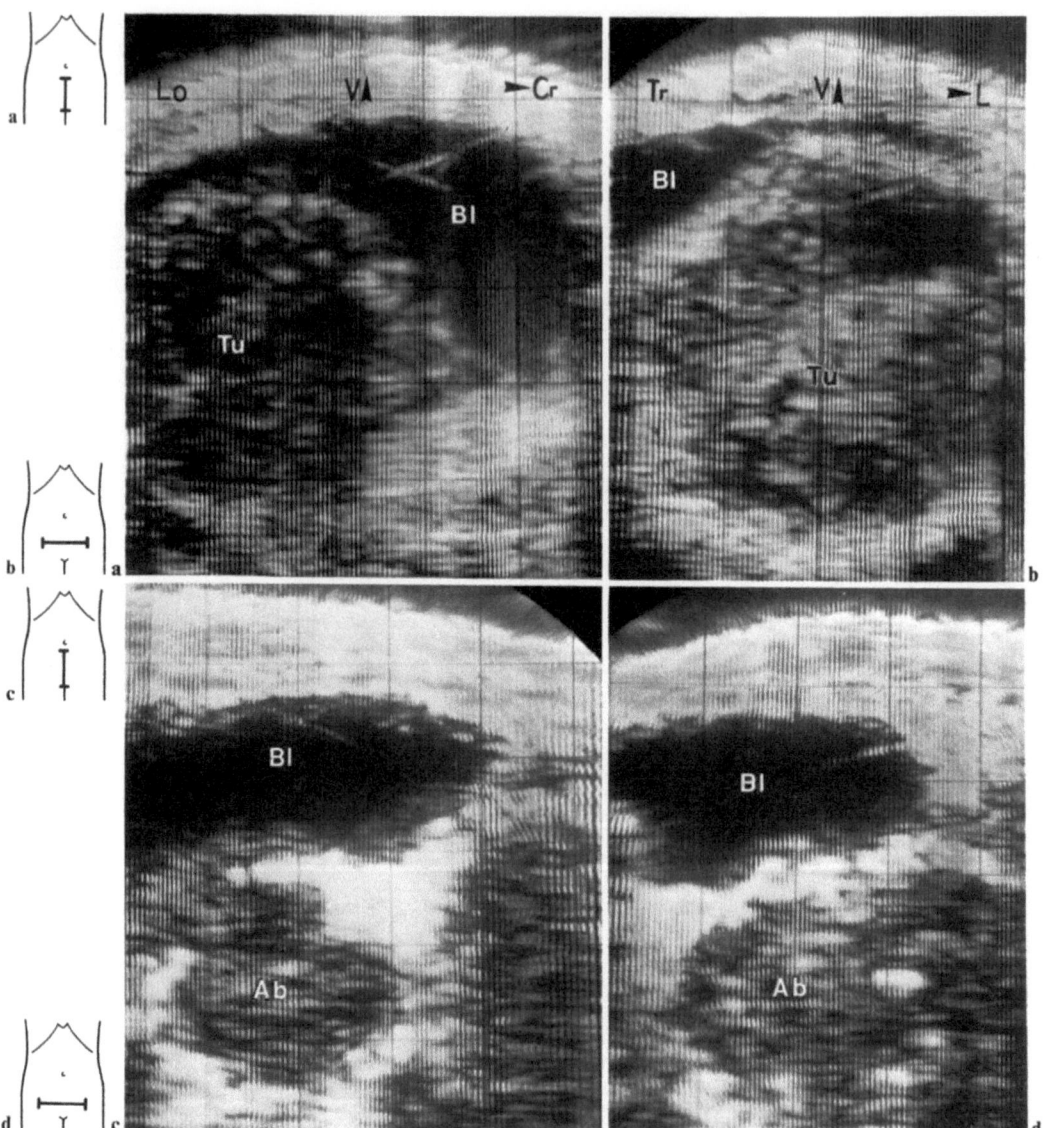

Abb. 14.5 a–d. (8 Jahre, m.) Rhabdomyosarkom im kleinen Becken, wahrscheinlich von der Prostata ausgehend. Die Echotextur und Echogenität des Tumors (**a, b**) erlaubt keine sichere Unterscheidung vom postoperativ aufgetretenen Abszeß (**c, d**). (*Ab* Abszeß, *Bl* Harnblase, *Tu* Tumor, *Lo* longitudinal, *V* ventral, *Cr* cranial, *Tr* transversal, *L* links

umschriebenen Raumforderung unterschieden werden. Dies ist für das weitere diagnostische Vorgehen bedeutsam: Bei einer diffusen Organvergrößerung muß primär eine leukämische Infiltration oder eine Makroorchie bei X-chromosomal-rezessivem Schwachsinn (Fragile-X-Syndrom) (Abb. 14.6) in Erwägung gezogen werden. Bei der umschriebenen Raumforderung ist die Freilegung angezeigt.

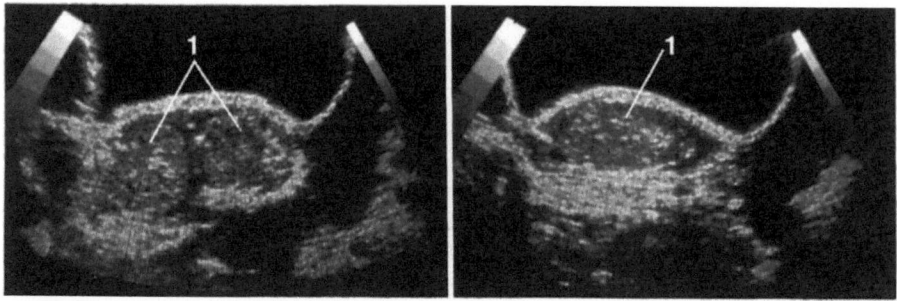

Abb. 14.6. (15 Jahre, m.) Makroorchie beidseits, rechts stärker als links ausgeprägt, bei X-chromosomal-rezessivem Schwachsinn (Fragile-X-Syndrom). Gleichmäßige Echotextur ohne Hinweis für umschriebene Raumforderung. (*1* Hoden)

14.4 Indikationen

- Unterbauchtumor
- Differenzierung der schmerzhaften Hodenvergrößerung (Doppler-Sonographie!)
- Differenzierung inkarzerierte Hernie–Funikulozele
- Differenzierung der schmerzlosen Hodenvergrößerung

14.5 Stellenwert

Die Sonographie beschränkt sich im wesentlichen auf die Diagnostik am äußeren männlichen Genitale, da Erkrankungen der Prostata im Kindesalter extrem selten sind. Sie kann bei den genannten Indikationen den klinischen Befund wesentlich ergänzen. Einen sehr hohen Stellenwert in der Notfalldiagnostik hat die Doppler-Sonographie bei der Differentialdiagnose Hodentorsion – Orchitis/Epididymitis.

Literatur

Friedrich M, Claussen C, Felix R (1980) Neues Ultraschallverfahren in der Diagnostik von Hodenerkrankungen. Dtsch Med Wochenschr 105:630–634

15 Bewegungsapparat

15.1 Normale sonographische Anatomie

Wie in anderen Bereichen weist auch an den Extremitäten das Fettgewebe eine dichte Echotextur mit Reflexen hoher Echogenität auf, während die Muskulatur sich durch einen spärlichen und schwachen Echobesatz auszeichnet. Die Muskelfaszien führen zu linienartig angeordneten Reflexen, so daß die einzelnen Muskellogen sicher abgegrenzt werden können. Vom Knochen läßt sich in der Regel nur die schallkopfnahe Seite als dichtes Reflexband mit dorsalem Schallschatten abbilden. Nur im Säuglingsalter gelingt es häufig, Röhrenknochen in toto darzustellen. Am Humerus- bzw. Femurkopf sieht man bei Säuglingen in der Regel einen zentralen Reflex, der dem Knochenkern in der Epiphyse entspricht. Am Kniegelenk kann die Synovia der Bursa suprapatellaris als dünne Echolinie abgebildet werden. Der Diagnostik der Hüftdysplasie ist wegen ihrer besonderen Bedeutung ein eigenständiges Kapitel (16) gewidmet.

15.2 Untersuchungsdurchführung

Da es sich um Untersuchungen im Nahbereich handelt und da die Extremitäten im Querschnitt eine starke Krümmung zeigen, empfiehlt es sich, die Untersuchung mit einem Schallkopf hoher Frequenz (5 MHz) und mit Wasservorlaufstrecke (wegen der besseren Ankoppelung) durchzuführen.

15.3 Krankheitsbilder

15.3.1 Muskulatur, Subkutis

Hämatome in einzelnen Muskelgruppen lassen sich abgrenzen, wobei sie je nach ihrem Alter reflexfrei oder reflexreich in Erscheinung treten können. Verkalkungen in der Muskulatur führen zu Reflexen hoher Echogenität, die in Abhängigkeit von ihrer Größe einen Schallschatten verursachen können.

Abb. 15.1. (5 Jahre, w.) Lymphangiom (*Zy*) am rechten Unterschenkel. (*1* Schallschatten durch Tibia, *2* Schallschatten durch Fibular)

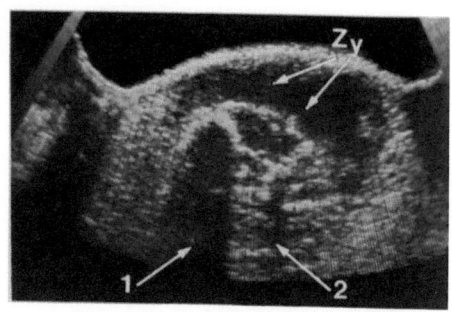

Hämangiome und Lymphangiome imponieren als multizystische Raumforderungen, deren Tiefenausdehnung und Topographie zuverlässig bestimmt werden kann (Abb. 15.1).

Neuromuskuläre Erkrankungen bewirken nach Untersuchungen von HECKMATT et al. (1982) eine Zunahme der Echogenität der Oberschenkelmuskulatur. Die Vergrößerung der Impedanzsprünge im Muskel führt zu vermehrter Schallschwächung und sekundärer scheinbarer Abnahme der Echogenität des Knochens. In der Frühphase findet sich nur eine geringe Zunahme der Reflexintensität im Muskel bei normalem Schallreflex am Knochen. Zur klinischen Relevanz und Zuverlässigkeit dieser Beobachtung liegen noch keine eigenen Erfahrungen vor.

Spinal-muskuläre Atrophien und periphere Neuropathien weisen nach dem gleichen Autor ebenfalls eine Zunahme der Echogenität der Oberschenkelmuskulatur auf. Diese Erkrankungen sind jedoch im Unterschied zu den neuromuskulären mit einer Atrophie der Muskulatur und mit einer Zunahme des Fettgewebes verbunden. Zwar werden bei früher Diagnosestellung keine Veränderungen beobachtet, bemerkenswerterweise zeigen aber leichtere chronische Verläufe eindeutige sonographische Befunde. Dies bestätigte auch ROTT und MULZ (1982), der bei klinisch gesunden Merkmalsträgern einer Muskeldystrophie eine Verschiebung zugunsten des Fettgewebes feststellen konnte.

15.3.2 Gelenke

Am Schulter- und Kniegelenk sind Gelenkergüsse als reflexfreie Zonen sicher nachweisbar. Die Möglichkeit, die Synovia darzustellen, erlaubt es, einen traumatischen von einem entzündlichen Erguß zu differenzieren, da nur bei letzterem die Synovia eindeutig verdickt ist (MÜLLER-BRODMANN und GOEBEL 1982). Problemlos lassen sich in der Kniekehle Baker-Zysten darstellen.

15.3.3 Knochen

Im Unterschied zur Röntgendiagnostik kann bei Neoplasien des Knochens die Infiltration des Tumors in das umgebende Weichteilgewebe sonographisch beurteilt

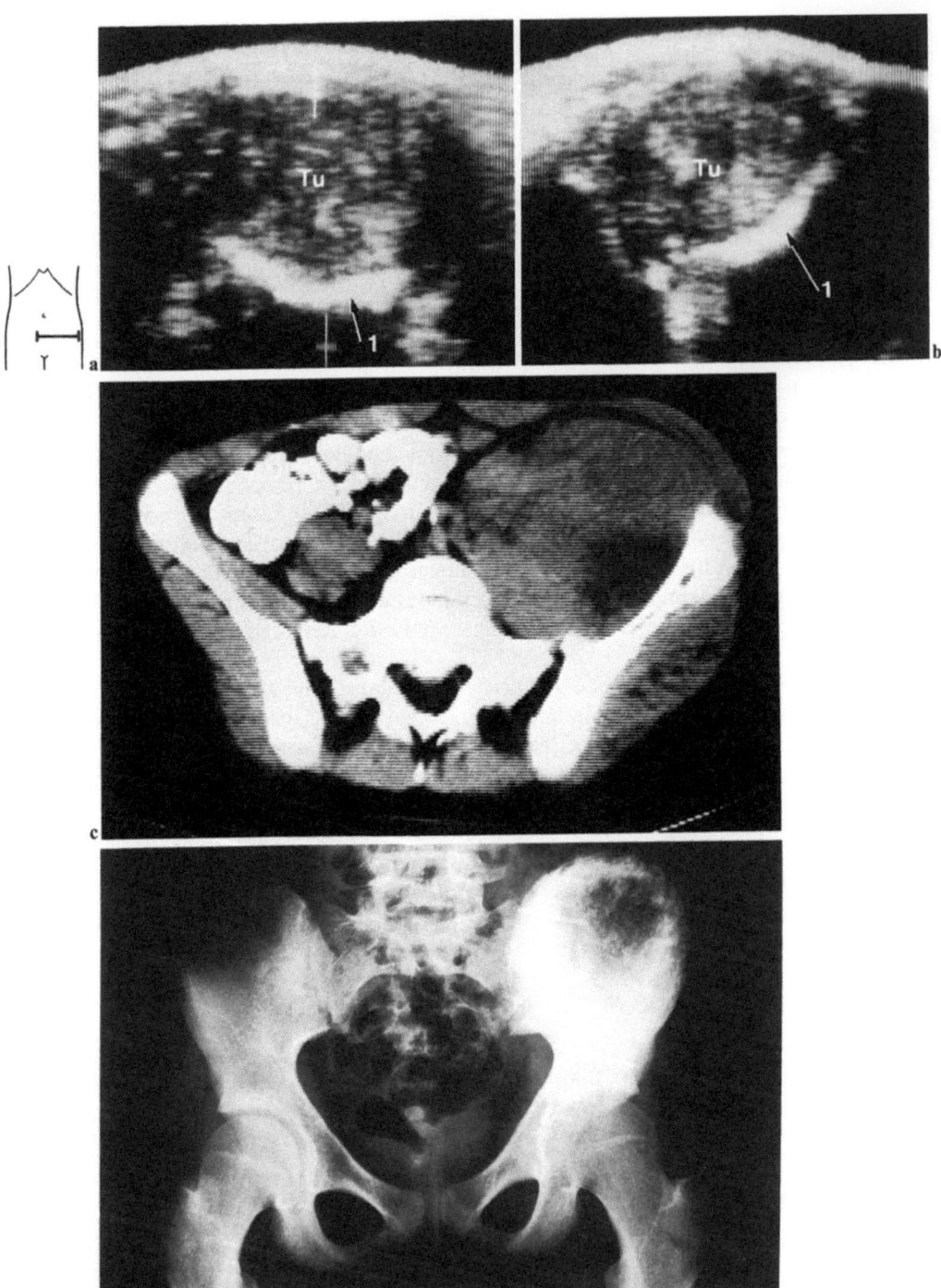

Abb. 15.2 a–d. (7 Jahre, w.) Ewing-Sarkom (*Tu*) des linken Os ileum (*1*). Sonographisch (**a, b**) und computertomographisch (**c**) kann die Ausdehnung des Tumors erfaßt werden, während im Röntgenbild (**d**) nur die Knochendestruktion zur Darstellung kommt

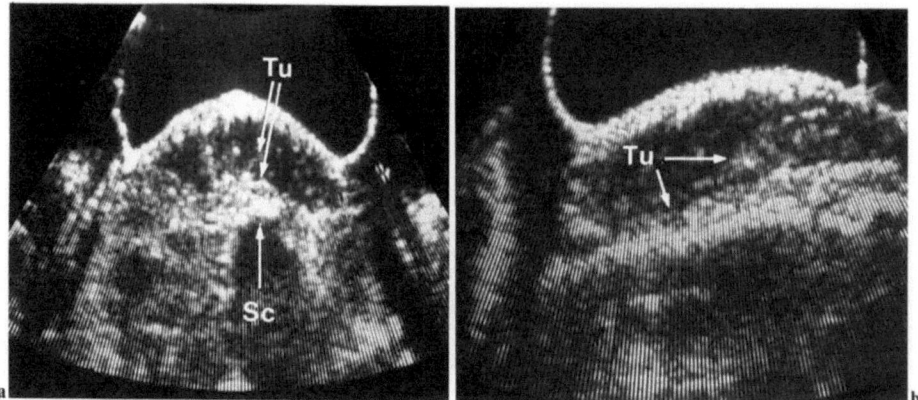

Abb. 15.3 a, b. 6 Jahre alter Junge mit Ewing-Sarkom (*Tu*) des rechten Oberarmes. Zum Zeitpunkt der Diagnosestellung bestand bereits eine streifige Weichteilinfiltration, die sich als echoreichere Struktur vom umgebenden Muskelgewebe abhebt. **a** Querschnitt, **b** Längsschnitt. (*Sc* Schallschatten)

werden (RAMACH und KRATOCHWIL 1978) (Abb. 15.2, 15.3). Raumforderungen im Knochen selbst hingegen sind nur dazustellen, wenn durch Osteolysen die Kortikalis zerstört ist und der Schallstrahl somit in den Knochen eindringen kann. Die Möglichkeit der Weichteildifferenzierung im Knochen ist infolge der ungünstigen physikalischen Bedingungen gering (Abb. 15.3).

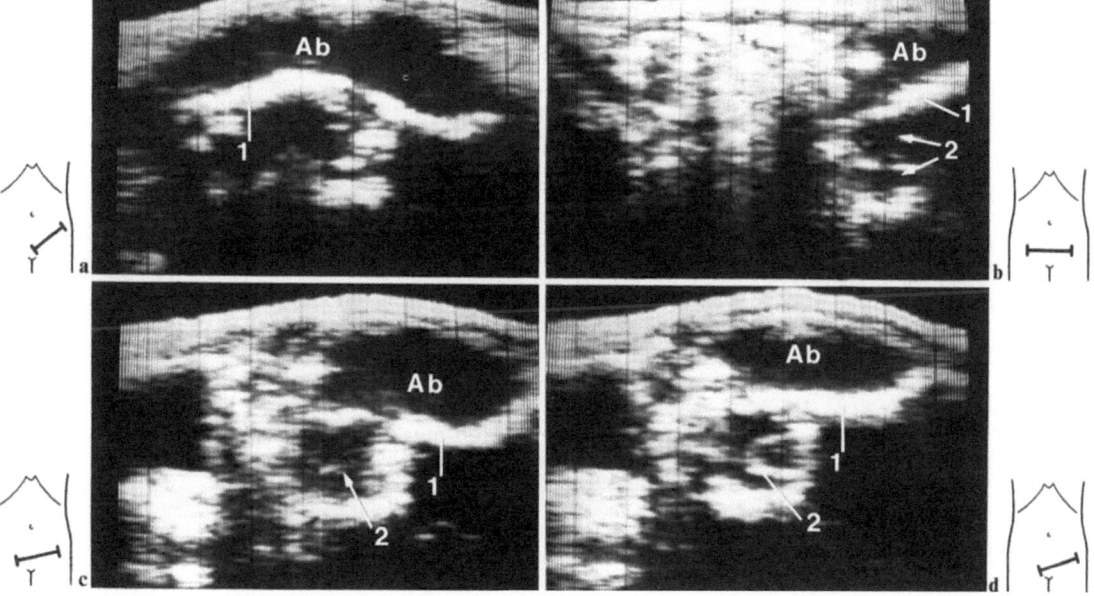

Abb. 15.4 a–d. (10 Jahre, m.) Tuberkulöser Senkungsabszeß. Ventral des linken Os ileum bildet sich der Abszeß als zystische Raumforderung ab. Im Knochen selbst ist eine weitere Raumforderung erkennbar. (*1* Os ileum, *2* Sequester im Os ileum)

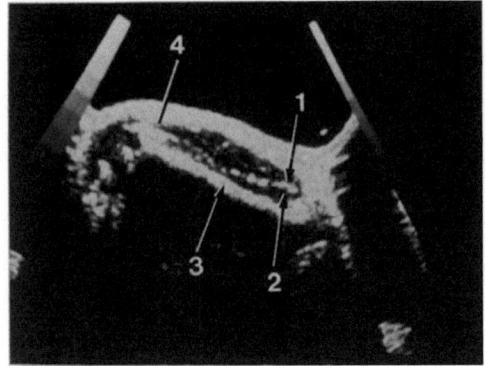

Abb. 15.5. (2 Wochen, w.) Neugeborenenosteomyelitis des linken Oberschenkels. (*1* Periost, *2* subperiostaler Abszeß, *3* Femur, *4* Trochanter)

Bei der Osteomyelitis des Neugeborenen und Säuglings kann man sonographisch in der frühen Phase der Erkrankung subperiostale Abhebungen erkennen und gezielt punktieren. Dabei stellt sich das Periost als feine Echolinie dar, die durch ein reflexfreies Areal vom dichten Reflexband des Knochens getrennt ist (Abb. 15.5). Ähnliche Veränderungen sind bei subperiostalen Hämatomen zu finden, gleich ob diese durch Skorbut oder traumatisch durch Kindesmißhandlung verursacht sind.

15.4 Stellenwert

Nach bisherigem Wissen erbringt die sonographische Diagnostik am Bewegungsapparat v. a. die Möglichkeit, Weichteilprozesse zu beurteilen. Die Methode steht hier noch am Anfang, so daß bei zunehmender Verbreitung hochfrequenter Schallköpfe mit einer Verbesserung der diagnostischen Aussage zu rechnen ist.

Literatur

Heckmatt JZ, Leemann S, Dubowitz V (1982) Ultrasound imaging in the diagnosis of muscle disease. J Pediatr 101:656–660

Müller-Brodmann W, Goebel KM (1982) Ultraschalldiagnostik sämtlicher Kniegelenkserkrankungen. Dtsch Med Wochenschr 107:1400–1403

Ramach W, Kratochwil A (1978) Die Ultraschalldiagnostik in der Orthopädie. In: Kratochwil A, Reinold E (Hrsg.) Ultraschalldiagnostik. Thieme, Stuttgart New York, S. 252–255

Rott HD, Mulz D (1982) Muskeldystrophie Duchenne: Konduktorinnenerfassung mit Ultraschall. Dtsch Med Wochenschr 107:1678–1681

16 Hüftgelenk

R. Graf

16.1 Normale Anatomie

Die sonographische Darstellbarkeit der Säuglingshüfte beruht auf dem unterschiedlichen Schallverhalten der am Aufbau der Hüfte beteiligten Strukturen (Abb. 16.1). Die hyalin knorpelig präformierten Gelenkanteile (Hüftkopf, Teile des Schenkelhalses, knorpelig präformierter Pfannendachbereich) bilden sich aufgrund ihrer histologischen Struktur (wenig Zellen, viel homogene Kittsubstanz) echoarm bzw. echofrei ab. Das Labrum acetabulare dagegen, das histologisch aus Faserknorpel besteht, ist aufgrund seines kollagenfaserigen Aufbaus echogen. Desgleichen zeichnet sich der knöcherne Pfannendachbereich durch Reflexe hoher Echogenität aus. Auch die Knorpel-Knochen-Grenze am Schenkelhals erscheint aufgrund der säulenartigen Anordnung der Knorpelzellen in der Epiphyse reflexreich. Gelenkkapsel, Muskulatur und intramuskuläre Septen sind entsprechend ihrem Faserreichtum ebenfalls echogen. Synchron mit der Ausbildung des Femurkopfkerns treten in dem reflexfreien Oberschenkelkopf zentral gelegene Hüftkopfkernreflexe auf.

16.2 Untersuchungstechnik

Mit 5-MHz-Schallköpfen, deren Fokussierung im Bereich von 2–6 cm liegen sollte, lassen sich Säuglinge bis zum 10. Lebensmonat problemlos untersuchen. Werden nur Neugeborene untersucht, ist aufgrund des besseren Auflösungsvermögens ein 7-MHz-Schallkopf vorzuziehen, da das Caput femoris nur 2 cm unter der Haut liegt. Eine Wasservorlaufstrecke ist nicht erforderlich. Die Linear-array-Schallköpfe sind zwar einfacher in der Handhabung gegenüber Compoundscannern mit Survey-Einrichtung, in Auflösung und Bildqualität sind sie diesen aber unterlegen.
   Der Säugling liegt seitlich in einer Haltevorrichtung. Der Transducer wird auf dem Trochanter major plaziert. Bei dieser Einstrahlrichtung entstehen Ultraschallbilder, die einer a.-p.-Aufnahme beim Röntgen ähnlich sind. Das *Ultraschallschnittbild* darf jedoch keinesfalls direkt mit dem *Röntgenprojektionsbild* verglichen werden. Die Untersuchungszeit für beide Hüften überschreitet in der Regel 2–3 min nicht. Zur Dokumentation hat sich eine Multiformatkamera bewährt, wobei von jeder Hüfte ein Übersichtsbild und eine Vergrößerungsaufnahme angefertigt werden.

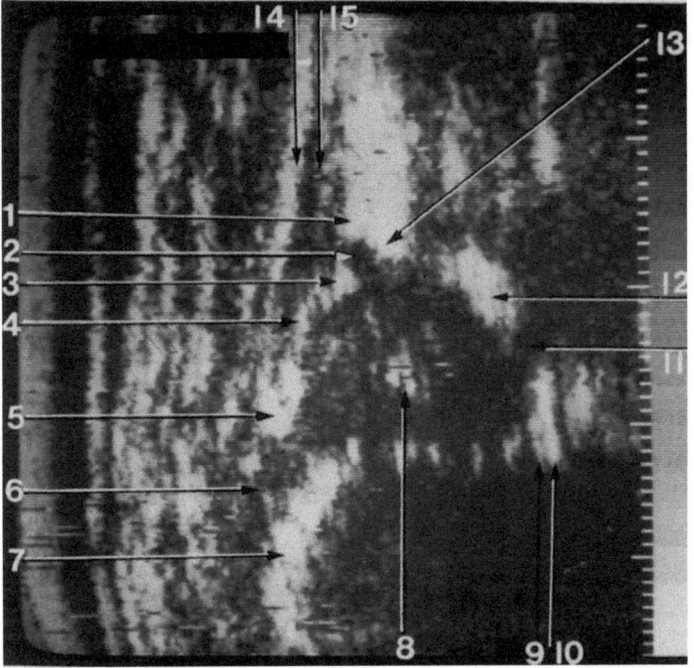

Abb. 16.1. Ultraschallbild einer Säuglingshüfte. *1* Periost des Darmbeins, *2* hyalin knorpeliger Pfannenerker (Schalloch), *3* Labrum acetabulare (schalldicht), *4* Gelenkkapsel, *5* Übergangsstelle der Gelenkkapsel auf den Schenkelhals, *6* hyalin knorpelig präformierter Anteil des Schenkelhalses, *7* Knorpel-Knochen-Grenze am Schenkelhals, *8* Hüftkopfkern, *9* Gewebe in der Fossa acetabuli, *10* Os ischii, *11* Y-Fuge, *12* Os ilium, *13* knöcherner Pfannenerker, *14* intermuskuläres Septum, *15* Glutäalmuskulatur

16.3 Morphometrie

Die Ausbildung des Pfannendachs und eine morphologisch erfaßbare Dezentrierung des Hüftkopfs können durch Winkelbestimmungen objektiviert werden. Dazu sind folgende Hilfslinien erforderlich:

1. Grundlinie (Abb. 16.2, Linie 1): Sie verbindet den knöchernen Pfannenerker mit jenem Punkt, an dem die Gelenkkapsel bzw. das Perichondrium in das Darmbein übergeht.
2. Pfannendachlinie (Abb. 16.2, Linie 3): Sie verbindet den Unterrand des Os ilium mit dem knöchernen Erker.
3. Ausstellungslinie (Abb. 16.2, Linie 2): Sie verbindet den knöchernen Erker mit dem Labrum acetabulare.

Der Winkel α charakterisiert die Ausbildung des knöchernen Pfannenerkers und wird gebildet durch die Pfannendachlinie und die Grundlinie. Der Winkel β ist ein Maß für die Ausbildung und die Größe des knorpeligen Erkers. Er zeigt, inwieweit der knorpelige Erker skelettergänzend bzw. ähnlich dem Vordach eines

Tabelle 16.1. Werte der Winkel α und β. Der Pfeil deutet mögliche Übergangsformen an, die im physiologischen Bereich liegen

	α	β
Typ I	≧60°	≦55°
Typ II	43°–60°	55°–77°
Typ III	≦43°	≧77°

Hauses ausgestellt ist. Normwerte der Winkel sind in Tabelle 1 zusammengestellt. Trotz geringer Meßwertabweichungen in unterschiedlichen Schnittebenen (5 bis max. 8°), empfiehlt sich die Messung in der Frontalebene, die durch das Zentrum des Acetabulums geht. Als Zentrum ist die Fossa acetabuli anzusehen, die durch eine dreischichtige Echogenität gekennzeichnet ist (s. Abb. 16.7). *Peripher* liegt das starke Echo des Ligamentum capitis femoris, *in der Mitte* das schwache Echo des Bindegewebes der Fossa acetabuli, *zentral* das starke Knochenecho des Sitzbeins oder das Schalloch des absteigenden Schenkels der Y-Fuge. Die Meßebene liegt dann vor, wenn der Unterrand des Os ilium scharf abgebildet ist und die Darmbeinkontur gerade nach oben zieht (GRAF).

16.4 Klassifikation sonographischer Hüftgelenkbefunde

Die Diagnose der Hüftreifungsstörung und der Dezentrierung gründet sich v. a. auf Veränderungen des knorpeligen und knöchernen Pfannendachbereichs und wird daher auch als Erkerdiagnostik bezeichnet (GRAF 1983). Vor allem der leicht deformierbare hyalin knorpelige präformierte Pfannendachbereich ist ein empfindlicher Indikator für Reifungsstörungen der Pfanne und Deformierungen bei Dezentrierung des Kopf-Pfannen-Systems. Da diese Veränderungen primär am Locus minoris resistentiae und damit am hyalinen Pfannenerker und erst sekundär am knöchernen Erker – und damit auch im Röntgenbild – sichtbare Spuren hinterlassen, gelingt die Diagnose einer Hüftreifungsstörung sonographisch früher als röntgenologisch.

Die sonographisch erhebbaren Befunde können wie folgt klassifiziert werden:

Typ I (Abb. 16.2 a, b). Der reflexfreie, knorpelige Pfannenerker wird schallkopffern durch den knöchernen Erker und schallkopfnah durch das Labrum acetabulare und das Perichondrium begrenzt, das in die Gelenkkapsel übergeht. Dieser hyaline Erker sitzt breitbasig dem Darmbein und schematisch der Grundlinie (Linie 1, Abb. 16.2 a, b) auf. Der Winkel α ist > 60° und der Winkel β < 55°. Der Typ I muß als Idealfall eines Hüftsonogramms angesehen werden.

Typ II (Abb. 16.3 a, b). Es ist bekannt, daß manche Hüften, die röntgenologisch als Dysplasien imponieren, auch ohne Behandlung spontan „ausheilen". Vergleichende radiologisch-arthrographische Untersuchungen zeigen in diesen Fällen große knorpelige Erker, so daß bei diesen Hüften zwar die Gesamtüberdachung gewährleistet ist, das Verhältnis von knorpeligem Erker zu knöcherner Überdachung aber

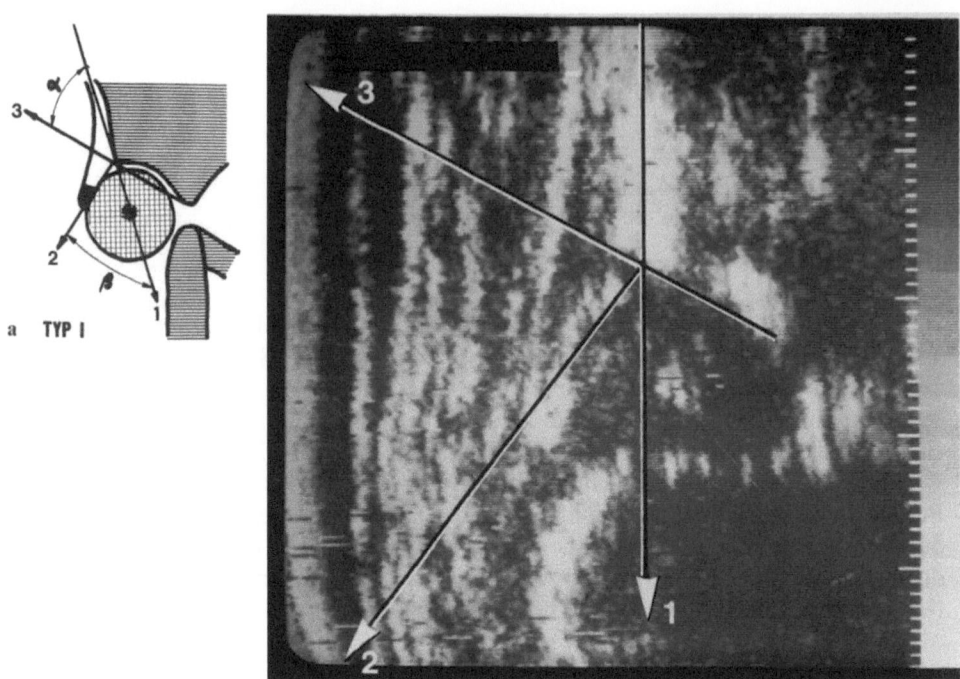

Abb. 16.2 a, b. Hüftgelenkbefund Typ I. **a** Schematische Zeichnung der rechten Hüfte. Eingezeichnet sind Hüftkopf, knöchernes Pfannendach und schallarmer hyalin präformierter Pfannenerker mit der Verdichtung des Labrum acetabulare an der Peripherie. **b** Ultraschallbild der rechten Hüfte. $\alpha = 63°$, $\beta = 37°$. 1–3 s. Text

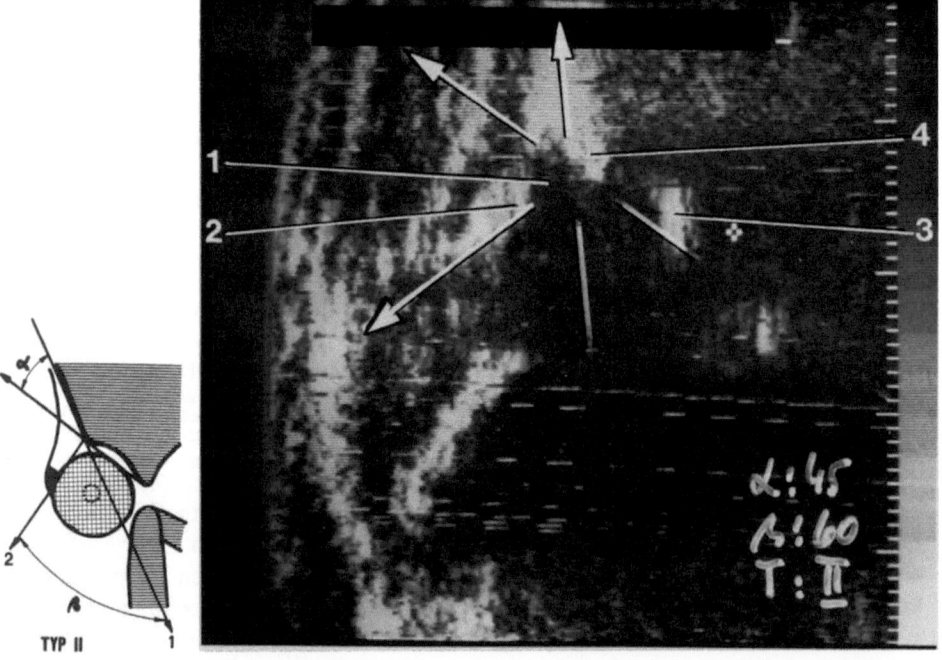

zugunsten des Knorpels verschoben ist. Sonographisch kann der noch nicht verknöcherte große Knorpelerker problemlos sichtbar gemacht werden. Bei diesen Hüften liegt der Winkel α zwischen 43° und 60°, der Winkel β zwischen 55° und 77°.

Diesen Typ II findet man in der Regel in den ersten sechs Wochen (Typ II a). Wird er nach dem 4. Lebensmonat festgestellt, so kann er im Sinne einer Verknöcherungsverzögerung bewertet werden (Typ II b). Zwischen Typ I und Typ II treten Übergangsformen auf, die als Übergangsvarianten zu betrachten sind: Der Winkel α ist nämlich in der Bewertung von Abweichungen höher einzuschätzen, ist er doch Ausdruck der knöchernen Überdachung. Liegt er im Normbereich ($\geq 60°$), so kann durchaus ein Winkel β, der dem Typ II zugehört, akzeptiert werden (Übergangsvariante).

Typ IIIa (Abb. 16.4 a, b). Beginnt der luxierende Hüftkopf das geschlossene Hüftkopf-Pfanne-System durch Dezentrierung zu zerstören, so wird röntgenologisch von Lateralisation gesprochen. Der Hüftkopf kann jedoch nur lateralisieren, wenn er dabei gleichzeitig den noch weichen und für Verbiegungen anfälligen knorpeligen Erker deformiert. Diese Deformierung kann bereits im Frühstadium, noch bevor Röntgenzeichen sichtbar werden, im Sonogramm beobachtet werden. Es kommt zu einer deutlichen Zunahme des Winkels β ($>77°$), wobei in der Regel der Winkel α als Ausdruck eines schlecht ausgebildeten Knochenerkers $<43°$ beträgt. Obwohl der hyaline Erker bereits deformiert ist, bleibt er reflexfrei. Der Typ III a ist somit charakterisiert durch Dezentrierung 1. Grades ohne histologischen Umbau des hyalinen Pfannenerkers.

Typ IIIb (Abb. 16.5 a, b). Schreitet der Dezentrierungsvorgang fort, so drückt der Hüftkopf zunehmend auf den knorpeligen Pfannendachbereich. Durch diese fortwährenden Druckeinwirkungen baut sich, wie OELKERS (1981) nachgewiesen hat, der hyaline Knorpel um und verändert seine histologische Struktur. Es kommt zu Störungen der regelmäßigen Knorpelzellarchitektonik. Besonders in der Pfannenwachstumszone im Kontaktbereich Knochen/Knorpel finden sich Einlagerungen regelloser Knorpelzellnester mit reichlichem Einbau von Kollagenfasern. Die homogene Struktur des hyalinen Knorpels erfährt eine Gefügestörung, die sonographisch durch die zunehmende Echogenität des hyalinen Erkers gekennzeichnet ist. Eine veränderte Echogenität des hyalinen Pfannenerkers darf nur diagnostiziert werden, wenn als Referenz der ebenfalls hyaline Hüftkopf herangezogen wird. Typ III b ist also charakterisiert durch Dezentrierung 2. Grades mit histologischem Umbau des hyalinen Pfannendachs.

Typ IV (Abb. 16.6 a, b). Ist der Hüftkopf vollständig luxiert, so kann er sonographisch entweder in den Weichteilen lokalisiert werden, oder man findet ein leeres Acetabulum. Durch leichtes Schwenken des Schallkopfs lassen sich auf ein und derselben Schnittebene manchmal Hüftkopf und Teile des dazugehörigen Acetabulums mit dem deformierten und zerdrückten Pfannenerker sichtbar machen.

◄ **Abb. 16.3 a, b.** Hüftgelenkbefund Typ II. **a** Schemazeichnung. **b** Ultraschallbild. Die Meßlinie ist mit *weißen Pfeilen* markiert. Auffallend der breite, knorpelige Erker (Schalloch, *1*), Labrum acetabulare (*2*), Os ileum (*3*), abgerundeter knöcherner Erker (*4*). α=45°, β=60°

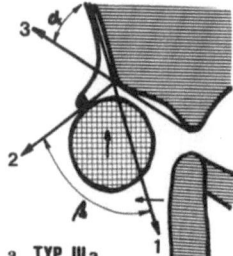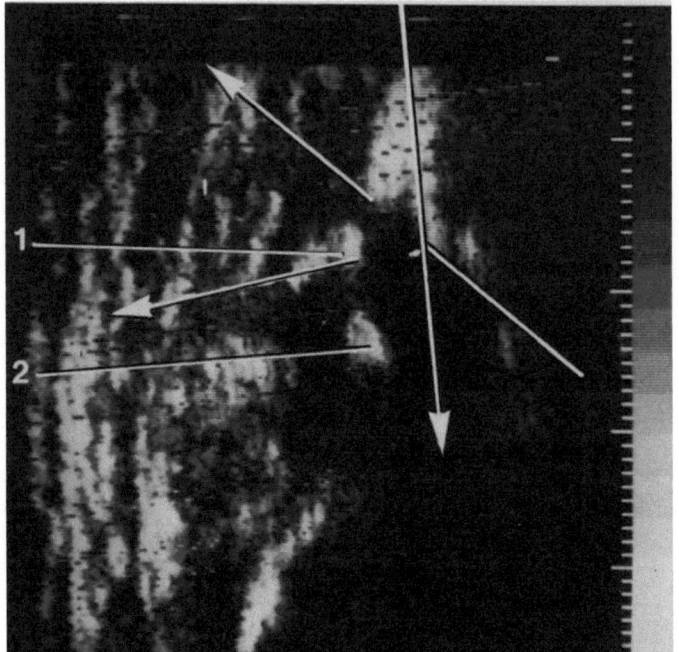

Abb. 16.4 a–d. Hüftgelenkbefund Typ III a. **a** Schemazeichnung der rechten Hüfte. Der weiche knorpelige Erker wird nach lateral oben durch den dezentrierenden Hüftkopf verdrängt. **b** Ultraschallbild der rechten Hüfte. Meßlinien *weiß* markiert. Das Labrum acetabulare (*1*) ist schnabelförmig nach kraniolateral verbogen, die Hüfte dezentriert. Der hyaline Erker ist jedoch noch schallarm. *2* Hüftkopfkern. **c** Ultraschallbild der rechten Hüfte. Die Meßlinien sind *punktiert*. Der knorpelige Erker ist nach oben verdrängt, jedoch noch schallarm (*1*). **d** Röntgenbild zu **c**

Klassifikation sonographischer Hüftgelenkbefunde

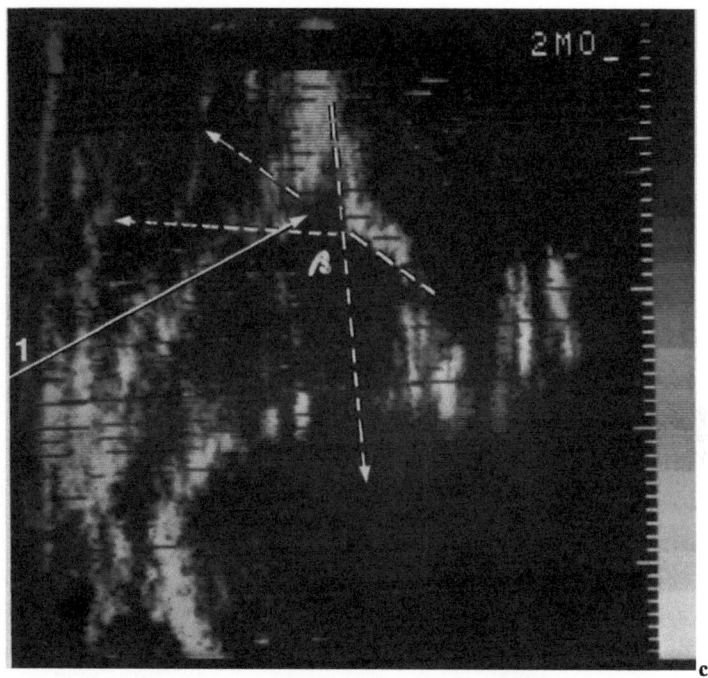

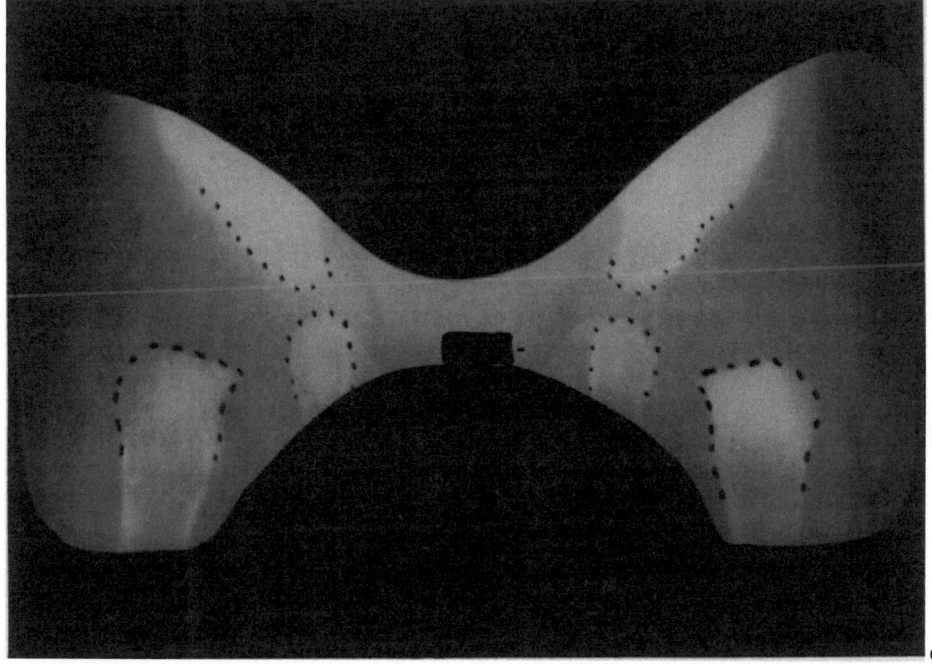

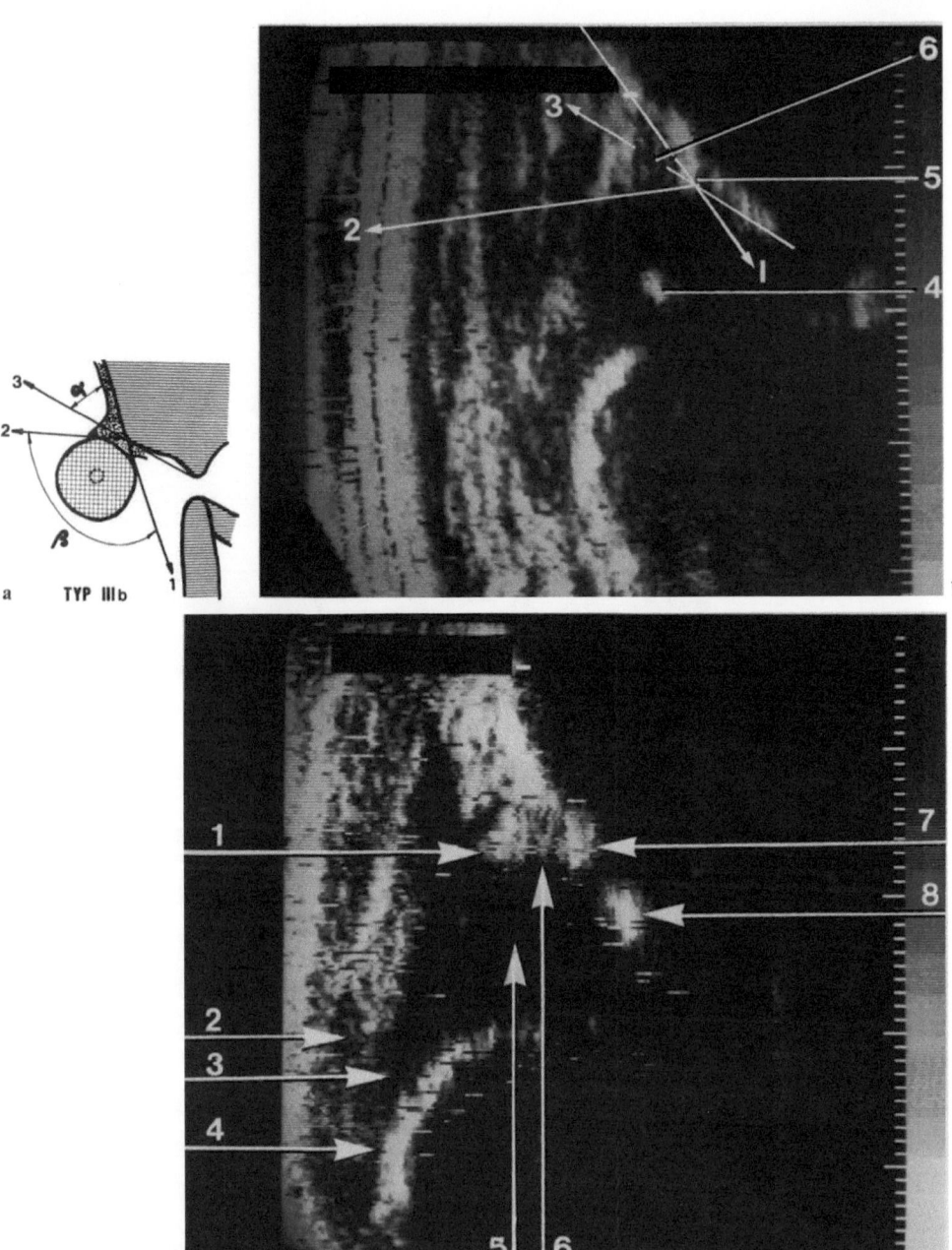

Abb.16.5 a–c. Hüftgelenkbefund Typ IIIb. **a** Schematische Zeichnung der rechten Hüfte. Der knorpelige Erker ist durch den Druck deformiert und verdichtet. **b** Ultraschallbild der rechten Hüfte. *1* Grundlinie, *2* Ausstellungslinie, *3* Pfannendachlinie, *4* Hüftkopfkern, *5* knöcherner Pfannenerker, *6* im Vergleich zur Struktur des hyalinen Hüftkopfes echoreicher, verdichteter, verbreiterter und deformierter Pfannenerker. **c** Ultraschallbild der rechten Hüfte. *1* Labrum acetabulare, *2* schallarmer, hyalin präformierter Trochanter major, *3* knorpeliger Anteil des Schenkelhalses, *4* Knorpel-Knochen-Grenze am Schenkelhals, *5* Hüftkopf ohne Kern, *6* verdichtete Struktur des deformierten Knorpelerkers, *7* knöcherner Erker, *8* Os ilium

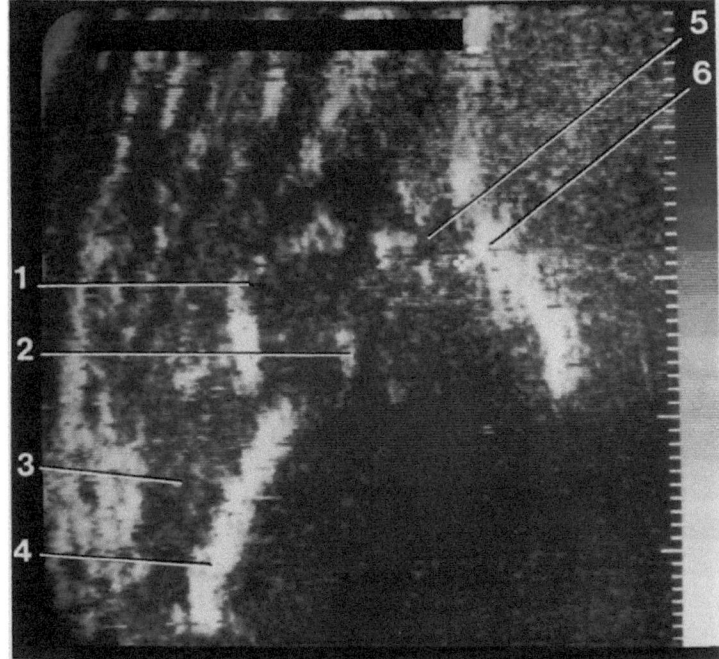

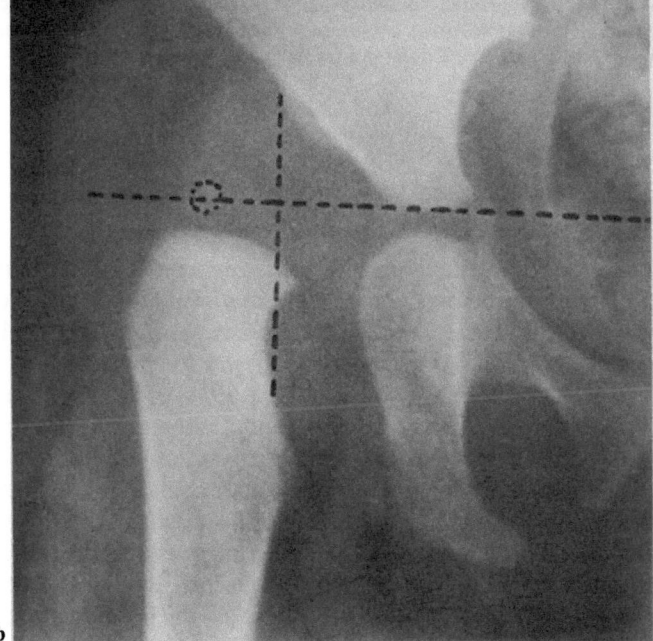

Abb. 16.6 a, b. Luxation der rechten Hüfte (Typ IV). Der Hüftkopf kann in den Weichteilen lokalisiert werden. *1* Hüftkopf mit Gelenkkapsel, *2* Hüftkopfkern, *3* knorpeliger Anteil des Schenkelhalses, *4* Knorpel-Knochen-Grenze am Schenkelhals, *5* deformierter und nicht mehr exakt abgrenzbarer zerdrückter Knorpelerker, *6* abgerundeter knöcherner Erker. **b** Röntgenbild

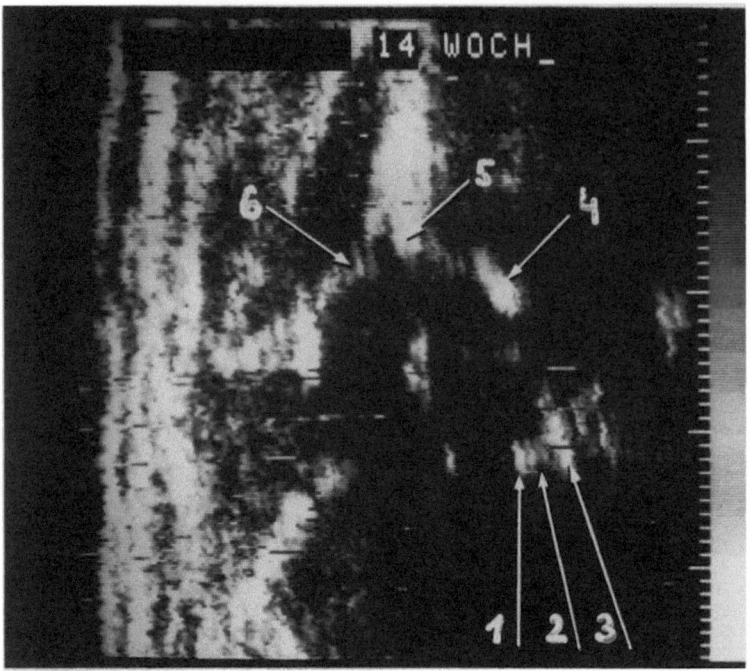

Abb. 16.7. Rechte Hüfte, Vorzugsebene. *1* Ligamentum capitis femoris (schalldicht), *2* Gewebe in der Fossa acetabuli (schallärmer), *3* Os ischiadicum (schalldicht), *4* Os ileum, *5* knöcherner Erker, *6* Labrum acetabulare. Die Kontur des Os ilium zielt gerade nach oben

16.5 Stellenwert und therapeutische Konsequenzen

Durch experimentelle und parallel dazu verlaufende klinische Untersuchungen konnten die anatomischen Strukturen der Säuglingshüfte im Sonogramm einwandfrei identifiziert werden und überdies erstaunliche Einblicke in ihren Feinbau gewonnen werden, wie sie ansonsten nur die invasive und strahlenbelastende Arthrographie annähernd bietet (GRAF 1980, 1981, 1982a u. b). Die systematische Auswertung von mehr als 3 500 Sonogrammen von Säuglingshüften und ständige Vergleiche mit parallel durchgeführten Arthrographien bei Hüftreifungsstörungen ermöglichten es, die sog. Hüftdysplasie sonographisch zu klassifizieren (GRAF 1983). Inzwischen kann die Sonographie mit den derzeit verfügbaren Geräten routinemäßig zur Diagnose von Hüftreifungsstörungen herangezogen werden. Sie ermöglicht die Objektivierung des klinischen Befundes bereits ab der Geburt und kann wegen der fehlenden Strahlenbelastung beliebig oft zu Kontrollzwecken eingesetzt werden. Die Schnittbildtechnik ergibt durch den tomogrammartigen Untersuchungsablauf einen guten räumlichen Überblick über das Hüftgelenk.

Nach den gewonnenen Erfahrungen sind Dezentrierungen, die dem Typ IIIa angehören, durch einfache pfannendachentlastende Maßnahmen (Schienen, Bandagen) verhältnismäßig problemlos zu behandeln und prognostisch günstig zu beurteilen. Konsequenterweise und angesichts des bereits eingetretenen histologischen Umbaus verständlich ist jedoch bei Typ III b therapeutisch aggressiver zu verfahren (tiefe Einstellung des Hüftkopfs durch Schienen, evtl. Fettweißgips), um möglichst rasch durch Entlastung die Gefügestörung im Pfannendachbereich zu beheben. Hüften dieses Typs bedürfen nach der bisherigen Erfahrung einer langen und konsequenten Behandlung.

Literatur

Graf R (1980) The Diagnosis of congenital hip joint, dislocation by the ultrasonic compound treatment. Arch Orthop Trauma Surg 97:117–133

Graf R (1981) The ultrasonic image of the acetabulare rim in infants. Arch Orthop Trauma Surg 99:35–41

Graf R (1982a) Die anatomischen Strukturen der Säuglingshüfte und ihre sonographische Darstellung. Morphol Med 2:29–38

Graf R (1982b) Welche Möglichkeiten bietet die Sonographie bei Säuglingshüften? Wr Med Zeitschr, Heft 21

Graf R (1983) Die sonographische Beurteilung der Hüftdysplasie mit Hilfe der „Erkerdiagnostik". Z Orthop 121:693–702

Graf R (1984) Zum Problem der Hüftsonographie. (Standartisierte Aufnahmetechnik, Meßfehler, therapeutische Konsequenz) Z Orth und Grenzgebiete 1984

Oelkers H (1981) Histologischer und röntgenologischer Vergleich zwischen dysplastischem Becken (Luxationsbecken) und Normalbefund. Orthop Praxis 17:614–618

17 Stumpfes Bauchtrauma

17.1 Einleitung

Ziel der morphologischen Diagnostik beim stumpfen Bauchtrauma ist die rechtzeitige Entscheidung zwischen konservativer und operativer Behandlung. Die Verbesserung der diagnostischen Möglichkeiten durch Sonographie und Computertomographie erlaubt häufiger ein konservatives Vorgehen. Darüber hinaus kann die Sonographie in der Regel eine primär invasive Diagnostik, wie peritoneale Lavage, Angiographie oder explorative Laparotomie vermeiden oder deren gezielten Einsatz lenken. In der Notfalldiagnostik kann die Sonographie intraabdominelle und retroperitoneale Blutungen ausschließen und Lokalisation und Ausmaß der Verletzung großer parenchymatöser Organe abgrenzen (Abb. 17.1). In absteigender

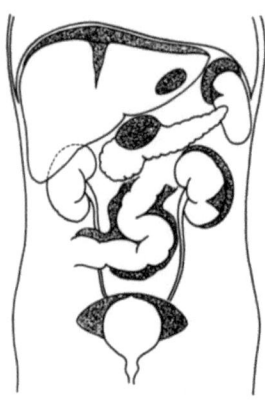

Abb. 17.1. Schematische Darstellung der sonographisch nachweisbaren Organverletzungen und freien intraperitonealen Flüssigkeit

Häufigkeit findet sich eine Beteiligung von Niere, Milz, Leber, Pankreas, Blutung in die freie Bauchhöhle unterschiedlicher Blutungsquelle (z. B. durch Gefäßzerreißung), Darm etc. Nachfolgende sonographische Kriterien, die einzeln oder in Kombination miteinander vorliegen können, weisen auf eine Verletzung parenchymatöser Organe hin:

- Zunahme der Organgröße,
- Unterbrechung der Organkontur,
- veränderte Binnenstruktur,
- Hämatom, intraparenchymatös oder subkapsulär,
- verminderte Atemverschieblichkeit,
- freie Flüssigkeit intraperitoneal.

Neben der Akutdiagnostik kommt der Verlaufskontrolle zum frühzeitigen Erfassen von Komplikationen eine wesentliche Bedeutung zu:

- Progredienz pathologischer Befunde,
- zweizeitige Organruptur,
- Entwicklung von Pseudozysten,
- Abszeßbildung.

Flußschema für das morphologisch-diagnostische Vorgehen nach stumpfen Bauchtrauma siehe Abb. 19.12, S. 285.

17.2 Leber

Kontusionen ohne größere Organzerreißungen stellen sich als oft nur diskrete Änderungen der Parenchymbinnenstruktur dar, lassen sich jedoch in der Regel als echoärmerer Bezirk zuverlässig lokalisieren (HÜNIG 1972). Die Ausbildung intraparenchymatöser oder subkapsulärer Hämatome bei erhaltener Organkapsel läßt sich sicher diagnostizieren (Abb. 17.2–17.4). Im Gegensatz dazu führt die klassische Ruptur zur Zerreißung der Organkapsel. Ein Hämatom zeigt sich zunächst echofrei als polymorphe oder elliptische Raumforderung, häufiger im rechten Leberlappen, wobei größere subkapsuläre Hämatome zu einer Verlagerung der Leber führen können.

Im Rahmen der Koagelbildung kann eine vorübergehende Zunahme der Binnenechos vorkommen, bei längerem Bestehen des Hämatoms findet man jedoch nach etwa 10 Wochen wieder einen echoarmen bis echofreien Befund, der entweder durch eine seröse Flüssigkeit oder durch ein gallertiges Material bedingt ist, welches über Monate bestehen bleiben kann (WICKS et al. 1978). Septierungen sind möglich. Im Gegensatz dazu kann sich auch innerhalb weniger Wochen eine Narbe bilden. Dabei findet sich zunächst entsprechend der beginnenden Organisation des

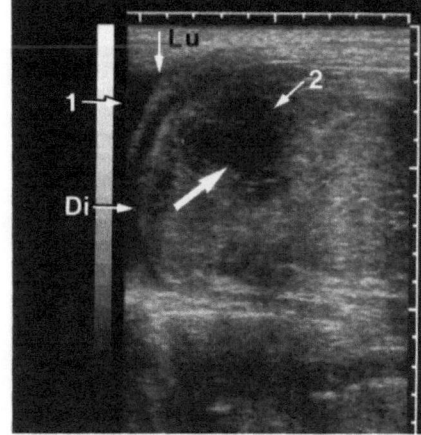

Abb. 17.2. (7 Jahre, m.) Schwere Leberkontusion mit intraparenchymatösem Hämatom (*2*). Rippenserienfraktur rechts mit Hämatothorax (*1*). Unscharf begrenzte, echofreie, intraparenchymatöse Einblutung in die Kuppe des rechten Leberlappens. (Rechtsseitiger Interkostalschnitt auf Höhe der Leberkuppe. *Lu* Lunge, *Di* Zwerchfell)

Hämatoms eine Demarkation mit einem kräftigen zirkulären Echoband und eine allmähliche Verkleinerung des echofreien Zentrums, bis eine Narbe mit isoliertem kräftigem Echoreflex im Parenchym zurückbleibt (Abb. 17.5). Eine Zerreißung der Leberkapsel führt zum Nachweis von perihepatischer freier Flüssigkeit (Abb. 17.3), wobei zwischen Blut und Galle nicht differenziert werden kann. Ein größeres subkapsuläres Hämatom mit koaguliertem und flüssigem Blut kann eine ausgeprägte Leberparenchymzerreißung vortäuschen.

Die Verlaufsdiagnostik kann unter konservativer oder nach operativer Behandlung im Leberparenchym sekundär zystische Raumforderungen zeigen, z. B. nach zirkumskripter Ischämie mit folgender Nekrose. Differentialdiagnostisch muß dabei an eine Ansammlung von Galle, an ein Hämatom oder an eine Infektion mit Abszedierung gedacht werden. Eine Differenzierung allein aufgrund des sonographischen Befundes gelingt in der Regel im Frühstadium nicht.

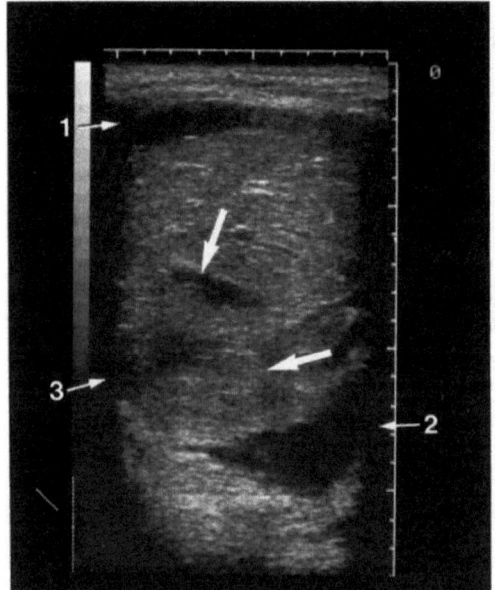
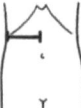

Abb. 17.3. (14 Jahre, m.) Ausgedehnte Leberkontusion (*3*) mit perihepatisch nachweisbarer Blutung (*1*) in die Peritonealhöhle. Rippenserienfraktur rechts mit Hämatothorax (*2*). Im rechten Leberlappen kranial laterodorsal inhomogenes Echomuster mit unscharf abgegrenzten echofreien bis echoärmeren Bezirken. Schnittebene nach kranial gekippt

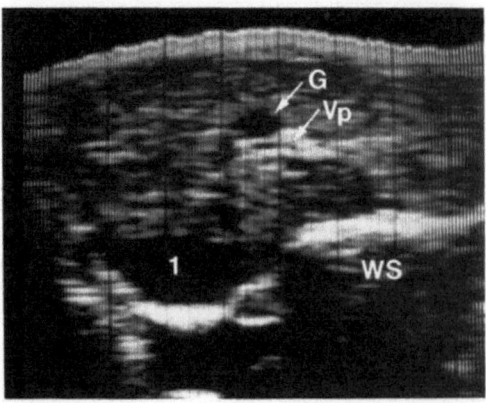
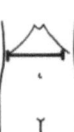

Abb. 17.4. (10 Jahre, m.) Subkapsuläres Leberhämatom (*1*). Echofreie Raumforderung dorsal im rechten Leberlappen mit Abflachung des Leberparenchyms. Dorsale Schallverstärkung. (*G* Gallenblase, *Vp* Vena portae, *WS* Wirbelsäule)

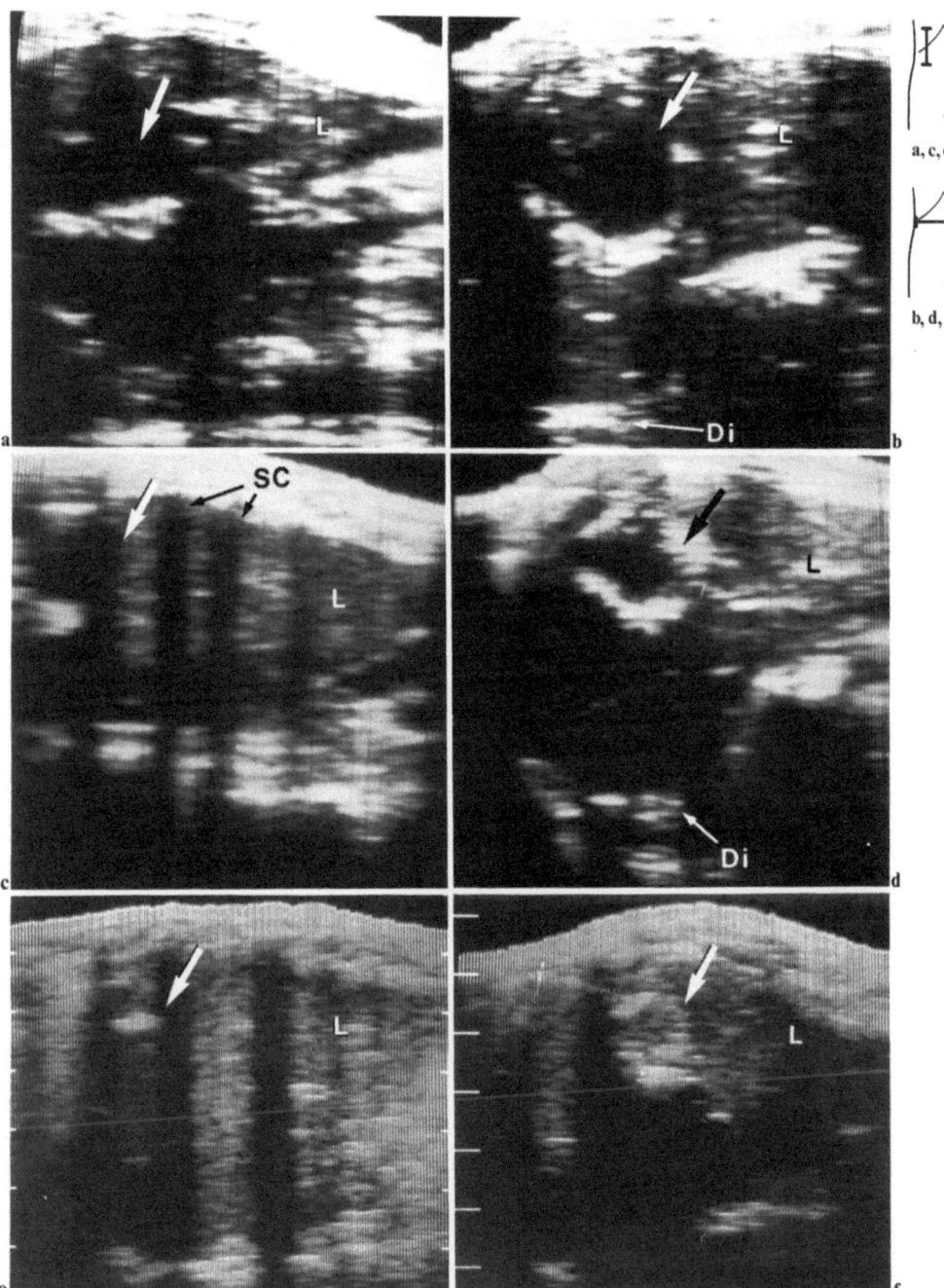

Abb. 17.5 a–f. (11 Jahre, w.) Verlaufsuntersuchung bei intraparenchymatösem Leberhämatom. **a, b** Initial echofreie Raumforderung mit dorsaler Schallverstärkung. **c, d** Nach einem Monat Größenabnahme des Hämatoms (*Pfeil*) mit Ausbildung eines bindegewebigen Walls, der als echoreicher Randsaum um das Hämatom imponiert. **e, f** Drei Monate posttraumatisch findet sich noch eine echoreiche, bindegewebige Narbe mit dorsaler Schallauslöschung. (*Di* Zwerchfell, *L* Leber, *SC* Schallschatten durch Rippen)

17.3 Milz

Eine Milzkontusion zeigt in der Regel keine faßbare Änderung des Binnenparenchymmusters. Ebenso sind kleine intralienale oder subkapsuläre Hämatome bei normaler Milzgröße und Lokalisation im oberen Pol oft nicht darstellbar. Die sonographisch faßbare Splenomegalie kann das erste, oft einzige objektivierbare Zeichen der Milzläsion sein. Selbst multiple Parenchymzerreißungen sind bei intakter Milzkapsel oft nur schwer direkt nachweisbar, während die oft progressive Milzvergrößerung einen guten Parameter darstellt. Bei einem subkapsulären Hämatom kann die Milz leicht vergrößert mit erhaltener, regelrechter Kontur erscheinen. Meist lateral gelegen findet sich ein echoleerer Bezirk mit einer echoreichen Randzone, die dem durch das Hämatom komprimierten normalen Milzparenchym entspricht (JASCHKE und KAICK 1978; KRISTENSEN et al. 1971) (Abb. 17.6).

Ein weiterer Hinweis auf eine Milzkontusion ist eine verminderte oder aufgehobene Atemverschieblichkeit. Die Darstellung des Diaphragmas sollte angestrebt werden, um einen Hämatothorax auszuschließen.

Viele traumatische Milzblutungen im Kindesalter sistieren spontan und ermöglichen damit eine konservative Behandlung. Diese – wie auch die vermehrt eingesetzten organerhaltenden operativen Maßnahmen, z.B. Kleben der Bruchstellen mit gewebefreundlichen Klebstoffen – geben der Verlaufsuntersuchung einen zunehmend höheren Stellenwert. Die Aussage ist erheblich eingeschränkt, wenn das Kind aufgrund seiner Verletzungen nicht mehr adäquat gelagert werden kann.

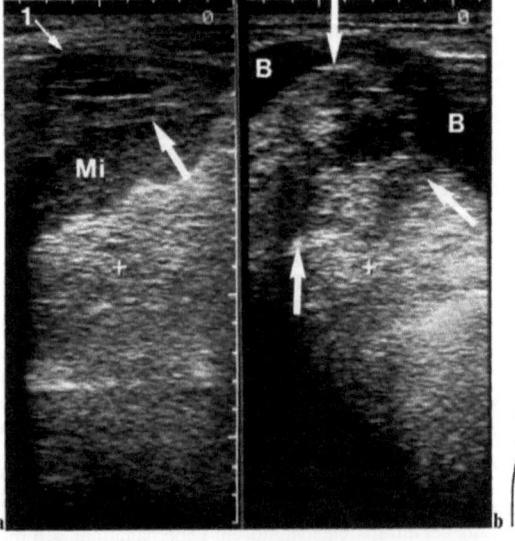

Abb. 17.6 a, b. (16 Jahre, m.) Zweizeitige Milzruptur. a Der Interkostalschnitt zeigt zwischen der Thoraxwand und der bandförmigen Zone regelrechten Milzparenchyms (*Mi*) eine echoreichere Zone, die einem in Organisation befindlichen, subkapsulären Milzhämatom mit schlanken Zonen seröser Flüssigkeit entspricht (*1*). b Im nach kranial gerichteten Rippenbogenrandschnitt in Rechtsseitenlage erkennt man den zerrissenen kranialen Milzpol (*Pfeil*), der von freiem, intraperitonealem Blut (*B*) umgeben ist

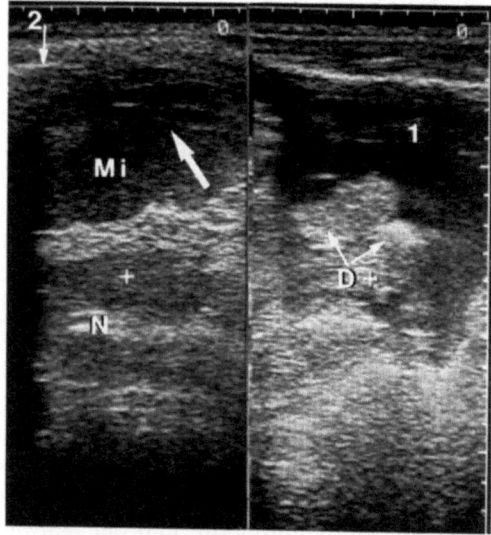

Abb. 17.7. (16 Jahre, m.) Zweizeitige Milzruptur. 12. posttraumatischer Tag (Längsschnitt des linken Abdomens). Zwischen Thoraxwand und einer medialen Zone regelrechten Milzparenchyms findet sich eine echoreichere, ca. 3–5 cm starke Zone mit heterogener Echotextur, die von längs verlaufenden, schlanken, echofreien Strukturen durchzogen wird. Der Befund entsprach operativ einem in Organisation befindlichen thoraxwandnahen, die gesamte Konvexität der Milz ausmachenden Hämatom (*2*) mit zirkumskripten Schichten seröser Flüssigkeit. Im linken Unterbauch freies Blut (*1*) in der Bauchhöhle mit flottierenden Darmschlingen (*D*). (*N* Niere)

In der posttraumatischen Kontrolle kann eine Restitutio ad integrum mit Normalisierung des Parenchymmusters und Größenabnahme der Milz oder auch die Entwicklung einer Milzpseudozyste beobachtet werden. Dabei kann die Zunahme eines echoarmen Defekts im Milzparenchym während der Verlaufsuntersuchungen durch die Entstehung einer Milzpseudozyste oder durch eine wiederholte Blutung bedingt sein.

Eine hämorrhagische Milzzyste kann durch eine lageabhängige Schichtung zweier unterschiedlich echoreicher Flüssigkeiten gekennzeichnet sein (PROPPER et al. 1979). Dabei ist die unter der scharfen Grenzschicht gelegene Flüssigkeit echoreicher. Eine reine Milzzyste nach Resorption der Blutung ist in der Regel ohne deutliche Wandung scharf vom Milzparenchym abgrenzbar und imponiert als rein zystische Raumforderung. Zweizeitige Milzrupturen sind im Kindesalter seltener als bei Erwachsenen, verlangen jedoch über Wochen dauernde Verlaufskontrollen bei entsprechendem Verdacht, z. B. bei Milzvergrößerung, bei den besonders gefährdeten subkapsulären Hämatomen oder bei Frakturen im Bereich des linken Rippenbogens (Abb. 17.7).

Etwa 75% aller zweizeitigen Milzrupturen ereignen sich innerhalb von 2 Wochen nach dem Trauma mit ab dem 5. Tag abnehmender Häufigkeit. Milzrupturen im Neugeborenenalter sind eine Rarität, können jedoch bei Splenomegalie, z. B. bei Erythroblastose, vorkommen.

17.4 Pankreas

Die isolierte traumatische Pankreasverletzung hat meist eine verzögerte klinische Symptomatik, die oft erst nach 24 h einsetzt. Eine traumatische Pankreatitis führt zu einer Vergrößerung des Organs mit einer deutlichen Zunahme des a.-p. Pankreasdurchmessers und verringerter Echogenität des Parenchyms. Die übrigen Kriterien entsprechen ebenfalls in etwa denen bei Pankreatitiden anderer Genese (s. 9.3.1). Das Abklingen der Entzündung geht mit einer Normalisierung der Echodichte einher. Eine frische Kontinuitätsunterbrechung des Pankreas – bevorzugt im Korpusteil prävertebral – zeigt die bereits beschriebenen Kriterien der Organverletzung. Verletzungen im Bereich des Pankreasschwanzes lassen sich durch die Magen- und Kolonüberlagerung sonographisch oft nicht zuverlässig diagnostizieren.

In 0,5–5% der Fälle muß nach stumpfem Bauchtrauma mit der Entwicklung einer Pankreaspseudozyste gerechnet werden. Sonographisch können jetzt zusätzlich Zysten erfaßt werden, die sich früher aufgrund ihrer fehlenden oder unspezifischen klinischen Symptomatik und der Schwierigkeit des Nachweises der Diagnose entzogen haben. Die Treffsicherheit für die Diagnose von Pankreaspseudozysten mittels Sonographie liegt bei über 90% (BRADLEY und CLEMENTS 1975).

Sonographisch stellen sich Pankreaspseudozysten meist als solitäre, oft extrem große, ovale, scharf begrenzte, zystische Raumforderungen mit dahinterliegender Schallverstärkung dar (LEOPOLD 1972). Neben unilokulären Zysten finden sich seltener auch Pseudozysten mit Septierung (LAING et al. 1979). Binnenechos in der Zyste können auftreten, wenn eine Einblutung, reichlicher Zelldetritus oder eine Infektion vorliegt. Dabei kann sich ein horizontaler Flüssigkeits-Zelldetritus-Spiegel ausbilden.

Unter dem Begriff Pankreaspseudozyste werden sowohl zirkumskripte Ansammlungen von Pankreassaft (initiales Stadium einer Zyste) als auch dickwandige Zysten zusammengefaßt (SARTI 1977; SLOVIS et al. 1980). Mit zunehmender Verdickung kann die Zystenwand dargestellt werden, wobei die Wandentwicklung 3–6 Wochen dauert (Abb. 17.8). Die Wanddicke kann – als Hinweis für die Maturierung – gemessen werden. Bei chronischen Pankreaspseudozysten kann eine Verkalkung der Wand auftreten, die dann zu einer Verstärkung der Echoreflexe in der Zystenwand und zur Aufhebung der dorsalen Schallverstärkung führt.

Die Diagnose einer Pankreaspseudozyste, die ab einer Größe von 1–1,5 cm darstellbar ist, gründet sich auf die Darstellung eines topographischen Zusammenhangs zum Pankreas. Manche Zysten lassen eine direkte Verbindung zum Pankreas erkennen, bisweilen sogar eine Konturunterbrechung des Pankreas durch die Zyste. Die topographische Lage der Pankreaspseudozyste kann sehr unterschiedlich sein. Außer an beliebiger Stelle im Bauchraum können sich Pankreaspseudozysten auch im Mediastinum oder im Retroperitoneum finden. Dann kann die Ätiologie des sonographischen Befundes nur vermutet werden, verstärkt durch Anamnese und entsprechende Laborparameter. Ein pankreatogener Aszites kann ebenfalls zur Ausbildung von Pseudozysten führen. Differentialdiagnostisch muß eine Zyste anderer Genese, z. B. ausgehend von Milz, Niere oder Nebenniere, ausgeschlossen werden.

Pankreas

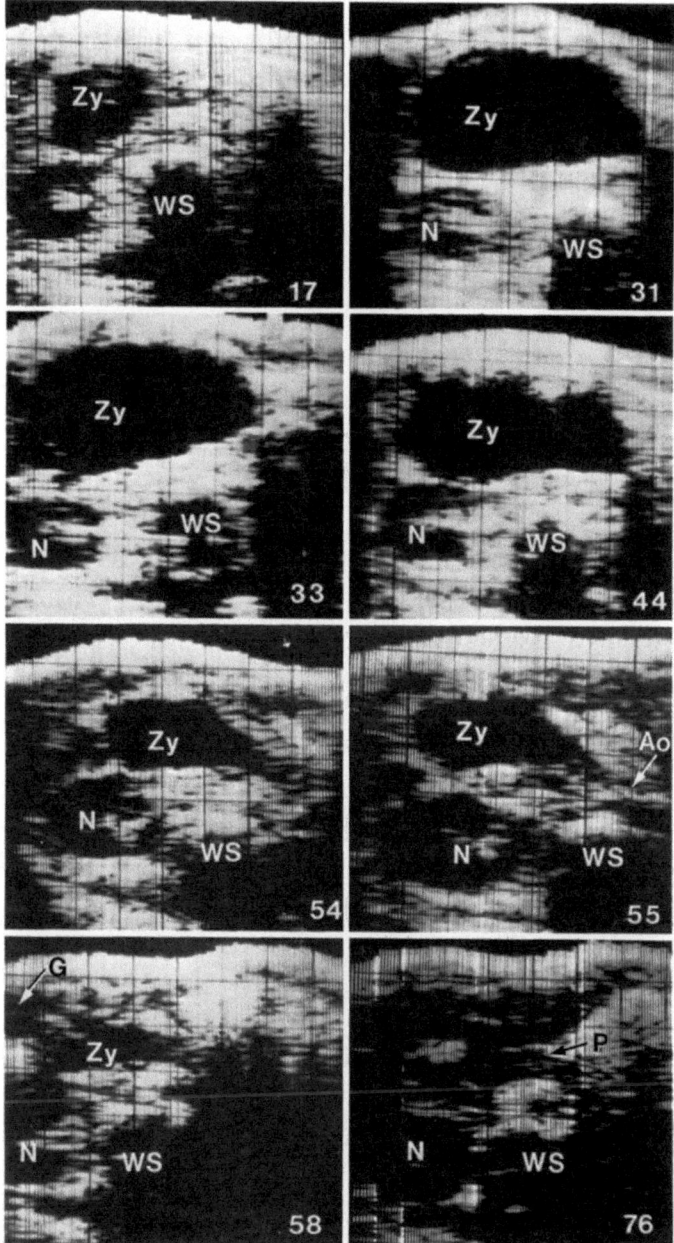

Abb. 17.8. (5 Jahre, w.) Verlaufsuntersuchung bei posttraumatischer Pankreaspseudozyste (Tag 17, 31, 33, 44, 54, 55, 58, 76). Zunächst vom 17. bis zum 33. posttraumatischen Tag Größenzunahme der Pankreaspseudozyste. Dann Entwicklung einer welligeren Außenkontur und kontinuierliche Größenabnahme der Zyste (*Zy*), die am 76. posttraumatischen Tag nicht mehr nachweisbar ist. (*N* Niere, *WS* Wirbelsäule, *P* Pankreas, *G* Gallenblase)

Unsere eigene Erfahrung bei 7 Kindern im Alter von 5-11 Jahren zeigt, daß sich Pankreaspseudozysten rasch entwickeln können. Alle Zysten wurden innerhalb von 3 Wochen nach dem Trauma diagnostiziert. Die Entwicklung und Rückbildung der Zyste ließ sich mit bildlicher und morphometrischer Dokumentation gut erfassen. Der maximale Zystendurchmesser betrug 10 cm. Unter ausschließlich konservativer Behandlung mit parenteraler Ernährung bildeten sich alle Zysten innerhalb von 3 Monaten nach der Diagnosestellung vollständig zurück (WEITZEL et al. 1980). Nach unserer Meinung sollte zunächst eine konservative Behandlung unter klinischer, laborchemischer und sonographischer Kontrolle durchgeführt werden. Eine frühzeitige operative Therapie ist erforderlich bei Komplikationen, wie Abszeß, Blutung, Ileus, Gallenwegsobstruktion. Eine spätere operative Therapie wird erforderlich bei persistierenden Beschwerden unter konservativer Behandlung oder bei fehlender Rückbildung einer großen Pankreaspseudozyste.

17.5 Mesenterialhämatom

Ein Mesenterialhämatom kann sich als völlig echofreie Raumforderung darstellen, deren Differenzierung, z. B. von einer Pankreaspseudozyste, schwierig sein kann. Dies insbesondere, wenn deren spezifisches Kriterium, die räumliche Beziehung zu einem geschwollenen Pankreas, fehlt.

17.6 Darmwandhämatom

Die Darmwand erscheint verdickt, im Querschnitt als mehr ringförmige, im Längsschnitt als tubuläre, echoarme Raumforderung mit einem ausgezogenen, dünnen Zentralecho, welches dem Darmlumen entspricht (Abb. 17.9).

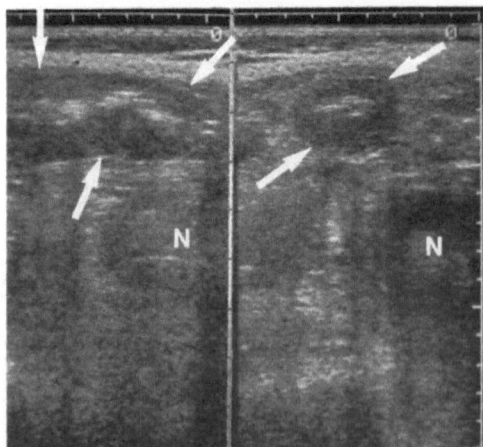
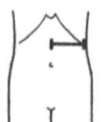

Abb. 17.9. (Erwachsener, m.) Darmwandhämatom. Proximale Dünndarmschlinge, zirkulär verdickte Darmwand mit homogener Echotextur (*Pfeile*). Die zentral kräftigeren Echos mit angedeutetem Schallschatten entsprechen der Luft im eingeengten Darmlumen. (*N* Niere)

17.7 Bauchwandhämatom

Man sieht in der Regel ein oberflächlich gelegenes, meist spindelförmiges, echoarmes Areal, das sich von dem hellgrauen Reflexmuster des umgebenden Muskelgewebes oder dem relativ hellen Echomuster des subkutanen Gewebes gut abhebt.

17.8 Niere

Alle beschriebenen Kriterien einer Organverletzung können vorliegen (s. 17.1). Eine Organvergrößerung findet sich bereits bei einer Nierenkontusion ohne Organzerreißung, wohl als Folge eines Ödems.

Eine Parenchymzerreißung oder schwere Quetschung zeigt sich als intraparenchymatöse echoarme bis echofreie Raumforderung (Abb. 17.10 und 17.11). Eine

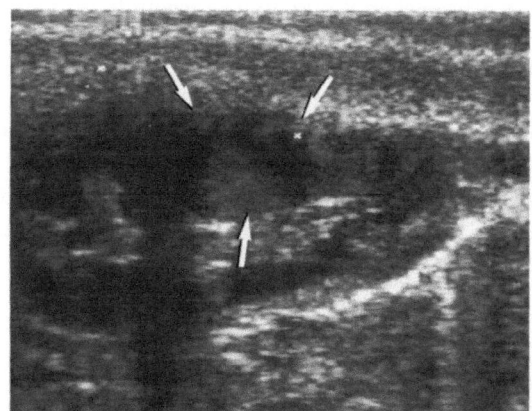

Abb. 17.10. (11 Jahre, w.) Frische Nierenkontusion. Im mittleren Nierendrittel dorsal Verbreiterung des Nierenparenchyms mit echoärmerer Binnentextur (*Pfeile*)

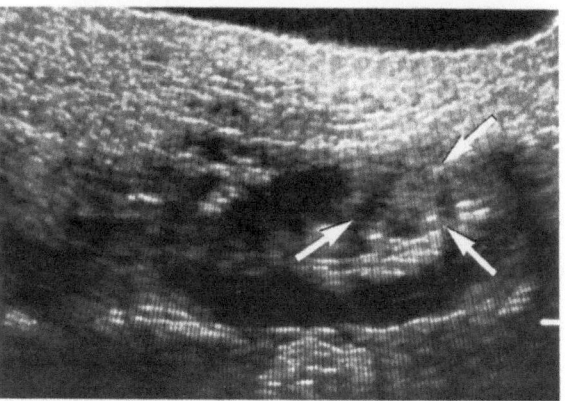

Abb. 17.11. (11 Jahre, w.) Nierenkontusion, 8 Tage posttraumatisch (gleicher Patient wie Abb. 16.10). Jetzt im mittleren Nierendrittel dorsal eine zirkumskripte Zunahme der Echogenität im vorbestehenden Kontusionsherd (*Pfeile*). Der Befund entspricht einem in Organisation befindlichen Hämatom

gleichzeitige Zerreißung der Nierenkapsel ist häufig mit einem größeren subkapsulären oder intraparenchymatösen Hämatom verbunden, bisweilen findet sich an der Rupturstelle ein pilzförmiges, die Nierenkontur überragendes Hämatom (SCHMOLLER und KUNIT 1979). Kleine Flüssigkeitsansammlungen perirenal stellen sich als oft nur 2–3 mm breite echoleere Zone dar, die exakt der äußeren Nierenkontur folgt. Eine relativ scharfe Zerreißung des Parenchyms zeigt sich bisweilen als lineare, gut reproduzierbare, echoarme Zone, die in der Regel auch bei fehlendem Hämatom aufgrund ihrer Lage von einem Rippenschatten zuverlässig abgegrenzt werden kann (KAY et al. 1980). Findet sich eine Mittelechoaufspaltung mit diffuser oder zirkumskripter Echovermehrung im Nierenbecken, so kann dies Hinweis auf eine Nierenkontusion mit Blutkoagula im Nierenbecken sein.

Ausgedehntere Blutungen in die ableitenden Harnwege können durch die Koagelbildung in der Harnblase zu einem akuten Harnverhalten führen. Sonographisch findet sich in der Harnblase eine lageverschiebliche Raumforderung meist hoher Echogenität. Im frischen Stadium kann sich ein horizontaler Urin-Blut-Spiegel ausbilden, nach der Koagelbildung finden sich meist polygonal begrenzte Strukturen (Abb. 17.12). Bei der Blasentamponade ist die gesamte Harnblase mit den echoreichen Blutkoagula ausgefüllt.

Gefäßstielverletzungen können in der Frühphase ohne sonographisch faßbare Veränderungen einhergehen, so z. B. nach isolierter Intimaeinrollung der A. renalis ohne begleitendes Hämatom. Konsekutiv kann sich ein Nierenödem entwickeln mit entsprechender Parenchymverdickung und damit verbundener Größenzunahme der Niere. Im weiteren Verlauf verursacht die Nekrobiose den sonographischen Befund einer homogenen, echoarmen Raumforderung ohne abgrenzbares Mittelecho. Die Niere sintert dabei in sich zusammen und wird rasch kleiner (Abb. 17.13).

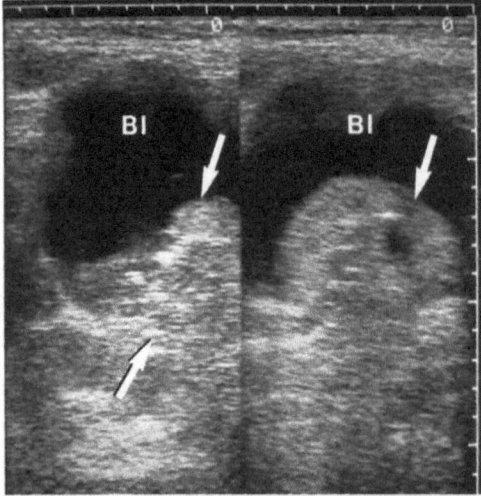

Abb. 17.12. (10 Jahre, w.) Großes intravesikales Blutkoagel. Der dorsalen Blasenwand aufsitzend zeigt sich eine polygonal begrenzte, relativ echoreiche Raumforderung, die den intravesikalen Blutkoagula entspricht. Die Koagula (*Pfeile*) sind bei Lageänderung verschieblich. (*Bl* Harnblase)

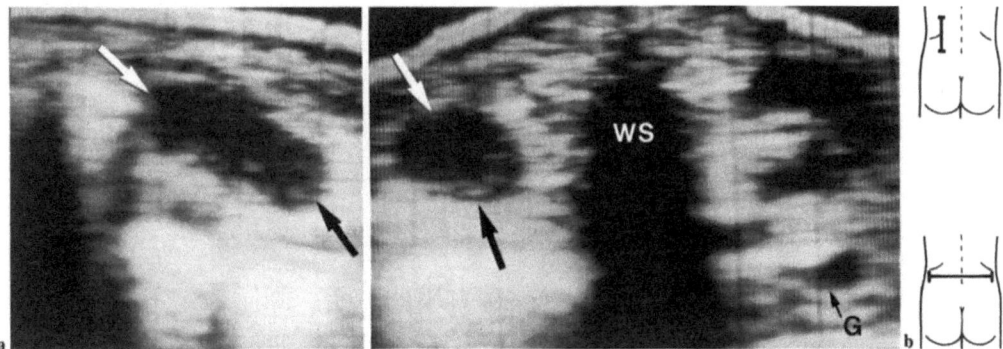

Abb. 17.13 a, b. (5 Jahre, w.) Nekrobiose der linken Niere. Unauffällige rechte Niere mit typischem Mittelechokomplex. 2 Monate nach einem schweren Abdominaltrauma stellt sich die linke Niere als echofreie, sackförmige Raumforderung ohne abgrenzbaren Mittelechokomplex dar (*Pfeile*). Operativ fand sich eine nekrotisch zerfallene kleine linke Niere. (*G* Gallenblase, *WS* Wirbelsäule)

Die Ausbreitung eines retroperitonealen Hämatoms läßt sich sonographisch gut darstellen. Entsprechendes gilt für ein Urinom, welches sich abhängig von der Lokalisation der Verletzung intraperitoneal (Blasenverletzung) oder retroperitoneal, insbesonders um die Niere, entwickeln kann (Abb. 17.14 und 17.15). Die sonographische Diagnostik retroperitonealer, außerhalb der Niere gelegener pathologischer Befunde ist dem Urogramm oder der Angiographie deutlich überlegen.

Bei der posttraumatischen Verlaufsuntersuchung kann zusätzlich zum initialen Befund ein perirenaler Abszeß, eine erneute Blutung mit Zunahme des Hämatoms oder ein Urinom auftreten. Oft ist das Trauma Anlaß zu einer Untersuchung, die eine präexistente Nierenerkrankung erstmals erkennen läßt. Differentialdiagnostisch muß daher bei einer posttraumatischen Untersuchung auch immer an eine Nierenerkrankung, wie Hydronephrose, Wilms-Tumor, Verschmelzungsniere oder Nierenektopie gedacht werden.

Wesentlich ist, daß Nieren mit vorbestehenden Erkrankungen oder dystope Nieren einer erhöhten Verletzungsgefahr beim stumpfen Bauchtrauma ausgesetzt sind und dann zu klinischen Symptomen führen. Bisweilen kann die Abgrenzung zwischen vorbestehender Erkrankung und Traumafolge Schwierigkeiten bereiten.

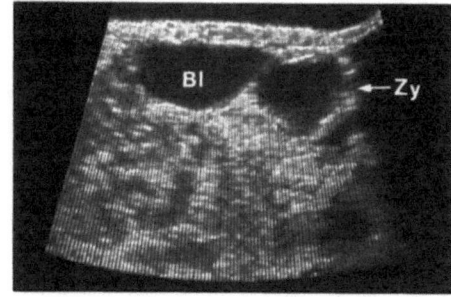

Abb. 17.14. (3 Jahre, m.) Perivesikales Hämatom. Links paravesikales Hämatom von 4 cm Durchmesser nach Ureterneoimplantation. Der Befund ist sonographisch von einem Urinom nicht unterscheidbar. Die zystische Raumforderung (*Zy*) zeigt in beiden Fällen eine dorsale Schallverstärkung. (*Bl* Harnblase)

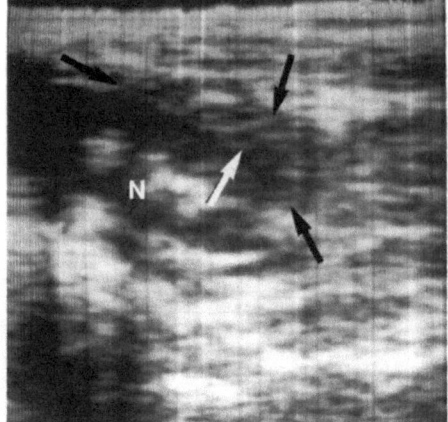
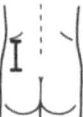

Abb. 17.15. (6 Jahre, w.) Perirenales Hämatom. Einem perirenalen Hämatom nach Nierenpunktion entsprechend, sitzt der linken Niere (*N*) im mittleren und kaudalen Drittel spangenförmig eine 1–1,5 cm breite Zone mit verminderter Echogenität auf. Das Hämatom (*Pfeile*) hebt sich vom umgebenden perirenalen Binde- und Fettgewebe deutlich ab

17.9 Hämoperitoneum

Ein Hämoperitoneum mit frischer Blutung stellt sich als echofreier Bezirk mit variabler, jedoch durch das parietale Peritoneum und die Organe scharf begrenzter Außenkontur dar. In-vitro-Untersuchungen (KAPLAN und SANDERS 1973) haben gezeigt, daß frisches ungeronnenes ebenso wie homogen geronnenes Blut keine Binnenechos zeigt. Bei Koagelbildung oder beginnender bindegewebiger Organisation treten dann an Intensität zunehmende Binnenechos auf. Bei einer stärkeren intraperitonealen Blutung kann eine Blutverteilung im gesamten Bauchraum vorliegen, während ein sich langsam entwickelndes Hämoperitoneum aufgrund von Gerinnung und topographischen Voraussetzungen oft bereits durch die Lokalisation der Blutung einen Hinweis auf die Blutungsquelle gibt. So weist z. B. freie Flüssigkeit im linken oberen Quadranten auf eine Verletzung der Milz oder der linken Niere hin, wobei von der Niere ausgehende Blutungen in der Regel retroperitoneal liegen.

Die Nachweiskriterien einer abdominellen Blutung sind entsprechend den Befunden bei Aszites (s. 10.5.6) von der Flüssigkeitsmenge abhängig. Eine freie Verteilung der Flüssigkeit vorausgesetzt, sind kleinere Mengen besonders gut perivesikal bei voller Harnblase in leicht aufrechter oder geneigter Körperhaltung sowie im Bereich der Gallenblase nachweisbar. Bei Säuglingen können bereits 10–20 ml perivesikal zuverlässig nachgewiesen werden (Abb. 17.16) (DINKEL et al. 1984). Bei Erwachsenen liegt die Nachweisgrenze bei ca. 100 ml. (HAUENSTEIN et al. 1982). Größere Flüssigkeitsmengen sind in der Flanke zwischen Bauchwand und Leber bzw. Bauchwand und Milz zu sehen. Im Blut frei flottierende Darmschlingen sind ein sonographisches Spätzeichen, welches zum Nachweis größerer Flüssigkeitsmengen bedarf. Die Sonographie sollte immer vor einer peritonealen Lavage durchgeführt werden, da zwischen eingebrachter Spülflüssigkeit und Blut im Peritonealraum sonographisch nicht unterschieden werden kann. Allenfalls erlaubt eine Hb-Bestimmung in der freien Flüssigkeit nach peritonealer Lavage eine Differenzierung.

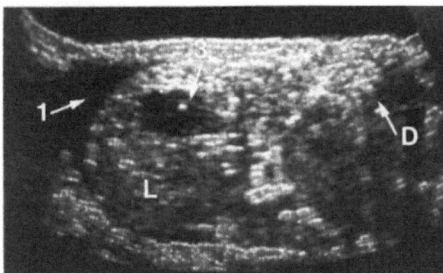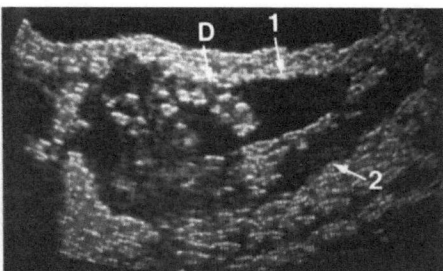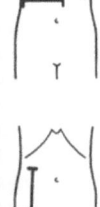

Abb. 17.16. (Frühgeborenes der 31. SSW, 1500 g, m.) Leberruptur mit freier intraperitonealer Flüssigkeit. Zustand nach komplizierter Entbindung aus Beckenendlage. Zerreißung des rechten Leberlappens bauchdeckennah. Freie Flüssigkeit mit flottierender Darmschlinge intraperitoneal. (*1* freies, intraperitoneales Blut, *D* frei flottierende Darmschlinge, *2* M. psoas

17.10 Stellenwert

Sonographie, Thorax- und Abdomennativaufnahme sind die Basis für die Diagnostik des stumpfen Bauchtraumas, von der eine weiterführende Diagnostik (i. v.-Urogramm, Computertomographie, evtl. Angiographie) abhängig gemacht werden kann (Abb. 19.12). Nur wenn der klinische Befund mit diesen Methoden nicht ausreichend geklärt werden kann, ist eine Lavage oder Probelaparotomie angezeigt. Probleme in der Primärdiagnostik polytraumatisierter Kinder ergeben sich insbesondere dann, wenn Frakturen (Rippenserienfrakturen, Oberschenkelfrakturen) eine für die sonographische Diagnostik der Milz oder Nieren notwendige Lagerung unmöglich machen.

Von großer Bedeutung sind Verlaufsuntersuchungen. Dabei tragen kurzfristige Untersuchungen zur therapeutischen Sicherheit bei der konservativen Behandlung des stumpfen Bauchtraumas bei, während langfristige Kontrollen Pankreaspseudozysten, zweizeitige Organrupturen oder Nierengefäßstielverletzungen aufdecken, die in der Primärdiagnostik entweder noch nicht nachweisbar waren oder sich erst später entwickeln.

Literatur

Bradley EL III, Clements LJ (1975) Spontaneous resolution of pancreatic pseudocysts. Implications for timing of operative intervention. Am J Surg 129:23–28

Dinkel E, Lehnart R, Tröger J, Peters H, Dittrich M (1984) Sonographic evidence of intraperitoneal fluid: An experimental study and its clinical implications. Pediatr. Radiol. 14:299–303

Dittrich M, Dinkel E, Peters H, Weitzel D (1981) Aussagekraft der sonographischen Diagnostik bei schweren Unfällen im Kindesalter. Z Kinderchir [Suppl] 33:60–62

Gwinn JL, Stanley P (eds) (1980) Diagnostic imaging in pediatric trauma. Springer, Berlin Heidelberg New York (Current diagnostic pediatrics)

Hauenstein KH, Wimmer B, Billmann P, Nöldge G, Zavisic D (1982): Rolle der Sonographie beim stumpfen Bauchtrauma. Radiologe 22:106–111

Hünig R (1972) Ultrasonic diagnosis of liver rupture. Langenbecks Arch Chir 331:227–238

Jaschke W, v. Kaick G (1978) Echographische Diagnostik des subkapsulären Milzhämatoms. ROEFO 129:435–437
Kaplan GN, Sanders RC (1973) B-scan ultrasound in the management of patients with occult abdominal hematomas. JCU 1:5–13
Kay CJ, Rosenfield AT, Armm M (1980) Gray-scale ultrasonography in the evaluation of renal trauma. Radiology 134:461–466
Kristensen JK, Buemann B, Kühl E (1971) Ultrasonic scanning in the diagnosis of splenic hematomas. Acta Chir Scand 137:653–657
Laing FC, Gooding GAW, Brown T, Leopold GR (1979) Atypical pseudocysts of the pancreas: An ultrasonographic evaluation. JCU 7:27–33
Leopold GR (1972) Pancreatic echography: A new dimension in the diagnosis of pseudocyst. Radiology 104:365–369
Propper RA, Weinstein BJ, Skolnick ML et al. (1979) Ultrasonography of hemorrhagic splenic cysts. JCU 7:18–20
Sarti DA (1977) Rapid development and spontaneous regression of pancreatic pseudocysts documented by ultrasound. Radiology 125:789–793
Schmoller H, Kunit G (1979) Ultraschallbefunde beim stumpfen Nierentrauma. ROEFO 131:36–40
Slovis TL, Von Berg VJ, Mikelic V (1980) Sonography in the diagnosis and management of pancreatic pseudocysts and effusions in childhood. Radiology 135:153–155
Weitzel D, Weiss H, Tröger J, Hofmann S, Schulz R (1980) Besonderheiten der posttraumatischen Pankreaspseudozyste im Kindesalter. Monatsschr Kinderheilkd 128:339–340
Wicks JD, Silver TM, Bree RL (1978) Gray scale features of hematomas: An ultrasonic spectrum. AJR 131:977–980

18 Tumordiagnostik

18.1 Einleitung

Die zentrale Stellung der Sonographie in der Diagnostik von raumfordernden Prozessen ist begründet durch

- exakte Darstellung der topographischen Anatomie,
- Bestimmung von Größe und Ausdehnung der Raumforderung,
- Weichteildifferenzierung der Raumforderung,
- Erkennung sekundärer Organveränderungen.

18.2 Weichteildifferenzierung

Zystische Raumforderungen (Abb. 18.1). Eine Flüssigkeitsansammlung ist sonographisch durch das Fehlen von Binnenreflexen und durch die verminderte Schallschwächung gekennzeichnet (s. 1.5). Das Fehlen von Binnenreflexen wird sonographisch durch die Erhöhung der Schallverstärkung überprüft. Eine verminderte Schallschwächung liegt vor,

- wenn der schallquellenferne Abschnitt einer Raumforderung bereits bei geringer Anhebung des Tiefenausgleichs gut zur Darstellung kommt,

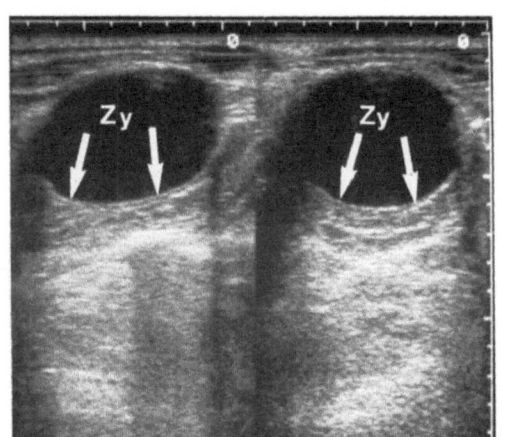

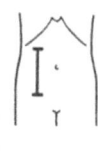

Abb. 18.1. (14 Jahre, m.) Posttraumatische Lymphozele (*Zy*) im linken Retroperitoneum. Glatt konturierte, reflexfreie Raumforderung mit dorsaler Schallverstärkung (*Pfeile*)

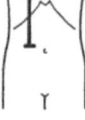

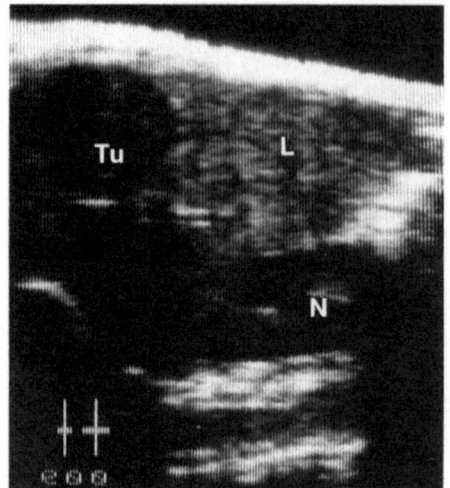

Abb. 18.2. (4 Jahre, m.) Adenom im kranialen rechten Leberlappen. Die Raumforderung (*Tu*) weist eine dorsale Schallschwächung auf und unterscheidet sich in ihrer Echotextur deutlich vom gesunden Lebergewebe (*L*). (*N* Niere)

– wenn bei gewebetypischer Einstellung von Verstärkung und Tiefenausgleich der applikatorferne Abschnitt der Raumforderung deutlich reflexintensiver erscheint als die applikatornahen Abschnitte (dorsale Schallverstärkung).

Zur optimalen Apparateeinstellung empfiehlt es sich, die Leber und die gefüllte Harn- oder Gallenblase als Referenzorgane zu verwenden.

Solide Raumforderung (Abb. 18.2). Solide Raumforderungen unterscheiden sich bezüglich Echotextur und Echogenität meist von normalen Organen. Der im Vergleich zu Flüssigkeit in Gewebe höhere Schallwellenwiderstand sowie die durch Beugung und Reflexionen entstehenden Energieverluste der Schallwellen verursachen bei soliden Raumforderungen obligat eine Schallschwächung. Dies führt dazu, daß die applikatorfernen Anteile einer soliden Raumforderung bei nur geringer Anhebung des Tiefenausgleichs schwächer dargestellt werden als die applikatornahen.

Probleme und Grenzen der Weichteildifferenzierung (Abb. 18.3). Eine schematische Kategorisierung in zystische und solide Raumforderungen wird der Realität nur unzureichend gerecht. Diese duale Einteilung bedarf der Ergänzung durch eine dritte Gruppe, bei der eine eindeutige Zuordnung nicht möglich ist. Dies kann durch physikalische, apparative und pathologisch-anatomische Faktoren bedingt sein. Die Kenntnis dieser die Aussage limitierenden Faktoren ist wichtig, weil sie während der Untersuchung erkannt und berücksichtigt werden müssen.

Physikalische Grenzen. Die Schwächung des Schalls durch eine Raumforderung läßt sich nur überprüfen, wenn diese einen Durchmesser von mehr als 2 cm hat. Dies ist jedoch keine absolute Größe, weil sie von der Lokalisation und dem umgebenden Gewebe der jeweiligen Raumforderung abhängt (Abb. 18.4). So kann bereits ein 5 mm großer Wandpolyp der Gallenblase in der Galleflüssigkeit ohne Schwierigkeit als solider Tumor identifiziert werden. Im Gegensatz dazu ist selbst

Weichteildifferenzierung

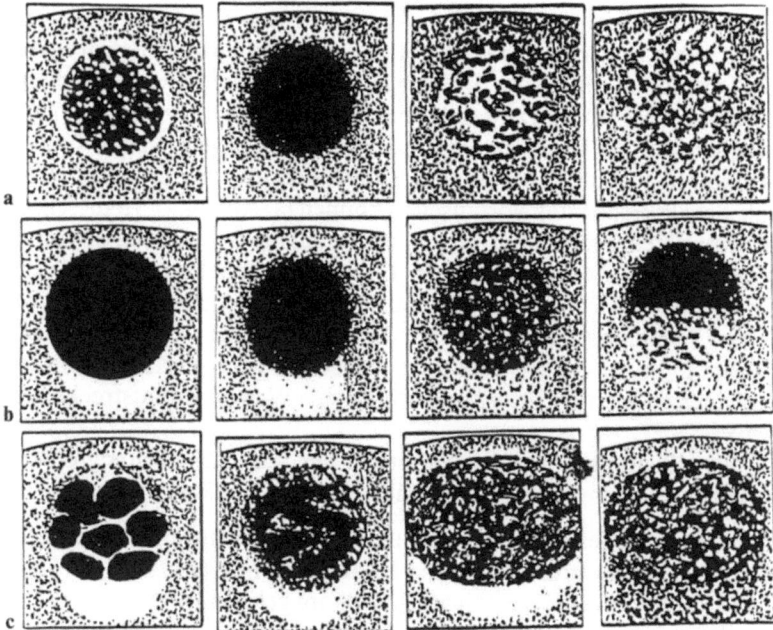

Abb. 18.3 a–c. Strukturelle Differenzierung abdomineller Raumforderungen. **a** (Von links nach rechts) Solider Tumor mit Kapsel, reflexarmer solider Tumor, reflexreicher solider Tumor, solider Tumor mit gleichem Schallverhalten wie Umgebung. **b** Zystischer Tumor mit Kapsel, zystischer Tumor ohne Kapsel, zystischer Tumor mit Binnenstrukturen, zystischer Tumor mit sedimentierten Binnenstrukturen. **c** Multiple zystische Raumforderungen, solide Raumforderung mit zystischen Anteilen, Raumforderung mit multiplen kleinen Zysten, Raumforderung mit multiplen soliden Tumoren

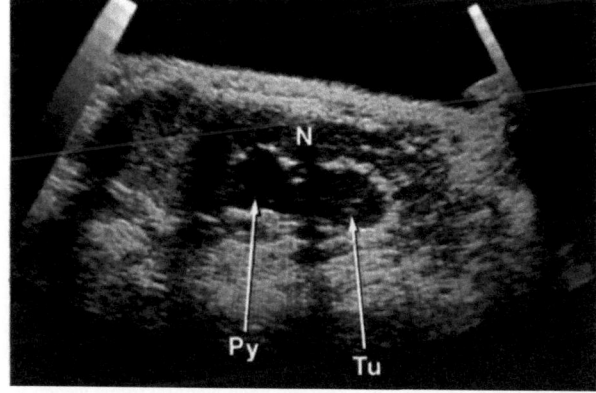
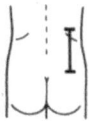

Abb. 18.4. (2 Jahre, m.) Bilateraler Wilms-Tumor. Aufgrund seiner Echotextur kann der 1 cm große Tumor (*Tu*) eindeutig von dem Nierenparenchym (*N*) und dem aufgestauten Pyelon (*Py*) differenziert werden

ein mehrere Zentimeter großer Tumor, der vor Luft oder Knochen gelegen ist, nicht sicher beurteilbar, da die Totalreflexion an diesen Medien eine Überprüfung der Schallschwächung der davorliegenden Raumforderung verhindert. Einige Beispiele hierfür sind thoraxwandnahe Tumoren, deren Konsistenz nicht zuverlässig beurteilt werden kann, da die hinter dem Tumor gelegenen lufthaltigen Lungenstrukturen auch bei einer soliden Raumforderung die für eine Zyste typische dorsale Schallverstärkung vortäuschen können (s. Abb. 4.4). In diesem Fall muß sich die Konsistenzbeurteilung ausschließlich auf die Beurteilung der Binnenreflexe beschränken. Da die Schallwellen im Gewebe mit zunehmender Tiefe exponentiell an Energie abnehmen, gelingt die Beurteilung der Schallschwächung bei schallkopffernen Tumoren besser als bei schallkopfnahen. Bei schallkopfnahen Raumforderungen sollte man daher versuchen, den Schallweg zu verlängern, indem der Tumor aus einer anderen Richtung oder durch eine Wasservorlaufstrecke hindurch erfaßt wird.

Bisweilen kann also das Kriterium der Schallschwächung einer Raumforderung schwer oder gar nicht überprüfbar sein, dann nämlich, wenn

- die Raumforderung zu klein ist, um den Schallstrahl erkennbar zu schwächen,
- dorsal der Raumforderung eine Totalreflexion vorliegt,
- die Raumforderung zu nah am Schallkopf gelegen ist.

Apparative Grenzen. Die Verstärkung von reflektierten Ultraschallwellen ist durch das Phänomen des Verstärkerrauschens technisch begrenzt (s. 1.5). Bei zu hoher Verstärkung, dies gilt besonders für die aus größeren Tiefen zurückkehrenden energieärmeren Gewebeechos, wird der Abstand zwischen den verstärkerbedingten Rauschechos und schwächsten Gewebeechos zu klein, um diese voneinander abgrenzen zu können. Selbst in wasserklarer Flüssigkeit können dann die Rauschechos eine feine homogene Echotextur niedriger Echogenität erzeugen. Daher können auch Zysten in größerer Tiefe einen sehr gleichmäßig aufgebauten Tumor vortäuschen (THURBER et al. 1979).

Umgekehrt kann auch ein solider Tumor mit feiner Echotextur und geringer Echogenität bei Verwendung niederer Schallfrequenzen als zystische, damit echofreie Raumforderung imponieren. Die Verwendung hochfrequenter Schallköpfe,

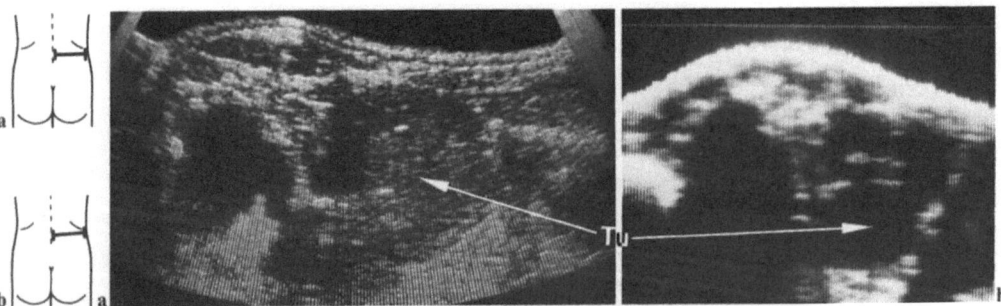

Abb. 18.5 a, b. (3 Jahre, w.) Zustand nach Nephrektomie wegen Wilmstumor links, Zweittumor an der Ventralseite der Nierenmitte rechts. Die dichte Echotextur geringer Echogenität läßt sich mit dem in b benutzten Gerät nicht darstellen. Die Schallschwächung ist aufgrund der Kleinheit des Prozesses nicht prüfbar (*Tu* Tumor)

die ein höheres Auflösungsvermögen und eine stärkere frequenzbedingte Schallschwächung zeigen, verbessern die Konsistenzbeurteilung (Abb. 18.5).

Eine Wasservorlaufstrecke kann durch Luftbläschen im Wasser oder durch Wasserverunreinigung Artefakte im Untersuchungsgebiet erzeugen, die aufgrund ihrer Bewegung als Fischechos bezeichnet werden. Auch die Folie des Wasservorlaufs kann Wiederholungsartefakte hervorrufen, insbesondere wenn die Wasservorlaufstrecke kürzer als die Untersuchungstiefe ist.

Pathologisch-anatomische Grenzen. Biologische Flüssigkeiten, wie Harn, Transsudat, Exsudat, Blut, Eiter, bilden sich sonographisch nicht immer zystisch, d. h. reflexfrei mit verminderter Schallschwächung ab. So kann ein frisches Hämatom nahezu reflexfrei imponieren, während es im Zuge der bindegewebigen Organisation zunehmend reflexreicher wird (WICKS et al. 1978). In Abszessen treten je nach der Menge des Zelldetritus keine oder zahlreiche Binnenechos auf. Gelegentlich ist bei längerer Untersuchungsdauer die Sedimentation des Zelldetritus an einer horizontalen Spiegelbildung der Reflexe im Abszeß zu erkennen (Abb. 18.6). Mit zunehmender Viskosität einer Flüssigkeit nimmt auch die Schallschwächung zu, so daß sie im Extremfall der von Gewebe entspricht (FILLY 1980). So wird verständlich, daß die ausschließliche sonographische Differenzierung zwischen einem soliden Tumor und einem Abszeß bisweilen unmöglich sein kann (Abb. 18.7 und 18.8).

Solide Tumoren, v. a. schnellwachsende Malignome, können so homogen aufgebaut sein, daß sie nicht nur reflexfrei in Erscheinung treten, sondern überdies eine dorsale Schallverstärkung aufweisen (LUTZ und MEUDT 1981). Sieht man davon ab, daß manche Tumoren allein aufgrund einer veränderten Organkontur oder Organbinnenstruktur erkennbar sind, so hängt der Tumornachweis wesentlich davon ab, wie markant sich der gewebliche Aufbau der Raumforderung vom umgebenden Gewebe unterscheidet. So können z. B. Lipome im Abdomen schwer identifizierbar sein, da der für Fettgewebe charakteristische Echoreichtum dem Reflexmuster ähnlich ist, das durch Darmschlingen und retroperitoneales Fettgewebe hervorgerufen wird (Abb. 18.9) (BEHAN und KAZAM 1978). Zusätzliche Probleme können entstehen, wenn im Tumor eine Nekrose oder Einblutung vorliegt. In einem solchen Fall spricht allenfalls eine unregelmäßige oder fehlende Wandkontur gegen eine primäre Zyste (Abb. 18.10). Besonders problematisch ist die Beurteilung polymorpher Raumforderungen. So kann es außerordentlich schwierig sein, einen Nierentumor mit multiplen Nekrosen von einer Zystenniere vom adulten Typ zu unterscheiden (Abb. 11.59). Infolge der nicht mehr standardisierbaren Einstellung von Verstärkung und Tiefenausgleich kann das zwischen den flüssigkeitsgefüllten Raumforderungen gelegene normale Nierengewebe reflexreich als Tumorgewebe imponieren. Ebenso können z. B. multiple Angiolipome der Niere (LEE et al. 1978) die Abgrenzbarkeit der Niere vom umgebenden Fettgewebe erheblich erschweren (s. Abb. 11.68).

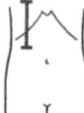
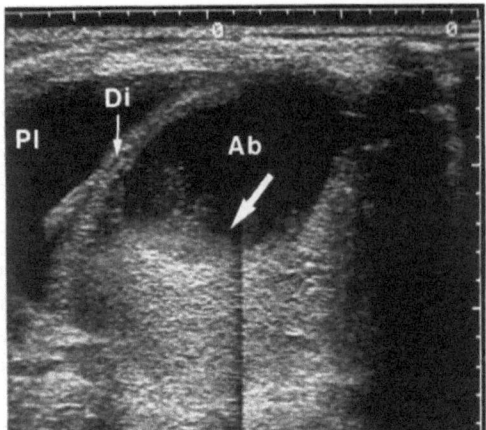

Abb. 18.6. (15 Jahre, w.) Leberabszeß (*Ab*) mit sekundärem Pleuraerguß (*Pl*). Sedimentierung des Zelldetritus (*Pfeil*). (*Di* Zwerchfell)

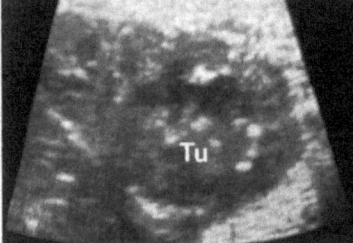
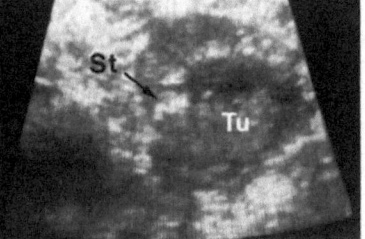
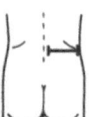

Abb. 18.7. (5 Jahre, w.) Wilms-Tumor (*Tu*) der rechten Niere. Der sonographische Befund war hier mit der klinischen Verdachtsdiagnose eines Nierenabszesses vereinbar. (*St* Verkalkung)

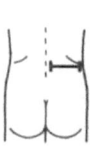
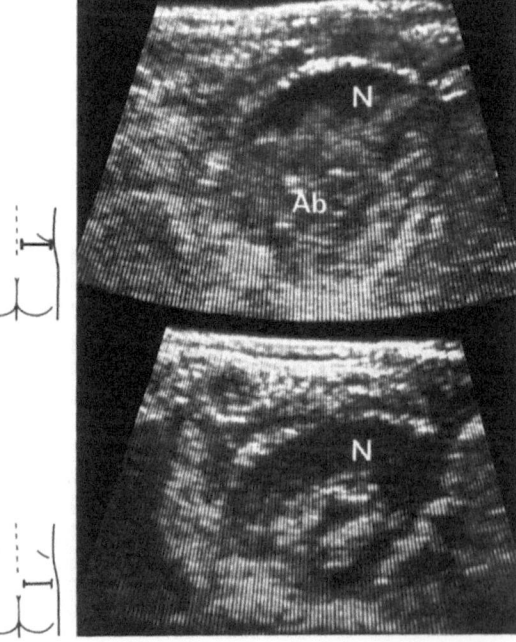
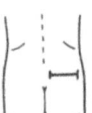

Abb. 18.8. (10 Jahre, m.) Abszeß (*Ab*) in der rechten Niere (*N*). Der sonographische Befund kann nicht von einem malignen Tumor differenziert werden

Weichteildifferenzierung

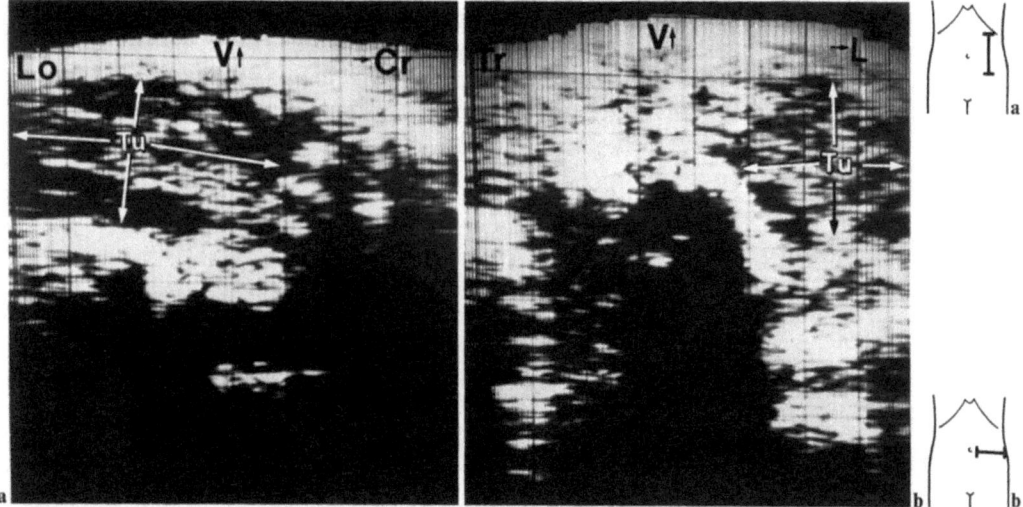

Abb. 18.9 a, b. (7 Jahre, m.) Abdominelles Lipom. Der Tumor (*Tu*) ähnelt in seinem Reflexmuster der Umgebung

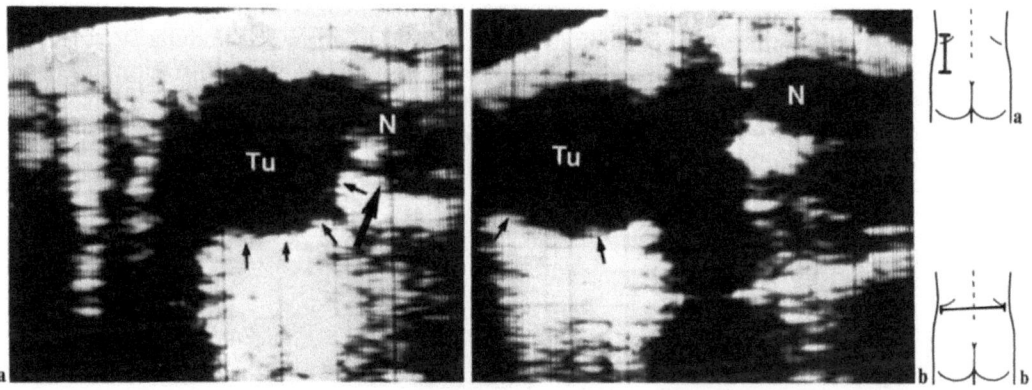

Abb. 18.10 a, b. (3 Jahre, w.) Neuroblastom der Nebenniere. Der Tumor (*Tu*) imponiert als Zyste, allerdings mit unregelmäßiger Wandkontur (*kleine Pfeile*). Typische Achsenkippung der Niere. (*N, dicker Pfeil*)

Feinnadelpunktion. Selbst unter Berücksichtigung aller Kriterien der Weichteildifferenzierung kann mitunter sonographisch keine sichere Diagnose gestellt werden. Bringen auch weitere nichtinvasive Verfahren keine Klärung, so empfiehlt sich eine sonographisch gezielte Feinnadelpunktion zur Sicherung der Diagnose (OTTO und DEYHLE 1980). Nach heutigem Wissensstand besteht bei diesem Eingriff keine Gefahr einer Tumorverschleppung durch den Punktionskanal. Die Punktion soll bei Atemstillstand erfolgen, um eine bewegungsbedingte Organverletzung während des Punktionsvorgangs auszuschließen. Die zytologische, biochemische und bakteriologische Analyse des Punktats ermöglicht eine sichere Aussage über Dignität und Art des Prozesses. Da in der pädiatrischen Onkologie die Therapiekonzepte nicht auf zytologischen, sondern auf histologischen Diagnosen basieren, ist die Feinnadelpunktion in der Pädiatrie nach unserer Auffassung vornehmlich dann indiziert, wenn zwischen Abszeß und Tumor differenziert werden soll. Bei einem Abszeß bietet sich zusätzlich die Möglichkeit der ultraschallgezielten perkutanen Drainage an.

18.3 Topographische Anatomie

Aus zwei Gründen ist in der Tumordiagnostik neben der Weichteildifferenzierung die exakte Beurteilung der abdominellen Anatomie entscheidend:

1. Die Organzuordnung einer Raumforderung erfolgt durch die Darstellung der topographischen Zusammenhänge.
2. Das therapeutische Vorgehen hängt wesentlich von der Ausdehnung des Prozesses und seiner Beziehung zu benachbarten Organen ab.

Organzuordnung. Eindeutig ist die Organzuordnung einer Raumforderung, wenn sie intraparenchymatös gelegen ist (Abb. 18.11). Eine Zuordnung ist auch möglich, wenn der Tumor per continuitatem mit einem Organ in Verbindung steht (Abb. 18.12); jedoch muß in diesem Fall auch eine sekundäre Organinfiltration in Erwägung gezogen werden. Von begrenzter Aussagekraft hinsichtlich der Organzuordnung ist die Lokalisation der Raumforderung.

Eine weitere Einengung der Differentialdiagnose erfolgt durch den Nachweis sich normal darstellender Organsysteme. Gelegentlich gelingt es auch trotz subtiler Untersuchungstechnik nicht, die Raumforderung eindeutig einem Organ zuzuord-

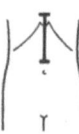
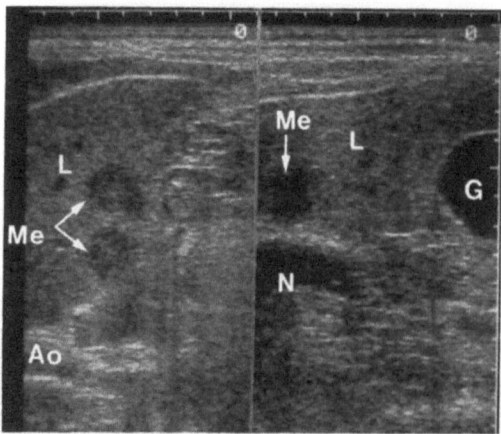
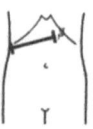

Abb. 18.11. (15 Jahre, m.) Lebermetastasen. Die Raumforderungen sind eindeutig intraparenchymatös gelegen. (*Ao* Aorta, *G* Gallenblase, *L* Leber, *Me* Metastase, *N* Niere)

Topographische Anatomie

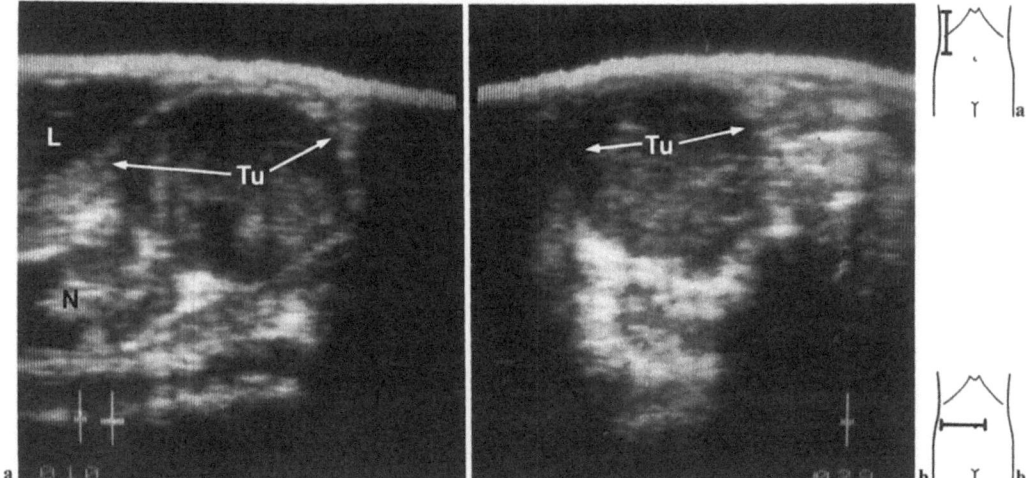

Abb. 18.12 a, b. (5 Jahre, w.) Rechtsseitiger Wilms-Tumor. Der Tumor (*Tu*) steht mit dem unteren Nierenpol in Verbindung (*Pfeil*). (*L* Leber, *N* Niere, *WS* Wirbelsäule)

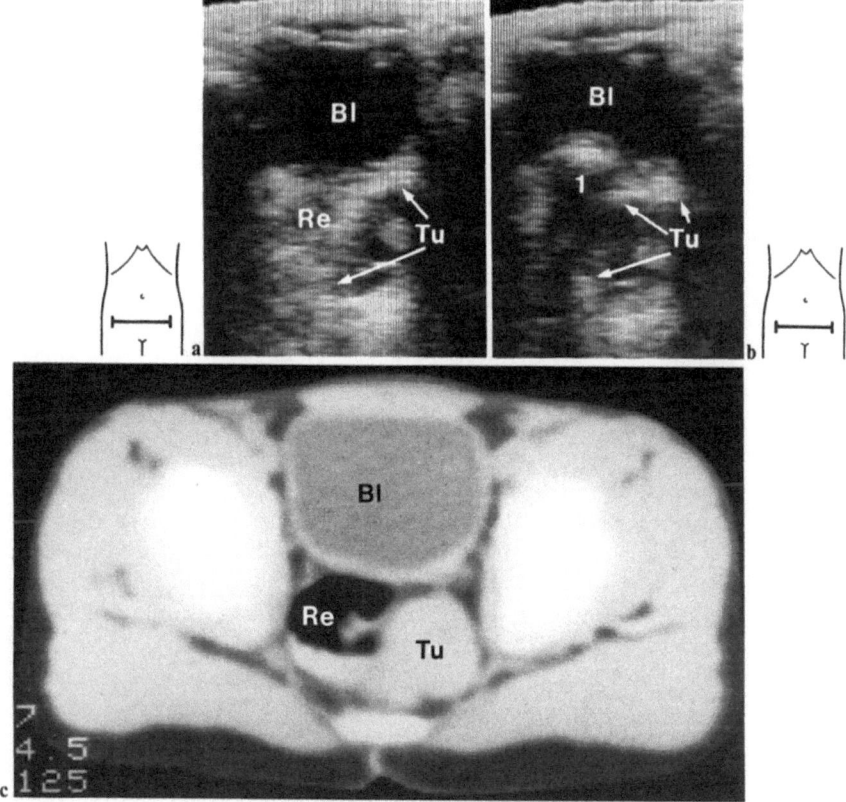

Abb. 18.13 a–c. (7 Jahre, m.) Steißbeinteratom. Vor (**a**) und während (**b**) rektaler Untersuchung. Durch die rektale Untersuchung kann der Tumor (*Tu*) zweifelsfrei vom Rektum (*Re*) abgegrenzt werden (*1* Finger im Rektum, *Bl* Harnblase). Computertomogramm

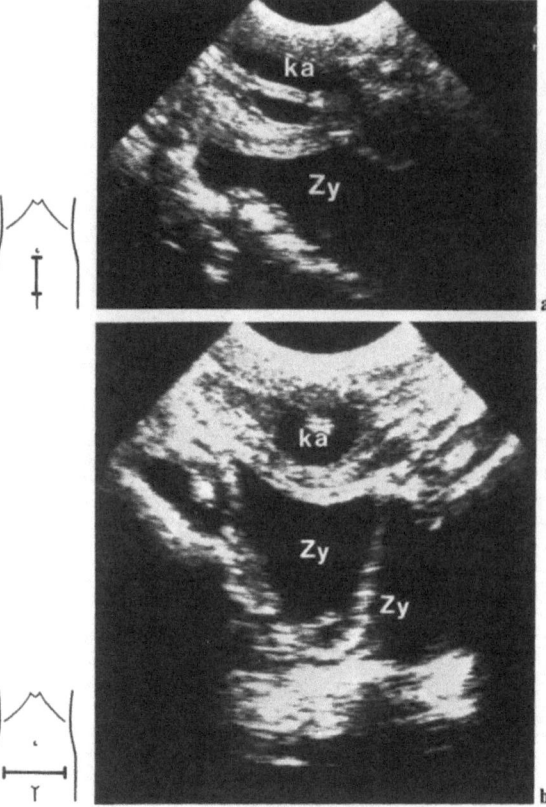

Abb. 18.14 a, b. (7 Wochen, w.) Akutes Harnverhalten. Nach Katheterisierung und Blasenentleerung stellt sich dorsal der Harnblase eine mehrkammerige zystische Raumforderung (*Zy*) dar. Als Orientierungshilfe dient der aufgefüllte Ballonkatheter (*ka*) in der Harnblase. Bei der Operation wurde die Diagnose einer Dermoidzyste gesichert. Längs- (**a**) und Querschnitt (**b**) durch den Unterbauch

nen. In diesen Fällen kann es nützlich sein, sich zusätzliche topographische Orientierungspunkte zu setzen. Hier wäre die Füllung der Hohlorgane wie Magen und Harnblase oder die rektale Palpation (Abb. 18.13) zu nennen. Das Einlegen eines Ballonkatheters in die Harnblase (Abb. 18.14) oder ins Rektum erleichtert mitunter die Abgrenzung pathologischer Prozesse im kleinen Becken erheblich.

Topographie der Gefäße. In der Mittellinie läßt sich im Längsschnitt die Aorta vor der Wirbelsäule darstellen. Sie kann je nach Luftgehalt des Darms vom Diaphragma bis zur Aufzweigung in die Iliakalgefäße verfolgt werden. Im Unterschied zur V. cava inferior verläuft sie leicht konvexbogig und zeigt die typischen harten arteriellen Pulsationen. Im Querschnitt ist sie kreisförmig und liegt links ventral der Wirbelsäule. Aufgrund der Strömungsphänomene zeigt das Lumen der Aorta gewöhnlich eine homogene Echotextur niedriger Echogenität. Der Truncus coeliacus geht fast rechtwinklig von der Aorta ab und läßt sich oft zusammen mit seinen Gefäßaufzweigungen darstellen (Abb. 18.15 a).

Kaudal hiervon entspringt die A. mesenterica superior (Abb. 18.15 a) in einem Winkel von 10–20° aus der Aorta. Die linke Nierenarterie entspringt ventrolateral aus der Aorta und zieht dorsal der V. lienalis zur linken Niere. Die A. renalis dextra zieht hinter der V. cava inferior zur rechten Niere. In der Regel kann bei größeren

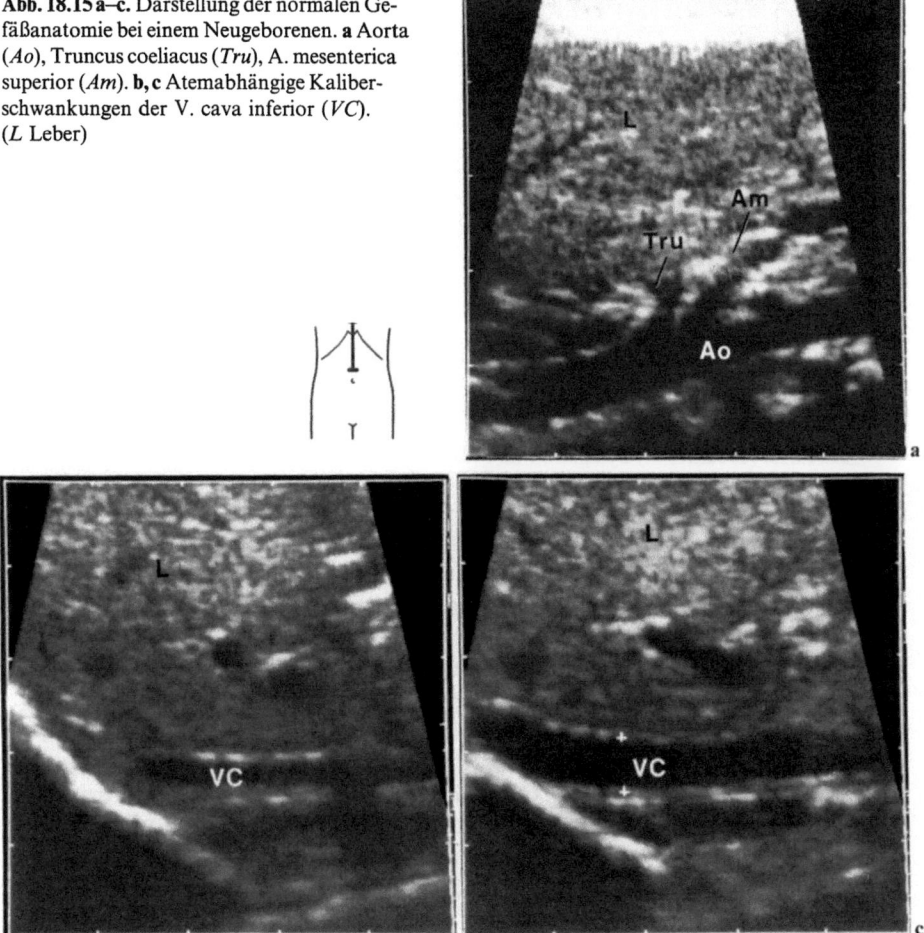

Abb. 18.15 a–c. Darstellung der normalen Gefäßanatomie bei einem Neugeborenen. **a** Aorta (*Ao*), Truncus coeliacus (*Tru*), A. mesenterica superior (*Am*). **b, c** Atemabhängige Kaliberschwankungen der V. cava inferior (*VC*). (*L* Leber)

Kindern zumindest die rechte Nierenarterie, bei günstigen Untersuchungsbedingungen auch die linke dargestellt werden.

Die V. cava inferior liegt rechts paraaortal. Sie läßt sich nach kranial bis in den rechten Vorhof, nach kaudal bis zum Zusammenfluß der Vv. iliacae verfolgen. Sie erscheint als völlig echofreies, im Querschnitt mehr queroval konfiguriertes Gefäß. Im Gegensatz zur Aorta weist sie weichere pulssynchrone Pulsationen auf, denen atemabhängige Kaliberschwankungen superponiert sind (Abb. 18.15b).

In ihrem kranialen Anteil verläuft die V. cava weitgehend innerhalb des Leberparenchyms. Im kranialen Leberquerschnitt läßt sich die sternförmige Einmündung der Lebervenen darstellen. Bei leicht schräger Schnittführung gelingt es, die V. renalis dextra abzubilden. Die linke Nierenvene verläuft dorsal der V. lienalis und der A. mesenterica superior und ventral der Aorta zur linken Niere. Sie ist nur bei günstigen Untersuchungsbedingungen darstellbar.

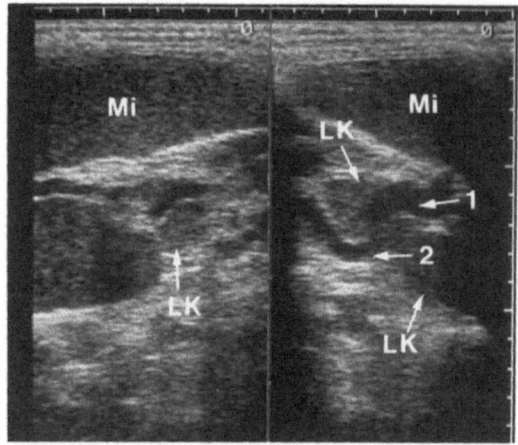
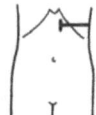

Abb. 18.16. (16 Jahre, w.) Lymphome im Milzhilus bei M. Hodgkin. *Links* Längsschnitt, *rechts* Querschnitt. (*1* V. lienalis, *2* A. lienalis, *LK* Lymphknoten, *Mi* Milz)

Die V. portae entsteht aus dem Zusammenfluß der V. mesenterica superior, die etwa parallel zur V. cava inferior nach kranial zieht, und der V. lienalis (Abb. 18.16), die von der Milz kommend dorsal des Pankreas verläuft und im rechten Winkel mündet. Diese Gefäße lassen sich bei größeren Kindern meist darstellen, ebenso die Aufzweigung der Pfortader in den linken und rechten Pfortaderast.

Die Kenntnis der Gefäßtopographie ist für die Tumordiagnostik von großer praktischer Bedeutung. Eine große Raumforderung im rechten Nierenlager kann zweifelsfrei der Niere zugeordnet werden, wenn die Nierengefäße den Tumor versorgen. Vergrößerte paraaortale Lymphknoten sind am besten an den Gefäßabgängen zu erkennen (Abb. 18.17). Im Unterschied zu intraperitonealen Tumoren führen retroperitoneale Raumforderungen häufig zu einer Verlagerung oder Kompression der großen Gefäße.

Die topographische Beziehung eines Lebertumors zum Leberhilus und den Lebervenen ist für die Beurteilung der Operabilität wesentlich.

Tumorbedingte, sekundäre Veränderungen der abdominellen Anatomie. Retroperitoneale Raumforderungen verlagern in der Regel die Niere (Abb. 18.18), während intraperitoneale Tumoren gewöhnlich keine Änderung der Nierentopographie be-

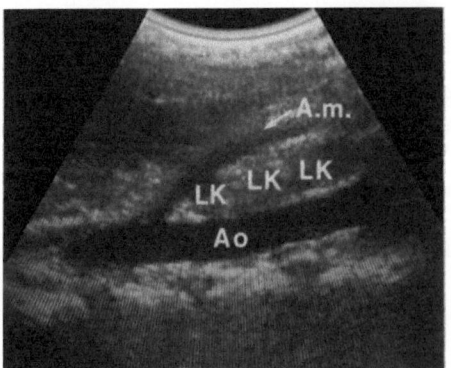
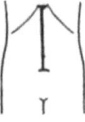

Abb. 18.17. 10 Jahre alter Junge mit Rezidiv eines Neuroblastoms und Lymphknotenmetastasen paraaortal. Aufweitung des Abgangswinkels der Arteria mesenterica superior durch Lymphknotenmetastasen (*LK*). (*A. m.* Arteria mesenterica superior, *Ao* Aorta)

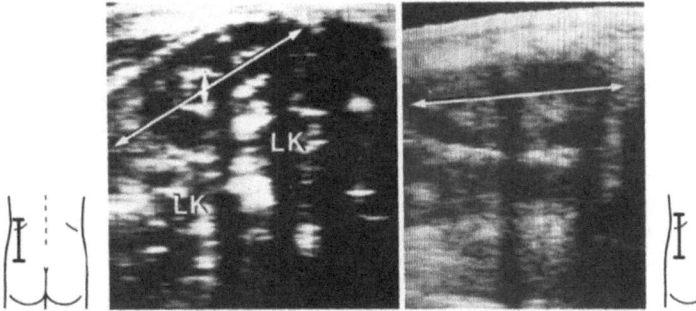

Abb. 18.18 a, b. (13 Jahre, w.) Non-Hodgkin-Lymphom. **a** Die Lymphknotenvergrößerungen (*LK*) haben zu einer Harntransportstörung (*kleiner Pfeil*) und Kippung der Nierenachse (*großer Pfeil*) geführt. **b** Normalisierung der Nierenlage nach Rückbildung der Lymphome. Gleiche Patientin wie Abb. 18.26 (Rechte Bildseite kranial)

wirken. So ist bei Kippung der kraniokaudalen Nierenachse sowohl an eine Raumforderung der Nebenniere als auch an einen Prozeß am oberen Nierenpol zu denken. Retroperitoneale Tumoren können die Niere von der Wirbelsäule abdrängen oder aber die gesamte Niere nach kaudal, seltener nach kranial verlagern. Sekundäre Harntransportstörungen hingegen kommen sowohl bei intra- als auch bei retroperitonealen Tumoren vor. Bei intraperitonealen Raumforderungen sind sie mehr von der Masse des Tumors abhängig. Auch die Leber wird nahezu ausschließlich von retroperitonealen Raumforderungen, wie rechtsseitigem Nebennierentumor, Ganglioneurom, Nierentumor oder Lymphom, verlagert. Die Frage, ob ein Tumor die Leber verdrängt oder aber von der Leber ausgeht, ist nicht immer zu beantworten. Wenn die Leber bei der Inspiration über die Raumforderung gleitet, dann ist diese mit Sicherheit extrahepatisch. Häufig jedoch verschieben sich Le-

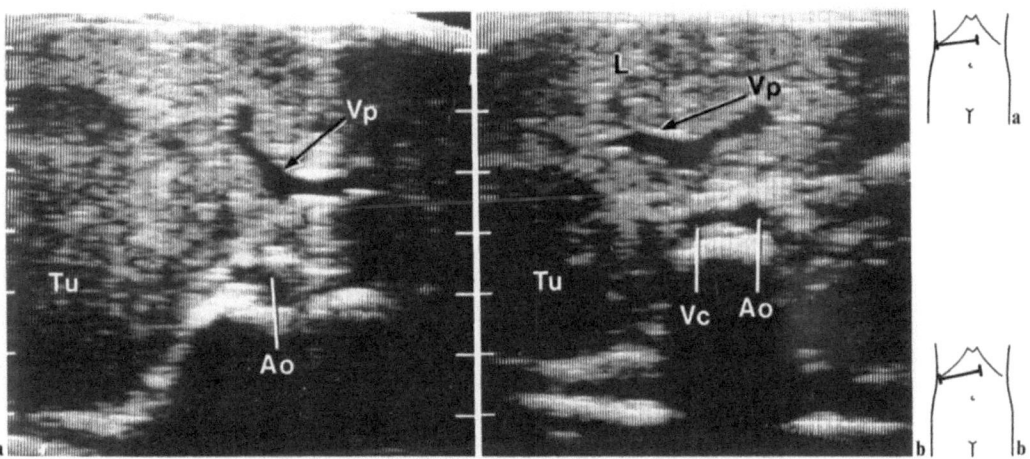

Abb. 18.19 a, b. (8 Jahre, m.) Rechtsseitiger Wilms-Tumor (*Tu*) vor **a** und nach **b** präoperativer Therapie. Reduktion des Tumorvolumens auf 30% des Ausgangsvolumens, Rekanalisation der zuvor verschlossenen V. cava inferior (*Vc*), Rückgang der Leberverlagerung erkennbar am Verlauf der Pfortaderäste (*Vp*). (*Ao* Aorta, *L* Leber)

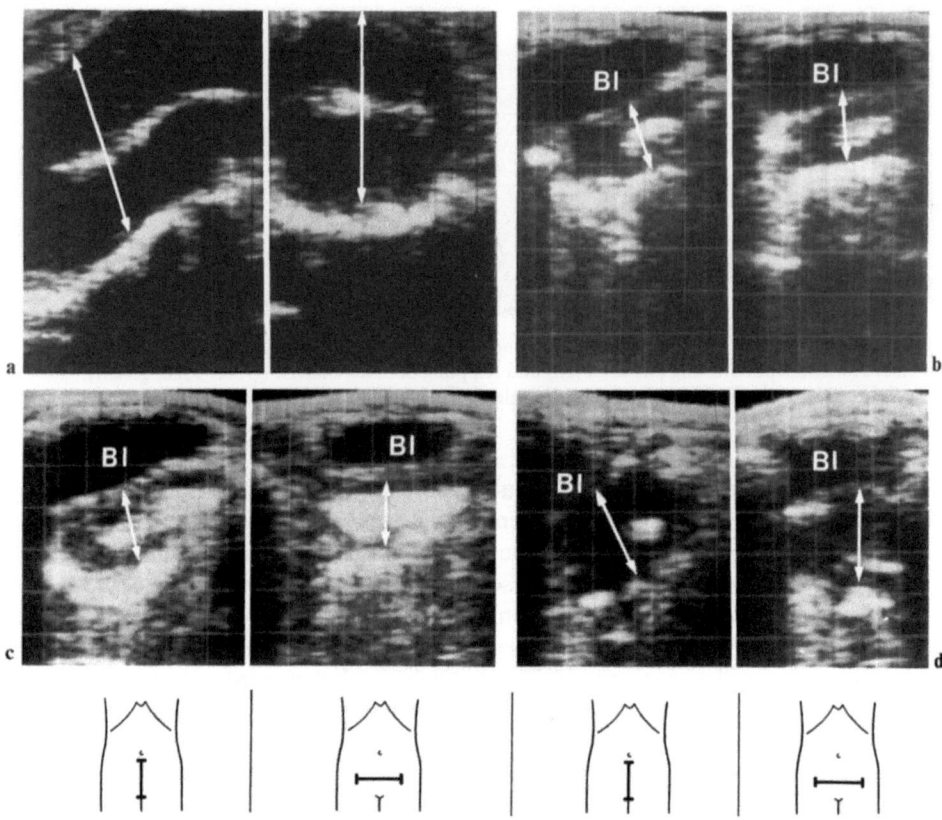

Abb. 18.20 a–d. (10 Jahre, m.) Infiltration des Rektums bei Non-Hodgkin-Lymphom. **a** Kompression der Harnblase (*Bl*), **b** Rückbildung nach 16 tägiger Therapie, **c** erneute Progression nach 24 tägiger und **d** nach 42 tägiger Behandlung (Längs- und Querschnitte) Der Pfeil entspricht dem ap Durchmesser des Rektums

ber und eine große Raumforderung während der Einatmung en bloc, so daß die Nichtverschieblichkeit der Leber gegenüber der Raumforderung nicht unbedingt für den intrahepatischen Ursprung der Raumforderung spricht. Eine Verlagerung der Pfortaderäste (Abb. 18.19) weist nach unserer Erfahrung eher auf eine Verdrängung der Leber und weniger auf einen intrahepatischen Tumor hin.

Die Harnblase kann durch intraperitoneale und durch retroperitoneale Tumoren verlagert werden. Tumoren, die von Prostata, Uterus, Vagina, Ovarien oder vom Rektum (Abb. 18.20) ausgehen, imprimieren die Harnblase von dorsal. Kranial der Harnblase, bei größeren Prozessen meist mittelständig im Unterbauch gelegen, finden sich große ovarielle Raumforderungen, Urachusanomalien, vom Ileum ausgehende Erkrankungen, z. B. M. Crohn oder Invagination. Douglas-Abszesse, Hämatome oder Aszites bilden sich hinter dem kranialen Drittel der Harnblase ab. Megaureteren können bis zum kaudalen Abschnitt der Harnblase verfolgt werden.

18.4 Ausdehnung einer Raumforderung

Die Ausdehnung einer Raumforderung wird indirekt durch die beschriebenen Kriterien der topographischen Anatomie des Abdomens bestimmt und direkt durch die Vermessung des Tumors. Diese kann durch Planimetrie von Schnittflächen und durch Streckenmessung erfolgen. Beide Methoden erlauben die Schätzung des Tumorvolumens.

Volumenbestimmungen mittels Planimetrierung von Schnittflächen, die in konstanten Abständen dargestellt werden müssen, sind nur mit Compound-scan-Verfahren beschrieben. Nachteilig ist der hohe Untersuchungsaufwand wobei sich nach RASMUSSEN et al. (1973) die größten Fehler in der Volumenschätzung durch die nicht immer in gleichem Abstand erfolgende Schnittflächenverschiebung ergeben. Praktikabler ist die Bestimmung der optisch größten Schnittfläche im Längs- und Querschnitt, durch die das Tumorvolumen ausreichend genau quantifiziert werden kann. Dieses Vorgehen scheint uns auch bei unregelmäßig konfigurierten Tumoren wie z. B. bei Lymphknoten oder Konglomeraten sinnvoll.

Entspricht jedoch der Tumor in seiner Form einem Ellipsoid, so ist mit Hilfe der maximalen Durchmesser die Berechnung des Tumorvolumens über die Ellipsoidformel möglich. Diese Berechnung hat sich z. B. bei Wilms-Tumoren bewährt. Das so berechnete Tumorvolumen kann in Prozent des Nierenvolumenmittelwerts in der entsprechenden Körpergewichtsklasse angegeben werden. Diesen Wert bezeichnen wir als das relative Tumorvolumen. Im Unterschied zum absoluten Volumen kann mit Hilfe des relativen Volumens die Ausdehnung unabhängig vom Alter des Kindes beurteilt werden. So entspricht beispielsweise das absolute Volumen

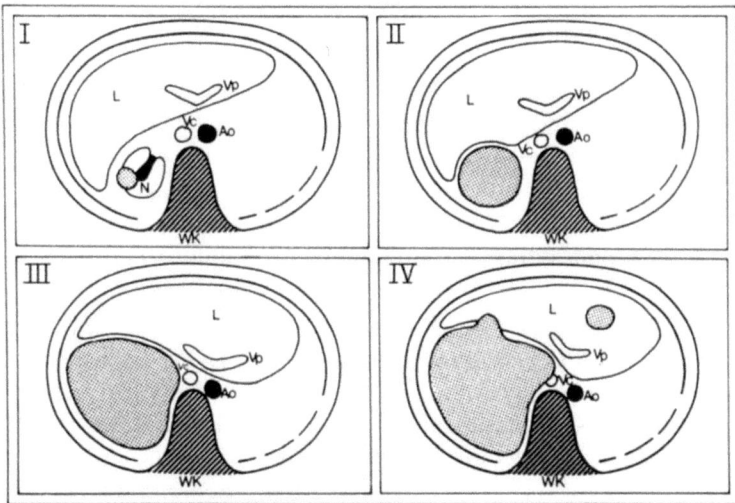

Abb. 18.21. Sonographische Befundklassifikation von Nierentumoren.
  I Tumor auf einen Teil der Niere beschränkt,
  II Nierenvolumen durch Tumor vergrößert,
  III Organverlagerung infolge der Tumorgröße,
  IV Infiltration und/oder Metastasierung durch Tumor.
  (*L* Leber, *N* Niere, *Vc* V. cava inferior, *Vp* V. portae, *Ao* Aorta, *WK* Wirbelkörper)

eines Nierentumors von 500 ml bei einem Kind von 50 kg KG einem relativen Tumorvolumen von 500%, während bei einem Neugeborenen bereits 60 ml ein relatives Tumorvolumen von ebenfalls 500% ergeben. Auf dieser Form der Tumor-Quantifizierung beruht eine von uns vorgeschlagene deskriptive Stadieneinteilung des Wilms-Tumors (Abb. 18.21). Vom Stadium I sprechen wir, wenn die vom Tumor befallene Niere kleiner als 140% des mittleren Nierenvolumens der entsprechenden Körpergewichtsklasse ist. Stadium II liegt vor, wenn das Tumorvolumen unter, Stadium III, wenn es über 500% des Nierenvolumens der entsprechenden Gewichtsklasse beträgt. Das Stadium IV beinhaltet zusätzlich sonographisch oder radiologisch nachweisbare Metastasen bzw. tumorbedingte Gefäßverschlüsse oder Infiltrationen in Nachbarorgane. Das Stadium IV haben wir bisher nur bei Wilms-Tumoren mit einem relativen Tumorvolumen von über 500% gesehen (WEITZEL 1981).

Zweifellos sagt die Tumormasse allein wenig über die Operabilität aus. Da jedoch das relative Tumorvolumen indirekt auf das Körpergewicht des Kindes bezogen wird, kann mit dieser Angabe das Risiko des Eingriffs besser eingeschätzt und das Abwägen der präoperativen Therapie gegenüber einer primären Operation erleichtert werden (ALZEN und GUTJAHR 1982). Ein weiterer Vorteil der Quantifizierung des Tumors liegt darin, daß die Verkleinerung des Tumorvolumens als Kriterium für den Erfolg der präoperativen Therapie benutzt werden kann. So haben wir gesehen, daß sich Wilms-Tumoren unter der Therapie in der Regel auf 50% des Ausgangsvolumens verkleinern. Nierentumoren, die nicht diese stetige Volumenregression zeigten, entsprachen histologisch Sonderformen des Wilms-Tumors oder zeigten regressive Veränderungen in Form stärkerer Einblutungen (ALZEN et al. 1980). Die Volumenbestimmung kann auch dafür genutzt werden, die Strahlendosis durch die Anpassung des Bestrahlungsfeldes an das verminderte Tumorvolumen zu reduzieren.

Auch bei anderen Tumoren beweist die Verkleinerung des Tumors unter Therapie die Effektivität der Behandlung. Die metrische Erfassung des Tumors erlaubt es, progressive und regressive Veränderungen sicherer als durch die reine Befunddeskription zu erfassen.

18.5 Differentialdiagnostik abdomineller Raumforderungen

Der sonographische Tumorbefund wird im wesentlichen durch tumorspezifische und organspezifische Veränderungen geprägt. Daher erschien es uns sinnvoll, Tumoren, die eindeutig bestimmten Organsystem zugeordnet werden können, in den betreffenden Kapiteln abzuhandeln (Tabelle 18.1). Raumforderungen, die hier nicht einzuordnen sind, werden im folgenden besprochen.

Intraabdominelle Abszesse. Intraabdominelle Abszesse im Kindesalter finden sich am häufigsten im Douglas-Raum (Abb. 18.22) perityphlitisch und subhepatisch (Abb. 18.23). Bei subhepatischer Lokalisation ist im Unterschied zum paranephritischen Abszeß (Abb. 11.45) die Atemverschieblichkeit der Niere nicht aufgehoben. Seltener treten subphrenische Abszesse auf. Sie sind nicht sicher von einem subkapsulären Leberabszess (Abb. 18.6) zu differenzieren. Sie führen zu einer Ein-

Differentialdiagnostik abdomineller Raumforderungen

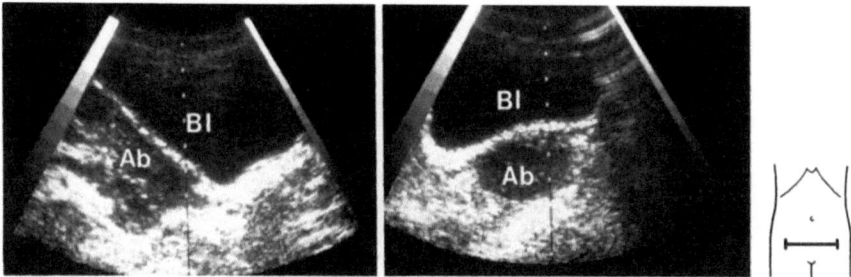

Abb. 18.22. (10 Jahre, m.) Douglas-Abszeß bei perforierter Appendizitis. Raumforderung (*Ab*) im dorsalem und kranialem Abschnitt der Harnblase (*Bl*) mit inhomogener Echotextur

schränkung der Atemexkursion der Leber. Abszesse zwischen einzelnen Darmschlingen können sonographisch allenfalls vermutet werden, da sie nicht sicher von gefüllten Darmanteilen abgegrenzt werden können. Die in der Mittellinie gelegene infizierte Urachuszyste (Abb. 11.62) läßt sich aufgrund ihrer charakteristischen bauchwandnahen Lage zwischen Blasenfundus und Nabel erkennen.

Peritonealzyste. Bei Kindern mit ventrikuloperitonealem Shunt muß mit dem Auftreten von Peritonealzysten gerechnet werden. Sie bilden sich am Katheterende (s. Abb. 2.25), das charakteristischerweise in der Zyste häufig nachzuweisen ist. In der Regel imponieren sie als völlig echofreie, relativ scharf abgegrenzte Raumforderung.

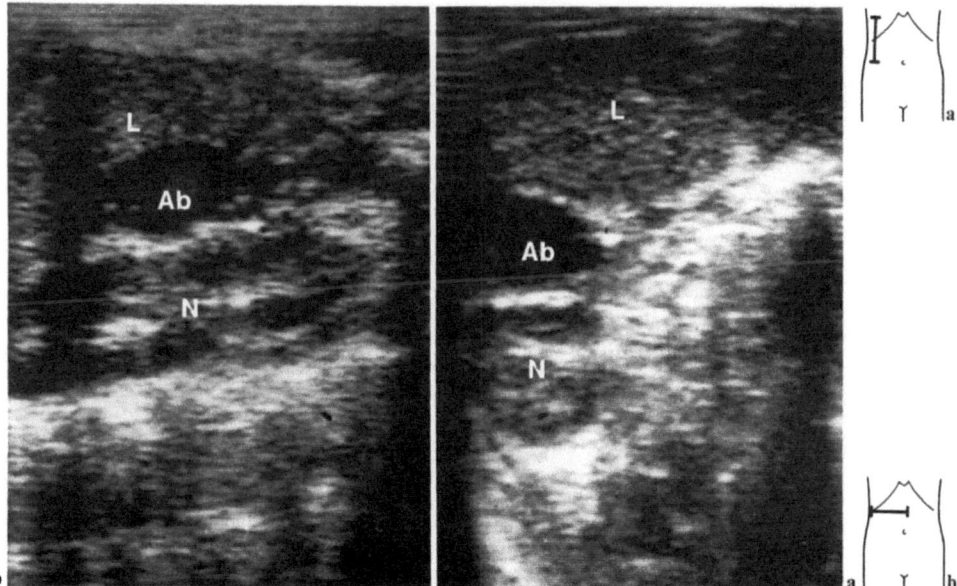

Abb. 18.23 a, b. (2 Jahre, m.) Subhepatischer Abszeß bei perforierter retrokolischer Appendizitis. Die zwischen Leber (*L*) und Niere (*N*) gelegene Raumforderung (*Ab*) imponiert als Zyste

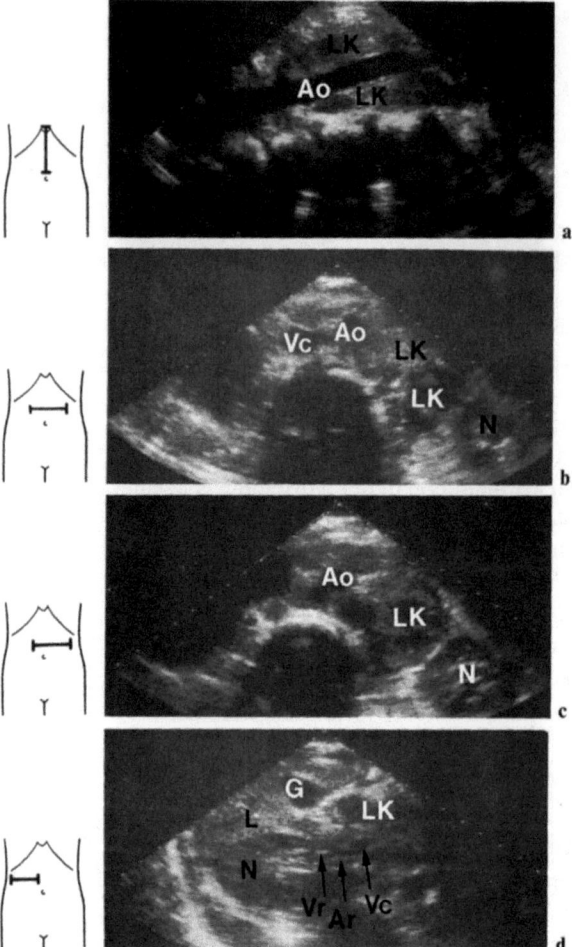

Abb. 18.24a-d. (5 Jahre, m.) Neuroblastom. Ummauerung der Abdominalgefäße, Verlagerung der Niere (*N*) aus Einzelknoten zusammengesetzter Tumor. (*L* Leber, *LK* Lymphknoten, *Ao* Aorta, *Ar* A. renalis, *Vc* V. cava inferior, *Vr* V. renalis, *G* Gallenblase)

Neuroblastom. Nicht in der Nebenniere gelegene Neuroblastome führen im Unterschied zu Wilms-Tumoren häufig zu einer Ummauerung der großen Gefäße (Abb. 18.24). Typisch ist die knollige Außenkontur des Tumors. Echotextur und Echogenität können unterschiedlich sein. Verkalkungen im Tumor führen zu Reflexen hoher Echogenität, an die sich teilweise ein Schallschatten anschließt. Zystische Areale findet man im Neuroblastom seltener als im Wilms-Tumor.

Lymphome. Vergrößerte Lymphknoten lassen sich am besten subhepatisch-paraaortal darstellen (Abb. 18.25) Bei Meteorismus kann die Darstellung der im Mittelbauch gelegenen paraaortalen und mesenterialen Lymphknoten unmöglich sein. Der Nachweis von Lymphomen im kleinen Becken gelingt in der Regel nicht. Lymphome weisen eine feine Echotextur niedriger Echogenität auf. Ganglioneurome ähneln aufgrund ihrer feinen Echotextur niedriger Echogenität dem Schallbild von Lymphomen (s. Abb. 4.4). Der Befall eines Lymphknotens kann ausschließlich

Abb. 18.25. (16 Jahre, w.) Non-Hodgkin-Lymphom. Subhepatisch lassen sich multiple paraaortale Lymphome darstellen. (*L* Leber, *LK* Lymphknoten, *Ao* Aorta, *VC* V. cava inferior)

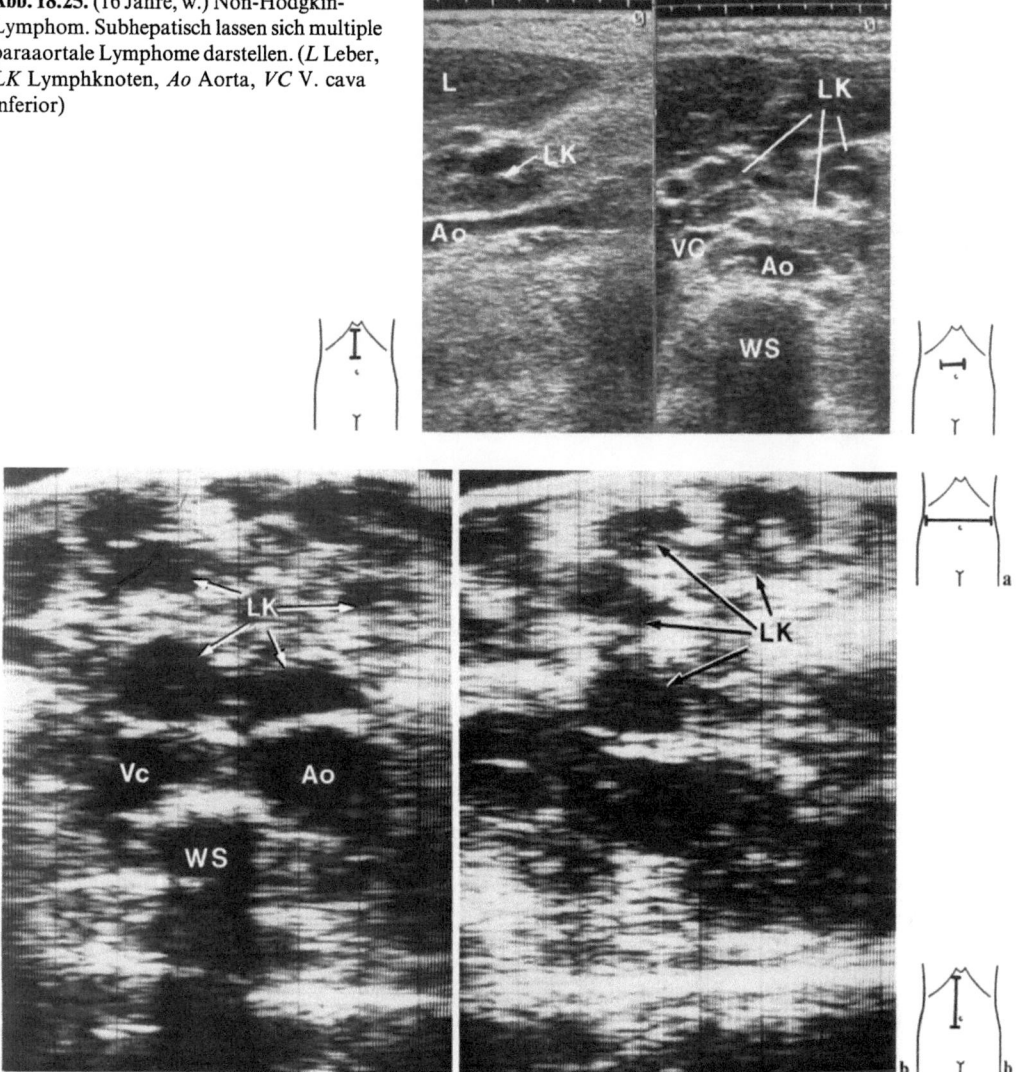

Abb. 18.26 a, b. (10 Jahre, w.) Non-Hodgkin-Lymphom. Massive Vergrößerung der abdominellen Lymphknoten (*LK*)

aufgrund seiner Größenzunahme diagnostiziert werden, nicht jedoch aufgrund seiner Binnenstruktur. Eine Differenzierung zwischen entzündlichen Lymphknotenvergrößerungen, einem Hodgkin- oder Non-Hodgkin-Lymphom und Lymphknotenmetastasen ist sonographisch nicht möglich. Einzelne Lymphome haben eine ovale Form (Abb. 18.25, 18.26, 18.27), die z. T. noch innerhalb eines Konglomerattumors erkennbar ist. Gelegentlich finden sich auch kompakte Tumoren, die keine Abgrenzung einzelner Lymphknoten zulassen (Abb. 18.28). Nach Lymphadenektomien kommt es gelegentlich zum Auftreten von Lymphzysten, die sich sonogra-

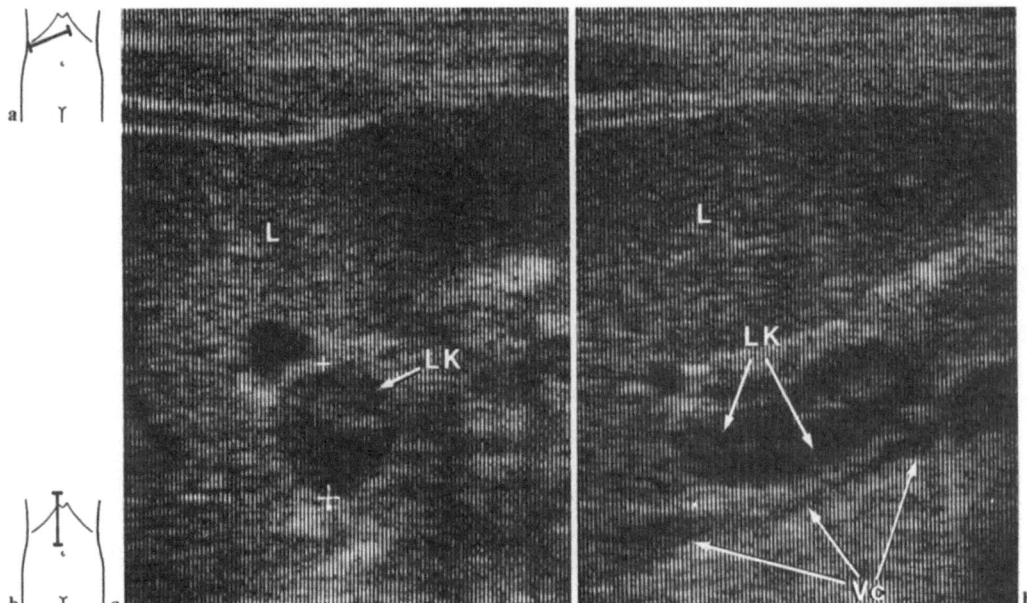

Abb. 18.27. (12 Jahre, w.) Lymphknoten bei M. Hodgkin. Die Lymphome verursachen eine Impression (*Pfeil*) der V. cava inferior (*Vc*). (*L* Leber)

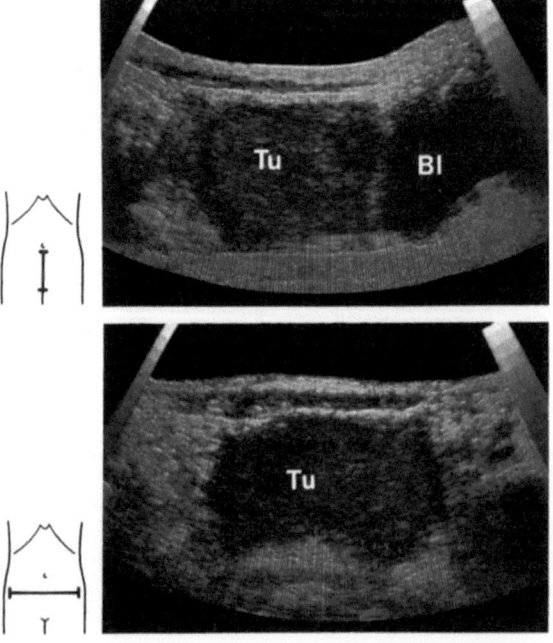

Abb. 18.28 a, b. (17 Jahre, m.) Non-Hodgkin-Lymphom. Kranial der reflexfreien Harnblase (*Bl*) stellt sich der Tumor (*Tu*) mit feiner Echotextur niedriger Echogenität dar. Die Kompaktheit des Tumors läßt jede Ähnlichkeit mit Lymphomen vermissen

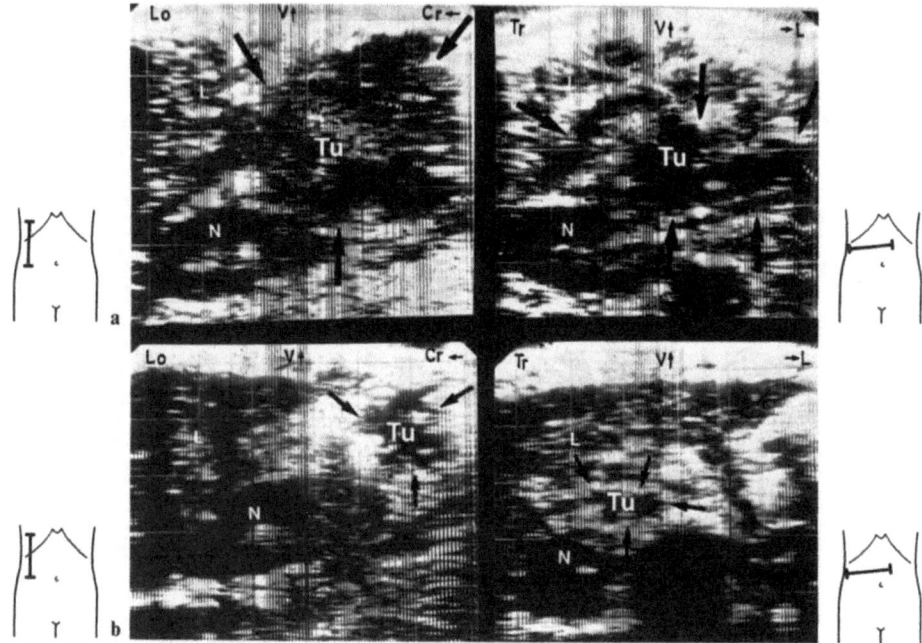

Abb. 18.29 a, b. (7 Jahre, m.) Abdominelles Rhabdomyosarkom. **a** Vor Therapiebeginn, **b** nach 4 wöchiger konservativer Therapie. Bei der Second-look-Operation konnte in dem makroskopisch nachweisbaren Resttumor histologisch keine Malignität mehr nachgewiesen werden (*Tu* Tumor, *N* Niere, *L* Leber)

phisch nicht von Zysten anderer Genese unterscheiden (Abb. 18.1). Lymphangiome sind hingegen meist multizystisch (s. Abb. 3.7 und 15.1).

Rhabdomyosarkome. Neben der Lokalisation am Kopf können Rhabdomyosarkome im Urogenitaltrakt, perineal (Abb. 14.5), retroperitoneal (Abb. 18.29) und an den Extremitäten vorkommen. Im Unterschied zu Lymphomen besitzen sie eine grobe, unregelmäßige Echotextur mittlerer Echogenität.

18.6 Indikationen

- Primärdiagnostik einer abdominellen Raumforderung
- Verlaufskontrolle unter präoperativer Therapie
- postoperative Verlaufskontrolle
- Ausschluß von Operationskomplikationen
- Rezidivdiagnostik
- Überwachung von Patienten mit erhöhtem Tumorrisiko

Tabelle 18.1. Zusammenstellung der in den Organkapiteln abgehandelten abdominellen Raumforderungen

Leber	Leberabszeß (s. S. 91, 262)	Hepatoblastom (s. S. 93)
	Leberzysten (s. S. 92)	Rhabdomyosarkom (s. S. 93)
	Echinokokkose (s. S. 92)	Hepatozelluläres Karzinom (s. S. 93)
	Hämangiome (s. S. 90)	Metastasenleber (s. S. 89, 90, 264)
	Hamartome (s. S. 91)	
	Noduläre Hyperplasie (s. S. 93)	
Gallenwege	Gallenblasenhydrops (s. S. 105)	
	Choledochuszyste (s. S. 107)	
Milz	Milzzyste (s. S. 118, 247)	
	Metastasen (s. S. 118)	
Pankreas	Pankreaspseudozysten (s. S. 127)	
	Pankreaskarzinom (s. S. 128)	
Magen-Darm-Trakt	Enterogene Zysten (s. S. 142)	
Harntrakt	Zystische Nierenerkrankungen (s. S. 168)	Wilms-Tumor (s. S. 185, 193)
	Harntransportstörungen (s. S. 173)	Hypernephrom (s. S. 195)
	Nierenabszeß (s. S. 185, 262)	Angiolipome s. S. 195, 261)
	Paranephritischer Abszeß (s. S. 186)	Leukämische Infiltrate (s. S. 196)
	Nierenvenenthrombose (s. S. 189)	
	Harnblasentumor (s. S. 201)	
Nebenniere	Nebennierenblutung (s. S. 211)	Nebennierentumor (s. S. 211)
Weibliches Genitale	Adnexitis (s. S. 217)	Ovarialtumoren (s. S. 218)
	Ovarialtorsion (s. S. 217)	Leukämische Infiltration (s. S. 218)
	Ovarialzysten (s. S. 160, 199, 217)	
Männliches Genitale	Hodentorsion (s. S. 222)	Diffuser Hodentumor (s. S. 224)
	Orchitis/Epididymitis 222)	Umschriebener Hodentumor (s. S. 223)

18.7 Stellenwert

Auch in der Primärdiagnostik abdomineller Raumforderungen ist die Sonographie als Basismethode anzusehen. In der Regel wird sie durch die Urographie und/oder Computertomographie ergänzt. Invasive Verfahren, wie Lymphographie oder Retropneumoperitoneum, sind entbehrlich geworden, andere wie die Angiographie nur noch selten indiziert und dann meist nicht zur Diagnosefindung, sondern zur besseren operativen Planung.

In der präoperativen Verlaufsdiagnostik dient die Sonographie vornehmlich der Überprüfung des Therapieerfolgs. Die Erstellung von Bestrahlungsplänen erfolgt besser auf der Basis der Computertomographie, da sie vollständige Körperquerschnitte abbildet. Dagegen kann die Anpassung des Bestrahlungsfeldes an die Tumorregression sonographisch bestimmt werden. In der unmittelbar postoperativen Diagnostik sind durch das Sonogramm Komplikationen, wie Abszeßbildungen oder Blutungen, auszuschließen.

Langfristige postoperative Verlaufsbeobachtungen gelten der frühzeitigen Diagnostik von Rezidiven. Häufigkeit und Intervall der Untersuchungen sollten mit dem pädiatrischen Onkologen abgesprochen werden. Bei jeder Kontrolle müssen zusätzlich zum ehemaligen Tumorlager die Hauptlokalisationen einer möglichen Metastasierung sorgfältig inspiziert und photographisch dokumentiert werden. Zudem empfiehlt sich die routinemäßige Vermessung von Leber, Milz und Nieren. Auch hier gilt, daß die Verlaufsdiagnostik am besten immer von der gleichen Person durchgeführt wird.

Nicht unproblematisch ist die sonographische Überwachung von Patienten mit erhöhtem Tumorrisiko. Zwar eröffnet sie die Möglichkeit einer Frühdiagnostik; es können sich aber auch Befunde einstellen, die nicht eindeutig interpretierbar sind, die ebenso durch einen Tumor wie durch eine Normvariante bedingt sein können. Sofern der Verlauf keine Klarheit bringt, ist eine invasive Diagnostik, ggf. mit Probelaparotomie, nicht vermeidbar.

Literatur

Alzen G, Gutjahr P (1982) Präoperative Wilmstumorbehandlung (Stadium III): Die Rolle der Sonographie. Kinderarzt 13:348–353

Alzen G, Gutjahr P, Weitzel D (1980) Ultraschalluntersuchungen von Wilms-Tumoren Stadium II–IV während der präoperativen Therapie. Klin Pädiatr 192:117–122

Aston JK (1979) Ultrasound demonstration of retroperitoneal teratoma. JCU 7:377–378

Atkinson GO, Kodroff M, Sones PJ, Gay BB (1980) Focal nodular hyperplasia of the liver in children: A report of three new cases. Radiology 137:171–174

Behan M, Kazam E (1978) The echographic characteristics of fatty tissues and tumors. Radiology 129:143–151

Carroll BA, Ta HN (1980) The ultrasonic appearance of extranodal abdominal lymphoma. Radiology 136:419–425

Filly RA, Sommer FG, Minton MJ (1980) Characterization of biological fluids by ultrasound and computer tomography. Radiology 134:167–171

Frentzel-Beyne B (1980) Das sonographische Bild von Leberhämangiomen. Ultraschall 1:48–51

Gutjahr P, Spranger J (1979) Genetische Aspekte der pädiatrischen Onkologie. Pädiatr Prax 21:13–26

Jaffe CC, Rosenfield AT, Sommer G, Taylor KJW (1980) Technical factors influencing the imaging of small anechoic cysts by B-scan ultrasound. Radiology 135:429–433

Kaude JV, Felman AH, Hawkins IF (1981) Ultrasonography in primary hepatic tumors in early childhood. Pediatr Radiol 9:77–83

Lee TG, Henderson SC, Freeny PC, Raskin MM, Benson EP, Pearse HD (1978) Ultrasound findings of renal angiolipoma. JCU 6:130–155

Leonidas JC, Brill PW, Bhan I, Smith TH (1978) Cystic retroperitoneal lymphoma in infants and children. Radiology 127:203–208

Lutz H, Meudt R (1981) Ultraschallfibel. Springer, Berlin Heidelberg New York

Metreweli C, Garel L (1980) The echographic diagnosis of infantile renal polycystic disease. Ann Radiol 23:103–107

Miller JH (1981) The ultrasonographic appearance of cystic hepatoblastoma. Radiology 138:141–143

Mittelstaedt CA, Volberg FM, Merten DF, Brill PW (1979) The sonographic diagnosis of neonatal adrenal hemorrhage. Radiology 131:453–457

Otto RC, Deyhle P (1980) Guided puncture under real-time sonographic control. Radiology 134:784–785

Rasmussen SN, Christensen EB, Holm HH, Stigsby B, Larsen M (1973) Spleen volume determination by ultrasound scanning. Scand J Haematol 10:298–304

Sandler MA, Silver TM, Karo JJ (1979) Gray scale ultrasonic features of ovarian teratomas. Radiology 131:705–709

Schwerk W, Braun B, Dombrowski H (1979) Real-time ultrasound examination in the diagnosis of gastrointestinal tumors. JCU 7:425–431

Thurber LA, Cooperberg PL, Clement JG, Lyons EA, Gramiak R, Cunningham J (1979) Echogenic fluid: A pitfall in the ultrasonographic diagnosis of cystic lesions. JCU 7:273–278

Weitzel D (1981) Sonographische Diagnostik des Wilms-Tumors. Klin Pädiatr 193:230–231

Wicks JD, Silver TM, Bree RL (1978) Gray scale features of hematomas: An ultrasonic spectrum. AJR 131:977–980

19 Diagnostische Flußschemata bei abdominellen Leitsymptomen

Anläßlich eines Seminars über den Stellenwert der bildgebenden Untersuchungstechniken in der pädiatrischen Abdominaldiagnostik im Kindesalter (Herbst 1980, Mainz) wurden Flußschemata erarbeitet, die den Untersuchungsablauf bei ausgewählten klinischen Leitsymptomen skizzieren. Diese z.T. in modifizierter Form vorliegenden Flußschemata sind als Orientierungshilfe für die Planung des diagnostischen Vorgehens gedacht.

Abb. 19.1. Bauchschmerz im Kindesalter

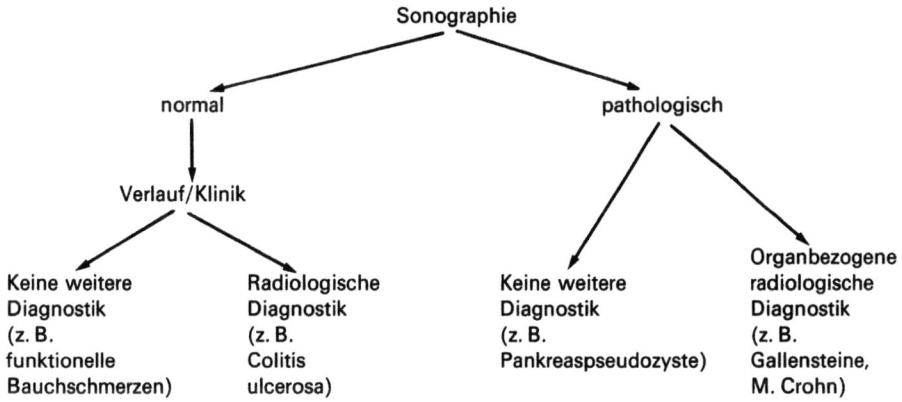

Abb. 19.2. Sonographisch gesicherte Raumforderung der Leber

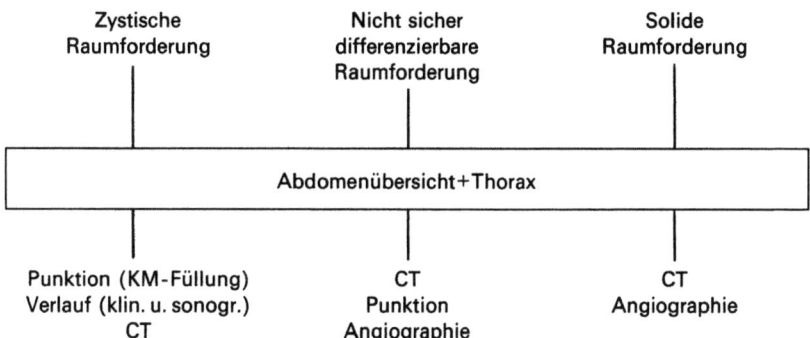

Abb. 19.3. Hepatomegalie ohne Cholestase

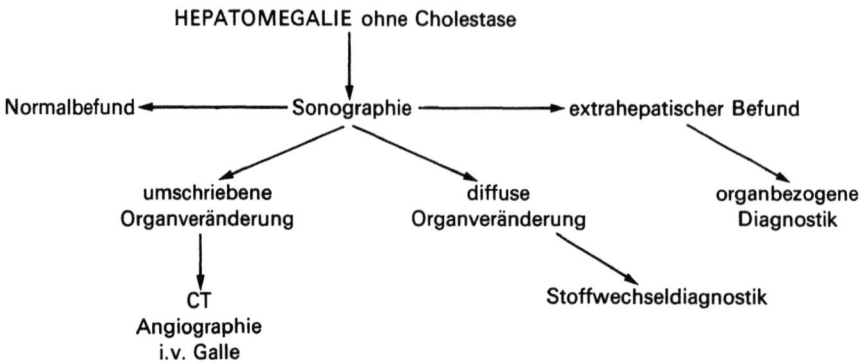

Abb. 19.4. Cholestase des Neugeborenen

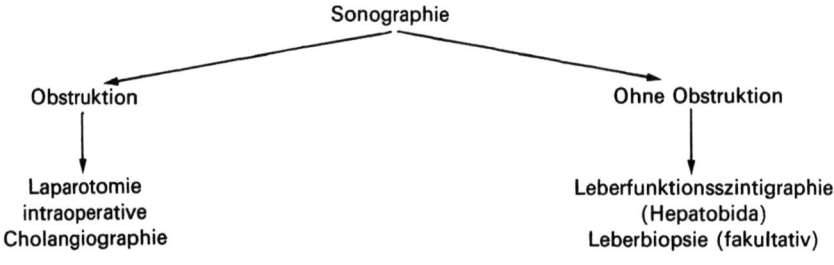

Abb. 19.5. Splenomegalie

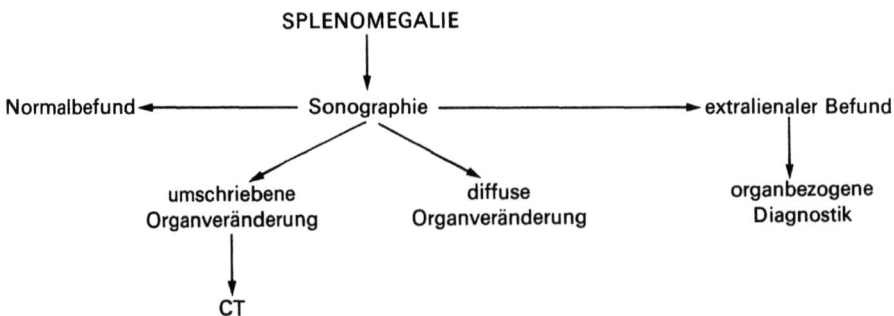

Abb. 19.6. Harnwegsinfektion (*HWI*)

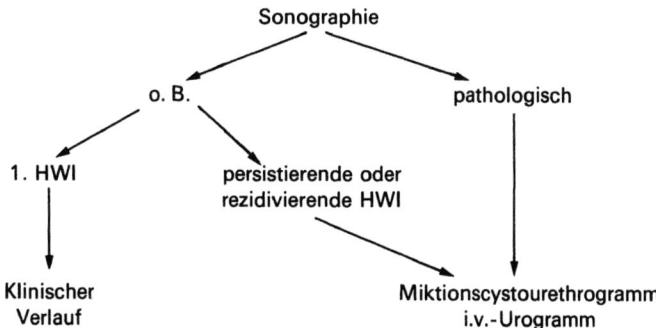

Abb. 19.7. Monosymptomatische Enuresis nocturna

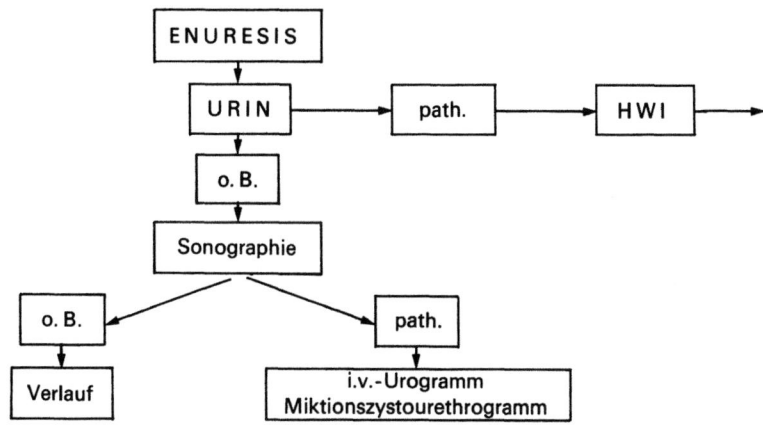

Abb. 19.8. Pathologischer Miktionsmodus

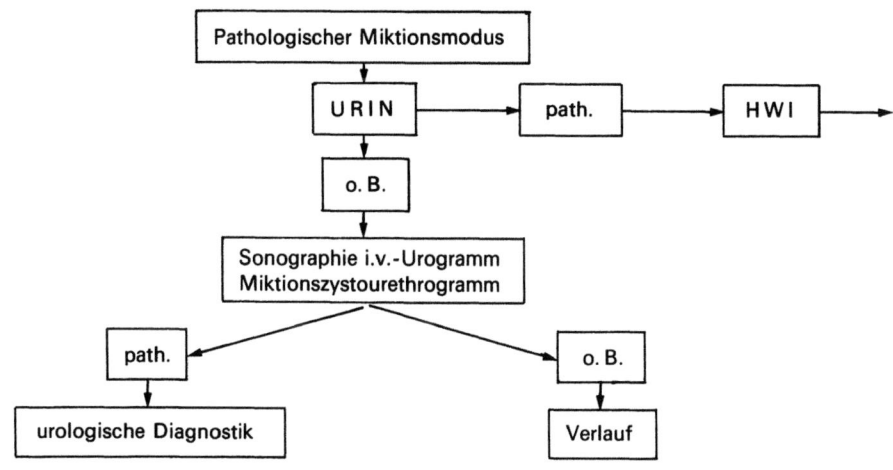

Abb. 19.9. Verdacht auf Raumforderung in der Niere

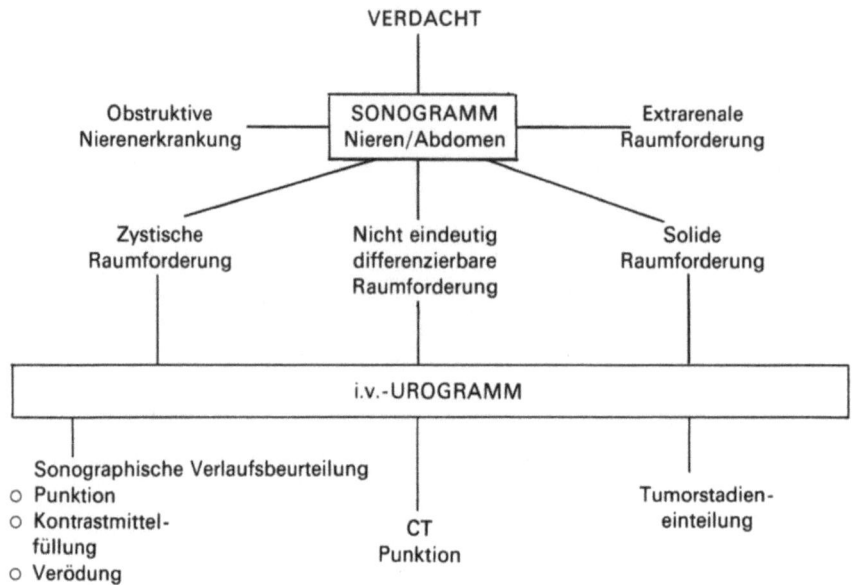

Abb. 19.10. Radiologisch stumme Niere. Diagnostik in Abhängigkeit vom Vorbefund. (*RF* Raumforderung)

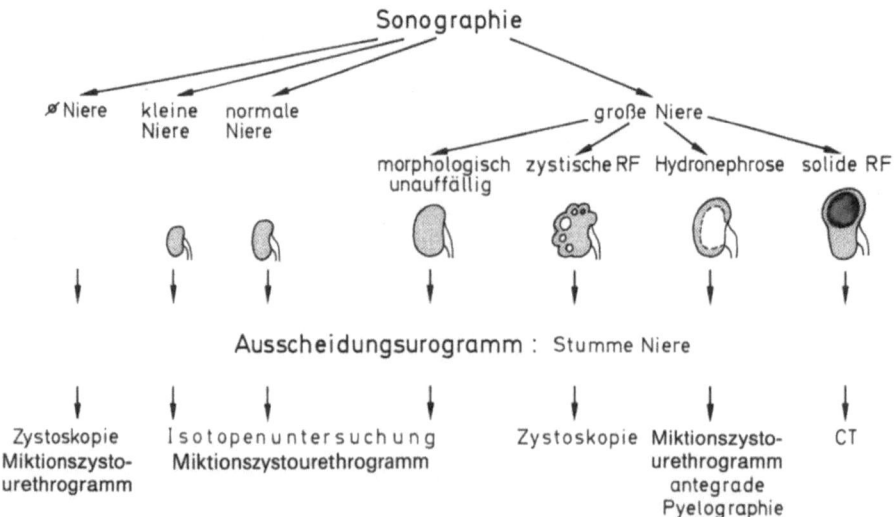

Abb. 19.11. Sonographisch nachgewiesener solider Nierentumor

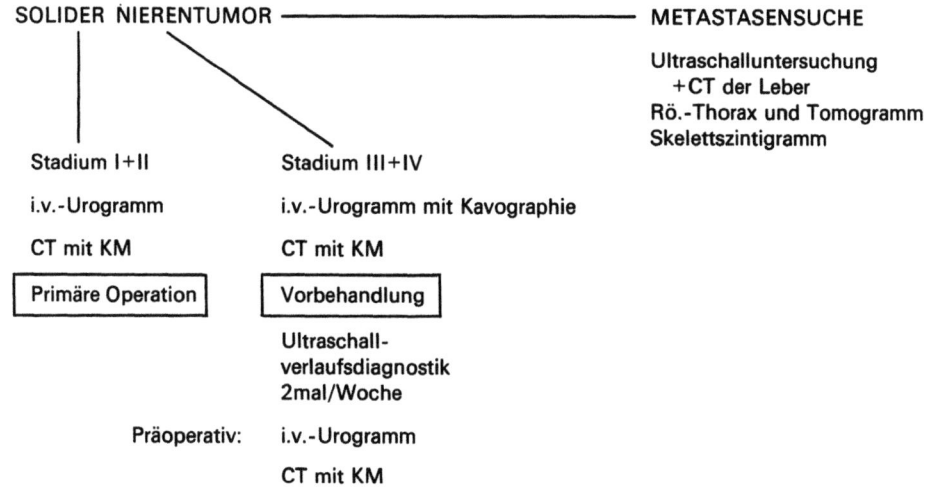

Abb. 19.12. Stumpfes Bauchtrauma

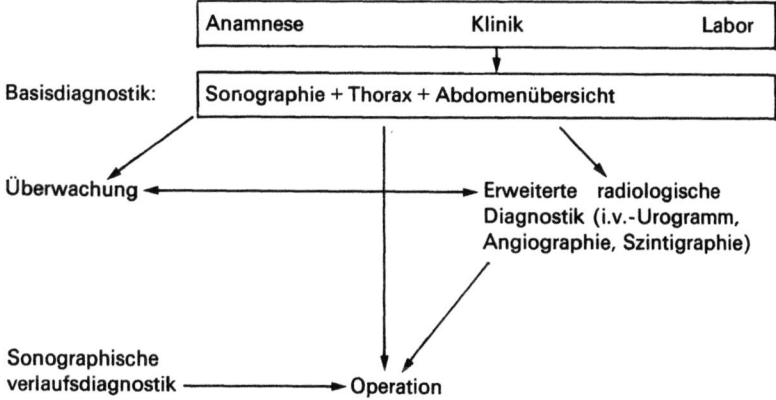

Abb. 19.13. Klinischer Verdacht auf abdominelle Raumforderung

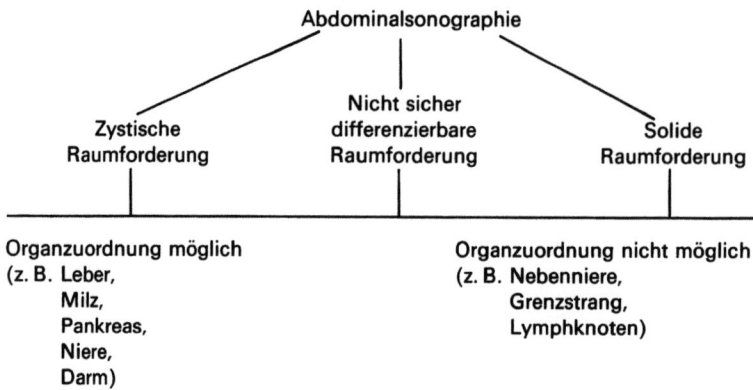

Literatur

Weitzel D, Tröger J (Hrsg) (1982) Morphologische Abdominaldiagnostik im Kindesalter. Sonographie, Röntgen, Nuklearmedizin, Computertomographie. Springer, Berlin Heidelberg New York

20 Normwerte

Bezüglich der Erhebung der einzelnen Meßstrecken sei auf die entsprechenden Organkapitel verwiesen.

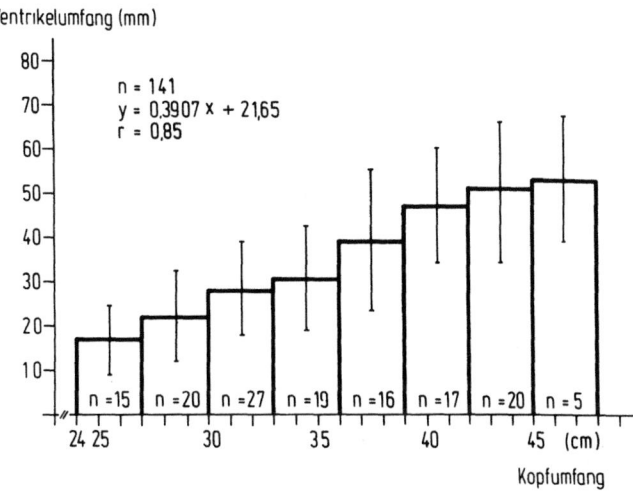

Abb. 20.1. Normalwerte des Umfangs eines Seitenventrikels in der koronaren Schnittebene bezogen auf den Kopfumfang innerhalb des ersten Lebensjahres. (Nach Dittrich et al. 1983)

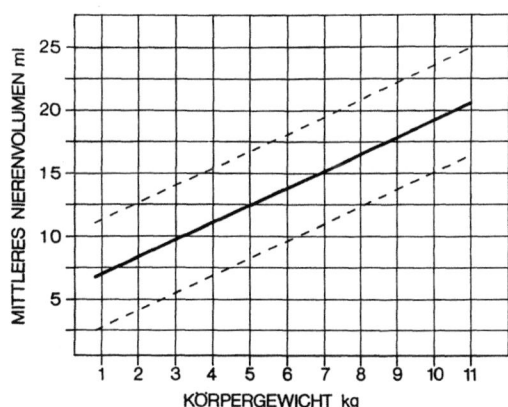

Abb. 20.2. Nomogramm des mittleren Nierenvolumens, das anhand von 233 Säuglingen erstellt wurde mittels der Volumenformel $V = L \times B \times (T_L + T_Q/2) \times 0{,}523$. Dabei wurde das Volumen der linken und rechten Niere zur Gesamtnierenmasse paarweise zusammengefaßt und gemittelt. Die gestrichelten Linien definieren den zweiseitigen Toleranzbereich, in dem 95% der normalen Nieren mit 95% Wahrscheinlichkeit liegen. (Nach Peters et al. 1982)

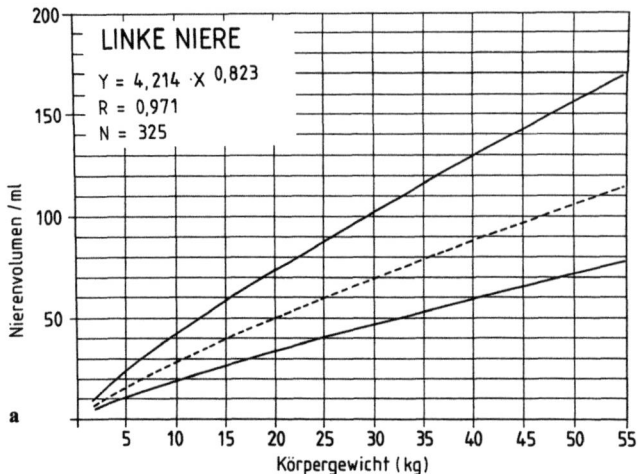

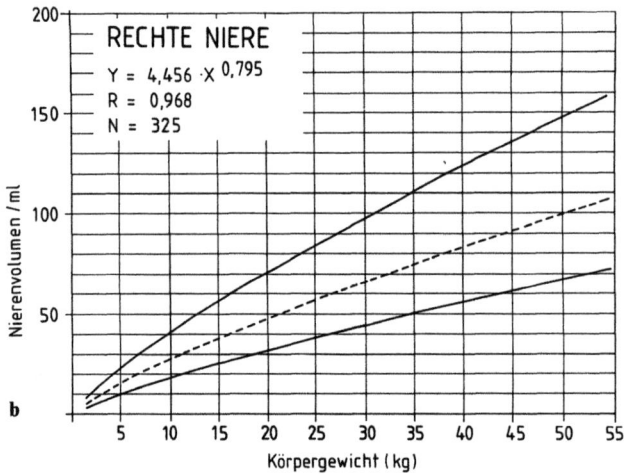

Abb. 20.3 a, b. Nomogramm des Volumens der linken (**a**) und rechten (**b**) Niere, das anhand von 325 Kindern mittels der Volumenformel $V = L \times B \times (T_L + T_Q/2) \times 0{,}523$ erstellt wurde. Regressionsgerade (*gestrichelt*) und zweiseitiger 95%iger Toleranzbereich wurden berechnet nach logarithmischer Transformation des Volumens und Körpergewichtes und anschließender Retransformation. (Nach Dinkel et al., im Druck)

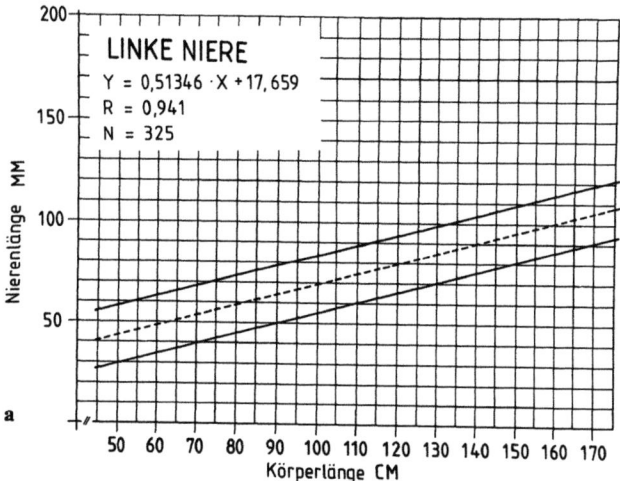
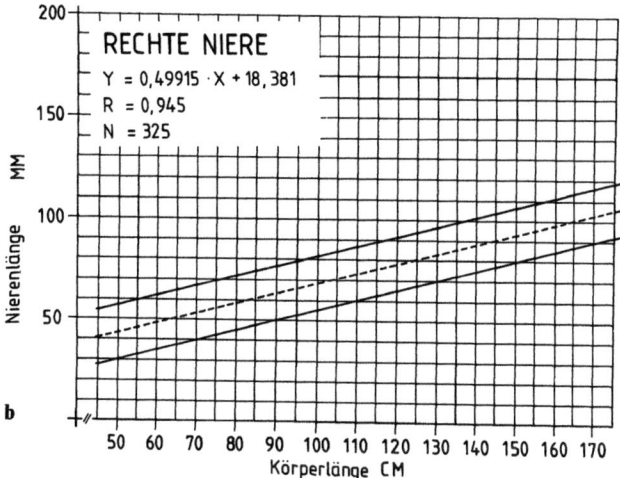

Abb. 20.4 a, b. Nomogramm der Länge der linken (**a**) und rechten (**b**) Niere ermittelt an 325 Kindern. Regressionsgerade (*gestrichelt*) und zweiseitiger 95%iger Toleranzbereich (*durchgezogene Linien*). (Nach Dinkel et al., im Druck)

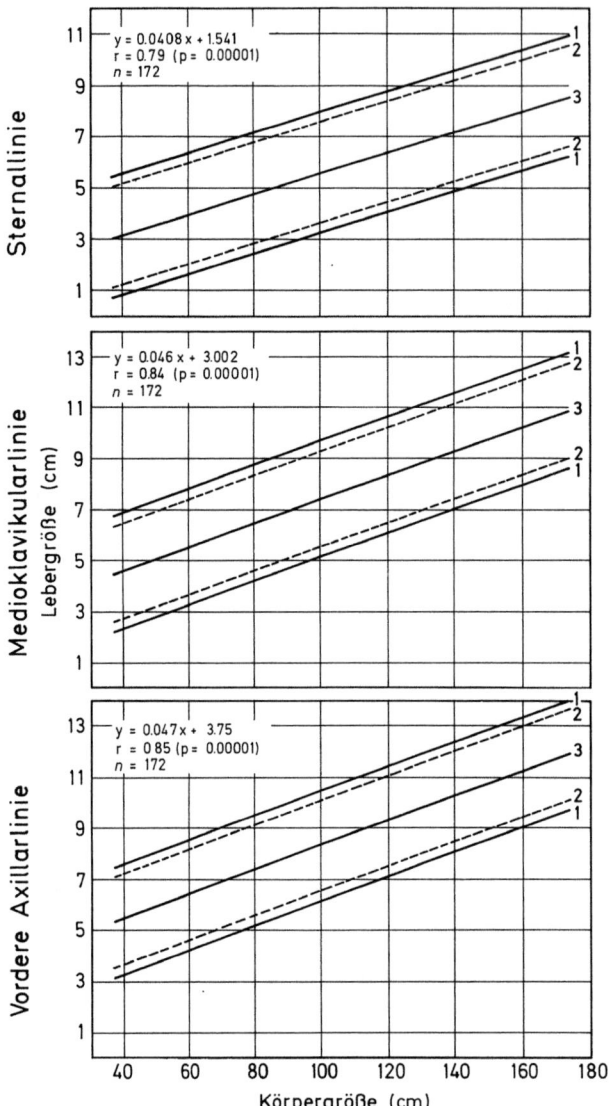

Abb. 20.5. Sonographische Normwerte der Lebermeßstrecken im Kindesalter. (*1* oberer und unterer 95-%-Konfidenzbereich, *2* oberer und unterer 90-%-Konfidenzbereich, *3* Regressionsgerade). (Nach Dittrich et al. 1983)

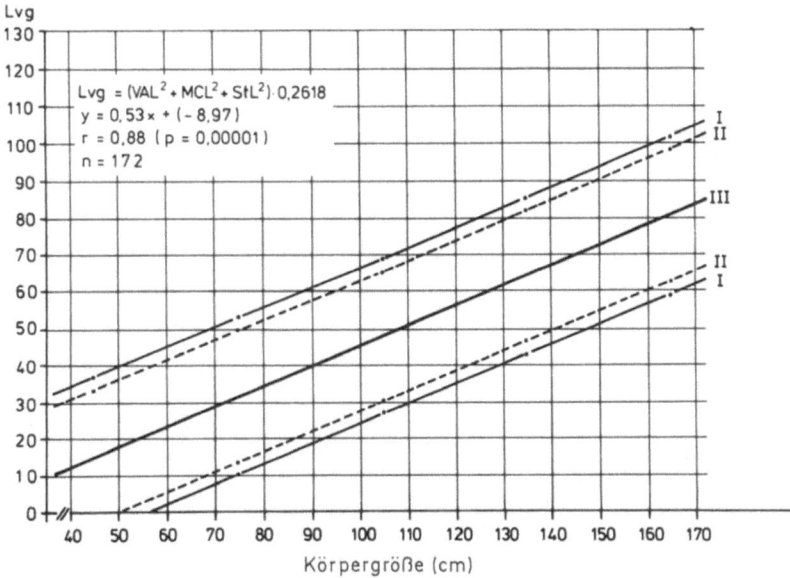

Abb. 20.6. Sonographische Normwerte der Lebervergleichsgröße (*Lvg*) im Kindesalter. (*I* oberer und unterer 95-%-Konfidenzbereich, *II* oberer und unterer 90-%-Konfidenzbereich, *III* Regressionsgerade). (Nach Dittrich et al. 1983)

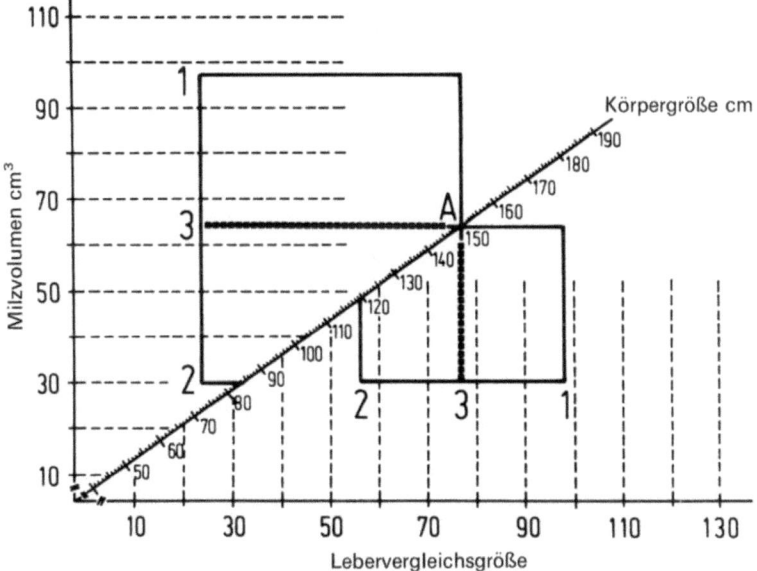

Abb. 20.7. Diagramm zur gleichzeitigen Bestimmung der Leber- und Milzgröße in Abhängigkeit von der Körperlänge. Die Auswertung erfolgt mit einer Schablone, die die Normwertbereiche und die mittleren Normwerte enthält und im Punkt A auf der Körperlängenachse verschoben werden kann. *1* obere Grenze des Normalwertbereiches, *2* untere Grenze des Normwertbereichs, *3* Mittelwert (Nach Dittrich et al. 1983)

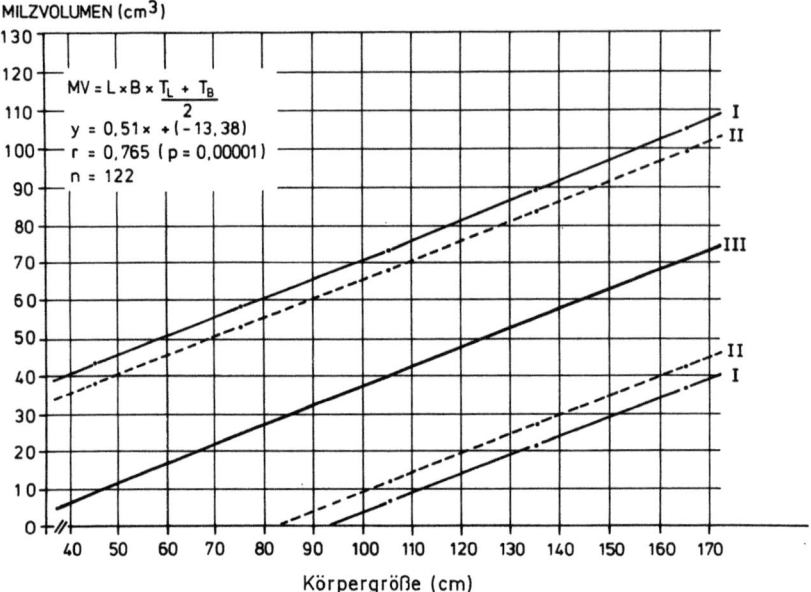

Abb. 20.8. Sonographische Normwerte des Milzvolumens. (*I* oberer und unterer 95-%-Konfidenzbereich, *II* oberer und unterer 90-%-Konfidenzbereich, *III* Regressionsgrade). (Nach Dittrich et al. 1983)

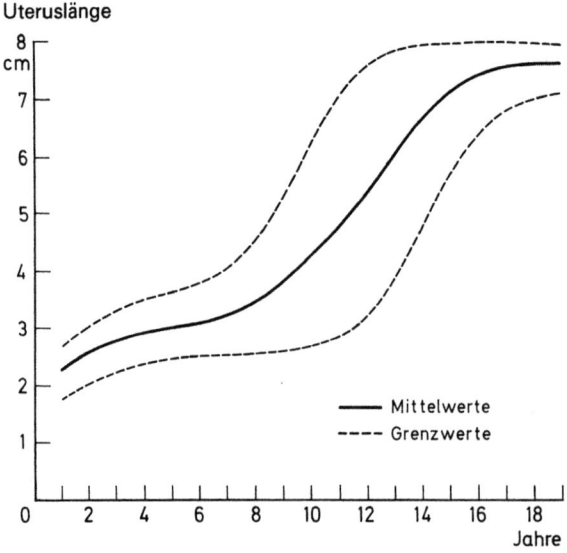

Abb. 20.9. Abhängigkeit der Uteruslänge vom Lebensalter. (Nach André u. LeBihan 1982)

Normwerte 293

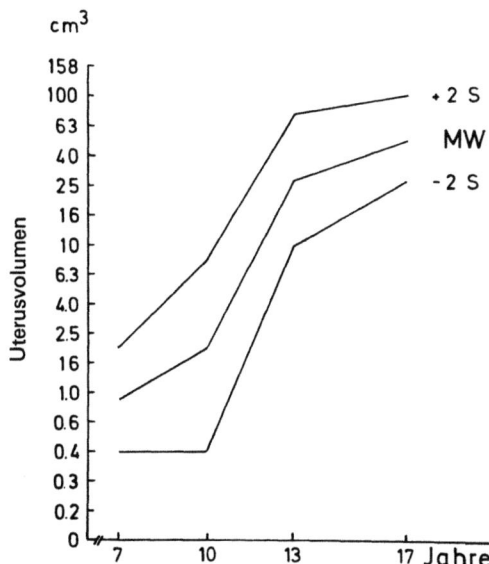

Abb. 20.10. Uterusvolumina in Abhängigkeit vom Lebensalter. Mittelwert (*MW*) und zweifache Standardabweichung (±2 S) nach logarithmischer Transformation. (Nach Ivarsson et al. 1983)

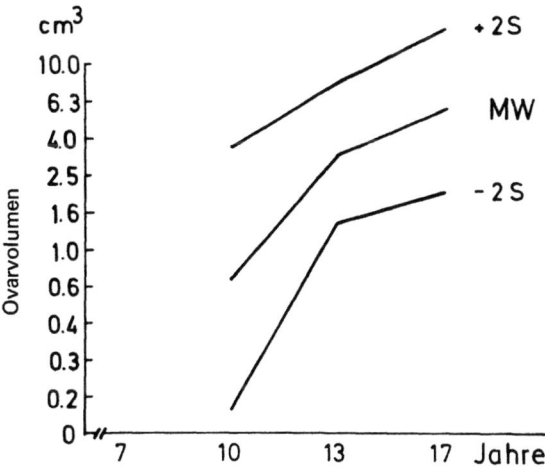

Abb. 20.11. Ovarvolumina in Abhängigkeit vom Lebensalter. Mittelwert (*MW*) und zweifache Standardabweichung (±2 S) nach logarithmischer Transformation. (Nach Ivarsson et al. 1983)

Tabelle 20.1. Zusammenfassende Darstellung von Meßwerten des Herzens verschiedener Untersucher (Feigenbaum 1976; Goldberg et al. 1977; Hagan et al. 1973; Lundström 1978; Oberhänsli et al. 1981; Solinger et al. 1973; Williams u. Tucker 1977; Literaturangaben s. Kap. 5)

Alter [Jahre]	Frühgeborene	Neugeborene	1	1–4	5–8	9–14	14
Körperoberfläche [m²]	0,18	0,18–0,25	0,26– 0,49	0,50– 0,64	0,65– 0,95	1,0– 1,5	1,5
Gewicht [kg]	2,5	2,5 –4,0	4,0 –10,0	10,0 –15,0	15,0 –25,0	25,0–40	40
Durchmesser [mm]							
RVd[a]	6–14,5	6–17	4–18	4–18	4–18	7–18	8–30
LVDd[b]		12–25	14–30	20–33	24–39	30–48	37–55
LVDs[c]	Variabel, abhängig von LVDd und Verkürzungsfraktion						
IVSd[d] LVPWd[e]	1,5–3,5	1,8– 4,3	3– 6,5	4– 7	5– 7	5– 8	5–13
AOs[f] LAs[g]	12,5	5 –13	8–17	13–24	15–27	15–35	15–40
Funktionsparameter							
SF[h]	0,26–0,42 für alle Altersgruppen						
EF[i]	0,59–0,75 für alle Altersgruppen						

[a] Diastolischer Durchmesser des rechten Ventrikels
[b] Diastolischer Durchmesser des linken Ventrikels
[c] Systolischer Durchmesser des linken Ventrikels
[d] Diastolischer Durchmesser des Ventrikelseptums
[e] Diastolischer Durchmesser der linksventrikulären Hinterwand
[f] Systolischer Durchmesser der Aortenwurzel
[g] Systolischer Durchmesser des linken Vorhofs
[h] Linksventrikuläre Verkürzungsfraktion
[i] Linksventrikuläre Auswurffraktion

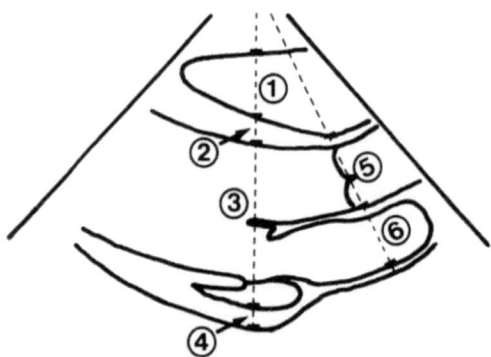

Abb. 20.12. Schema zur Meßwerterhebung in der parasternalen langen Achse. *1* Rechtsventrikulärer Durchmesser, *2* Ventrikelseptumdicke, *3* linksventrikulärer Durchmesser, *4* Dicke der linksventrikulären Hinterwand, *5* Durchmesser der Aortenwurzel, *6* Durchmesser des linken Vorhofs. Man beachte die Leading-edges-Methode (s. Text S. 64)

Tabelle 20.2. Mittelwerte ($\bar{x}$) und doppelte Standardabweichungen ($\pm 2S$) der Nierenhauptdurchmesser gesunder Kinder. (Aus Weitzel 1978a)

Körper-größe [cm]		Längsschnitt				Querschnitt			
		Länge [cm]		Tiefe [cm]		Breite [cm]		Tiefe [cm]	
		Links	Rechts	Links	Rechts	Links	Rechts	Links	Rechts
<55	$\bar{x}+2S$	4,38	4,43	2,10	2,19	2,90	2,86	2,30	2,26
	$\bar{x}$	4,08	4,09	1,90	1,95	2,30	2,38	1,90	1,96
	$\bar{x}-2S$	3,78	3,75	1,70	1,71	1,70	1,70	1,50	1,66
55–70	$\bar{x}+2S$	5,74	5,35	2,90	2,55	3,72	3,22	2,74	2,58
	$\bar{x}$	4,88	4,65	2,18	2,09	2,80	2,74	2,18	2,12
	$\bar{x}-2S$	4,02	3,95	1,46	1,63	1,88	2,26	1,62	1,66
71–85	$\bar{x}+2S$	6,87	6,65	3,29	2,98	3,83	3,80	3,27	3,13
	$\bar{x}$	5,37	5,21	2,49	2,40	2,95	2,94	2,49	2,41
	$\bar{x}-2S$	3,87	3,77	1,69	1,82	2,07	2,08	1,71	1,69
86–100	$\bar{x}+2S$	7,82	7,30	3,41	3,31	4,30	3,91	3,39	3,37
	$\bar{x}$	6,18	6,10	2,83	2,73	3,26	3,21	2,77	2,81
	$\bar{x}-2S$	4,54	4,90	2,25	2,27	2,22	2,51	2,15	2,25
101–110	$\bar{x}+2S$	7,41	7,12	3,55	3,66	4,52	4,21	3,42	3,48
	$\bar{x}$	6,27	6,18	2,95	2,88	3,62	3,49	2,80	2,66
	$\bar{x}-2S$	5,13	5,24	2,34	2,10	2,72	2,77	2,18	1,84
111–120	$\bar{x}+2S$	8,08	8,70	3,81	3,67	4,76	4,72	3,51	3,34
	$\bar{x}$	6,88	6,90	3,07	3,03	3,86	3,80	3,01	2,91
	$\bar{x}-2S$	5,68	5,10	2,33	2,39	2,96	2,88	2,51	2,43
121–130	$\bar{x}+2S$	8,55	8,53	3,91	3,95	5,54	4,91	4,50	3,92
	$\bar{x}$	7,37	7,23	3,31	3,31	3,94	4,11	3,22	3,22
	$\bar{x}-2S$	6,19	6,13	2,71	2,67	2,34	2,31	1,94	2,52
131–140	$\bar{x}+2S$	9,05	9,09	3,91	4,17	4,89	5,07	4,51	3,73
	$\bar{x}$	7,65	7,57	3,35	3,33	4,15	4,21	3,57	3,23
	$\bar{x}-2S$	6,25	6,05	2,79	2,49	3,41	3,35	2,63	2,73
141–150	$\bar{x}+2S$	9,35	9,35	4,59	4,27	5,24	5,43	3,91	4,24
	$\bar{x}$	7,99	7,83	3,65	3,51	4,46	4,41	3,31	3,50
	$\bar{x}-2S$	6,63	6,31	2,71	2,75	3,68	3,39	2,71	2,76
>150	$\bar{x}+2S$	10,77	10,76	5,05	5,03	5,89	5,97	5,06	5,06
	$\bar{x}$	8,79	8,80	3,97	3,91	4,85	4,81	3,94	3,84
	$\bar{x}-2S$	6,81	6,84	2,89	2,79	3,81	3,65	2,86	2,62

Tabelle 20.3. Mittelwerte ($\bar{x}$) und doppelte Standardabweichungen ($\pm 2S$) der Mittelechomeßwerte und der Parenchymdicke. (Aus Weitzel 1978a)

Körpergröße [cm]		Mittelecho							
		Länge [cm]		Tiefe/längs [cm]		Breite [cm]		Par.Dicke/längs [cm]	
		Links	Rechts	Links	Rechts	Links	Rechts	Links	Rechts
55–71	$\bar{x}+2S$	2,38	4,19	0,97	1,27	1,89	2,36	1,13	1,08
	$\bar{x}$	2,10	2,35	0,53	0,85	1,75	1,80	0,93	0,98
	$\bar{x}-2S$	1,82	0,51	0,13	0,43	1,61	1,24	0,73	0,88
71–85	$\bar{x}+2S$	4,41	4,01	1,39	1,12	3,46	2,57	1,23	1,24
	$\bar{x}$	3,09	2,95	1,03	1,00	2,16	1,83	1,01	1,00
	$\bar{x}-2S$	1,77	1,89	0,67	0,88	0,86	1,05	0,79	0,76
86–100	$\bar{x}+2S$	5,1	4,73	1,49	1,66	2,85	3,04	1,45	1,46
	$\bar{x}$	3,75	3,65	1,05	1,06	1,95	2,14	1,11	1,06
	$\bar{x}-2S$	2,30	2,57	0,61	0,46	1,05	1,24	0,77	0,70
101–110	$\bar{x}+2S$	6,09	5,06	1,55	1,76	2,66	2,67	1,48	1,53
	$\bar{x}$	3,81	3,68	1,21	1,28	3,24	2,21	1,18	1,23
	$\bar{x}-2S$	2,53	2,30	0,87	0,80	1,82	1,75	0,88	0,93
111–120	$\bar{x}+2S$	5,85	5,46	1,56	1,58	3,23	3,21	1,57	1,68
	$\bar{x}$	4,37	4,20	1,18	1,16	2,42	2,29	1,25	1,20
	$\bar{x}-2S$	2,89	2,94	0,80	0,74	1,60	1,37	0,93	0,72
121–130	$\bar{x}+2S$	6,03	6,66	1,81	1,89	3,81	3,23	1,73	1,70
	$\bar{x}$	4,58	4,46	1,27	1,22	2,47	2,43	1,33	1,30
	$\bar{x}-2S$	3,12	3,26	0,73	0,46	1,13	1,63	0,93	0,90
131–140	$\bar{x}+2S$	6,78	6,47	1,74	1,81	3,61	3,32	1,67	1,64
	$\bar{x}$	4,96	4,97	1,30	1,26	2,71	2,50	1,29	1,26
	$\bar{x}-2S$	3,14	3,47	0,86	0,72	1,81	1,72	0,91	0,88
141–150	$\bar{x}+2S$	6,54	6,5	1,72	1,69	3,52	3,59	1,65	1,62
	$\bar{x}$	4,94	4,82	1,32	1,27	2,62	2,63	1,35	1,34
	$\bar{x}-2S$	3,34	3,14	0,92	0,85	1,72	1,67	1,05	1,06
>150	$\bar{x}+2S$	7,97	7,51	2,05	2,15	3,87	4,09	1,60	1,67
	$\bar{x}$	5,43	5,33	1,45	1,43	2,83	2,77	1,42	1,25
	$\bar{x}-2S$	2,89	3,15	0,85	0,71	1,79	1,45	1,24	0,83

Tabelle 20.4. Mittelwerte ($\bar{x}$) und Standardabweichungen (s) des Nierenvolumens im Kindesalter für 10 Körpergewichtsklassen. (Aus Weitzel 1978 b)

Körpergewichts-klassen [kg]		Volumen [ml] Links	Volumen [ml] Rechts	Volumen [ml] Links und rechts
<5	n	17	17	17
	$\bar{x}$	11,7	11,3	23,2
	s	3,7	3,5	6,7
5,0– 7,4	n	14	14	14
	$\bar{x}$	15,9	13,8	29,9
	s	6,0	3,2	8,5
7,5– 9,9	n	11	11	11
	$\bar{x}$	22,0	19,4	49,4
	s	6,7	4,9	11,4
10,0–14,9	n	16	16	16
	$\bar{x}$	29,3	28,5	57,8
	s	7,4	6,2	12,8
15,0–19,9	n	21	21	21
	$\bar{x}$	36,7	35,5	72,2
	s	8,3	9,2	16,3
20,0–24,9	n	32	32	32
	$\bar{x}$	49,6	48,4	98,8
	s	11,0	10,3	18,7
25,0–29,9	n	32	32	32
	$\bar{x}$	57,1	53,3	110,3
	s	12,1	10,7	21,3
30,0–39,9	n	31	31	31
	$\bar{x}$	62,9	62,6	123,2
	s	13,0	13,0	25,7
40,0–49,9	n	19	19	19
	$\bar{x}$	84,1	84,1	166,8
	s	24,4	26,8	50,2
>50	n	12	12	12
	$\bar{x}$	102,2	96,5	198,6
	s	22,2	20,8	50,4
Alle Körpergewichte	n	206	206	206
	$\bar{x}$	49,5	47,8	96,9
	s	27,6	27,8	54,3

– Nierenvolumen (cm^3) = Nierenlänge (cm) × Nierenbreite (cm) × mittlere Nierentiefe (cm) × 0,523 = Nvol
  Mittlere Nierentiefe: Mittelwert der Tiefe im Längs- und Querschnitt
– Relatives Nierenvolumen:

$$\frac{\text{Nierenvolumen} \times 100}{\text{gewichtsbezogenen Mittelwert des Nierenvolumens}} = \text{Nvol\%}\ \bar{X}$$

Der Bereich zwischen 70–130% NVol % $\bar{X}$ entspricht annäherungsweise den zweifachen Standardabweichungen der gewichtsbezogenen Normwerte des Nierenvolumens

– Symmetriebezogenes Nierenvolumen = $\dfrac{\text{Nierenvolumen links} \times 100}{\text{Nierenvolumen links} + \text{rechts}}$ = symNVol%

Symmetrie: 40–60%, Asymmetrie: kleiner als 40%, größer als 60% (Weitzel 1978 a)

Tabelle 20.5. Mittelwerte ($\bar{x}$) und doppelte Standardabweichungen ($\pm 2S$) der Leber- und Milzwerte gesunder Kinder. (Aus Weitzel 1978a)

Körpergröße [cm]		VAL[1] cm	MCL[2] cm	Stl[3] cm	L[4] cm	T[5] cm	B[6] cm	T[7] cm
<55	$\bar{x}+2S$	7,6	6,67	5,19	3,69	2,0	4,9	2,44
	$\bar{x}$	5,5	5,03	3,87	2,91	1,5	4,02	1,80
	$\bar{x}-2S$	3,4	3,39	2,55	2,13	1,0	3,14	1,16
55–70	$\bar{x}+2S$	8,65	7,66	5,56	4,48	2,09	5,56	3,51
	$\bar{x}$	6,59	5,54	3,86	3,46	1,45	4,46	2,21
	$\bar{x}-2S$	4,53	3,42	2,16	2,44	0,81	3,36	0,91
71–85	$\bar{x}+2S$	8,92	7,89	5,84	5,19	2,51	6,71	3,25
	$\bar{x}$	7,20	6,21	4,7	3,71	1,83	4,77	2,31
	$\bar{x}-2S$	5,48	4,53	3,56	2,23	1,15	2,83	1,37
86–100	$\bar{x}+2S$	9,38	8,86	7,43	6,77	3,03	6,17	2,43
	$\bar{x}$	7,68	7,16	5,69	4,69	2,19	4,84	2,01
	$\bar{x}-2S$	5,98	5,46	3,95	2,61	1,35	3,53	1,59
101–110	$\bar{x}+2S$	10,72	8,84	7,38	6,74	3,2	6,77	2,58
	$\bar{x}$	8,74	7,52	6,02	4,88	2,2	5,63	2,2
	$\bar{x}-2S$	6,76	6,2	4,66	3,02	1,2	4,49	1,82
111–120	$\bar{x}+2S$	10,83	9,96	8,56	7,14	2,77	6,75	3,3
	$\bar{x}$	8,71	7,98	6,62	5,26	2,17	5,77	2,5
	$\bar{x}-2S$	6,59	6,0	4,68	3,38	1,57	4,79	1,7
121–130	$\bar{x}+2S$	11,42	10,87	9,15	6,87	3,05	7,05	2,92
	$\bar{x}$	9,4	8,85	6,95	5,31	2,27	5,95	2,36
	$\bar{x}-2S$	7,38	6,83	4,75	3,73	1,49	4,85	1,80
131–140	$\bar{x}+2S$	11,35	10,96	9,01	7,82	3,34	8,37	3,49
	$\bar{x}$	9,99	8,9	6,99	5,96	2,42	6,53	2,79
	$\bar{x}-2S$	8,63	6,84	4,97	4,10	1,50	4,69	2,09
141–150	$\bar{x}+2S$	12,36	11,13	9,35	7,01	3,82	8,00	3,45
	$\bar{x}$	10,42	9,35	7,35	5,81	2,62	6,64	2,69
	$\bar{x}-2S$	8,48	7,53	5,35	4,61	1,42	5,28	1,93
>150	$\bar{x}+2S$	13,24	12,69	10,71	8,0	3,45	8,54	5,59
	$\bar{x}$	11,36	10,05	7,93	6,18	2,51	7,06	3,27
	$\bar{x}-2S$	9,48	7,41	5,15	4,36	1,37	5,58	0,95

[1] Leberhöhe in der vorderen Axillarlinie
[2] Leberhöhe in der Medioclavicularlinie
[3] Leberhöhe in der Sternallinie
[4] Milzlänge
[5] Milztiefe im Langschnitt
[6] Milzbreite
[7] Milztiefe im Querschnitt

Tabelle 20.6. Prä- und postpubertäre Normwerte der Uteruslänge und -breite. (Aus Lippe u. Sample 1978)

	Präpubertär	Postpubertär
Uteruslänge [cm]	2,0–3,3	5,0–8,0
Mittelwert	2,8	6,7
Uterusbreite [cm]	0,5–1,0	1,6–3,0
Mittelwert	0,8	2,5

Tabelle 20.7 Prä- und postpubertäres Ovarvolumen. (Aus Lippe u. Sample 1978)

	Präpubertär	Postpubertär
Ovarvolumen [ml]	0,13–0,9	1,8–5,7
Mittelwert	0,46	4,0

Literatur

André C, LeBihan B (1982) Echographie pelvienne. In: Kalifa G (ed) Echographie pediatrique. Vigot, p 242

Dinkel E, Ertel M, Dittrich M, Peters H, Schulte-Wissermann H, Berres M (1984) Kidney size in childhood: Sonographical growth charts for kidney length and volume. Pediatr Radiol (im Druck)

Dittrich M, Dinkel E, Peters H (1983a) Sonographische Diagnostik und Verlaufsbeurteilung der Hirnblutung bei Risikoneugeborenen. In: Haller U, Wille L (Hrsg) Diagnostik intrakranieller Blutungen beim Neugeborenen. Springer, Berlin Heidelberg New York, S. 95–104

Dittrich M, Milde S, Dinkel E, Baumann W, Weitzel D (1983b) Sonographic biometry of liver and spleen size in childhood. Pediatr Radiol 13:206–211

Ivarsson SA, Nilsson KO, Person PH (1983) Ultrasonography of the pelvic organs in prepubertal and postpubertal girls. Arch Dis Childh 58:352–354

Lippe B, Sample WF (1978) Ultrasonography in pediatric and adolescent endocrine disorders. J Pediatr 92:897–902

Peters H, Dinkel E, Dittrich M, Alzen G, Weitzel D (1982) Sonographically determined renal volumetry as a diagnostic aid in neonates and infants. JUM 1:200

Weitzel D (1978a) Untersuchungen zur sonographischen Organometrie im Kindesalter. Med Habilitationsschrift, Universität Mainz

Weitzel D (1978b) Nierenvolumenbestimmung im Kindesalter. In: Kratochwil A, Reinhold E (Hrsg) Ultraschalldiagnostik. Thieme, Stuttgart, S. 183–184

Weitzel D (1980) Sonographische Herzgrößenbestimmung im Kindesalter. In: Hinselmann M, Anliker M, Meudt R (Hrsg.) Ultraschall in der Medizin. Thieme, Stuttgart New York, S. 200–203

Sachverzeichnis

A-Mode 4
Abstoßungsreaktion 192
Abszeß 261
– Douglas 160, 224, 270, 272, 273
– Hirn 27, 29
– Leber 262, 272
– Niere 262
– paranephritischer 186, 272
– perityphlitischer 272
Adnexitis 217
Alagille-Syndrom 109
ampulläres Nierenbeckenkelchsystem 179
Amyloidose 97, 119
Analatresie 142
Analstenose 142, 143
Anämie, hämolytische 97, 119
Angiolipome der Niere 195, 261
Anorexia nervosa 81
Aorta 55, 58, 59, 61, 62, 102, 266, 267
Aortenbogen 58, 59
Aortenisthmusstenose 71
Aortenklappe 56, 57
Aortenstenose 72
– valvuläre 74
Aquäduktstenose 29
Arnold-Chiari-Syndrom 18, 25
Artefakt 7, 261
Arteria
– carotis 34, 35
– hepatica 102, 103, 123
– iliaca 266
– lienalis 114
– mesenterica superior 266, 267
– renalis 267
Ask-Upmark-Niere 161
Aspartylglukosaminurie 81

Asplenie 116
Astrozytom 30, 31
Aszites 89, 98, 131, 146, 248, 254
Atelektase 47
Atrioventrikulardefekte 70
Auflösung
– axiale 2
– laterale 3

B-Mode 4
Baker-Zyste 227
Balkenmangel 18
Bauchschmerz 281
Bauchtrauma 242, 285
Bauchwandhämatom 251
Befundbeschreibung 10
Bertini-Säule 152
Bland-White-Garland-Syndrom 72
Blut 261
Blutung
– epidurale 24
– subarachnoidale 24
– subdurale 24
Brucellosen 104

Caroli's disease 109
Cavum septi pellucidi 12
Cerebellum 12
Chediak-Higashi-Syndrom 126
Choledochuszyste 107, 126
Cholestase 282
Cholestasesyndrom 110
Cholezystitis 104
Cholezystolithiasis 105, 106
Cisterna cerebello-medullaris 12
Colon 132, 140, 143
Colonhaustrierung 144

Sachverzeichnis

Compound-Verfahren 4
Corpus callosum Agenesie 18, 19

Dandy-Walker-Zyste 18, 19, 25
Darmatresie 141
Darmduplikatur 138, 142
Darmlumen 134
Darmperforation 146
Darmschlingen 131
Darmtrakt 134
Darmtuberkulose 140
Darmtumor 138
Darmwand 134, 135
Darmwandhaematom 250
Darmwandverdickung 136
Dermoidzyste 266
Diaphragma 43
Dickdarmwand 131
Diuresesonographie 155
Dokumentationssysteme 9
Doppelniere 163, 167
Douglas-Abszeß 160, 224, 270, 272, 273
Ductus choledochus 101, 102
Ductus cysticus 101, 102
Ductus hepaticus communis 101
Ductus pankreaticus 123
Dünndarmpolyp *135*
Dünndarmschlingen 131
Duodenalatresie 141
Duodenum 131, 132, 137
Dysgerminom 218

Ebstein Anomalie 68, 69
Echinokokkose 92, 97, 118
Echinokokkuszyste 47
Echogenität 10
Ehlers-Danlos-Syndrom 81
Einzelniere 161
Eiter 261
Ejektionsfraktion 64
Ellipsoidformel 154
Encephalomeningozele 18
Endokardfibroelastose 72
Enteritis 144, 147
Enuresis nocturna 283
Epididymitis 222

Erkerdiagnostik 233
Ewing-Sarkom 228
Exsudat 261

Fallot-Tetralogie 67
Falx cerebri 12, 13
Feinnadelpunktion 263
Follikelpersistenzzysten 217
Fornixruptur 155, 187
Fragile-X-Syndrom 224, 225
freie Flüssigkeit 244
freie Luft 146
Friedreich-Ataxie 81
Fruktoseintoleranz 97
Funikulozele 221, 223

Galaktosämie 97
Gallenblase 100
Gallenblasenektasie 105
Gallenblasenempyem 107
Gallenblasenhydrops 105
Gallenblasentumor 107
Gallenblasenwand 87, 106
Gallengangsatresie 108, 110–112
Gallengangshypoplasie 109
Gallengangszyste 110
Gallenwege 101
Gallenwegsobstruktion 97, 250
Ganglioneurom 47, 269
Gelenkergüsse 227
Glandula parotis 38
Glomerulonephritis 183
Glycogenosen 88, 91

Hämangiomatose, Leber 90, 91, 97
Hämangiome 90, 227
Hämatokolpos 215, 217
hämatologische Erkrankungen 97, 119
Hämatome 243, 261
Hämatothorax 246
Hämaturie 181, 183
Hämochromatose 81
Hämoperitoneum 254
Hämophilie 180
Hamartome 91
Harnblase 132, 134

Harnblasenaplasie 197
Harnblasendivertikel 160, 176, 199
Harnblasenstein 159, 201
Harnblasentamponade 159, 181, 252
Harnblasentumor 201
Harnblasenvolumen 154
Harnblasenwandverdickung 202
Harnröhrenklappe 199, 202
Harnstein 186
Harntransportstörung 140
Harnwegsinfektion 283
Hepatitis 87, 88, 100, 106
Hepatitis, neonatale 109
Hepatoblastom *93*
Hepatomegalie 96, 97, 282
Hepatosplenomegalie 117
hepatozelluläres Karzinom 93
Hernie, Leiste 221
Herzmuskelveränderungen, iatrogene 81
Herztumoren 78, 79
Hirnabszeß 27, *29*
Hirnblutung 21, 25
Hirnblutung, intraparenchymatös *23*
Hirnödem 29, 30
Hirntumoren 30
Histiozytosis 97
Hoden 221
Hodentorsion 222
Hodentumor 223
Homozystinurie 81
Hüftgelenk 231
Hüftgelenksdysplasie 238
Hüftgelenksluxation 235
Hufeisenniere 163, 165
Hydrocephalus internus 18, *20*, 23, 26, 30, 32
Hydrocephalus occlusus 18
Hydrometrokolpos 160, 214, 215
Hydronephrose 174, 179
Hydrozele 221, 222
Hygrome 15, 25
Hymenalatresie 214
Hypernephrom 195
Hyperparathyreoidismus 38, 126
Hypertonus
– idiopathischer 81
– renaler 81
hypoplastisches Linksherzsyndrom 71
Hypothyreose 81

Ileus 138, 140, *144*, 250
Impedanz 1
Inselzelltumor 128
Interhemisphärenspalt 15
intersexuelles Genitale 216
Intimaeinrollung d. A. renalis 252
Invagination 134–*138*, 270
Ivemark-Syndrom 116

Kardiomyopathie 77
Kavitation 3
Kawasaki-Syndrom 79, 81, 104, 105
Kleinhirnhypoplasie 18, 20
Kokardenphänomen 134, 135, 136, 138, 139, 144
Kontrastechokardiographie 62
Koronaraneurysma 79
Koronararterie 57
Kryptorchismus 222
Kugelzellanämie 107

Lambliasis 97
Leber, Normalbefund 84
Leberabszeß 91, *92*, 97, 262, 272
Leberadenom 91, 97, 258
Lebererkrankungen, metabolische 88, 97, 98
–, umschriebene 90
Lebererkrankungen bei malignen Systemerkrankungen 88
Leberhämatom 244, 245
Leberkontusion 243, 244
Lebermetastasen 89, 90, 93–95, 264
Leberparenchymerkrankungen, diffuse 87
Leberruptur 244, 255
Lebertumoren 97, 268
Lebervenen 85, 96, 267
Lebervenenthrombose 97
Lebervergleichsgröße 86, 289
Leberzirrhose 88, 89, 93, 96, 97, 119
Leberzysten 92

Leistenhoden 223
Leptomeningitis 27, 30
Leptospirosen 104
leukämische Infiltration
– Hoden 233
– Leber 88, 117, 119
– Niere 196
– Ovarien 218
Ligamentum falciforme 84
Linear array 5
Lipoidosen 97, 119
Lipom 261, 263
Lipomatosis renalis 152
Liposarkom 47, 49
Lobus caudatus 84
Lues 97
Lunge 43
Lungenemphysem 97
Lungensequestration 47
Lungenvenen 61
Lungenvenenfehlmündung 69
Lymphadenitis colli 40
Lymphangiom 227
Lymphangioma colli 39
Lymphome 47, 268, 269, 274
Lymphosarkom 94, 119
Lymphozele 257
Lymphzysten 275

Magen 131–133
Magenantrum 131, 137
Magen-Darm-Trakt 131
Magenwand 131
Makroorchie 224, 225
Malaria 119
Malignome, schnellwachsende 261
Marfan-Syndrom 76, 81
Markschwammniere 171, 187
Massa intermedia 29
Meatusstenose 202
Megacolon 143
Megaureter 160, 174, 176, 179, 270
Mekoniumileus 145
Meningitis 25
Meningoenzephalitis 28
Meningozele 18
Mesenterialhämatom 250

Mesenterialverdickung 139
Mesenterialzyste 142
Mesenterium 140
Meteorismus 132, 147
Milz, Normalbefund 114
Milzabszeß 117
Milzblutung 246–247
Milzinfarkt 117
Milzkontusion 246
Milzmetastasen 118
Milzpseudozyste 247
Milzruptur 246
Milzzyste 118, 247
Miktionsmodus, pathologischer 283
Mitralinsuffizienz 76
Mitralklappe 56, 57, 60
Mitralklappenprolaps 76
Mitralsegel 55
Mitralstenose 72
Mittelecho 150
Mononukleose 40, 97, 117, 119
Morbus Crohn 134, 138–140, 270
– Fabry 81
– Gaucher 116
– Hirschsprung 143
– Hodgkin 41, 88, 90, 117, 119, 276
– Hunter 81
– Hurler 81
– Pompe 81
– Pringle 195
– Sandhoff 81
– Sanfilippo 81
– Still 119
– Tay Sachs 81
mukokutanes Lymphknotensyndrom
   104, 105
Mukoviszidose 96, 100, 126, 145
Multizystische Niere 168, 179
Muskelatrophie, spinale 81, 227
Myokarditis 77, 81

Nebenmilzen 116, 120
Nebenniere 210
Nebennierenblutung 211
Nebennierentumor 211, 269
Nebenschilddrüsen 37
Nephrokalzinose 187

Nephronophthisis 171
Nesidioblastose 81
Neuroblastom 88, 93, 97, 193, 211, 263, 268
neuromuskuläre Erkrankungen 227
Neuropathie 227
Niemann-Pick-Krankheit 119
Niere, stumme 284
Nieren 150
Nierenabszeß 185
Nierenachse 157
Nierenagenesie 160
Nierenarterienstenose 187
Nierenbeckenausgußstein 187
Nierenbiopsie 204
Nierendysplasie 161
Nierendystopie 163
Nierenhypoplasie 161
Nierenkelchstenose 172
Nierenkontusion 251, 252
Nierensteine 186
Nierentumor 271
Nierenvenenthrombose 189
Nierenversagen 190
Nierenvolumen 154
Nierenzyste 172
noduläre Hyperplasie 93
Non-Hodgkin-Lymphom 50, 89, 117, 269–270, 275–276
Normwerte, Herz 294
–, Leber 281, 290, 298
–, Milz 291, 292
–, Niere 287–289, 295–297
–, Ovar 293, 297
–, Seitenventrikel 287
–, Uterus 292, 293, 298

Obstipation 133, 143, 147, 160
Obstruktion, infravesikale 176, 199, 202, 206
Orchitis 222
Ösophagusatresie 141
Osteomyelitis 230
Ovar 213–214
Ovarialdysgenesie 216
Ovarialkarzinom 218

Ovarialtorsion 217
Ovarialzyste 160, 199, 217

Pankreas 122
Pankreas anulare 141
Pankreaspseudozyste 127, 248–249
Pankreastumoren 128
Pankreatitis 125, 248
Papillarmuskel 56
Parallelscanner 5
Parotitis 38
Pedunculi cerebri 12
pepper and salt kidney 168
Pericarderguß 50, 78
Peristaltik 131, 132, 134, 137, 140
peritoneale Lavage 242
Peritonealzyste 273
persistierende fetale Zirkulation 70
persistierender Ductus arteriosus des Frühgeborenen 73
Peutz-Jeghers-Syndrom 135
Plexus chorioideus 12–14
Plexusblutung 23, 24
Phäochromozytom 81
Phased array 5
Pleuraempyem 44, 46
Pleuraerguß 44–46, 50
Pleuraschwarte 46
Pleurazyste 46
Pneumonie 47
Polyarteriitis nodosa 104
Polysaccharidosen 97, 119
polyzystische Niere
– adulter Typ 170
– infantiler Typ 168
polyzystische Ovarien 217
Pons cerebri 12, 20
Porencephalie 23
portale Hypertension 96–98
Porzellangallenblase 107
Postprocessing 7
Potter-Syndrom 161
prävesikale Stenose 175
Preprocessing 7
Prostata 221
Proteinurie 183
Prune-belly-Syndrom 199

Pseudoxanthoma elasticum 81
Pulmonalarterie 57–59, 62
Pulmonalatresie 68
Pulmonalklappe 57
Pulmonalstenose, valvuläre 75
Pyelonephritis 183
Pylorus 131, 136
Pylorushypertrophie 134, 136, 137
Pyozystis 159, 200

Raumforderung, abdominell 286
–, intraperitoneal 269
–, Leber 281
–, Niere 284–285
–, retroperitoneal 269
–, solide 258
–, strukturelle Differenzierung 259
–, zystische 257
Rauschecho 8, 260
Real-Time-Verfahren 4
Renculi 150, 151
Restharn 202
Reverberationsartefakte 47–48, 115
Rhabdomyosarkom 277
–, Leber 93
–, Prostata 223, 224
rheumatische Erkrankung 119
Riedl-Lappen 84

Schalleitungsgeschwindigkeit 2
Schallintensität 7
Schallschatten 8
Schallschwächung 257, 260
Schallverstärkung, dorsale 8
Scharlach 104, 119
Schilddrüse 35
Schilddrüsenmalignome 37
Schilddrüsenzyste 37
Schlagvolumen 65
Schokoladenzyste 217–218
Schrumpfniere 161, 184, 190
Schwangerschaft 219
Sektorscanner 5
Sepsis 97, 119
septische Granulomatose 97
Shunt (Kardial) 63
Sinus renalis 150

Sinustumore, endodermale 218–219
Sludgephänomen 105
spinal-muskuläre Atrophie 227
Splenektomie 119
Splenomegalie 97, 114, 116–119, 246, 282
subaortale Stenose 75
subependymale Blutung 21
subpelvine Stenose 156, 175, 180
subphrenischer Abszeß 97
Stauungsleber 96–97
Stauungsmilz 119
Steingallenblase 107
Struma 36

Tentorium 12
Teratom 47
Teratom, Steißbein 265
Teratome, zystische, Ovarien 217–218
Textur 10
Thalamus 12–13, 20
Thalassämie 107, 119
Thrombose 78–79
Thymus 43
Thyreoiditis 36
Tiefenausgleich 2, 6
TM-Mode 4
Toxoplasmose 26
Trachea 34–35
Transplantatniere 191
Transposition der großen
  Gefäße 65–67
Transsudat 259
Trikuspidalatresie 68
Trikuspidalklappe 57, 60
Truncus arteriosus 69
Truncus coeliacus 102, 123, 266–267
Tumoreinblutung 261
Tumornekrose 261
Tumorvolumen 271
Typhus 119
Tyrosinose 88–89

Urachusanomalien 270
Urachuszyste 160, 198, 273
Ureter duplex 168
Ureterocele 160, 168, 177

Ureterstein 187
Urinom 179, 253
Uterus 213–214
Uterus duplex 215–216
Uterusaplasie 216

Vagina 213–214
Vaginalatresie 214
Vaginitis 217
Varizellen 119
V. brachiocephalica dextra 59
V. cava inferior 62, 85, 86, 96, 102, 123, 267
V. cava superior 59
Vv. iliacae 267
V. jugularis 34, 35
V. lienalis 114, 123, 266
V. mesenterica superior 123
V. portae 85–86, 102–103, 123
Venen, gastroösophageale 96
Ventilimplantation 25, 26, 30
Ventrikel, links (Herz) 55, 60, 61
Ventrikel, rechts (Herz) 56, 60, 61
Ventrikel singulärer 72
Ventrikel, zweiter, dritter, vierter 12
Ventrikelblutung 21, 30, 32
Ventrikelkollaps 25
Ventrikelseptum 55, 56, 60, 61
Ventrikelseptumdefekt 74
Ventrikelzyste 15, 25

Ventrikulitis 27
Verkürzungsfraktion 64
Verschmelzungsniere 163, 166
Verstärkerrauschen 8
Vesikorenaler Reflux 177, 182
Volumen
– Harnblase 154
– linksventrikulär 64
– Niere 154
Volvulus 144, 145
Vorhof, links 55, 60, 61
Vorhof, rechts 60, 61, 62
Vorhofseptum 60, 61
Vorhofseptumdefekt 73

Wandermilz 116
Weichteildifferenzierung 257
Wiederholungsecho 8
Wilmstumor 185, 193, 259, 260, 262, 265, 269
–, Lebermetastase 94, 95

Xanthomatöse Pyelonephritis 185

Zielscheibenphänomen 135, 137
Zwerchfellücke 50
Zystenniere 261
Zystitis 200
Zytomegalie 97

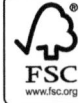

MIX
Papier aus verantwortungsvollen Quellen
Paper from responsible sources
FSC® C105338

If you have any concerns about our products,
you can contact us on
ProductSafety@springernature.com

In case Publisher is established outside the EU,
the EU authorized representative is:
**Springer Nature Customer Service Center GmbH
Europaplatz 3, 69115 Heidelberg, Germany**

Printed by Libri Plureos GmbH
in Hamburg, Germany